受験生の皆さんへ

過去の問題に取り組む目的は、(1)出題傾向(2)出題方式(3)難易度(4)合格点を知り、これからの受験勉強に役立てることにあります。出題傾向などがつかめれば目的は達成したことになりますが、それを一歩深く進めるのが、受験対策の極意です。

せっかく志望校の出題と取り組むのですから、本番に即した受験対策の場に活用すべきです。どうするのか。

第一は、実際の入試と同じ制限時間を設定して問題に取り組むこと。試験時間が六十分なら六十分以内で挑戦し、時間配分を感覚的に身に付ける訓練です。

二番目は、きっちりとした正答チェック。正解出来なかった問題は、正解できるまで、徹底的に攻略する心構えが必要です。間違えた場合は、単なるケアレスミスなのか、知識不足が原因のミスなのか、考え方が根本的に間違えていたためのミスなのか、きちんと確認して、必ず正解が書けるようにしておく。

正答が手元にある過去問題にチャレンジしながら、正解できなかった問題をほったらかしにする受験生もいます。そのような受験生に限って、他の問題集をやっても、間違いを放置したまま、次の問題、次の問題と単に消化することだけに走っているのではないかと思います。過去問題であれ問題集であれ、間違えた問題は、正解できるまで必ず何度も何度も繰り返しチャレンジする。これが必勝の受験勉強法なことをお忘れなく。

入試問題検討委員会

【本書の内容】

1. 本書は過去6年間の問題と解答を収録しています。歯学科の試験問題です。
2. 英語・数学・物理・化学・生物の問題と解答を収録しています。尚、大学当局より非公表の問題は掲載していません。
3. 当社の本書解説執筆陣は、現在直接受験生を教育指導している、すぐれた現場の先生方です。
4. 本書は問題の微細な誤りをなくすため、実物の入試問題を各大学より提供を受け、そのまま画像化して印刷しています。

尚、本書発行にご協力いただきました先生方に、この場を借り、感謝申し上げる次第です。

東京歯科大学

平成30年度

問　題　と　解　答

英 語

問題

30年度

第Ⅰ期

〔Ⅰ〕 次の（1）～（3）の語の中で、下線部の発音が他の語と異なるものを一つ選び、記号で答えなさい。

（1）ア wor<u>th</u>　イ weal<u>th</u>　ウ <u>th</u>ick　エ smoo<u>th</u>

（2）ア l<u>o</u>ve　イ gl<u>o</u>ve　ウ pr<u>o</u>ve　エ ab<u>o</u>ve

（3）ア end<u>ed</u>　イ marri<u>ed</u>　ウ want<u>ed</u>　エ omitt<u>ed</u>

〔Ⅱ〕 次の（1）と（2）の語で、第一アクセント（最も強く発音するところ）の部分を選び、記号で答えなさい。

（1）mod-es-ty　　（2）ig-no-rance

ア イ ウ　　ア イ ウ

〔Ⅲ〕 次の（1）～（5）の各文の（　　）内に入る最も適切な語（語句）を、それぞれア～エから選び、記号で答えなさい。

（1）I am proud (　　) late for school.

ア never have been　イ never to being

ウ in never been　エ of never having been

（2）It will be dark by the time she (　　) there.

ア gets　イ got　ウ get　エ getting

（3）The train arrived thirty minutes (　　) time.

ア back　イ on　ウ late　エ behind

（4）Hurry up! Our train is leaving (　　).

ア on a few minutes　イ in a few minutes

ウ for a few minutes　エ by a few minutes later

（5）From (　　) I hear, she seems to lead a happy life there.

ア how　イ when　ウ what　エ why

[IV] 次の各文の（　　）内の単語を並べかえて、それぞれ日本文と同じ意味の英語を作りなさい。答えは（　　）内の**三番目**と**五番目**にくる単語の**記号**を書くこと。

（1）患者は治療を拒否する権利を持っている。

The patient (ア the　イ right　ウ treatment　エ refuse　オ has　カ to).

（2）自分の体に食物を適切に消化させてやることにより、最大の恩恵が得られる。

By (ア body　イ allowing　ウ to　エ the　オ food　カ digest) properly, you will get the maximum benefit.

（3）彼らの専門家同士の関係は、永続的な友情へと発展した。

Their (ア professional　イ lasting　ウ developed　エ relationship　オ into　カ a) friendship.

（4）彼女は座って、言われることをすべて書き留めていた。

She sat, (ア everything　イ notes　ウ that　エ was　オ of　カ taking) said.

（5）歴史は、彼がすべて正しかったことを証明するだろう。

History will (ア been　イ him　ウ prove　エ to　オ have　カ right) all along.

［Ｖ］　次の英文を読み、各問いに答えなさい。

For most of its history, the human species has lived by hunting animals and gathering wild plant foods. By extrapolation from studies of peoples who today live by such methods, it can be suggested that the relationship of hunter-gatherers with nature was relatively benign. <u>It can also be suggested that people acquire and pass on through oral tradition a remarkable amount of knowledge about the plants and animals with which they associate and on which they depend.</u> A number of breakthroughs in modern medicine, for example, have come from observing the therapeutic uses that traditional tribal cultures make of various wild plants. It is also known, however, that in prehistoric times people did modify their natural environment. Many grassland areas throughout the world have come to exist because people used fire as an aid to hunting or to modify vegetation to make it more suitable to their needs. Early hunting and gathering cultures contributed to the extermination of some animal species, although this seems to have been more of an exception than a general practice. For the most part, early humanity lived in an equable balance with the (　　　), if for no other reason than necessity. If they had done serious damage, people could not have survived.

（注） extrapolation: estimating something unknown from facts or information that are available

benign: not causing serious harm

breakthrough: an important development or achievement

therapeutic: of or connected with healing

to modify: to change slightly

extermination: destroying completely

equable: reasonable

問１　下線部を和訳しなさい。

問２　文中の（　　）内に入る最も適切な英語一語を書きなさい。ただし、この一語は本文中に存在する。

[VI] 次の英文を読み、各問いに答えなさい。

Mountain gorillas are one of the most endangered animals in the world. Scientists think that there are only about 600 mountain gorillas (A)leave. They live in the higher regions of the rain forests in Rwanda, Uganda and Congo.

Mountain gorillas are strong, with long muscular arms and a big chest. They have thick black hair that protects them from the cold in high mountain regions. A large male gorilla may reach a (B)high of almost 2 meters and weight of about 200 kilograms. Although they are very strong, mountain gorillas are shy animals. They normally don't attack humans. Male gorillas (1) groups of up to 40 individuals. These males are called silverbacks because of the gray hair they get when they (2) old. The silverback protects the group, and decides where to eat, rest and sleep.

Female mountain gorillas have few babies. During the 40 to 50 years that a female lives, she gives birth to two to six babies. The first baby is born when she is about eight or ten. She then has further babies (C)[ ] three to four years. In most cases, single gorillas are born, but on rare occasions, she gives birth to twins. Babies (3) on their mother's back until they are two or three years old.

While mountain gorillas wander around during the daytime, they look for safe places to sleep at night. Lighter ones sleep in trees, while heavier mountain gorillas nest on the ground. Mountain gorillas are primarily plant eaters. They (4) about 30 kilograms of vegetation every day to survive. They also eat insects and worms, but rarely drink water because they get enough moisture from plants.

Life for mountain gorillas, however, is not peaceful. They are endangered in many ways. More and more people are moving to live in the rain forests. There, they burn down trees to get more farmland, and build roads and settlements. The habitat of mountain gorillas is getting smaller and smaller. Gorillas are also threatened by poachers, who sell babies to zoos or kill them for their meat.

Because the animals are similar to humans, locals and tourists often (5) diseases when they come into contact with them. Protecting the mountain gorillas is difficult because there are wars and other conflicts going on in these countries. Rebels and government soldiers often hide in the rain forests where the gorillas live. Still, many Africans are working hard to protect mountain gorillas. The African Wildlife Foundation has established a conservation program to save the last mountain gorillas.

問１　本文中の（　１　）～（　５　）に入る最も適切な語を下から選び、記号で答えなさい。

ア spread　　イ grow　　ウ need　　エ lead　　オ ride

問２　本文中の下線部(A)leave 及び下線部(B)high を、本文の内容に合うように適切な形に直しなさい。

問３　下線部(C)が「３～４年ごとに」という意味になるように、[　　] に英語一語を入れなさい。

問４　次の英語の説明に該当する語句を本文中から探し出し、**英語2語**で答えなさい。

animals that may soon no longer exist because there are so few of them

問５　本文の内容と合うように、次の質問に**日本語で**答えなさい。

（１）Why do mountain gorillas have thick black hair?

（２）What is the role of the silverback?

（３）Why do mountain gorillas seldom drink water?

［Ⅶ］　次の（１）～（３）を英語にしなさい。

（１）もし明日雪が降ったら、私たちはイベントを延期します。

（２）彼女は、現在日本で最も人気のある歌手の一人です。

（３）私の父は、秋にはよく山登りをして楽しんでいます。

数 学

問題

30年度

第Ⅰ期

1 次の □ に適する数または式を求めよ。

(1) m, n は自然数で $m < n$ とする。m と n の和は 1728 で，m と n の最大公約数は 288 である。このとき $n =$ （ア） である。また，n の約数は全部で （イ） 個ある。

(2) a は定数とする。2 次不等式 $-3x^2 - 8x + a > 0$ を満たす実数解が存在するのは a の値の範囲が （ウ） のときである。また，2 次不等式 $-3x^2 - 8x + a > 0$ を満たす整数解がちょうど 2 個存在するのは a の値の範囲が （エ） のときである。

(3) 三角形 ABC において，$\mathrm{AB} = 2$, $\mathrm{AC} = 6$, $\angle\mathrm{BAC} = 120^\circ$ であり，$\angle\mathrm{BAC}$ の 2 等分線と辺 BC の交点を D とする。このとき，辺 AD の長さは （オ） であり，辺 BD の長さは （カ） である。

(4) s, u, c, c, e, s, s の 7 文字から 4 文字を選び，1 列に並べる並べ方は全部で [(キ)] 通りある。そのうち，両端がともに s である並べ方は全部で [(ク)] 通りある。

(5) 直線 ℓ : $y=\frac{1}{2}x$ 上の点 $A_1\left(1, \frac{1}{2}\right)$ から x 軸に垂線 A_1B_1 を下ろし，B_1 から直線 ℓ に垂線 B_1A_2 を下ろす。さらに，A_2 から x 軸に垂線 A_2B_2 を下ろし，B_2 から直線 ℓ に垂線 B_2A_3 を下ろす。以下，この操作を続けて行う。点 B_n の x 座標を b_n としたとき，$b_n =$ [(ケ)] である。また，$b_n < 0.000001$ となる最小の n は $n =$ [(コ)] である。ただし，$\log_{10} 2 = 0.3010$ とする。

2 三角形 ABC の内部に点 P があり，$3\overrightarrow{PA}+\overrightarrow{PB}+2\overrightarrow{PC}=\vec{0}$ が成り立っている。また，直線 AP と辺 BC の交点を D とする。

(1) ベクトル $\overrightarrow{AP}$ をベクトル $\overrightarrow{AB}$, $\overrightarrow{AC}$ を用いて表せ。

(2) 2 つの辺の比 BD : DC を求めよ。また，三角形 ABC と三角形 ABP の面積比を求めよ。

(3) 三角形 ABD の重心を G とし，直線 GP と辺 AC の交点を E とする。このとき，2 つの辺の比 AE : EC を求めよ。

3 a は定数とする。2 つの放物線 $C_1: y = x^2 + 4x + 6$ と $C_2: y = -x^2 + a$ の両方に接する 2 本の直線を ℓ_1 と ℓ_2 とする。直線 ℓ_1 は点 $\left(-\frac{3}{2}, 0\right)$ を通り，放物線 C_1 と接する点の x 座標は負である。

(1) 直線 ℓ_1 の方程式を求めよ。

(2) a の値を求めよ。また，直線 ℓ_2 の方程式を求めよ。

(3) 放物線 C_1，直線 ℓ_1 および直線 ℓ_2 で囲まれる図形の面積を求めよ。

物 理

問題

30年度

第Ⅰ期

(1) 次の問１，問２に答えよ。

問１　以下の①～⑩に入る適切な語句や数値を選択肢から１つずつ選び，ア～ハ の記号で答えよ。同じ記号を２回以上選んでもよい。

（i）　原子は，中心にあり正の電荷をもつ［①］と，これを取り巻く負の電荷をもつ［②］とからなり，［①］は正の電荷をもつ［③］と電荷をもたない［④］から構成されている。

（ii）　絶対温度では，１気圧のもとで氷が融解する温度は約［⑤］K である。また，絶対温度と［⑥］温度では目盛りの間隔は同じである。

（iii）　電場の単位の記号は［⑦］，電位の単位の記号は［⑧］である。

（iv）　絶対屈折率とは［⑨］に対する屈折率であり，ガラスの絶対屈折率は［⑩］。

選択肢

ア 電　子	イ 陽　子	ウ 中性子	エ 光　子	オ 原子核
カ −273	キ 0	ク 273	ケ ボイル	コ ボルツマン
サ セルシウス	シ A	ス C	セ V	ソ Ω
タ N·C	チ V·C	ツ N/C	テ V/C	ト ダイヤモンド
ナ 水　晶	ニ 水	ヌ 真　空	ネ １より小さい	
ノ １である	ハ １より大きい			

問2　n [mol]の理想気体がある。最初，この気体の体積は V[m^3]，圧力は P[Pa]であった。この気体を，一定の温度に保ちながらゆっくりと体積が半分になるまで圧縮した。圧縮によって気体がされた仕事を W [J]とする。また，気体定数を R [J/(mol·K)]とする。

（i）　気体の温度を求めよ。

（ii）　圧縮の前後での内部エネルギーの増加量を求めよ。

（iii）　圧縮中に気体から放出された熱量を求めよ。

（iv）　圧縮後の気体の圧力を求めよ。

(2) 水平で左右に伸びたレールの上に質量 M の台車Aが置かれている。台車Aには左側に吸盤のついたばね定数 K のばねが取り付けられている。質量 M の台車Bを A の左側から速さ v で衝突させたところ，台車Bは吸盤にくっつき，ばねが伸び縮みを繰り返した。この運動を2台の重心から見ると，2台の台車は単振動をしているものと考えてよい。以下の設問に答えよ。ただし，台車とレールの間の摩擦，台車や吸盤の大きさ，ばねや吸盤の質量は無視してよい。

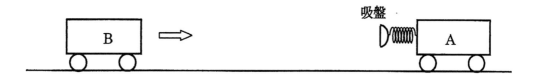

問1　衝突前に台車Bがもっていた運動量の大きさを求めよ。

問2　台車Bが衝突し，ばねが最も短くなっている瞬間の台車Bの速さを求めよ。ただし，この瞬間には2台の台車は同じ速さになっていると考えよ。

問3　ばねが最も短くなっている瞬間の，ばねの縮みを求めよ。

問4　ばねが最も短くなっている瞬間に台車Aがばねから受けている力の大きさを求めよ。

問5　ばねが縮んだ後，自然長に戻った瞬間の台車Aの速さを求めよ。

問6　ばねが最も短くなってから，最も長くなるまでの時間を求めよ。

問7　ばねが伸びた後，自然長に戻った瞬間の台車Aの速さを求めよ。

問8　台車Bが吸盤に接触した時刻を0とする。また，レールに沿って x 軸を考え，右側を＋として，台車Bと吸盤が接触したときの台車Bの位置を原点とする。時刻 t $(t>0)$での台車Bの位置 $x(t)$を t の関数として表せ。

(3) 下図のように，真空中に x，y 軸が設定してある。領域Ⅰ$(-L \leqq x \leqq 0)$には，y 軸負の向きで強さ E の一様な電場（電界）が存在している。領域Ⅱ$(0<x)$には，紙面に垂直に紙面の表から裏に向う向きで磁束密度の大きさ B の一様な磁場（磁界）が存在している。電子を x 軸上の点 $(x_0, 0)$ $(x_0 < -L)$ から速さ v_0 で x 軸正の向きに打ち込んだところ，電子は領域Ⅰを通過後，領域Ⅱで円の一部をなす軌道上を移動し，x 軸上を通過せずに再び領域Ⅰへと戻った。重力は無視できるものとし，電子の質量と電気量をそれぞれ m，$-e$ として，以下の設問に答えよ。

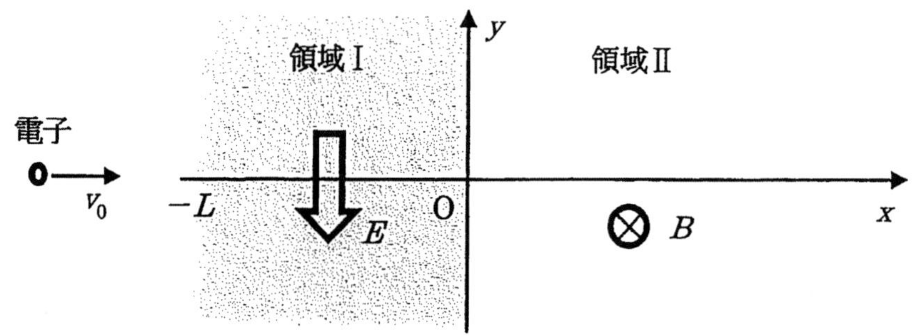

問1　領域Ⅰで電子に働く静電気力の大きさを求めよ。

問2　領域Ⅰでの，電子の加速度の大きさを求めよ。

問3　電子が1回目に領域Ⅰを通過するのにかかる時間を求めよ。

問4　電子が1回目に y 軸を通過する点の y 座標を求めよ。

問5　電子が1回目に y 軸を通過する瞬間の，電子の速さを求めよ。

問6　電子が1回目に領域Ⅰを通過する間に，静電気力が電子にした仕事を求めよ。

以下では，問4の答を Y，問5の答を v とせよ。

問7　電子が1回目に y 軸を通過する瞬間の速度と y 軸がなす角の正弦（sin）を求めよ。

問8　領域Ⅱでの円軌道の半径を求めよ。

問9　領域Ⅱで電子が x 軸上を通過しないために，磁束密度の大きさ B が満たすべき条件式を書け。

問10　電子の軌道を解答用紙の図に描け。電子が領域Ⅰに入ってから領域Ⅱを通過し，再び領域Ⅰに進入し解答用紙の図の端を通過するまで描くこと。ただし，電子が通過する点の座標値を書き込む必要はない。

(4) 空気中の音の速さを V として，以下の設問に答えよ。

観測装置とスピーカーが距離 L だけ離れて地面に置かれている。スピーカーは静止したまま時刻 0 に振動数 f_0 の音を出し始め，その音を出しながら時刻 t_1 には観測装置に向かって速さ u （$V > u$）の等速直線運動を始めた。観測装置が加速にかかる時間は無視でき，観測中にスピーカーは観測装置の位置には到達しないものとする。

問 1　スピーカーから出る音の周期を求めよ。

問 2　観測装置が最初に測定する音の波長を求めよ。

問 3　観測装置が観測する音の振動数が変化する時刻を求めよ。

問 4　問 3 の答の時刻以降に観測装置が観測する音の波長を求めよ。

問 5　問 3 の答の時刻以降の時間 Δt の間に，観測装置が観測する音波の個数を求めよ。ただし，音波 1 波長分を 1 個と数えるものとする。

次に，地面に x, y 軸を設定し，図のように x 軸から 12.0 m，y 軸から 2.5 m 離れた地面上の 2 点 A, B に 1 つずつスピーカーを設置する。2 つのスピーカーは同じ高さの音を同位相で出し続けている。観測装置を原点 O からゆっくりと x 軸上を正の向きに動かしながら観測すると，原点 O で音が大きく観測され，次に 2.5 m 離れた点 P で再び音が大きくなるのが観測された。

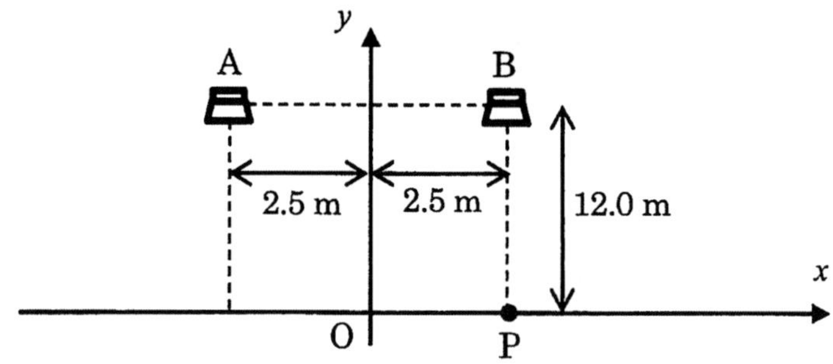

問 6　スピーカーが出している音の波長を求めよ。

問 7　x 軸上 $(-\infty < x < \infty)$ で音が大きく観測される点はいくつあるか。数字で答えよ。ただし，無限遠点は除くものとする。

化 学

問題

30年度

第Ⅰ期

必要があれば次の原子量を用いよ。H＝1.00　C＝12.0　N＝14.0　O＝16.0　Na＝23.0
S＝32.0　Cl＝35.5　K＝39.0　Ca＝40.0　Cr＝52.0　Cu＝64.0　Br＝80.0　Ag＝108
アボガドロ定数は 6.02×10^{23} /mol，気体定数は 8.31×10^{3} Pa·L/(mol·K)を用いよ。

(1)　次の<実験>について，問１～問８に答えよ。

<実験>

① ふたまた試験管のそれぞれに，希硫酸と亜硫酸水素ナトリウムを入れた。

② ふたまた試験管を傾けて，両者を反応させると気体Ａが発生した。発生した気体は空気よりも（　ア　）ので，（　イ　）で捕集した。

③ 気体Ａを純水に溶かした水溶液にリトマス紙を浸し，色の変化を観察した。

④ 硫化水素の水溶液に気体Ａを吹き込むと，水溶液が白く濁った。

問１　①で，ふたまた試験管の突起のある方には，どちらを入れるか，その名称を記せ。

問２　②で，気体Ａが発生するときの反応を，化学反応式で記せ。

問３　（　ア　）に入るのは，下のうちのどちらか番号で記せ。

1. 重い　　2. 軽い

問４　（　イ　）に入るのは，下のうちのどれか番号で記せ。

1. 下方置換　　2. 上方置換　　3. 水上置換

問５　③で，リトマス紙の色の変化について，該当するのは下のうちのどれか番号で記せ。

1. 青色のリトマス紙も赤色のリトマス紙も変化しなかった。
2. 赤色のリトマス紙が青色になった。
3. 青色のリトマス紙が赤色になった。

問6　③の水溶液は何とよばれているか記せ。

問7　④で起きた反応を化学反応式で記せ。またこの反応で，気体Aは酸化剤としてはたらいているのか，還元剤としてはたらいているのか，解答用紙の該当する方を○で囲め。

問8　①で用いた希硫酸をさらに純水で希釈して，モル濃度を 0.5×10^{-3} mol/L とした。この希硫酸の pH はいくつになるか記せ。硫酸の電離度は，２段階ともに 1.0 とし，計算も残すこと。

(2) 次の問 1 ～問 7 に答えよ。

問 1　濃度 c[mol/L]の酢酸水溶液がある。酢酸の電離定数を K_a としたとき，酢酸の電離度 α および水素イオン濃度を c および K_a を用いて表せ。ただし，α は 1 に比べて非常に小さく，$(1-\alpha)$ を 1 とみなせるものとする。

問 2　物質量 n の気体が温度 T, 圧力 P で V の体積を占めていた。k を定数としたとき，下に示す関係を表す法則を（ア）～（オ）から 1 つ選び記号で記せ。

T, P が一定のとき $V/n = k$

（ア）ボイルの法則　（イ）シャルルの法則　（ウ）ヘスの法則
（エ）アボガドロの法則　（オ）ヘンリーの法則

問 3　塩化ナトリウム 15 g を含む水溶液がある。この水溶液の質量パーセント濃度が 39%のとき，塩化ナトリウムを溶かした純水の質量は何 g か有効数字 2 桁で記せ。計算も残すこと。

問 4　メタンとプロパンの完全燃焼をそれぞれ化学反応式で記せ。

問 5　メタンとプロパンの混合気体を完全燃焼させたところ，0 ℃，1013 hPa で二酸化炭素 1.2 L と水 1.5 g を生じた。この混合気体に含まれるメタンとプロパンの 0 ℃，1013 hPa での体積をそれぞれ有効数字 2 桁で記せ。計算も残すこと。

問 6　気体 A は空気中に体積で約 21 %存在する。気体 A は無声放電を行うか，紫外線を当てると一部が気体 B となる。①および②に答えよ。

① 気体 A と気体 B の関係を何というか記せ。

② 気体 B は，水で湿らせたヨウ化カリウムデンプン紙を青紫色に変える。気体 B とヨウ化カリウム水溶液との反応を化学反応式で記せ。

問 7　エチレン（気体）の燃焼熱は 1411 kJ/mol である。また，二酸化炭素（気体）の生成熱は 394 kJ/mol，水（液体）の生成熱は 286 kJ/mol である。エチレン（気体）の生成熱を記せ。計算も残すこと。

(3) 次の文章を読み，問 1～問 6 に答えよ。

組成式CHOで表わせるA，B二つの化合物がある。いずれも２価の酸であり，(a)炭酸水素ナトリウム水溶液に加えると発泡して溶け，(b)臭素水を脱色する。この化合物A，Bをそれぞれ 2.9 g とり，1.0 mol/L の水酸化ナトリウム水溶液で中和するのにA，Bともに 50.0 mL を要した。また，Aは 133 ℃で融解し，(c)160 ℃に加熱すると化合物Cに変化して水が発生した。Bは封管中 300 ℃で融解するが，他の化合物に変化はしなかった。

問１　化合物Aの名称と下線部(ａ)について発生した気体の物質名を記せ。

問２　下線部(ｂ)についてA，Bには構造上どんな特色が考えられるか記せ。

問３　化合物Aの分子量を記せ。計算も残すこと。

問４　化合物A，Bの構造式を記せ。

問５　AとBの関係を何というか。

問６　下線部(ｃ)を化学反応式で記せ。

(4) 下のような，4種類のアミノ酸（ア），（イ），（ウ），（エ）が鎖状に結合してできたペプチドがある。その4種類のアミノ酸は①～④の特徴をもつ。問1～問8に答えよ。

（ア）―（イ）―（ウ）―（エ）

① （ア）は，硫黄原子を含む必須アミノ酸で，牛乳中のカゼインに多い。（等電点 5.7）
② （イ）は，不斉炭素原子をもたない。（等電点 6.0）
③ （ウ）は，ベンゼン環をもつアミノ酸で，必須アミノ酸ではない。（等電点 5.7）
④ （エ）は，ベンゼン環をもつ必須アミノ酸で，ベンゼン環以外の環状構造はもっていない。（等電点 5.5）

問1　（ア）～（エ）のアミノ酸の名称を記せ。

問2　（ウ），（エ）のようなベンゼン環をもつアミノ酸を含むタンパク質の呈色反応の名称を記せ。

問3　（ア）以外に硫黄原子を含むアミノ酸の名称を記せ。

問4　問3で答えたアミノ酸を含むタンパク質で形成されるペプチド結合以外の共有結合の名称を記せ。

問5　多数のアミノ酸が縮合して生じたペプチドを何ペプチドというか記せ。

問6　（イ）以外のアミノ酸に存在する異性体を何というか記せ。

問7　（イ）をpH9.5の水溶液としたときの状態はどうなっているか，構造式を使って記せ。

問8　（イ）とメタノールとの反応を化学反応式で記せ。

生 物

問題

30年度

第Ⅰ期

(1) 次の文を読み，問１～問９に答えよ。

真核生物の光合成は葉緑体において，光エネルギーを用いて，二酸化炭素と水から炭水化物などの有機物を合成する。光はクロロフィルやカロテンなどの光合成色素によって吸収されて利用される。1882 年ドイツのエンゲルマンはアオミドロに光を当て，好気性細菌を加えると，①好気性細菌は特定の波長の光を当てたアオミドロの部分に集まることを明らかにした。

この光合成のしくみは 20 世紀になって次第に明らかになってきた。1939 年イギリスの（　　）は，②一度沸騰（ふっとう）した水を使って，緑葉をすりつぶした液にシュウ酸鉄(Ⅲ)を加えて光を与えると酸素が発生することを観察した。1957 年アメリカのカルビンとベンソンは③放射性同位体を使って，カルビン・ベンソン回路の仕組みを明らかにした。光合成の過程は，④葉緑体のチラコイド膜で起こる反応とストロマで起こる反応の大きく２つに分けられる。

問１　（　　）内に入る，この研究を最初に行った研究者名を答えよ。

問２　下線部①について，好気性細菌が多く集まった光は何色か。正しい組合せを１つ選び，ア～ウの記号で答えよ。

ア　紫と緑　　イ　緑と赤　　ウ　紫と赤

問３　下線部①について，好気性細菌がアオミドロの特定の部分に集まったのはなぜか。２０字以内で説明せよ。句読点も１文字とする。

問４　下線部②について，一度沸騰（ふっとう）した水を用いたのはなぜか。１つ選び，ア～オの記号で答えよ。

ア　殺菌するため

イ　二酸化炭素を除去するため

ウ　水分子どうしの結合を弱めるため

エ　シュウ酸鉄(Ⅲ)が酸化されやすくするため

オ　シュウ酸鉄(Ⅲ)が還元されやすくするため

問５　下線部③について，用いたのは何か。１つ選び，ア～エの記号で答えよ。

ア　$^{12}CO_2$　　イ　$^{14}CO_2$　　ウ　$H_2{}^{16}O$　　エ　$H_2{}^{18}O$

問６　クロロフィルは緑色を呈しているが，その理由を３０字以内で説明せよ。句読点も１文字とする。

問７　葉緑体の断面の構造図を描き，次の５つの名称をつけ，線を引いて示せ。

〔内膜，外膜，ストロマ，グラナ，チラコイド〕

問８　下線部④の反応で，生成するＡＴＰ以外の分子とイオンを，それぞれ名称または化学式で１つずつ記せ。

問９　カルビン・ベンソン回路では，外界から取り入れた二酸化炭素を固定して有機物を合成するが，カルビン・ベンソン回路に二酸化炭素が供給されない場合に葉緑体内に蓄積する物質は，炭素原子何個をもつ化合物か。

(2) タンパク質と酵素に関する次の問1～問10にア～オの記号で答えよ。

問1　ヒトの体のタンパク質を構成するアミノ酸は何種類あるか。1つ選べ。

ア　8種類　　イ　16種類　　ウ　20種類

エ　48種類　　オ　200種類

問2　アミノ酸とアミノ酸の結合は，どの官能基どうしの結合か。1つ選べ。

①ヒドロキシ基　②ケトン基　③カルボキシ基　④アミノ基

ア　①と③　　イ　①と④　　ウ　②と③

エ　②と④　　オ　③と④

問3　50個のアミノ酸からなる高分子を完全に加水分解するには，何分子の水が必要か。1つ選べ。

ア　51分子　　イ　50分子　　ウ　49分子

エ　25分子　　オ　24分子

問4　水素結合の分離によって<u>影響を受けない</u>タンパク質の構造はどれか。1つ選べ。

ア　一次構造　　イ　二次構造　　ウ　三次構造

エ　四次構造　　オ　すべての構造が影響を受ける

問5　加水分解酵素のはたらきを示しているのはどれか。<u>2つ選べ。</u>

ア　脂肪 → 脂肪酸 ＋ グリセリン　　イ　アミノ酸 → ジペプチド

ウ　グルコース → マルトース　　エ　過酸化水素 → 水 ＋ 酸素

オ　デンプン → マルトース ＋ デキストリン

問6　$2H_2O_2 \rightarrow 2H_2O + O_2$ の化学反応の進行を促進させる酵素は何か。1つ選べ。

ア　ATPアーゼ　　イ　デカルボキシラーゼ

ウ　カタラーゼ　　エ　マルターゼ

オ　トランスアミナーゼ

問７　ヒトの酵素について正しいのはどれか。１つ選べ。

ア　細胞内のみではたらく　イ　37℃以上で失活する

ウ　特定の基質がある　エ　中性でよくはたらく

オ　反応速度は，酵素タンパク質の分子量で決定される

問８　加水分解酵素はどれか。２つ選べ。

ア　オキシダーゼ　イ　コハク酸脱水素酵素

ウ　アミラーゼ　エ　ＤＮＡリガーゼ

オ　ペプシン

問９　細胞膜のナトリウムポンプではたらく酵素は何か。１つ選べ。

ア　ＡＴＰアーゼ　イ　デカルボキシラーゼ

ウ　カタラーゼ　エ　マルターゼ

オ　トランスアミナーゼ

問 10　ヒトのアロステリック酵素について正しいのはどれか。１つ選べ。

ア　活性部位以外に基質結合部位がある

イ　酵素の活性化には，活性部位に必ず補酵素を結合する必要がある

ウ　競争阻害剤は酵素のアロステリック部位に結合して酵素活性を上昇させる

エ　活性部位とは別の部位に特定の低分子物質が結合すると酵素活性が変化する

オ　酵素の活性部位に調節因子が結合すると酵素活性が変化する

(3) ユスリカの幼虫（アカムシ）の「だ腺染色体」の観察について，観察までの手順を読み，次の問１～問７に答えよ。

頭部

〔 観察までの手順 〕

① スライドガラスの上で，ユスリカの幼虫の体をピンセットで押さえ，頭部を先の細いピンセットでつまんでゆっくり引き抜く。

② スライドガラス上の余分なものを取り除いてから，取り出した「だ腺」に<u>染色液</u>をかけ，10分程度放置すると，赤く染色される。

③ 材料の上にカバーガラスを静かにかぶせ，その上にろ紙をかぶせ，スライドガラスとカバーガラスがずれないように注意して上から親指で押しつぶす。

④ 顕微鏡の低倍率で「だ腺染色体」を見つけ，高倍率にして観察する。

問１ 染色する前のユスリカの幼虫の「だ腺染色体」は何色か。１つ選び，記号で答えよ。

ア 青 色　　イ 赤 色　　ウ 紫 色

エ 緑 色　　オ 無色透明

問２ 手順②で用いる下線部の染色液の名称を答えよ。

問３ ユスリカの幼虫では，「だ腺」はどこに存在しているか。１つ選び，記号で答えよ。

ア ２～３体節　　イ ４～５体節　　ウ ６～７体節

エ ８～９体節　　オ 10～11体節

問４ 「だ腺染色体」にはところどころに膨らんだ箇所が見られた。この膨らんだ箇所を何というか。

問５ 問４の膨らんだ箇所で起こっている現象は何か。漢字二文字または英単語一語で答えよ。

問６ このユスリカの染色体数は２ｎ＝６である。観察に成功した場合に，１つの細胞には何本の染色体が認められるか。

問７ ユスリカの幼虫の「だ腺染色体」は，普通の染色体の100～200倍の大きさである。このように大きくなるのはなぜか。

(4) 次の文を読み，問１～問５に答えよ。

心臓は胎児の段階から動き続ける器官の１つである。そのため心臓は脳からの指令が無くても拍動する。この性質を制御しているのは右心房にある（　　　　）という場所である。右心房に血液が入ると，（　　　　）で興奮が発生し，刺激伝導系を通じて心房の収縮が起こり，続いて心室が収縮する。これにより血液を送り出すことができる。図はヒトの心臓の模式図である。

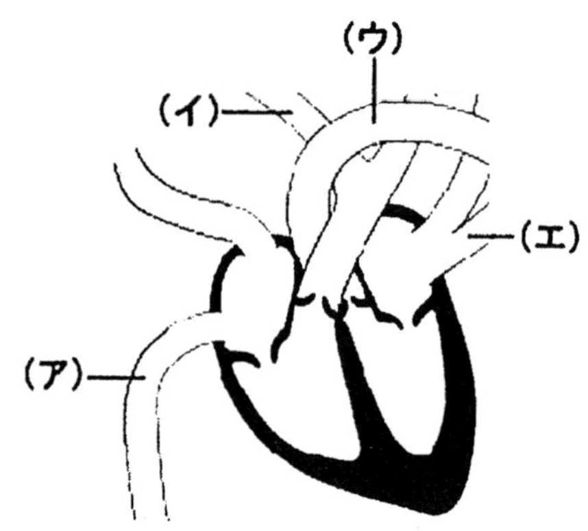

問１　下線部の現象を何というか。またこの現象を調節する神経系は何か。

問２　（　　　）内に入る語を答えよ。なお（　　　）には同じ語が入る。

問３　酸素を最も多く含んだ血液を心臓に送る血管はどれか。図の（ア）～（エ）から１つ選び，記号およびその名称を答えよ。

問４　最も高い圧力がかかる血管はどれか。図の（ア）～（エ）から１つ選び，記号およびその名称を答えよ。

問５　心臓には弁がある。その役割を簡潔に答えよ。

(5) セントラルドグマにおける「スプライシング」とは何か。説明せよ。

英　語

問題

30年度

第Ⅱ期

〔Ⅰ〕　次の（1）～（3）の語の中で、下線部の発音が他の語と異なるものを一つ選び、記号で答えなさい。

（1）ア bread　　イ brain　　ウ great　　エ break

（2）ア company　　イ bus　　ウ trouble　　エ toast

（3）ア brought　　イ taught　　ウ laugh　　エ freight

〔Ⅱ〕　次の（1）と（2）の語で、第一アクセント（最も強く発音するところ）の部分を選び、記号で答えなさい。

（1）stan-dard（ア　イ）　　（2）sus-pend（ア　イ）

〔Ⅲ〕　次の（1）～（5）の各文の（　　）内に入る最も適切な語（語句）を、それぞれア～エから選び、記号で答えなさい。

（1）The idea must not be leaked to the press, so I would appreciate (　　) it a secret.

ア your keeping　　イ you would keep

ウ you to keep　　エ that you are keeping

（2）He is not used to (　　) up so early in the morning.

ア get　　イ got　　ウ getting　　エ be getting

（3）Don't let this lesson (　　).

ア be forgetting　　イ be forgotten　　ウ forget　　エ have forgotten

（4）It is very rude (　　) to say such a thing.

ア for you　　イ of you　　ウ in you　　エ from you

（5）I can't go with you tomorrow since I have (　　) to go to the dentist at 4 p.m.

ア a schedule　　イ a reservation　　ウ an occasion　　エ an appointment

〔IV〕 次の各文の（　　）内の単語を並べかえて、それぞれ日本文と同じ意味の英文を作りなさい。答えは（　　）内の<u>三番目</u>と<u>五番目</u>にくる単語の<u>記号</u>を書くこと。

（1）鉄は水と空気に反応し、さびを生ずる。

Iron reacts (ア produce イ and ウ water エ air オ with カ to) rust.

（2）運動は病気を予防し、また病気と闘う上で、大きな役割をもっている。

Exercise (ア in イ has ウ major エ part オ a カ preventing) and combating disease.

（3）彼の傷は明らかに重傷だった。

Certainly, (ア that イ he ウ injuries エ had オ the) were serious.

（4）パズルには難しく見えるものもあるが、一度答えが分かってしまうと、実際はかなり簡単だ。

Some puzzles look difficult but (ア once イ known ウ are エ is オ solution カ the) actually quite simple.

（5）台所では、よく使うものを手の届くところに置いておくと、時間が節約できる。

It saves time in the kitchen (ア have イ lot ウ you エ to オ use カ things キ a) within reach.

［V］ 次の英文を読み、各問いに答えなさい。

Circulation, which means "to pass round," is used in biology in two ways. The more usual is to describe those processes by which metabolic materials are transported within an organism in an orderly manner. <u>The other use of the term circulation is in relation to the passage of certain substances into organisms from the environment and the subsequent release of substances into the environment from the organism or its remains.</u> When substances such as nitrogen or carbon are released into the environment, they may be conserved by being passed in turn into another organism and so circulated in the organic world, or biosphere. To this form of circulation, the word (　　　) is usually applied; hence "nitrogen cycle" and "carbon cycle."

(注) metabolic: of the chemical processes in plants or animals that change food, minerals, etc. into living matter and produce energy

問1　下線部を和訳しなさい。ただし文中の "circulation" は訳さずそのまま書いてよい。

問2　文中の（　　）内に入る最も適切な英語一語を書きなさい。ただし、この一語は本文中に存在する。

［VI］ 次の英文を読み、各問いに答えなさい。

A headache is a pain in the head, which almost everyone feels (A)at one [　　　] or another. Almost half of all people have a headache at least once a year. Most headaches are not dangerous but they get in the way of your work and (1) your life. Although many people see a doctor when they have a headache, physicians normally cannot find the cause.

| A | Tension headaches cause a mild to strong pain in the head. Many people (2) such headaches as a tightening feeling. Some headaches cause a dull pain that can last for hours. They occur anywhere from the front to the back of your head. Other people feel a sharp, throbbing pain in their head. About 20% of all headaches are migraines. These are strong headaches that can cause extreme pain and last as long as a couple of days. Warning signs like nausea, vomiting and seeing flashes of light sometimes occur shortly before migraines (3). Such a forewarning is called an "aura." Getting migraines is often passed down to you from your parents and grandparents.

| B | Headaches are a disorder of the nervous system. Even though the exact causes of a headache are not clear, most of them are caused by the widening of blood vessels (B)[with, set, that, are, chemicals, combined] free around them. Nerves send pain messages to your brain. Sometimes headaches can be caused by injuries or infections. Emotional factors like depression, sadness, and being afraid of something can also (4) to pain in the head.

| C | Pain relievers and other drugs are often used to combat headaches. Many people take aspirin when they have a headache. Doctors also suggest that patients should relax when they experience a headache. In some cases, changing your diet may (5) about pain relief and weakening of headaches.

| D | In any case, you should exercise regularly and get a lot of fresh air. This may not make headaches disappear completely but it can (6) make you feel better.

（注）physician＝ 内科医　throbbing: ズキズキする　nausea: 吐き気
vomit: 嘔吐する　forewarning: 前兆　blood vessel: 血管
depression: 抑うつ状態　pain reliever: 鎮痛剤　diet: 食生活

問１　本文中の（　１　）～（　６　）に入る最も適切な語を下から選び、記号で答えなさい。ただし、同じ語は二度使えない。

ア disturb　イ lead　ウ describe　エ help　オ bring　カ attack

問２　下線部(A)が「時折」という意味になるように、[　　] に英語一語を入れなさい。

問３　本文中の下線部(B)の［　　］内の語句を、意味が通るように並べかえて書きかえなさい。

問４　次の英文を本文中に入れるとしたら［ A ］～［ D ］のどこが適切か。記号で答えなさい。

There are two main types of headaches: tension headaches and migraines.

問５　本文の内容に合うように、次の質問に**日本語で**答えなさい。

（１）tension headaches と migraines の違いを、痛みと長さの点から述べなさい。

（２）薬以外で医師が勧める頭痛を軽減する方法を書きなさい。

［Ⅶ］　次の日本文を英語にしなさい。

私の父は外国旅行に行くたびに、もっと一生懸命に英語を勉強しておくべきだったと言います。

数 学

問題

30年度

第Ⅱ期

1 次の □ に適する数または式を答えよ。

(1) 整式 $P(x) = x^4-9x^3+23x^2-12x-10$ を整式 x^2-6x+7 で割った余りは （ア） である。また，$P(3+\sqrt{2}) =$ （イ） である。

(2) $-3 \leqq a \leqq 2$，$-1 \leqq b \leqq 4$ であるとき，式 $a-2b$ の値の範囲は （ウ） であり，式 a^2+b^2 の値の範囲は （エ） である。

(3) 点 (x, y) が 不等式 $|x|+|y| \leqq 3$ の表す領域を動くとき，式 $(x-2)^2+y$ の最小値は （オ） であり，最大値は （カ） である。

(4) 初項 2，公差 $\dfrac{1}{3}$ の等差数列 $\{a_n\}$ を

$$a_1 \,|\, a_2\,,\ a_3 \,|\, a_4\,,\ a_5\,,\ a_6 \,|\, a_7\,,\ a_8\,,\ a_9\,,\ a_{10} \,|\, \cdots\cdots$$

のように，第 1 群には 1 個，第 2 群には 2 個，第 3 群には 3 個，…… と分けていく。このとき，第 18 群の最初の項は [(キ)] である。また，第 18 群に含まれるすべての項の和は [(ク)] である。

(5) 箱の中に 1 から 3 までの数字が書かれたカードが，それぞれ 3 枚ずつ合計 9 枚入っている。この箱の中から 3 枚のカードを同時に取り出すとき，少なくとも 1 枚は 1 が書かれたカードである確率は [(ケ)] である。また，3 枚のカードの数の和が偶数である確率は [(コ)] である。

2 $AD = 2\,AB$ である平行四辺形 ABCD において，辺 AB の中点を E，辺 BC を $1:3$ に内分する点を F とする。また，線分 CE と線分 FD の交点を P，線分 AP と対角線 BD の交点を Q とする。

(1) $\angle AFB = 90^\circ$ であるとき，$\angle BAD$ を求めよ。

(2) ベクトル $\overrightarrow{FD}$，$\overrightarrow{AP}$ をベクトル $\overrightarrow{AB}$，$\overrightarrow{AD}$ を用いて表せ。

(3) 三角形 ADQ と三角形 BPQ の面積比を求めよ。

3 関数 $y = f(x) = -x^2 - 3x + 4|x+1| - 2$ のグラフを C とする。C 上の点 $(-1, f(-1))$ を通る傾き m の直線 ℓ とグラフ C は相異なる 3 個の共有点を持つ。

(1) グラフ C を描け。

(2) m の値の範囲を求めよ。

(3) グラフ C と直線 ℓ で囲まれる 2 つの図形の面積が等しくなる m の値を求めよ。ただし，定積分の計算では次の結果を用いてよい。

$$\int_{\alpha}^{\beta} (x-\alpha)(x-\beta)\,dx = -\frac{1}{6}(\beta-\alpha)^3$$

物 理

問題

30年度

第Ⅱ期

(1) 以下の設問に答えよ。

問１ 以下の①～⑦に入る適切な語句を選択肢から１つずつ選び，ア～ソの記号で答えよ。同じ記号を２回以上選んでもよい。

（ｉ） 原子核を構成する陽子と中性子は［ ① ］と総称される。原子核中の［ ① ］の数を［ ② ］，陽子の数を［ ③ ］という。

（ⅱ） ［ ④ ］エネルギーなどのように，資源がほぼ無限に存在するエネルギーを再生可能エネルギーという。一方，［ ⑤ ］や石炭などのような［ ⑥ ］燃料や，［ ⑦ ］燃料は非再生エネルギーという。

選択肢

ア. 核　子	イ. 電　子	ウ. α粒子	エ. β粒子	オ. アボガドロ数
カ. 質量数	キ. 原子番号	ク. 原子量	ケ. 木　炭	コ. 鉄鉱石
サ. 化　石	シ. 天然ガス	ス. 電　気	セ. 太　陽	ソ. 核

問２ 小物体が半径Rの円軌道上を一定の速さvで動いている。

（ｉ） 角速度の大きさを求めよ。

（ⅱ） 周期を求めよ。

（ⅲ） 向心加速度の大きさを求めよ。

問 3　地面に置かれたスピーカーが振動数 2000 Hz の音を出している。空気中を伝わる音の速さを 340 m/s とし，風はないものとする。

（i）　スピーカーが出している音の波長を求めよ。

（ii）　速さ 17 m/s でスピーカーに近づく人が聞く音の振動数を求めよ。

（iii）　速さ 17 m/s でスピーカーに近づく人が聞く音の波長を求めよ。

(2) 質量 M の小物体を水平で滑らかな床から，床との角度 α，初速 V_0 で鉛直で滑らかな壁に向かって打ち出した。小物体は軌道の最高点で壁と衝突し，はねかえり係数(反発係数) e で衝突前と同じ鉛直面内にはねかえった。空気抵抗，小物体の大きさは無視して以下の設問に答えよ。重力加速度の大きさを g，小物体を床から打ち出した時刻を0とせよ。

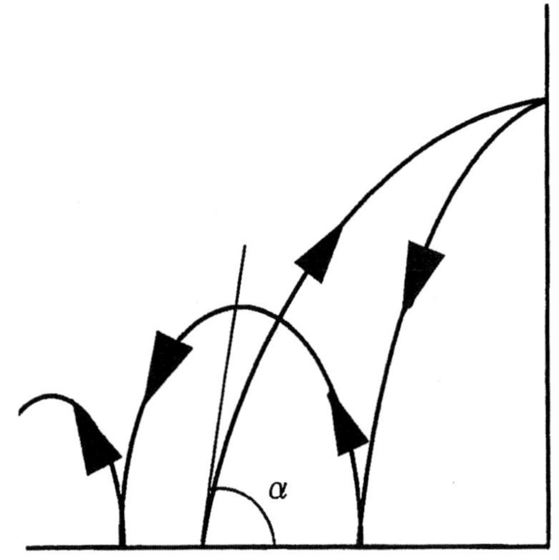

問1　小物体が壁と衝突する直前の速さを求めよ。

問2　小物体が壁と衝突した時刻を求めよ。

問3　小物体が壁と衝突した位置の，床からの高さを求めよ。

問4　小物体が壁と衝突した直後の速さを求めよ。

問5　小物体が壁との衝突で失ったエネルギーを求めよ。

問6　壁と衝突後，小物体が最初に床と衝突する時刻を求めよ。

問7　壁と衝突後，小物体が最初に床と衝突する位置の壁からの距離を求めよ。

問8　壁と衝突後，小物体が最初に床と衝突する直前の速さを求めよ。

問9　壁と衝突後，小物体が床に最初に衝突した位置と2度目に衝突する位置の間の距離を求めよ。ただし，小物体が床と衝突する際のはねかえり係数を E とする。

(3) 下図のように，なめらかに動く２つのピストン P_A，P_B をもつシリンダーが水平な床に置いてある。シリンダー内の空間 A, B には定圧モル比熱が Cp [J/(mol·K)] の理想気体が n [mol]ずつ封入されている。シリンダーやピストンは熱を通さない。P_A，P_B の断面積を S[m^2]，外気圧を p_0[Pa]，気体定数を R[J/(mol·K)]とする。この装置で，以下の実験Ⅰ，Ⅱを行うことを考える。以下の設問に答えよ。

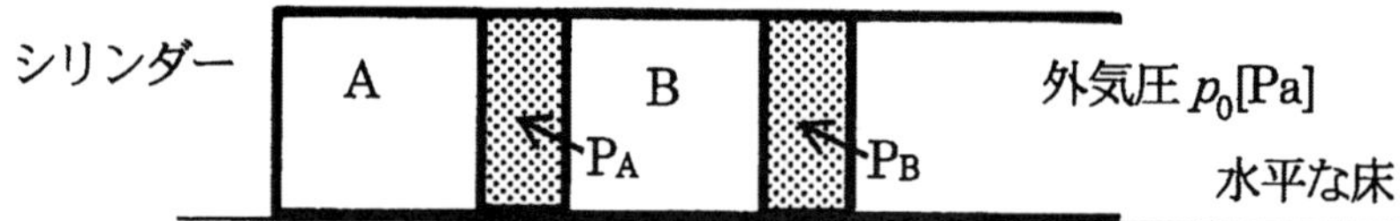

実験Ⅰ：外気が押す力に加えて，P_B に左向きで大きさ F[N]の外力が働いている状態で，P_A，P_B は静止しており，A, B 内の気体の体積はともに V [m^3]であった。A 内の気体に熱 Q[J]をゆっくりと加えたところ，P_A，P_B は右方へ移動し，その後に静止したが，B 内の気体の体積は変化しなかった。

問１　熱を加える前の，B 内の気体の圧力を求めよ。

問２　熱を加える前の，A 内の気体の絶対温度を求めよ。

問３　この変化での，A 内の気体の温度上昇を求めよ。

問４　この変化での，B 内の気体の温度上昇を求めよ。

問５　この変化で，A 内の気体が P_A にした仕事を求めよ。

問６　この変化での，A 内の気体の内部エネルギーの増加量を求めよ。

実験Ⅱ：外力を加えないで P_A，P_B は静止しており，A, B 内の気体の温度はともに T[K]であった。P_B を固定し，A 内の気体にゆっくりと熱を加えたところ，P_A は右方に移動した後に静止し，B 内の気体の温度は T_B [K]となった。

問７　この変化で，A 内の気体が P_A にした仕事を求めよ。

問８　この変化で，A 内の気体の温度は T_A [K]になったとする。T_A [K]と T_B [K]の関係を等式または不等式で表せ。また，そう判断できる理由を状態方程式を用いて説明せよ。必要ならば，記号を自分で定義して用いてもよい。

(4) 極板間隔 d の極板 A, B からなる静電容量 C の平行板コンデンサー，抵抗 R の抵抗器，スイッチ S と起電力 E の電池を直列につないだ。最初，コンデンサーは充電されておらず，スイッチ S は開いている。極板の面積は充分に広く，極板間隔は充分小さいものとする。また，抵抗器以外の抵抗は無視し，空気の誘電率を ε_0 とする。以下の設問に答えよ。

スイッチ S を閉じ，コンデンサーを充電した。(図 1)

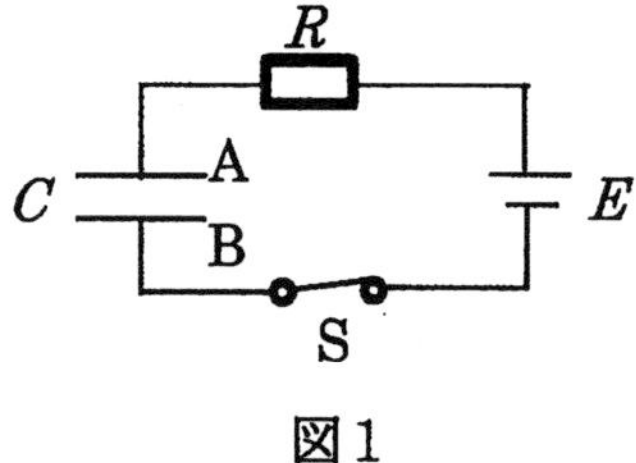

図 1

問 1　スイッチ S を閉じた直後に，抵抗器に流れる電流を求めよ。

問 2　充分時間が経った後に，コンデンサーに蓄えられた電気量を求めよ。

問 3　充分時間が経った後の，(ⅰ)極板間の電場（電界）の強さ　(ⅱ)電場の向きを求めよ。(ⅱ)は A→B または B→A で答えよ。

図 1 の状態で充分時間が経った後，スイッチ S を開き，極板の間隔をゆっくりと Δd だけ広げた。(図 2)

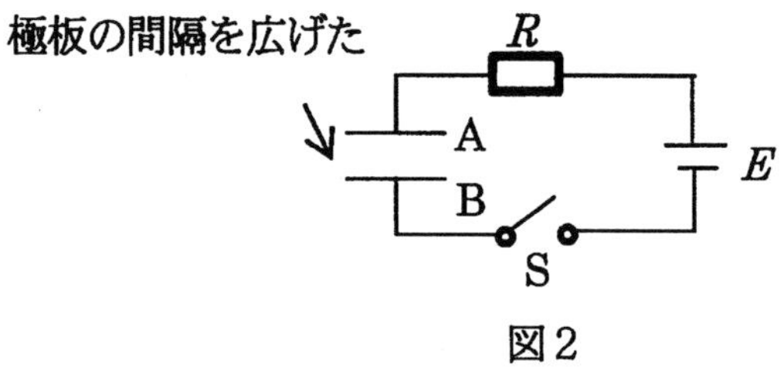

図 2

問 4　極板間隔を広げたことによる，静電エネルギーの増加量を求めよ。

問 5　静電エネルギーが増加したのは，極板が引き合う力に逆らって外力が仕事をしたためであるとして，極板が引き合う力の大きさを求めよ。ただし，極板に働く引力の大きさは，極板間の距離によらず一定であるとしてよい。

図１の状態で充分時間が経った後，スイッチＳを開いてから，誘電率 ε ($\varepsilon > \varepsilon_0$), 厚さ d の誘電体をゆっくりと，極板間の半分が誘電体で満たされるまで差し込んだ。（図３）

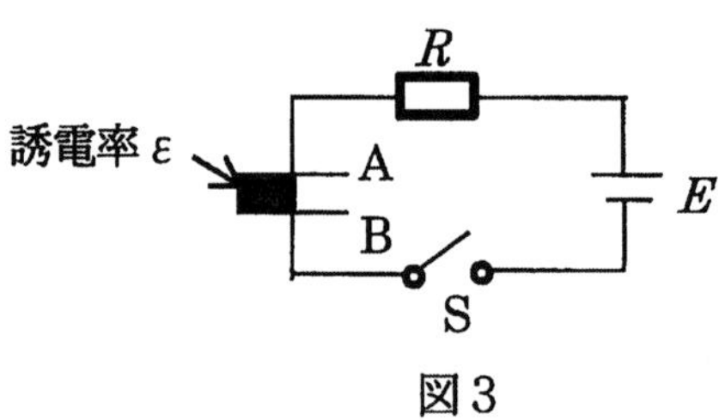

図３

問６　誘電体を差し込んだ後の極板間の電圧を求めよ。

問７　誘電体を差し込んだ後に，コンデンサーに蓄えられている静電エネルギーを求めよ。

図３の状態から，もう一度スイッチＳを閉じた。（図４）

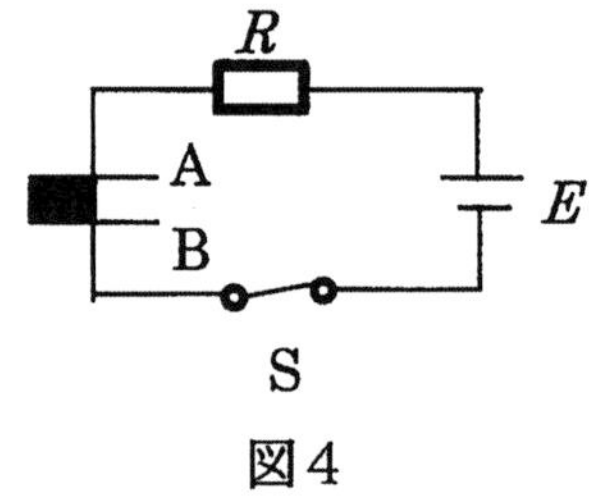

図４

問８　スイッチＳを閉じた直後に抵抗器に流れる電流を求めよ。

問９　充分時間が経った後に，コンデンサーに蓄えられている電気量を求めよ。

化 学

問題

30年度

第Ⅱ期

必要があれば次の原子量を用いよ。H = 1.00　C = 12.0　N = 14.0　O = 16.0
Na = 23.0　S = 32.0　Cl = 35.5　Ca = 40.0　Ag = 108　Ba = 137
気体定数は 8.3×10^3 Pa·L / (mol·K)を用いよ。

(1) 次の<実験>について，問 1 ～問 7 に答えよ。

<実験>

① (a)石灰石試料 1.21 g を十分な量の塩酸と反応させると，(b)気体を発生させながら溶解した。

② 発生した気体をすべて捕集した。

③ 捕集した気体をすべて水酸化バリウム水溶液に通じ完全に反応させると，2.18 g の沈殿が生じた。

以上の実験は，内部に空気が入らないようにした装置を使い行なった。なお，石灰石試料中には，主成分以外に塩酸と反応する物質は含まれていない。

問 1　①で起きた反応を，化学反応式で記せ。

問 2　下線部(a)を，強熱したときに生じるのはどれか，下から選び番号を記せ。

1. 生石灰　　2. 消石灰　　3. セッコウ　　4. 石灰水

問 3　下線部(b)の気体を加圧凝縮させて得た液体を，ボンベから噴出させると白色の粉末状の固体が得られる。この固体の名称を記せ。

問４　下線部(ｂ)の気体の検出に用いられるのはどれか，下から選び番号を記せ。

1. HCl　　2. NH_3　　3. $Ca(OH)_2$　　4. $CaCl_2$

問５　下線部(ｂ)の気体分子の形はどれか，下から選び番号を記せ。

1. 直線形　　2. 折れ線形　　3. 三角錐形　　4. 正四面体形

問６　③で起きた反応を，化学反応式で記せ。

問７　この石灰石試料中の主成分の純度（質量百分率）は何%か，小数第１位まで記せ。計算も記すこと。

(2) 次の問１～問７に答えよ。

問１　アルゴンは，非常に安定で他の原子と反応しにくい。その理由を簡単に記せ。

問２　①～③に示す合金の代表的な成分金属を（　　　）の中の数だけ元素記号で記せ。また，主成分金属の元素記号を○で囲め。

① 青　銅（2）

② 黄　銅（2）

③ ジュラルミン（4）

問３　27 ℃，2.0×10^5 Pa で 10 mL の乾燥した塩化水素を，水に溶かして塩酸 20 mL を得た。この塩酸の pH は１よりも大きいか，小さいか記せ。計算も残すこと。ただし，塩化水素は理想気体とし，塩酸の電離度は１とする。

問４　実在気体は，高温にするほど理想気体に近づく。その理由を記せ。

問５　両極に白金を用いて，希硫酸を電気分解したときの，陰極と陽極の反応を e^- を含むイオン反応式で記せ。

問６　Ag^+，Cu^{2+}，Fe^{3+}，Zn^{2+}，K^+ を含む水溶液に希塩酸を加えると，沈殿が生じた。<u>その沈殿に過剰のアンモニア水を加えると水溶液となった</u>。下線部の反応を化学反応式で記せ。また，その水溶液の色を記せ。

問７　次の文章中の，（　ア　）には該当する物質名を，（　イ　）には該当する官能基名を記せ。

「ケイ酸を脱水して得られる（　ア　）は，多孔質でその表面には多くの（　イ　）があるので水分子を吸着する。そのため（　ア　）は乾燥剤として用いられる。」

(3) 次の<実験>について，問１～問６に答えよ。

<実験>

① フェノールのナトリウム塩 2.90 g に高温高圧の下で二酸化炭素を作用させたところ，その一部は化合物Aに変化した。

② ①の反応により得た化合物Aおよび未反応のフェノールのナトリウム塩の混合物を水酸化ナトリウム溶液に完全に溶解したあと，温度と圧力を変え，常温常圧下で十分な量の二酸化炭素を吹き込んだ。

③ ②の溶液に 100 g のベンゼンを加えてよく振り，(a)<u>ベンゼン抽出液</u>の沸点を測定したところ，純ベンゼンの沸点より 0.386 ℃高い値を示した。ただし，この抽出操作により化合物Aは完全に分離されたものとする。

④ ベンゼンで抽出した残りの水層に塩酸を加えて中和することにより析出した(b)<u>化合物Bに濃硫酸を触媒としてメタノールを作用させ，化合物Cを得た</u>。

ベンゼンのモル沸点上昇は 2.57 ℃とする。

問１　化合物Aの構造式を記せ。

問２　②で化合物Aは先ず（　ア　）に変化し，次に（　イ　）に変化した。（　ア　），（　イ　）を構造式で記せ。

問３　③で下線部(ａ)に溶解している物質の名称を記せ。

問４　化合物Bの名称を記せ。

問５　④で下線部(ｂ)を化学反応式で記せ。

問６　①の反応で化合物Aに変化したフェノールのナトリウム塩の物質量を，有効数字２桁で記せ。計算も記すこと。

(4) 次の文章を読み，問１～問６に答えよ。

天然繊維である木綿はセルロースという(a)多糖でできている。セルロースは，単糖類である（　ア　）が縮合重合してできた高分子で，（　ア　）どうしは（　イ　）結合している。セルロースを(b)セルラーゼで加水分解すると（　ウ　）という二糖類が生じる。ヒトはセルラーゼをもっていないため，セルロースを消化できず栄養とすることはできないが，（　エ　）として便通をよくする。セルロースを構成する（　ア　）単位にはヒドロキシ基が３個あり，セルロースの示性式は $[C_6H_7O_2(OH)_3]_n$ と示される。ヒドロキシ基は，酸と反応してエステルをつくるので，セルロースに濃硝酸と濃硫酸を反応させると，(c)トリニトロセルロースが得られる。セルロースなどを適当な試薬を含む溶液で溶かした後，繊維として再生したものを（　オ　）といい，とくにセルロースを原料とした（　オ　）を（　カ　）という。また(d)セルロースに無水酢酸，酢酸，濃硫酸の混合物を反応させると，ヒドロキシ基がすべてアセチル化されて，トリアセチルセルロースが生成する。トリアセチルセルロースをさらに反応させていくと，アセテートが得られる。このような繊維は，（　キ　）とよばれている。

問１　（　ア　）～（　キ　）に適切な語を記せ。

問２　下線部(a)で，動物の肝臓や筋肉に蓄えられている多糖の名称を記せ。

問３　下線部(b)のような触媒作用のあるタンパク質の総称を記せ。

問４　下線部(c)を示性式で記せ。

問５　下線部(d)で起きた反応を，化学反応式で記せ。

問６　下線部(d)について，セルロース 16.2 g を反応させて，すべてトリアセチルセルロースにしたとき，生成するトリアセチルセルロースの質量を，有効数字３桁で記せ。計算も記すこと。

生 物

問題

30年度

第Ⅱ期

(1) 次の文を読み，問１～問７に答えよ。

細胞内のエネルギー生成の場所であるミトコンドリアは，内膜系と呼ばれるゴルジ体や小胞体などの細胞小器官とは異なる構造をもつ。ミトコンドリアは１つの細胞に数百から数千個含まれていて，独自のＤＮＡを有している。

ヒトのミトコンドリアＤＮＡの塩基対の数は 16,569 で，ウシやマウスのそれと大きな違いはない。ミトコンドリアＤＮＡはヒトの進化の解析にも用いられるが，父親の系統は解析できない。

問１　エネルギー生成の過程である内呼吸は大きく，①解糖系，②クエン酸回路，③電子伝達系の３つに分けられる。①～③の過程が行われているのはそれぞれどこか。次のａ～ｆから１つずつ選び，記号で答えよ。

ａ．ストロマ　　ｂ．細胞質基質
ｃ．チラコイド　　ｄ．ミトコンドリア内膜
ｅ．ミトコンドリア外膜　　ｆ．ミトコンドリアマトリクス

問２　下線部に関して，ミトコンドリアが内膜系の細胞小器官と構造的に異なる点を 20 字以内で記せ。句読点も１文字とする。

問３　ミトコンドリアには，クリステという構造があるが，この構造があることの利点を 20 字以内で記せ。句読点も１文字とする。

問４　ミトコンドリア内には，ＤＮＡ以外に，タンパク質合成に必要な微細構造で，タンパク質とＲＮＡからなるものが存在する。その名称を記せ。

問５　ミトコンドリアＤＮＡでは父系の系統を解析できない。その理由を 30 字以内で記せ。句読点も１文字とする。

問６　父系の系統の解析には，どこのＤＮＡが用いられるか。その名称を記せ。

問７　植物においては，ミトコンドリア以外にも独自のＤＮＡをもつ細胞小器官がある。その名称を記せ。

(2) 植物の生殖と成長調節について，問 1～問 10 に答えよ。

問１　胚のう細胞から胚のうを形成するまでに，核分裂は何回行われるか。

問２　被子植物の受精の際に，精細胞の核が融合する胚のうの核の名称を２つ記せ。

問３　体細胞の染色体数を２ｎとした場合に，胚乳細胞の染色体数はどのようにあらわされるか。

問４　開花の時期を調節するために，限界暗期より短い暗期を与える処理を何というか。

問５　種子や植物を人為的に一定期間低温におくことで花芽の形成を促す処理を何というか。

問６　光受容体で，主に赤色光と遠赤色光を吸収する色素タンパク質の名称を記せ。

問７　頂芽が成長しているときに，下部にある側芽の成長が抑制される現象を何というか。

問８　果実の成熟や落葉を促進し，植物から気体として放出される植物ホルモンの名称を記せ。

問９　木部と師部の間にあり，盛んに細胞分裂をおこなって植物体の肥大成長をもたらす組織を何というか。

問 10　根から吸収した無機窒素化合物を用いて，アミノ酸などの有機窒素化合物を合成する働きを何というか。

(3) 次の文を読んで，問１～問８に答えよ。

ヒトの骨格筋細胞の内部にみられる構造の一部を図に示す。図中の（ア）と（イ）の繊維状タンパク質が規則正しく並ぶことで，骨格筋には横紋と呼ばれるしま模様がみられる。この繊維状タンパク質に加え，いくつかの物質が関わることで，筋は収縮する。

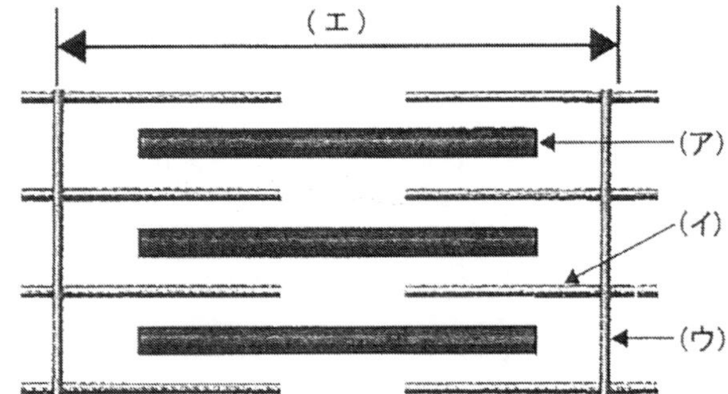

問１　図中の（ア）～（エ）の名称を記せ。

問２　骨格筋が収縮するために，神経から筋に向かって放出される伝達物質は何か。ａ～ｄから１つ選び記号で答えよ。

ａ．ノルアドレナリン　　ｂ．アセチルコリン

ｃ．γ-アミノ酪酸　　ｄ．セロトニン

問３　筋の収縮ではＡＴＰが消費される。激しい運動時において，図の（エ）内でＡＤＰにリン酸を与える物質の名称を記せ。

問４　筋の収縮が始まる直前に，筋小胞体から放出されるイオンを<u>化学式</u>で記せ。

問５　（イ）の周囲にあり，問４のイオンが結合するタンパク質の名称を記せ。

問６　問４のイオンは，その後，筋小胞体に回収される。この膜輸送の名称を記せ。

問７　筋が収縮するときに，長さが短くなるのはどれか。図の（ア）～（エ）から１つ選び記号で答えよ。

問８　骨格筋と骨をつなぐ構造の名称を記せ。

(4) 「ヌクレオソーム」とは何かを説明した上で，「ヌクレオソーム」と「染色体」との関係を説明せよ。

英 語

解答

30年度

第Ⅰ期

Ⅰ

〔解答〕

(1) エ (2) ウ (3) イ

〔出題者が求めたポイント〕

(1) エは[ð]。他は[θ]。

(2) ウは[uː]。他は[ʌ]

(3) イは[d]。他は[id]

Ⅱ

〔解答〕

(1) ア (2) ア

〔出題者が求めたポイント〕

(1) 第1音節にアクセント。

(2) 第1音節にアクセント。

Ⅲ

〔解答〕

(1) エ (2) ア (3) エ (4) イ (5) ウ

〔出題者が求めたポイント〕

(1) be proud of ～「～を誇りに思う」。

(2) by the time ～「～する頃までには」。時の接続詞なので、節中は現在形になる。

(3) behind time「定刻に遅れて」。

(4) in a few minutes「数分後」。

(5) what I hear「私が聞くこと」。

〔問題文訳〕

(1) 私は学校に遅刻したことがないことを誇りに思っている。

(2) 彼女がそこに着く頃には、暗くなっているだろう。

(3) 列車は定刻に 30 分遅れて到着した。

(4) 急げ！ 我々の列車は数分後に出発するぞ。

(5) 私が聞いたことからすると、彼女はそこで幸せな暮らしを送っているようだ。

Ⅳ

〔解答〕

(1) 3番目：イ 5番目：エ

(2) 3番目：ア 5番目：カ

(3) 3番目：ウ 5番目：カ

(4) 3番目：オ 5番目：ウ

(5) 3番目：エ 5番目：ア

〔正解の英文〕

(1) ～ has the right to refuse treatment

(2) ～ allowing the body to digest food ～

(3) ～ professional relationship developed into a lasting ～

(4) ～ taking notes of everything that was ～

(5) ～ prove him to have been right ～

Ⅴ

〔解答〕

問1 また、人々が交流し、依存する動植物に関する驚くべき量の知識は、口頭伝承によって習得され、伝えられることも示される。

問2 nature

〔出題者が求めたポイント〕

問1 acquire と pass on の目的語は、a remarkable amount of knowledge。with which ～、on which ～の先行詞は、どちらも the plants and animals。

問2 人類が動植物と共生してきた文脈のまとめなので、nature「自然」が正解。

〔全訳〕

その歴史の大部分を通して、人類は動物を狩猟し、野生の植物性食物を採取することによって生きてきた。今日こうした方法で生きる人々の研究から推測することによって、狩猟採集者と自然との関係は比較的無害なものだったことが示唆される。また、人々が交流し、依存する動植物に関する驚くべき量の知識は、口頭伝承によって習得され、伝えられることも示される。例えば、現代医学における多くの進歩は、伝統的な部族文化が、様々な野生植物を治療的に用いるのを観察したことに由来する。しかし、先史時代に人々が、自然環境に手を加えたことも知られている。世界中の多くの草原が存在するようになったのは、人々が、狩猟を支援するために、あるいは植生を変えて彼らの必要に適したものにするために、火を使用したからである。初期の狩猟と採集の文化は一部の動物種の絶滅をもたらした。それは、一般的な状況というよりは例外的だったようだが。大部分において初期人類は、必要以上の他の理由がなければ、自然と妥当なバランスを保って暮らしていた。もし彼らが深刻な被害をもたらしていたなら、人は生き残ることができなかっただろう。

Ⅵ

〔解答〕

問1 (1) エ (2) イ (3) オ (4) ウ (5) ア

問2 (A) left (B) height

問3 every

問4 endangered animals

問5 (1) 高山地帯の寒さから身を守るため。

(2) グループを保護し、食事、休息、睡眠の場所を決めること。

(3) 食べる植物から十分な水分を得ているから。

〔出題者が求めたポイント〕

問1 (1) lead ～「～を率いる」。(2) grow old「成熟する」。(3) ride on ～「～に乗る」。(4) need ... to V「～するのに…を必要とする」。(5) spread ～「～を拡散する」。

問2 (A) there are only about 600 mountain gorillas left. は only about 600 mountain gorillas are left. を言い換えた形。(B) high の名詞形は、height。
問3 every three to four years「3、4年ごとに」
問4 animals that may soon no longer exist because there are so few of them「あまりにも少ないので、もはや存在しないかも知れない動物」は、endangered animals「絶滅危惧動物」。
問5
(1) 第2段落第2文をまとめる。
(2) 第2段落最終文をまとめる。
(3) 第4段落最終文をまとめる。

〔全訳〕

マウンテンゴリラは世界で最も絶滅のおそれのある動物の一つだ。科学者たちは約600頭のマウンテンゴリラしか残っていないと考えている。彼らは、ルワンダ、ウガンダ、コンゴにおける、熱帯雨林の高地に住んでいる。

マウンテンゴリラは強く、長い筋肉質の腕と大きな胸を持つ。彼らには高山地帯の寒さから身を守る厚い黒髪がある。大きなオスのゴリラは、身長が約2メートル、体重は約200キログラムに達することがある。マウンテンゴリラは非常に強いが、恥ずかしがり屋だ。彼らは通常、人間を攻撃しない。オスのゴリラは最大40人のグループを率いる。これらのオスは、成熟すると毛が灰色になるため、シルバーバックと呼ばれる。シルバーバックはグループを保護し、食事、休息、睡眠の場所を決める。

メスのマウンテンゴリラは、ほとんど赤ん坊を産まない。メスが生きる40～50年の間に、彼女は2から6頭の赤ん坊を産む。最初の赤ん坊は、メスが8歳か10歳のころ生れる。彼女はその後3、4年ごとにさらに赤ん坊を産む。ほとんどの場合、一頭のゴリラが生まれるが、まれには双子を産む。赤ん坊は2、3歳になるまで母親の背中に乗っている。

マウンテンゴリラは昼間歩き回りながら、安全に夜眠れる場所を探す。軽いゴリラは木の中で眠り、重いマウンテンゴリラは地上に巣を作る。マウンテンゴリラは主に植物を食べる。彼らは生き延びるために、毎日約30キロの植物を必要とする。彼らはまた、昆虫や虫を食べるが、植物から十分な水分を得るので、水を飲むことはめったにない。

しかし、マウンテンゴリラの生活は平和ではない。彼らは多くの点で絶滅の危機に瀕している。ますます多くの人々が熱帯雨林に移住している。そこで、彼らは木々を焼き尽くして農地を増やし、道路や居住地を建設する。マウンテンゴリラの生息地はますます小さくなっている。ゴリラは密猟者にも脅かされている。密猟者は、赤ん坊を動物園に売り払ったり、肉のために殺したりする。

この動物は人間に似ているので、地元の人々や観光客がゴリラと接触すると、しばしば病気を拡散する。マウンテンゴリラを保護することが困難なのは、これらの国々では戦争やその他の紛争が起こっているからだ。反政府武装勢力と政府兵士は、しばしばゴリラが住む熱帯雨林に隠れる。それでも、多くのアフリカ人はマウンテンゴリラを保護するために懸命に働いている。アフリカの野生動物財団は、最後のマウンテンゴリラを救うための保護プログラムを制定した。

Ⅶ

〔解答例〕

(1) If it snows tomorrow, we will postpone the event.
(2) She is one of the most popular singers in Japan now.
(3) My father often enjoys mountain climbing in autumn.

第Ⅱ期

Ⅰ

〔解答〕

(2) ア　(2) エ　(3) ウ

〔出題者が求めたポイント〕

(1) アは[e]。他は[ei]。

(2) エは[ou]。他は[ʌ]

(3) ウは[f]。他は「無声音」。

Ⅱ

〔解答〕

(2) ア　(2) イ

〔出題者が求めたポイント〕

(1) 第1音節にアクセント。

(2) 第2音節にアクセント。

Ⅲ

〔解答〕

(2) ア　(2) ウ　(3) イ　(4) イ　(5) エ

〔出題者が求めたポイント〕

(1) appreciate の目的語は、名詞または動名詞。

(2) be used to ～ の ～ 部分は、名詞または動名詞。

(3) let + O + be Vp.p. で命令文の受動態になる。

(4) It is rude of you to V「君が～するのは失礼だ」。

(5) 医者などの予約は、appointment。

〔問題文訳〕

(1) そのアイデアは報道機関に漏れてはならない。なので、君が秘密を保持してくれるならありがたい。

(2) 彼は朝の早起きには慣れていない。

(3) この授業は忘れてはならない。

(4) そんなことを言うとは君は失礼だ。

(5) 明日君と一緒に行けない。なぜなら、私は午後4時に歯医者の予約があるからだ。

Ⅳ

〔解答〕

(1) 3番目：イ　5番目：カ

(2) 3番目：ウ　5番目：ア

(3) 3番目：ア　5番目：エ

(4) 3番目：オ　5番目：イ

(5) 3番目：カ　5番目：オ

〔正解の英文〕

(1) ～ with water and air to produce ～

(2) ～ has a major part in preventing ～

(3) ～ the injuries that he had ～

(4) ～ once the solution is known are ～

(5) ～ to have things you use a lot ～

Ⅴ

〔解答〕

問1　circulation という用語のいま一つの用法は、ある種の物質が環境から生物内に入ることと、その後生物やその遺骸から環境に物質が放出されることに関連する。

問2　cycle

〔出題者が求めたポイント〕

問1　term「用語」。substance「物質」。be in relation to ～「～に関連する」。organism「生物、有機体」。environment「環境」。subsequent「その後の」。release「放出」。remains「遺骸」。the passage of certain substances into organisms の部分は、certain substances pass into の名詞構文。よって「ある種の物質が環境から生物内に入ること」という意味になる。

問2　直後に nitrogen cycle, carbon cycle の表現があることから判断する。

〔全訳〕

循環とは「巡回すること」を意味し、生物学においては二通りの使われ方がある。より一般的な用法は、代謝物質が生物の中で規則正しく輸送される過程を記述する。循環という用語のいま一つの用法は、ある種の物質が環境から生物内に入ることと、その後生物やその遺骸から環境に物質が放出されることに関連する。窒素や炭素などの物質が環境に放出されると、今度はそれらが別の生物に受け渡されることによって保存され、その結果、生物の世界、言い換えれば生物圏の中で循環する。この循環形態には通常、サイクルという語が用いられ、それゆえに「窒素サイクル」と「炭素サイクル」と呼ばれる。

Ⅵ

〔解答〕

問1　(1) ア　(2) ウ　(3) カ
　　(4) イ　(5) オ　(6) エ

問2　time

問3　that are combined with chemicals set

問4　A

問5　(1) tension headaches は、軽度から強度まで、様々な程度の痛みを引き起こし、数時間続く場合がある。一方、migraines は、鋭い、ズキズキする痛みであり、数日間続くことがある。

(2) リラックスすることと食生活を変えること。

〔出題者が求めたポイント〕

問1　(1) disturb your life「あなたの生活をかき乱す」。(2) describe A as B「AをBと描写する」。(3) shortly before migraines attack「片頭痛の発作が起こる直前」。(4) lead to ～「～をもたらす」。(5) bring about ～「～をもたらす」。(6) help の後ろには原形が来れる。

問2　at one time or another で「時折」。

問3　be combined with ～「～と結合する」。set free around them「血管周辺に放出された」。直前の chemicals を修飾する。

問4　There are two main types of headaches: tension headaches and migraines.「頭痛には主に2

つのタイプがある。緊張型頭痛と片頭痛だ」。この文は、第2段落のトピックセンテンスとして適切。

問5 (1) 第2段落の内容を、痛みと長さに注目してまとめる。(2) 第4段落第2、3文をまとめる。

〔全訳〕

頭痛は頭の中の痛みで、ほとんど誰もが時折感じるものだ。あらゆる人のほぼ半数は、少なくとも年に一度は頭痛を経験する。たいていの頭痛は危険ではないが、あなたの仕事の邪魔をし、あなたの生活をかき乱す。多くの人は頭痛を訴えると医師に診てもらうが、医師は普通、原因を見つけることができない。

頭痛には主に2つのタイプがある。緊張型頭痛と片頭痛だ。緊張型頭痛は、頭部に軽度から強度の痛みを引き起こす。多くの人々はこうした頭痛を、締め付ける感じ、と描写する。一部の頭痛は、数時間続く鈍痛を引き起こす。頭痛は頭の前部から後ろに至るどこにでも発生する。頭の中に鋭い、ズキズキする痛みを感じる人もいる。すべての頭痛の約20%は片頭痛だ。これは強烈な頭痛で、極度の痛みを引き起こし、数日間続くことがある。吐き気、嘔吐、光の点滅といった警戒サインが、ときに片頭痛発作の直前に生じることがある。こうした前兆は「オーラ」と呼ばれる。片頭痛体質は、しばしばあなたの両親や祖父母から伝えられる。

頭痛は神経系の障害である。頭痛の正確な原因は明らかではないが、そのほとんどは、血管の周辺に放出される化学物質と結合した血管の拡大によって引き起こされる。神経はあなたの脳に痛みのメッセージを送る。頭痛はときに、けがや感染によって引き起こされることがある。憂うつや、悲しみ、何かに対する恐れといった感情的な要因も頭に痛みをもたらすことがある。

鎮痛剤や他の薬物が、しばしば頭痛の治療に使用される。多くの人が頭痛に際してアスピリンを服用する。医師は、患者が頭痛を経験するとき、リラックスするよう提案する。いくつかの事例では、食生活を変えることで、痛みを和らぎ、頭痛が弱まることがある。

いずれにせよ、あなたは定期的に運動し、新鮮な空気をたくさん取るのがよい。これで頭痛が完全に消えることはないが、気分をよくする手助けにはなりうる。

Ⅶ

〔解答例〕

Whenever my father travels abroad, he says that he should have studied English harder.

数 学

解答

30年度

第Ⅰ期

1

〔解答〕

(1) (ア) 1440　(イ) 36

(2) (ウ) $-\dfrac{16}{3}<a$　(エ) $-4<a<0$

(3) (オ) $\dfrac{3}{2}$　(カ) $\dfrac{\sqrt{13}}{2}$

(4) (キ) 114　(ク) 13

(5) (ケ) $\left(\dfrac{4}{5}\right)^{n-1}$　(コ) 63

〔出題者が求めたポイント〕

(1) 整数

$m=288k$, $n=288l$ $(k<l)$とし，k, lの値を調べる。
kとlは互いに素。
a, b, cが素数のとき，$a^{n_1}\cdot b^{n_2}\cdot c^{n_3}$は，
$(n_1+1)(n_2+1)(n_3+1)$個の約数がある。

(2) 2次方程式，2次関数

$-3x^2-8x+a=0$の判別式が$D>0$のとき。
$f(x)=-3x^2-8x+a$をxについて平方完成させて
$f(x)=-3(x-p)^2+q$とすると，$x=p$に近い2つの整数m, $m+1$で，$f(m)>0$, $f(m+1)>0$,
$f(m-1)<0$, $f(m+2)<0$

(3) 三角比

BD : DC = AB : AC

△ABCの面積は，$\dfrac{1}{2}$AB・AC$\sin\angle$BAC

△ABDの面積は，$\dfrac{1}{2}$AB・AD$\sin\angle$BAD

$BC^2=AB^2+AC^2-2AB\cdot AC\cos\angle BAC$

(4) 場合の数

選ぶsの数によって場合分けする。また，cによっても分ける。
s 2つを両端にし，中2つにs, u, c, c, eを並べる。

(5) 平面図形，指数対数関数

直線lの傾きをm'とすると，lに垂直な直線の傾きmを求める。$m'm=-1$
$B_1(1,\ 0)$, $b_1=1$を確認して，$B_n(b_n,\ 0)$として，B_nを通り傾きmの直線kを求める。直線kと直線lの交点がA_{n+1}でありA_{n+1}のx座標がb_{n+1}となるので，
$b_{n+1}=rb_n$を導く。$b_n=1\cdot r^{n-1}$
$b_n<10^{-6}$の両辺を常用対数にとる。

〔解答のプロセス〕

(1) $m=288k$, $n=288l$ $(k<l)$とおく。
$288(k+l)=1728$より　$k+l=6$
k, lは互いに素でなければならないので，
$k=1$, $l=5$　従って，$n=288\times5=1440$
$n=1440=2^5\times3^2\times5$
よって，$(5+1)(2+1)(1+1)=36$(個)

(2) $-3x^2-8x+a=0$のとき，
$(D=)(-8)^2-4(-3)a>0$より　$a>-\dfrac{16}{3}$
$f(x)=-3x^2-8x+a$とすると，
$$f(x)=-3\left(x+\frac{4}{3}\right)^2+\frac{16}{3}+a$$
$x=-1.\dot{3}$で最大値をとるので，
$f(0)<0$, $f(-1)>0$, $f(-2)>0$, $f(-3)<0$
$f(0)=a$より　$a<0$
$f(-1)=a+5$より　$a>-5$
$f(-2)=a+4$より　$a>-4$
$f(-3)=a-3$より　$a<3$
共通範囲より　$-4<a<0$

(3) ADが∠BACの2等分線より，
BD : DC = 2 : 6
△ABCの面積は，$\dfrac{1}{2}\cdot2\cdot6\dfrac{\sqrt{3}}{2}=3\sqrt{3}$
AD$=x$とすると，△ABDの面積は，
$$\frac{1}{2}2\cdot x\frac{\sqrt{3}}{2}=\frac{2}{8}(3\sqrt{3})$$
従って，$x=\dfrac{3}{2}$
BCの長さは，
$BC^2=4+36-2\cdot2\cdot6\cos120^\circ=52$
$BC=2\sqrt{13}$より　$BD=\dfrac{2}{8}(2\sqrt{13})=\dfrac{\sqrt{13}}{2}$

(4) sを3文字選ぶとき，残り1文字を選んで並べる。
${}_3C_1\cdot{}_4C_3=3\times4=12$
sを2文字選ぶとき，
cも2文字選ぶ，${}_4C_2=6$
u, c, eから2つ選び並べる。
${}_4C_2\cdot{}_3P_2=6\cdot6=36$
sを1文字選ぶとき，
cを2文字選ぶ，残りeかu，${}_4C_1\cdot{}_3C_2\cdot2=24$
u, c, eを並べる。${}_4C_1\cdot3!=24$
sを選ばない。u, c, c, eを並べる。
${}_4C_2\cdot2!=6\times2=12$
$12+(6+36)+(24+24)+12=114$
sを両端にするとs, u, c, c, eから2つ並べる。
cを2つ選ぶとき，1
s, u, c, eから2つ並べる。
${}_4P_2=4\times3=12$
$1+12=13$

(5) $B_1(1,\ 0)$より $b_1=1$

直線lに垂直な直線の傾きをmとする，$\dfrac{1}{2}m=-1$

よって，$m=-2$
$m=-2$でB_nを通る直線は，$y=-2(x-b_n)$
$\dfrac{1}{2}x=-2(x-b_n)$より　$x=\dfrac{4}{5}b_n$

よって，$b_{n+1}=\frac{4}{5}b_n$，$b_n=\left(\frac{4}{5}\right)^{n-1}$

$\left(\frac{4}{5}\right)^{n-1}<10^{-6}$ の両辺を常用対数にとる。

$$(n-1)\log_{10}\left(\frac{8}{10}\right)<-6\log_{10}10$$

$$(n-1)(3\log_{10}2-1)<-6$$

$-0.097(n-1)<-6$ より　$n>62.85\cdots$

従って，最小の整数は，$n=63$

2

〔解答〕

(1)　$\overrightarrow{AP}=\frac{1}{6}\overrightarrow{AB}+\frac{1}{3}\overrightarrow{AC}$

(2)　BD : DC＝2 : 1

△ABC の面積 : △ABP の面積＝3 : 1

(3)　AE : EC＝2 : 3

〔出題者が求めたポイント〕

平面ベクトル

(1)　$\overrightarrow{PQ}=\overrightarrow{AQ}-\overrightarrow{AP}$ で変形する。

(2)　D が辺 BC を $t:1-t$ の比に内分する点とする。

$\overrightarrow{AD}=(1-t)\overrightarrow{AB}+t\overrightarrow{AC}$

また，$\overrightarrow{AD}=k\overrightarrow{AP}$ として，(1)より $\overrightarrow{AB}$，$\overrightarrow{AC}$ で表し，$\overrightarrow{AB}$ と $\overrightarrow{AC}$ の係数が等しいとして，k，t を求める。

△ABC の面積を S とすると，

△ABD の面積は，tS

△ABP の面積は，$\frac{1}{k}tS$

(3)　△ABD の重心 G のとき，$\overrightarrow{AG}=\frac{\overrightarrow{AA}+\overrightarrow{AB}+\overrightarrow{AD}}{3}$

$\overrightarrow{AE}=\overrightarrow{AG}+s\overrightarrow{GP}$ とし，$\overrightarrow{AE}$ を $\overrightarrow{AB}$，$\overrightarrow{AD}$ で表し，$\overrightarrow{AB}$ の係数を 0 にする s を求める。

$\overrightarrow{AE}=\frac{n}{m}\overrightarrow{AC}$ のとき，AE : EC＝$n:m-n$

〔解答のプロセス〕

(1)　$3(-\overrightarrow{AP})+(\overrightarrow{AB}-\overrightarrow{AP})+2(\overrightarrow{AC}-\overrightarrow{AP})=0$

$\overrightarrow{AB}+2\overrightarrow{AC}=6\overrightarrow{AP}$

従って，$\overrightarrow{AP}=\frac{1}{6}\overrightarrow{AB}+\frac{1}{3}\overrightarrow{AC}$

(2)　D は BC を $t:1-t$ の比に内分する点とする。

$\overrightarrow{AD}=(1-t)\overrightarrow{AB}+t\overrightarrow{AC}$

また，$\overrightarrow{AD}=k\overrightarrow{AP}$ とする。

$$\overrightarrow{AD}=\frac{1}{6}k\overrightarrow{AB}+\frac{1}{3}k\overrightarrow{AC}$$

よって，$1-t=\frac{1}{6}k$，$t=\frac{1}{3}k$

$1-\frac{1}{3}k=\frac{1}{6}k$ より　$k=2$，$t=\frac{2}{3}$

$$\text{BD}:\text{DC}=\frac{2}{3}:\left(1-\frac{2}{3}\right)=2:1$$

△ABC の面積を S とすると，

△ABD の面積＝$\frac{2}{3}S$

△ABP の面積＝$\frac{1}{2}\left(\frac{2}{3}S\right)=\frac{1}{3}S$

△ABC の面積 : △ABP の面積＝3 : 1

(3)　$\overrightarrow{AD}=\frac{1}{3}\overrightarrow{AB}+\frac{2}{3}\overrightarrow{AC}$

$$\overrightarrow{AG}=\frac{1}{3}(\overrightarrow{AB}+\overrightarrow{AD})=\frac{4}{9}\overrightarrow{AB}+\frac{2}{9}\overrightarrow{AC}$$

$$\overrightarrow{GP}=\overrightarrow{AP}-\overrightarrow{AG}=\left(\frac{1}{6}-\frac{4}{9}\right)\overrightarrow{AB}+\left(\frac{1}{3}-\frac{2}{9}\right)\overrightarrow{AC}$$

$$=-\frac{5}{18}\overrightarrow{AB}+\frac{1}{9}\overrightarrow{AC}$$

$$\overrightarrow{AE}=\overrightarrow{AG}+s\overrightarrow{GP}$$

$$=\left(\frac{4}{9}-\frac{5}{18}s\right)\overrightarrow{AB}+\left(\frac{2}{9}+\frac{1}{9}s\right)\overrightarrow{AC}$$

よって，$\frac{4}{9}-\frac{5}{18}s=0$ より　$s=\frac{8}{5}$

従って，$\overrightarrow{AE}=\left(\frac{2}{9}+\frac{1}{9}\cdot\frac{8}{5}\right)\overrightarrow{AC}=\frac{2}{5}\overrightarrow{AC}$

$$\text{AE}:\text{EC}=\frac{2}{5}:\left(1-\frac{2}{5}\right)=2:3$$

3

〔解答〕

(1)　直線 l_1 : $y=-2x-3$

(2)　$a=-4$，直線 l_2 : $y=6x+5$

(3)　$\frac{16}{3}$

〔出題者が求めたポイント〕

微分法，積分法

(1)　$y=f(x)$ の $x=t$ における接線の方程式は，

$$y=f'(t)(x-t)+f(t)$$

C_1 を $y=f(x)$ として，接点を $x=t$ として，この式で y を t，x で表す。この式に通る点を代入し，$t<0$ となるものを求める。

(2)　(1)で求めた l_1 と C_2 が接することより，連立方程式から x の 2 次方程式にして，D＝0。これより a を求める。

(1)の y を t，x で表した式と C_2 が接することよりもう 1 つの t を求め，l_2 を求める。

(3)　直線 l_1，直線 l_2 の交点の x 座標 $x=k$ を求める。

$x<k$ の部分は，(C_1 の y) − (l_1 の y)，$k<x$ の部分は，(C_1 の y) − (l_2 の y) を定積分する。

〔解答のプロセス〕

(1)　C_1 について，$y'=2x+4$ より

C_1 の $x=t$ における接線は，

$$y=(2t+4)(x-t)+t^2+4t+6$$

$$=(2t+4)x-t^2+6$$

l_1 は $\left(-\frac{3}{2},\ 0\right)$ を通り，$t<0$

$$0=-\frac{3}{2}(2t+4)-t^2+6$$

$t^2+3t=0$ より　$t(t+3)=0$

$t<0$ だから $t=-3$

従って，$l_1: y=-2x-3$

(2)　l_1 は C_2 とも接するので，$-x^2+a=-2x-3$

$x^2-2x-a-3=0$ で　$D=0$

$(D=)(-2)^2-4(-a-3)=0$ より

$16+4a=0$　従って，$a=-4$

$C_2: y=-x^2-4$

$-x^2-4=(2t+4)x-t^2+6$

$x^2+(2t+4)x-t^2+10=0$

$(D=)(2t+4)^2-4(-t^2+10)=0$

$8(t^2+2t-3)=0$ より　$8(t+3)(t-1)=0$

$t=-3$ は l_1 より　$t=1$

直線 $l_2: y=6x+5$

(3)　直線 l_1 と直線 l_2 の交点の x 座標を求める。

$-2x-3=6x+5$ より　$-8=8x$

よって，$x=-1$

$x<-1$ のときは，下の線は l_1

$x^2+4x+6-(-2x-3)=x^2+6x+9$

$$\int_{-3}^{-1}(x^2+6x+9)dx=\left[\frac{x^3}{3}+3x^2+9x\right]_{-3}^{-1}$$

$$=\left(-\frac{1}{3}+3-9\right)-\left(\frac{-27}{3}+27-27\right)=\frac{8}{3}$$

$-1<x$ のときは，下の線は l_2

$x^2+4x+6-(6x+5)=x^2-2x+1$

$$\int_{-1}^{1}(x^2-2x+1)dx=\left[\frac{x^3}{3}-x^2+x\right]_{-1}^{1}$$

$$=\left(\frac{1}{3}-1+1\right)-\left(-\frac{1}{3}-1-1\right)=\frac{8}{3}$$

従って，$\frac{8}{3}+\frac{8}{3}=\frac{16}{3}$

第Ⅱ期

1

〔解答〕

(1)　(ア)　$-3x+4$　　(イ)　$-3\sqrt{2}-5$

(2)　(ウ)　$-11\leqq a-2b\leqq 4$　　(エ)　$0\leqq a^2+b^2\leqq 25$

(3)　(オ)　$-\frac{5}{4}$　　(カ)　25

(4)　(キ)　53　　(ク)　1005

(5)　(ケ)　$\frac{16}{21}$　　(コ)　$\frac{23}{42}$

〔出題者が求めたポイント〕

(1)　式の計算

割り算を行って余りを求める。$x=3+\sqrt{2}$ として，$x-3=\sqrt{2}$ として両辺を 2 乗する。$3+\sqrt{2}$ が解となる 2 次方程式となるので，これを利用する。

(2)　不等式

$k\leqq x\leqq l$，$n\leqq y\leqq m$ のとき，

$k+n\leqq x+y\leqq l+m$

a と $-2b$ の値の範囲を求めて，辺々加える。

a^2 と b^2 の値の範囲を求めて，辺々加える。

(3)　領域

$|x|+|y|\leqq 3$ の表す領域を図示する。

$(x-2)^2+y=k$ から $y=-(x-2)^2+k$ とすると，頂点が $(2, k)$ であるから，領域のどこを通るときが k の最大，最小となるかを判断する。

(4)　数列

初項 a，公差 d の等差数列の一般項 a_n は，

$a_n=a+d(n-1)$

第 n 群までの項の数は，$\sum_{k=1}^{n}k=\frac{1}{2}n(n+1)$

第 n 項から第 m 項までの和は，

$\frac{1}{2}(m-n+1)(a_m+a_n)$

(5)　確率

2，3 のみのカードの確率を求め，1 から引く。

和が偶数になる場合の 3 枚のカードの組み合わせを考えてそれぞれの確率の和をとる。

〔解答のプロセス〕

(1)

$$\begin{array}{r|l} & x^2-3x-2 \\ \hline x^2-6x+7 & x^4-9x^3+23x^2-12x-10 \\ & x^4-6x^3+7x^2 \\ \hline & -3x^3+16x^2-12x \\ & -3x^3+18x^2-21x \\ \hline & -2x^2+9x-10 \\ & -2x^2+12x-14 \\ \hline & -3x+4 \end{array}$$

$P(x)=(x^2-6x+7)(x^2-3x-2)-3x+4$

余りは，$-3x+4$

$x=3+\sqrt{2}$ より　$x-3=\sqrt{2}$

$(x-3)^2=2$　よって，$x^2-6x+7=0$

$P(3+\sqrt{2})=0-3(3+\sqrt{2})+4=-3\sqrt{2}-5$

(2)　$-8\leqq -2b\leqq 2$

よって，$(-3)+(-8) \leqq a+(-2b) \leqq 2+2$
従って，$-11 \leqq a-2b \leqq 4$
$0 \leqq a^2 \leqq 9,\ 0 \leqq b^2 \leqq 16$
よって，$0+0 \leqq a^2+b^2 \leqq 9+16$
従って，$0 \leqq a^2+b^2 \leqq 25$

(3) $x \geqq 0,\ y \geqq 0$ のとき，$y \leqq -x+3$
$x<0,\ y \geqq 0$ のとき，$y \leqq x+3$
$x<0,\ y<0$ のとき，$y \geqq -x-3$
$x \geqq 0,\ y<0$ のとき，$y \geqq x-3$
$(x-2)^2+y=k$ とすると，$y=-(x-2)^2+k$
これは，頂点が$(2,\ k)$の放物線である。

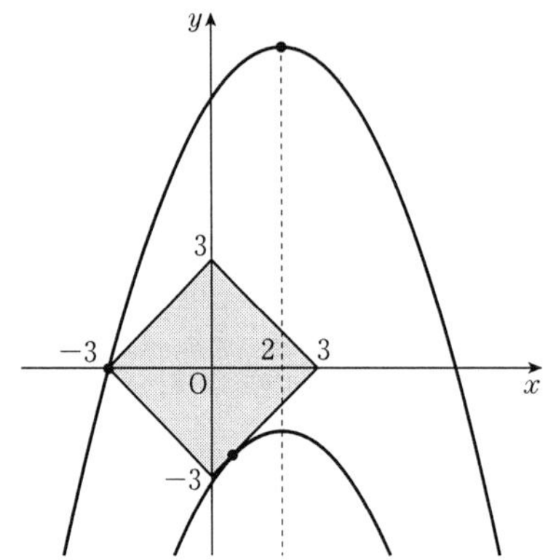

上図のように k が最大となるのは，$(-3,\ 0)$を通る時であり，最小となるのは，$y=x-3$ と接するときである。
最小値は，$-(x-2)^2+k=x-3$ より
$x^2-3x+1-k=0$ で　$D=0$
$9-4(1-k)=0$ より　$k=-\dfrac{5}{4}$
最大値は，$k=(-3-2)^2+0=25$

(4) 17 群までの項の数は，$\displaystyle\sum_{k=1}^{17} k=\frac{17(17+1)}{2}=153$
18 群の最初の項は，a_{154}
18 群までの項の数は，$\displaystyle\sum_{k=1}^{18} k=\frac{18(18+1)}{2}=171$
$$a_n=2+\frac{1}{3}(n-1)=\frac{1}{3}n+\frac{5}{3}=\frac{n+5}{3}$$
$$a_{154}=\frac{159}{3}=53,\ a_{171}=\frac{176}{3}$$
18 群に含まれる項は 18 だからすべての和は，
$$\frac{1}{2}18\left(\frac{159}{3}+\frac{176}{3}\right)=1005$$

(5) 2 と 3 のカードが 3 枚の確率は，
$$\frac{{}_6C_3}{{}_9C_3}=\frac{20}{84}=\frac{5}{21}$$
少なくとも 1 枚は 1 のカードがある確率は，
$$1-\frac{5}{21}=\frac{16}{21}$$
和が 4 は，1，1，2 のとき
${}_3C_2\cdot{}_3C_1=9$(通り)
和が 6 は，1，2，3 のときと 2，2，2 のとき
${}_3C_1\cdot{}_3C_1\cdot{}_3C_1+{}_3C_3=27+1=28$(通り)
和が 8 は，2，3，3 のとき
${}_3C_1\cdot{}_3C_2=9$(通り)
確率は，$\dfrac{9+28+9}{{}_9C_3}=\dfrac{46}{84}=\dfrac{23}{42}$

2

〔解答〕

(1) 120°

(2) $\overrightarrow{FD}=-\overrightarrow{AB}+\dfrac{3}{4}\overrightarrow{AD},\ \overrightarrow{AP}=\dfrac{8}{11}\overrightarrow{AB}+\dfrac{5}{11}\overrightarrow{AD}$

(3) △ADQ の面積：△BPQ の面積＝44：5

〔出題者が求めたポイント〕

平面ベクトル

(1) $\sin\angle BAF=\dfrac{BF}{AB},\ \angle BAD=\angle BAF+\angle FAD$

(2) $\overrightarrow{FD}=\overrightarrow{AD}-\overrightarrow{AF}$
EP：PC＝t：$1-t$ とする。…①
FP：PD＝s：$1-s$ とする。…②
①，②の場合ともに $\overrightarrow{AP}$ を $\overrightarrow{AB}$ と $\overrightarrow{AD}$ で表し，$\overrightarrow{AB}$ と $\overrightarrow{AD}$ のそれぞれの係数が等しいとして，連立方程式で $t,\ s$ を求める。

(3) $\overrightarrow{AQ}=u\overrightarrow{AP}$
BQ：QD＝v：$1-v$
とする。
両方から $\overrightarrow{AQ}$ を $\overrightarrow{AB}$，$\overrightarrow{AD}$ で表し，$u,\ v$ を求める。

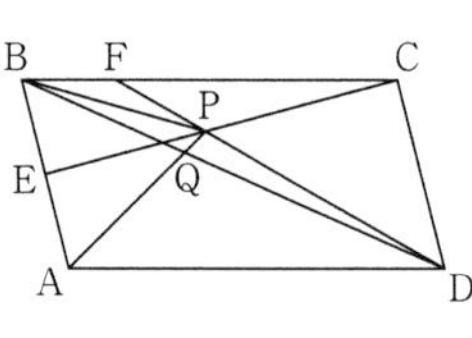

△ABD の面積を S とすると，
△ABQ の面積　vS，△ADQ の面積 $(1-v)S$
△BQP の面積　$\dfrac{QP}{AQ}vS=\dfrac{1-u}{u}vS$

〔解答のプロセス〕

(1) $BF=\dfrac{1}{4}AD=\dfrac{1}{2}AB$
$\sin\angle BAF=\dfrac{BF}{AB}=\dfrac{1}{2}$ より　$\angle BAF=30°$
BC//AD より　$\angle AFB=\angle FAD=90°$
従って，$\angle BAD=\angle BAF+\angle FAD=120°$

(2) $\overrightarrow{AF}=\overrightarrow{AB}+\dfrac{1}{4}\overrightarrow{AD}$
$$\overrightarrow{FD}=\overrightarrow{AD}-\overrightarrow{AF}=-\overrightarrow{AB}+\frac{3}{4}\overrightarrow{AD}$$
点 P は EP：PC＝t：$1-t$ とする。
$$\overrightarrow{AP}=(1-t)\overrightarrow{AE}+t\overrightarrow{AC}$$
$$=(1-t)\frac{1}{2}\overrightarrow{AB}+t(\overrightarrow{AB}+\overrightarrow{AD})$$
$$=\frac{1+t}{2}\overrightarrow{AB}+t\overrightarrow{AD}$$
また，点 P は FP：PD＝s：$1-s$ とする。
$$\overrightarrow{AP}=(1-s)\overrightarrow{AF}+s\overrightarrow{AD}$$

$$=(1-s)\left(\overrightarrow{AB}+\frac{1}{4}\overrightarrow{AD}\right)+s\overrightarrow{AD}$$

$$=(1-s)\overrightarrow{AB}+\frac{3s+1}{4}\overrightarrow{AD}$$

$\overrightarrow{AB}\not\parallel\overrightarrow{AD}$ より

$$\frac{1+t}{2}=1-s,\ t=\frac{3s+1}{4}$$

$2-2s-1=\dfrac{3s+1}{4}$ より　$s=\dfrac{3}{11},\ t=\dfrac{5}{11}$

従って，$\overrightarrow{AP}=\dfrac{8}{11}\overrightarrow{AB}+\dfrac{5}{11}\overrightarrow{AD}$

(3) 点 Q を AQ : QP を $u:1-u$ とする。

$$\overrightarrow{AQ}=u\overrightarrow{AP}=\frac{8}{11}u\overrightarrow{AB}+\frac{5}{11}u\overrightarrow{AD}$$

点 Q を BQ : QD を $v:1-v$ とする。

$$\overrightarrow{AQ}=(1-v)\overrightarrow{AB}+v\overrightarrow{AD}$$

$\overrightarrow{AB}\not\parallel\overrightarrow{AD}$ より，$1-v=\dfrac{8}{11}u,\ v=\dfrac{5}{11}u$

$1-\dfrac{5}{11}u=\dfrac{8}{11}u$ より　$u=\dfrac{11}{13},\ v=\dfrac{5}{13}$

△ABD の面積を S とすると，

△ADQ の面積　$(1-v)S=\dfrac{8}{13}S$

△ABQ の面積　$vS=\dfrac{5}{13}S$

△BQP の面積　$\dfrac{1-u}{u}(vS)=\dfrac{2}{11}\cdot\dfrac{5}{13}S$

△ADQ の面積 : △BQP の面積

$$=\frac{8}{13}S:\frac{2}{11}\cdot\frac{5}{13}S=88:10=44:5$$

3

〔解答〕

(1) 解答のプロセス参照

(2) $-5<m<3$　(3) $m=-1$

〔出題者が求めたポイント〕

2 次関数，微分法，積分法

(1) $x<-1$，$-1\leqq x$ に分けて絶対値をはずし，$f(x)$ を x について平方完成させてグラフを描く。

(2) $-1\leqq x$ での $f(x)$ を $f_+(x)$ とし，$x<-1$ での $f(x)$ を $f_-(x)$ とすると，

$$f'_-(-1)<m<f'_+(-1)$$

(3) $x<-1$，$-1\leqq x$ に分けて面積を求めて，等しいとして方程式を解く。

〔解答のプロセス〕

(1) $-1\leqq x$ のとき，

$$f(x)=-x^2-3x+4(x+1)-2$$
$$=-x^2+x+2\ 〔=-(x-2)(x+1)〕$$
$$=-\left(x-\frac{1}{2}\right)^2+\frac{9}{4}$$

$x<-1$ のとき

$$f(x)=-x^2-3x-4(x+1)-2$$
$$=-x^2-7x-6〔=-(x+1)(x+6)〕$$
$$=-\left(x+\frac{7}{2}\right)^2+\frac{25}{4}$$

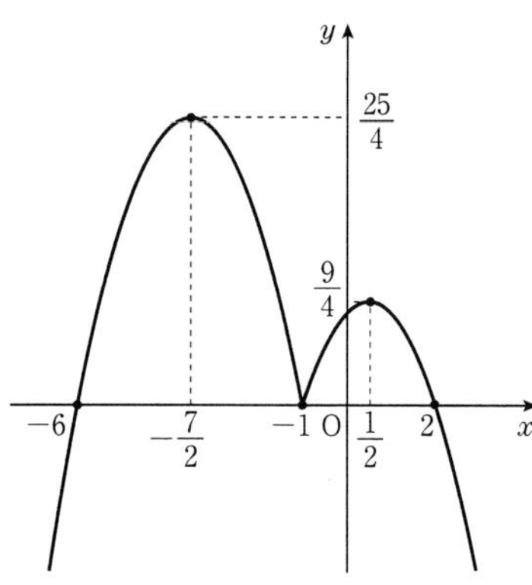

(2) $-1\leqq x$ では，$f'(x)=-2x+1$

$f'(-1)=3$　よって，$m<3$　…①

$x\leqq-1$ では，$f'(x)=-2x-7$

$f'(-1)=-5$　よって，$-5<m$　…②

①，②より　$-5<m<3$

(3) $f(-1)=0$ より

直線 $l: y=m(x+1)+0=mx+m$

$x\leqq-1$ の方の面積。

$$-x^2-7x-6-(mx+m)$$
$$=-x^2-(7+m)x-(6+m)$$
$$=-(x+6+m)(x+1)$$

$$\int_{-6-m}^{-1}\{-x^2-(7+m)x-(6+m)\}dx$$
$$=-\frac{-1}{6}(-1+6+m)^3=\frac{1}{6}(m+5)^3$$

$-1\leqq x$ の方の面積。

$$-x^2+x+2-(mx+m)$$
$$=-x^2+(1-m)x+2-m$$
$$=-(x-2+m)(x+1)$$

$$\int_{-1}^{2-m}\{-x^2+(1-m)x+2-m\}dx$$
$$=-\frac{-1}{6}(2-m+1)^3=\frac{1}{6}(3-m)^3$$

よって，$(m+5)^3=(3-m)^3$ より

$$(m+5)^3-(3-m)^3=0$$
$$(m+5-3+m)\{(m+5)^2+(m+5)(3+m)+(3-m)^2\}=0$$
$$2(m+1)(m^2+2m+49)=0$$

$m^2+2m+49=(m+1)^2+48>0$ より　$m=-1$

物 理

解答

30年度

第Ⅰ期

1

〔解答〕

問1 (i) ① オ ② ア ③ イ ④ ウ
(ii) ⑤ ク ⑥ サ
(iii) ⑦ ツ ⑧ セ
(iv) ⑨ ヌ ⑩ ハ

問2 (i) $\dfrac{PV}{nR}$[K] (ii) 0[J]
(iii) W[J] (iv) $2P$[Pa]

〔出題者が求めたポイント〕

原子の構造，絶対温度，電場・電位の単位，屈折率，気体の状態変化

〔解答のプロセス〕

問1 (i) 原子は正電荷をもつ原子核と，これを取り巻く電子から成る。また，原子核は陽子と中性子から成り，陽子は正電荷を持ち，中性子は電気的に中性である。

(ii) セルシウス(セ氏)温度は，1気圧の下で氷が融ける温度を0℃，水が沸騰する温度を100℃とした温度である。絶対温度は，分子・原子の熱振動が停止する温度を0Kとし，目盛間隔がセ氏温度と同じになるように定めた温度である。

(iii) 電場の単位には[N/C]または[V/m]が用いられる。また，電位の単位は[V]である。

(iv) 真空に対する屈折率を絶対屈折率という。ガラスの絶対屈折率は1.4～2.0程度である。

問2 (i) 温度をT[K]とおくと，状態方程式より

$$PV=nRT \qquad \therefore\ T=\frac{PV}{nR}\text{[K]} \quad \cdots(\text{答})$$

(ii) 内部エネルギーは温度に比例するから，温度一定のとき内部エネルギー変化量ΔU[J]は

$$\Delta U=0\text{[J]} \quad \cdots(\text{答})$$

(iii) 気体から放出された熱量をQ[J]とおく。気体が外部にした仕事は$-W$とかけるから，熱力学第一法則より

$$-Q=\Delta U+(-W)$$
$$\therefore\ Q=W\text{[J]} \quad \cdots(\text{答})$$

(iv) 圧縮後の気体の圧力をP'[Pa]とおくと，ボイルの法則より

$$PV=P'\cdot\frac{V}{2} \qquad \therefore\ P'=2P\text{[Pa]} \quad \cdots(\text{答})$$

2

〔解答〕

問1 Mv 問2 $\dfrac{1}{2}v$ 問3 $v\sqrt{\dfrac{M}{2K}}$

問4 $v\sqrt{\dfrac{KM}{2}}$ 問5 v 問6 $\pi\sqrt{\dfrac{M}{2K}}$

問7 0 問8 $\dfrac{1}{2}v\left\{t+\sqrt{\dfrac{M}{2K}}\sin\left(\sqrt{\dfrac{2K}{M}}\cdot t\right)\right\}$

〔出題者が求めたポイント〕

ばねを介した2物体の運動，単振動

〔解答のプロセス〕

問1 運動量の大きさはMv …(答)

問2 ばねが最も短くなる瞬間の台車AとBの速度をVとおくと，運動量保存則より

$$Mv=(M+M)V \qquad \therefore\ V=\frac{1}{2}v \quad \cdots(\text{答})$$

問3 ばねが最も短くなる瞬間のばねの縮みをLとおくと，力学的エネルギー保存則より

$$\frac{1}{2}Mv^2=\frac{1}{2}\cdot 2MV^2+\frac{1}{2}KL^2$$
$$\therefore\ \frac{1}{2}KL^2=\frac{1}{4}Mv^2$$
$$\therefore\ L=v\sqrt{\frac{M}{2K}} \quad \cdots(\text{答})$$

問4 台車Aがばねから受ける力の大きさFは

$$F=KL=v\sqrt{\frac{KM}{2}} \quad \cdots(\text{答})$$

問5 ばねが自然長に戻ったときの台車A，Bの速度をそれぞれv_A，v_Bとすると，運動量保存則より

$$Mv=Mv_A+Mv_B$$
$$\therefore\ v_B=v-v_A \quad \cdots\cdots①$$

また，力学的エネルギー保存則より

$$\frac{1}{2}Mv^2=\frac{1}{2}Mv_A{}^2+\frac{1}{2}Mv_B{}^2$$
$$\therefore\ v^2=v_A{}^2+v_B{}^2$$

①式を代入して

$$v^2=v_A{}^2+(v-v_A)^2$$
$$v_A(v_A-v)=0$$
$$\therefore\ v_A=0,\ v \quad \cdots\cdots②$$

ばねが縮んだ後に自然長に戻ったとき，$v_A\neq 0$より

$$v_A=v \quad \cdots(\text{答})$$

問6 重心から見ると，台車Aがばねの自然長からΔxだけ変位したとき，台車Bの変位は$-\Delta x$であるから，ばねの伸びは$2\Delta x$となる。このとき，台車Aの運動方程式は加速度をaとして

$$Ma=-K\cdot 2\Delta x$$
$$\therefore\ a=-\frac{2K}{M}\Delta x$$

よって，単振動の角振動数ωは

$$\omega=\sqrt{\frac{2K}{M}}$$

したがって，周期Tは

$$T=\frac{2\pi}{\omega}=2\pi\sqrt{\frac{M}{2K}}$$

求める時間 t_1 は半周期に相当するから

$$t_1=\frac{T}{2}=\pi\sqrt{\frac{M}{2K}}\quad\cdots(答)$$

問7　ばねが伸びた後に自然長に戻ったとき，問5の②のもう一つの解より

$$v_A=0\quad\cdots(答)$$

問8　重心から見たとき，台車Bの単振動の振幅は $\frac{L}{2}$，角振動数は ω，$t=0$ で速度は正の向きに最大となっているから，重心から見た台車Bの変位 X は

$$X(t)=\frac{v}{2}\sqrt{\frac{M}{2K}}\sin\left(\sqrt{\frac{2K}{M}}\cdot t\right)$$

重心は速度 $\frac{v}{2}$ で運動するから，台車Bの位置 $x(t)$ は

$$x(t)=\frac{1}{2}v\left\{t+\sqrt{\frac{M}{2K}}\sin\left(\sqrt{\frac{2K}{M}}\cdot t\right)\right\}\quad\cdots(答)$$

3

〔解答〕

問1　eE　　問2　$\frac{eE}{m}$

問3　$\frac{L}{v_0}$　　問4　$\frac{eEL^2}{2mv_0^2}$

問5　$\sqrt{v_0^2+\left(\frac{eEL}{mv_0}\right)^2}$　　問6　$\frac{e^2E^2L^2}{2mv_0^2}$

問7　$\frac{v_0}{v}$　　問8　$\frac{mv}{eB}$

問9　$B>\frac{mv}{eY}(1+\sin\theta)$

問10

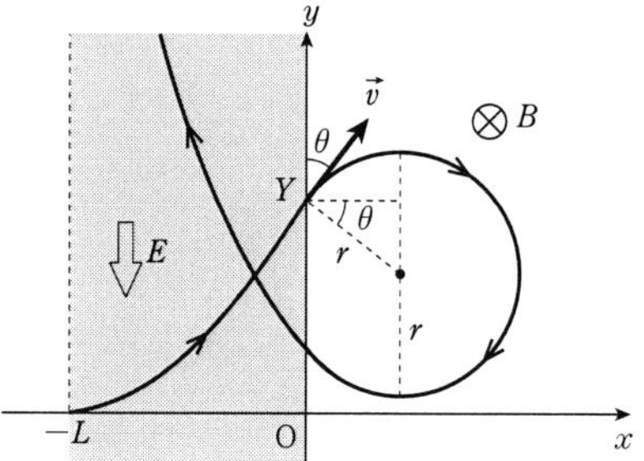

〔出題者が求めたポイント〕

電場・磁場中の荷電粒子の運動

〔解答のプロセス〕

問1　電子が電場から受ける力は y 軸の正の向きで，力の大きさ F は

$$F=eE\quad\cdots(答)$$

問2　電子の y 方向の加速度を a とおくと，運動方程式は

$$ma=eE\qquad\therefore\quad a=\frac{eE}{m}\quad\cdots(答)$$

問3　x 方向には速さ v_0 の等速で運動するから，x 方向に L の距離を進むのにかかる時間 t_0 は

$$t_0=\frac{L}{v_0}\quad\cdots(答)$$

問4　y 方向には一定加速度 a の運動を行うから，y 軸に達したときの y 座標 Y は

$$Y=\frac{1}{2}at_0^2=\frac{eEL^2}{2mv_0^2}\quad\cdots(答)$$

問5　y 軸に達した瞬間の速度の y 成分 v_y は

$$v_y=at_0=\frac{eEL}{mv_0}$$

一方，速度の x 成分は v_0 であるから，y 軸に達した瞬間の速さ v は

$$v=\sqrt{v_0^2+v_y^2}=\sqrt{v_0^2+\left(\frac{eEL}{mv_0}\right)^2}\quad\cdots(答)$$

問6　電子は静電気力 F の方向には Y の距離を移動するから，静電気力がした仕事 W は

$$W=eEY=\frac{e^2E^2L^2}{2mv_0^2}\quad\cdots(答)$$

問7　電子の速度と y 軸のなす角を θ とすると

$$\sin\theta=\frac{v_0}{v}\quad\cdots(答)$$

問8　ローレンツ力による円運動の方程式は，半径を r として

$$m\frac{v^2}{r}=evB$$

$$\therefore\quad r=\frac{mv}{eB}\quad\cdots(答)$$

問9　電子が領域IIに入射した点と円軌道上で y 座標が最小となる点の y 座標の差は $r+r\sin\theta$ とかけるから，y 座標の最小値は

$$Y-r(1+\sin\theta)$$

よって，x 軸に達しないための条件は

$$Y-\frac{mv}{eB}(1+\sin\theta)>0$$

$$\therefore\quad B>\frac{mv}{eY}(1+\sin\theta)\quad\cdots(答)$$

問10 〔解答〕の通り

4

〔解答〕

問1　$\frac{1}{f_0}$　　問2　$\frac{V}{f_0}$　　問3　$t_1+\frac{L}{V}$

問4　$\frac{V-u}{f_0}$　　問5　$\frac{V}{V-u}f_0\Delta t$

問6　1.0m　　問7　9個

〔出題者が求めたポイント〕

ドップラー効果，波の干渉

〔解答のプロセス〕

問1　周期 T は

$$T=\frac{1}{f_0}\quad\cdots(答)$$

問2　音波の波長 λ は

$$\lambda = \frac{V}{f_0} \quad \cdots(答)$$

問 3　観測する振動数が変化するのは，時刻 t_1 にスピーカーを出た音波が観測装置に到達するときであるから，求める時刻 t_2 は

$$t_2 = t_1 + \frac{L}{V} \quad \cdots(答)$$

問 4　音源の進行方向では波長が $\dfrac{u}{f_0}$ だけ短くなる。よって，観測装置が観測する波長 λ' は

$$\lambda' = \lambda - \frac{u}{f_0} = \frac{V-u}{f_0} \quad \cdots(答)$$

問 5　時間 Δt の間に音波は $V\Delta t$ の距離を進む。この長さの中に含まれる音波の個数 n は

$$n = \frac{V\Delta t}{\lambda'} = \frac{V}{V-u} f_0 \Delta t \quad \cdots(答)$$

問 6　点 P において，点 A から来る音波と点 B から来る音波の経路差が 1 波長に相当する。ここで，AP 間の距離は 13.0m であるから，音波の波長 λ は

$$\lambda = \mathrm{AP} - \mathrm{BP} = 1.0[\mathrm{m}] \quad \cdots(答)$$

問 7　音波が干渉によって強め合う条件は，2 点 A，B から出た音波の経路差 ΔL について

$$\Delta L = m\lambda \quad (m は整数)$$

無限遠点で経路差は ±5.0m となるから

$$-5.0 < m\lambda < 5.0$$

よって，これを満たす整数 m の数，すなわち音が大きく観測される点の数は 9 個　…(答)

第Ⅱ期

1

〔解答〕

問 1　(i)①　ア　②　カ　③　キ
　　(ii)④　セ　⑤　シ　⑥　サ　⑦　ソ

問 2　(i)　$\dfrac{v}{R}$　(ii)　$\dfrac{2\pi R}{v}$　(iii)　$\dfrac{v^2}{R}$

問 3　(i)　0.17m　(ii)　2100Hz
　　(iii)　0.17m

〔出題者が求めたポイント〕

原子核，エネルギー，円運動，ドップラー効果

〔解答のプロセス〕

問 1　(i)　原子核の種類は原子核内の陽子の数で決まり，これを原子番号という。陽子と中性子を合わせた核子の数を質量数という。

(ii)　再生可能エネルギーとは，太陽の光や熱，風力，地熱，バイオマスなど地球の自然環境の中で繰り返し再利用可能か，または無尽蔵な供給が可能なエネルギーをいう。

問 2　(i)　角速度 ω は

$$\omega = \frac{v}{R} \quad \cdots(答)$$

(ii)　等速円運動の周期 T は

$$T = \frac{2\pi R}{v} \quad \cdots(答)$$

(iii)　向心加速度の大きさ a は

$$a = \frac{v^2}{R} \quad \cdots(答)$$

問 3　(i)　音速 $V = 340[\mathrm{m/s}]$ のとき，振動数 $f_0 = 2000[\mathrm{Hz}]$ の音波の波長 $\lambda_0[\mathrm{m}]$ は

$$\lambda_0 = \frac{V}{f_0} = \frac{340}{2000} = 0.17[\mathrm{m}] \quad \cdots(答)$$

(ii)　観測者が速さ $u = 17[\mathrm{m/s}]$ で音源に近づくとき，観測者が聞く振動数 $f_1[\mathrm{Hz}]$ は

$$f_1 = \frac{V+u}{V} f_0 = \frac{357}{340} \times 2000$$
$$= 2100[\mathrm{Hz}] \quad \cdots(答)$$

(iii)　空間を伝わってくる音波の波長は(i)と同じで

$$\lambda_0 = 0.17[\mathrm{m}] \quad \cdots(答)$$

2

〔解答〕

問 1　$V_0 \cos\alpha$　　問 2　$\dfrac{V_0 \sin\alpha}{g}$

問 3　$\dfrac{V_0^2 \sin^2\alpha}{2g}$　　問 4　$eV_0 \cos\alpha$

問 5　$\dfrac{1}{2}(1-e^2)MV_0^2\cos^2\alpha$　　問 6　$\dfrac{2V_0 \sin\alpha}{g}$

問 7　$\dfrac{eV_0^2 \sin\alpha \cos\alpha}{g}$

問 8　$V_0\sqrt{\sin^2\alpha + e^2\cos^2\alpha}$

問 9 $\dfrac{2eEV_0^2\sin\alpha\cos\alpha}{g}$

〔出題者が求めたポイント〕

重力による運動，壁・床との衝突

〔解答のプロセス〕

問 1 小物体は水平方向には等速で運動する。壁と衝突する直前は，速度の鉛直成分は 0 で水平成分のみであるから，速さ v_1 は

$v_1 = V_0\cos\alpha$ …(答)

問 2 壁に衝突する時刻を t_1 とおくと，速度の鉛直成分について

$$0 = V_0\sin\alpha - gt_1$$

$$\therefore\ t_1 = \frac{V_0\sin\alpha}{g}\ \cdots(答)$$

問 3 衝突した位置の床からの高さ h は

$$h = V_0\sin\alpha\cdot t - \frac{1}{2}gt^2 = \frac{V_0^2\sin^2\alpha}{2g}\ \cdots(答)$$

問 4 壁に垂直方向の速度成分の大きさが e 倍となるから，衝突直後の速さ v_1' は

$v_1' = ev_1 = eV_0\cos\alpha$ …(答)

問 5 衝突で失われた力学的エネルギー $\varDelta E$ は

$$\varDelta E = \frac{1}{2}Mv_1^2 - \frac{1}{2}Mv_1'^2 = \frac{1}{2}(1-e^2)MV_0^2\cos^2\alpha\ \cdots(答)$$

問 6 高さ h から床に落下するまでの時間は問 2 の t_1 に等しい。よって，小物体が打ち出された後，最初に床に衝突する時刻 t_1' は

$$t_1' = 2t_1 = \frac{2V_0\sin\alpha}{g}\ \cdots(答)$$

問 7 小物体は水平方向には v_1' の等速で運動するから，最初に床と衝突する位置の壁からの距離 L_1 は

$$L_1 = v_1't_1 = \frac{eV_0^2\sin\alpha\cos\alpha}{g}\ \cdots(答)$$

問 8 小物体が最初に床と衝突する直前の速度の鉛直成分は下向きに大きさ $V_0\sin\alpha$ であるから，速さ V は

$$V = \sqrt{(eV_0\cos\alpha)^2 + (V_0\sin\alpha)^2} = V_0\sqrt{\sin^2\alpha + e^2\cos^2\alpha}\ \cdots(答)$$

問 9 床に最初に衝突した直後，速度の鉛直成分の大きさが E 倍となる。最初に衝突してから 2 度目に衝突するまでの時間を t_2 とすると，鉛直方向の高さについて

$$0 = EV_0\sin\alpha\cdot t_2 - \frac{1}{2}gt_2^2$$

$$0 = t_2\left(EV_0\sin\alpha - \frac{1}{2}gt_2\right)$$

$t_2 \neq 0$ より $t_2 = \dfrac{2EV_0\sin\alpha}{g}$

速度の水平成分は床との衝突で不変だから，t_2 の時間に水平方向に進む距離 L_2 は

$$L_2 = v_1't_2 = \frac{2eEV_0^2\sin\alpha\cos\alpha}{g}\ \cdots(答)$$

3

〔解答〕

問 1 $p_0 + \dfrac{F}{S}$ [Pa]　問 2 $\dfrac{(p_0S+F)V}{nRS}$ [K]

問 3 $\dfrac{Q}{nC_p}$ [K]　問 4 0 [K]

問 5 $\dfrac{R}{C_p}Q$ [J]　問 6 $\left(1-\dfrac{R}{C_p}\right)Q$ [J]

問 7 $n(C_p-R)(T_B-T)$ [J]　問 8 $T_A > T_B$

〔出題者が求めたポイント〕

気体の状態変化，熱力学第一法則

〔解答のプロセス〕

問 1 加熱前の B 内の気体の圧力を p_1 [Pa] とすると，ピストン P_B に働く力のつり合いより

$$p_1S = p_0S + F$$

$$\therefore\ p_1 = p_0 + \frac{F}{S}\ [\text{Pa}]\ \cdots(答)$$

問 2 A，B 内の気体の圧力は p_1 で等しいから，A 内の気体の温度を T_1 [K] とすると，状態方程式より

$$p_1V = nRT_1$$

$$\therefore\ T_1 = \frac{p_1V}{nR} = \frac{(p_0S+F)V}{nRS}\ [\text{K}]\ \cdots(答)$$

問 3 A 内の気体の温度上昇を $\varDelta T_1$ [K] とおくと，この変化で圧力は不変だから，加えた熱量 Q [J] は定圧モル比熱 C_p を用いて

$$Q = nC_p\varDelta T_1$$

$$\therefore\ \varDelta T_1 = \frac{Q}{nC_p}\ [\text{K}]\ \cdots(答)$$

問 4 B 内の気体は圧力も体積も不変だから，温度も不変である。よって，温度変化 $\varDelta T_2$ [K] は

$\varDelta T_2 = 0$ [K] …(答)

問 5 A 内の気体の体積の変化分を $\varDelta V$ [m^3] とおくと，A 内の気体についてシャルルの法則より

$$\frac{V}{T_1} = \frac{V+\varDelta V}{T_1+\varDelta T_1}$$

$$\therefore\ \varDelta V = V\frac{\varDelta T_1}{T_1} = \frac{QR}{C_pp_1}$$

よって，A 内の気体が P_A にした仕事 W_1 [J] は

$$W_1 = p_1\varDelta V = \frac{R}{C_p}Q\ [\text{J}]\ \cdots(答)$$

問 6 A 内の気体の内部エネルギー変化を $\varDelta U_1$ [J] とおくと，熱力学第一法則より

$$Q = \varDelta U_1 + W_1$$

$$\therefore\ \varDelta U_1 = Q - W_1 = \left(1-\frac{R}{C_p}\right)Q\ [\text{J}]\ \cdots(答)$$

問 7 B 内の気体は断熱的に変化し，また，P_B が固定されているから，B 内の気体の内部エネルギー変化 $\varDelta U_2$ [J] が A 内の気体が P_A にした仕事 W_1' [J] に等しい。ここで，定積モル比熱は $C_p - R$ で与えられるから

$$W_1' = \varDelta U_2 = n(C_p-R)(T_B-T)\ [\text{J}]\ \cdots(答)$$

問 8 変化後の A，B 内の気体の体積をそれぞれ

V_A[m^3], V_B[m^3]とする。また，A，B内の気体の圧力は等しいから，これをp[Pa]とおくと，それぞれの状態方程式は

$$pV_A = nRT_A, \quad pV_B = nRT_B$$

$$\therefore \quad \frac{V_A}{V_B} = \frac{T_A}{T_B}$$

ここで，$V_A > V_B$であるから

$T_A > T_B$ …(答)

4

〔解答〕

問1 $\dfrac{E}{R}$　問2 CE

問3 (i) $\dfrac{E}{d}$　(ii) A→B

問4 $\dfrac{CE^2\Delta d}{2d}$　問5 $\dfrac{CE^2}{2d}$

問6 $\dfrac{2\varepsilon_0}{\varepsilon+\varepsilon_0}E$　問7 $\dfrac{\varepsilon_0}{\varepsilon+\varepsilon_0}CE^2$

問8 $\dfrac{\varepsilon-\varepsilon_0}{\varepsilon+\varepsilon_0}\cdot\dfrac{E}{R}$　問9 $\dfrac{\varepsilon+\varepsilon_0}{2\varepsilon_0}CE$

〔出題者が求めたポイント〕

コンデンサーの接続，誘電体の挿入

〔解答のプロセス〕

問1 スイッチSを閉じた直後は，コンデンサーには電荷が蓄えられていないから，抵抗に電源電圧Eがかかる。よって流れる電流Iは

$$I = \frac{E}{R} \quad \cdots(答)$$

問2 コンデンサーにEの電圧がかかるから，蓄えられた電気量Qは

$Q = CE$ …(答)

問3 (i) 極板間隔dの距離にEの電位差が生じているから，電場の強さは$\dfrac{E}{d}$ …(答)

(ii) 電場は正の極板から負の極板に向かうから，A→Bの向きである

問4 極板の面積をSとおくと，極板間隔を広げる前の静電容量Cは

$$C = \frac{\varepsilon_0 S}{d}$$

極板間隔をΔdだけ広げた後の静電容量C_1は

$$C_1 = \frac{\varepsilon_0 S}{d+\Delta d} = \frac{d}{d+\Delta d}C$$

電気量Qは不変であるから，静電エネルギーの変化量ΔUは

$$\Delta U = \frac{Q^2}{2C_1} - \frac{Q^2}{2C} = \frac{Q^2}{2C}\left(\frac{d+\Delta d}{d} - 1\right) = \frac{Q^2\Delta d}{2Cd}$$

$$\therefore \quad \Delta U = \frac{CE^2\Delta d}{2d} \quad \cdots(答)$$

問5 静電エネルギーの変化分が，極板間引力Fに逆らって極板間をΔdだけ広げるのにした仕事に等しいから

$$F\Delta d = \frac{CE^2\Delta d}{2d}$$

$$\therefore \quad F = \frac{CE^2}{2d} \quad \cdots(答)$$

問6 誘電体を半分だけ差し込んだ後の静電容量をC_2とすると

$$C_2 = \frac{\varepsilon\cdot\frac{S}{2}}{d} + \frac{\varepsilon_0\cdot\frac{S}{2}}{d} = \frac{(\varepsilon+\varepsilon_0)S}{2d} = \frac{\varepsilon+\varepsilon_0}{2\varepsilon_0}C$$

コンデンサーに蓄えられている電気量はQで不変だから，極板間の電圧Vは

$$V = \frac{Q}{C_2} = \frac{2\varepsilon_0}{\varepsilon+\varepsilon_0}E \quad \cdots(答)$$

問7 コンデンサーに蓄えられている静電エネルギーUは

$$U = \frac{1}{2}QV = \frac{\varepsilon_0}{\varepsilon+\varepsilon_0}CE^2 \quad \cdots(答)$$

問8 スイッチSを閉じた直後に抵抗の両端にかかる電圧V'は

$$V' = E - V = \frac{\varepsilon-\varepsilon_0}{\varepsilon+\varepsilon_0}E$$

よって，スイッチSを閉じた直後に流れる電流I'は

$$I' = \frac{V'}{R} = \frac{\varepsilon-\varepsilon_0}{\varepsilon+\varepsilon_0}\cdot\frac{E}{R} \quad \cdots(答)$$

問9 コンデンサーの両端電圧はEであるから，蓄えられている電気量Q'は

$$Q' = C_2E = \frac{\varepsilon+\varepsilon_0}{2\varepsilon_0}CE \quad \cdots(答)$$

化 学

解答

30年度

第Ⅰ期

1

〔解答〕

問 1 亜硫酸水素ナトリウム

問 2 $NaHSO_3 + H_2SO_4 \longrightarrow NaHSO_4 + H_2O + SO_2$

問 3 1　問 4 1　問 5 3　問 6 亜硫酸

問 7 $2H_2S + SO_2 \longrightarrow 3S + 2H_2O$　酸化剤

問 8 $H_2SO_4 \longrightarrow 2H^+ + SO_4^{2-}$

$[H^+] = 0.5 \times 10^{-3} \times 2 = 1 \times 10^{-3}\,mol/L$

$pH = -\log_{10}(1 \times 10^{-3}) = 3$

〔出題者が求めたポイント〕

二酸化硫黄の発生と性質

〔解答のプロセス〕

問 1　固体と液体を反応させ，反応終了後試薬を分けるとき，固体が液体側に落ちないように固体を突起のある方の足に入れる。

問 2　弱酸の塩と強酸から弱酸($SO_2 + H_2O$)が生じる反応である。

問 3　SO_2 の分子量は 64.0 で，空気より重い。

問 4　SO_2 はよく水に溶けるので水上置換はできない。

問 5　$SO_2 + H_2O \longrightarrow H_2SO_3 \longrightarrow H^+ + HSO_3^-$

酸性を示すので青色リトマス紙を赤変する。

問 6　水溶液では H_2SO_3 亜硫酸が生じている。

問 7　H_2S は強い還元剤なので SO_2 は酸化剤として働く。

$H_2S \longrightarrow S + 2H^+ + 2e^-$　…①

$SO_2 + 4H^+ + 4e^- \longrightarrow S + 2H_2O$　…②

①×2＋②　より

$2H_2S + SO_2 \longrightarrow 3S + 2H_2O$

S が生じるので水溶液が白濁する。

問 8　H_2SO_4 は 2 価の強酸であるから，$[H^+]$ は H_2SO_4 のモル濃度の 2 倍である。

2

〔解答〕

問 1 $\alpha = \sqrt{\dfrac{K_a}{c}}$　$[H^+] = \sqrt{cK_a}$　問 2 (エ)

問 3 水溶液を x〔g〕，水を y〔g〕とすると，塩化ナトリウムと水の質量について

$$x\,〔g〕 \times \frac{39}{100} = 15\,〔g〕$$

$$x\,〔g〕 \times \frac{61}{100} = y\,〔g〕$$

これより　$y = \dfrac{15 \times 61}{39} = 23.4 \fallingdotseq 23\,〔g〕$　…(答)

問 4　メタン

$CH_4 + 2O_2 \longrightarrow CO_2 + 2H_2O$

プロパン

$C_3H_8 + 5O_2 \longrightarrow 3CO_2 + 4H_2O$

問 5　メタンを x〔L〕，プロパンを y〔L〕とすると，二酸化炭素について　$x\,〔L〕 + 3y\,〔L〕 = 1.2\,L$　…①

水について

$$18\,g/mol \times \left(\frac{x}{22.4} \times 2 + \frac{y}{22.4} \times 4\right) mol = 1.5\,g \quad …②$$

①, ②より　$x = 0.399 \fallingdotseq 0.40$　　$y = 0.267 \fallingdotseq 0.27$

答　メタン：0.40 L，プロパン：0.27 L

問 6 ①同素体

② $O_3 + 2KI + H_2O \longrightarrow O_2 + 2KOH + I_2$

問 7　エチレンの燃焼熱を表す熱化学方程式は

C_2H_4 (気) $+ 3O_2$ (気)

$= 2CO_2$ (気) $+ 2H_2O$ (液) $+ 1411\,kJ$

この式に　生成物の生成熱の総和－反応物の生成熱の総和＝反応熱　の関係を適用して

$394\,kJ/mol \times 2\,mol + 286\,kJ/mol \times 2\,mol$

$-(x\,〔kJ/mol〕 \times 1\,mol + 0) = 1411\,kJ$

$x = -51\,kJ/mol$　…(答)

〔出題者が求めたポイント〕

酢酸の電離，気体の法則，溶液の濃度，気体混合物の燃焼，同素体，熱化学

〔解答のプロセス〕

問 1　$CH_3COOH \rightleftarrows CH_3COO^- + H^+$

酢酸の濃度 c〔mol/L〕，電離度 α のとき

$[CH_3COOH] = c(1-\alpha)$〔mol/L〕

$[CH_3COO^-] = [H^+] = c\alpha$〔mol/L〕

$$電離定数\ K_a = \frac{[CH_3COO^-][H^+]}{[CH_3COOH]} = \frac{c\alpha \times c\alpha}{c(1-\alpha)}$$

$= \dfrac{c\alpha^2}{1-\alpha}$　　$1-\alpha = 1$　とみなせるから

$K_a = c\alpha^2$　　$\alpha = \sqrt{\dfrac{K_a}{c}}$　　$[H^+] = c\alpha = \sqrt{cK_a}$

問 2　$V/n = k$　は，体積と物質量が比例することを表しており，この関係は体積が同じなら気体分子の数(物質量)が同じであること(アボガドロの法則)から成り立つのである。

問 3　質量と質量%は比例するから，塩化ナトリウムと水について　15 g：x〔g〕＝39%：61%　としてもよい。

問 5　メタンを x〔mol〕，プロパンを y〔mol〕とすると

$22.4\,L/mol \times (x + 3y)\,〔mol〕 = 1.2\,L$

$18\,g/mol \times (2x + 4y)\,〔mol〕 = 1.5\,g$

これより　$x = 0.0179$〔mol〕

$y = 0.0119$〔mol〕

メタンの体積は

$22.4\,L/mol \times 0.0179\,mol = 0.400 \fallingdotseq 0.40\,L$

プロパンの体積は

$22.4\,L/mol \times 0.0119\,mol = 0.266 \fallingdotseq 0.27\,L$

としてもよい。

問 6　空気中に 21% 含まれる気体 A は酸素 O_2，酸素に

無声放電して生じる気体Bはオゾン O_3 である。

$3O_2 \longrightarrow 2O_3$

①酸素とオゾンは同じ元素から成る単体で，構造，性質が異なる……同素体。

② O_3 は酸化力が強く I^- を酸化する。

$O_3 + 2H^+ + 2e^- \longrightarrow O_2 + H_2O$ …①

$2I^- \longrightarrow I_2 + 2e^-$ …②

①＋②より

$O_3 + 2H^+ + 2I^- \longrightarrow O_2 + I_2 + H_2O$

両辺に $2OH^-$ と $2K^+$ を加えて整理すると

$O_3 + 2KI + H_2O \longrightarrow O_2 + 2KOH + I_2$

問7 C_2H_4 (気) ＋ $3O_2$ (気)

＝ $2CO_2$ (気) ＋ $2H_2O$ (液) ＋ 1411 kJ …①

C (黒鉛) ＋ O_2 (気) ＝ CO_2 (気) ＋ 394 kJ …②

H_2 (気) ＋ 1/2O_2 (気) ＝ H_2O (液) ＋ 286 kJ …③

②×2＋③×2－① より

2C (黒鉛) ＋ $2H_2$ (気) ＝ C_2H_4 (気) － 51 kJ

よってエチレンの生成熱は －51 kJ/mol

としてもよい。

3

〔解答〕

問1 化合物A：マレイン酸　発生した気体：二酸化炭素

問2 炭素間二重結合 C=C がある。

問3 化合物Aのモル質量を M〔g/mol〕とすると，中和の関係より

$$\frac{2.9\,\text{g}}{M\,[\text{g/mol}]} \times 2 = 1.0\,\text{mol/L} \times \frac{50.0}{1000}\,\text{L} \times 1$$

$M = 116$〔g/mol〕　分子量は 116

問4 化合物A

```
   O            O
    ＼\\      //
      C      C
     /  ＼  /  ＼
H－O     C=C    O－H
        /    ＼
       H      H
```

化合物B

```
   O
    ＼\\
      C      H
     /  ＼  /
H－O     C=C    O－H
        /    ＼ /
       H      C
               \\
                O
```

問5 シス－トランス異性体(幾何異性体)

問6

```
HOOC       COOH            CO
    ＼    /              /    ＼
     C=C     ──→    HC        O ＋ H2O
    /    ＼           ‖      /
   H      H         HC
                       ＼  /
                        CO
```

〔出題者が求めたポイント〕

有機物の推定と反応

〔解答のプロセス〕

C, H, O より成り 2 価の酸であり，炭酸水素ナトリウムと反応して気体を発生するから，A，Bとも 2 価のカルボン酸である。

$RCOOH + NaHCO_3 \longrightarrow RCOONa + H_2O + CO_2$

中和の関係　酸の物質量×価数＝塩基の物質量×価数　より，問3のようにして分子量 116 を得る。組成式 CHO の式量＝29，分子量 116 より，分子式は組成式の 4 倍で $C_4H_4O_4$，2 価のカルボン酸であるから $C_2H_2(COOH)_2$ である。C 2 原子に 4 個の原子，原子団がついていること，臭素水を脱色することから C=C の存在がわかり，1 個の C 原子に 2 個のカルボキシ基がつくのは不安定であるから，化合物A，Bは HOOCCH=CHCOOH となる。

HOOCCH=CHCOOH にはシス型のマレイン酸とトランス型のフマル酸のシス－トランス異性体があり，カルボキシ基が近いマレイン酸は加熱により容易に脱水して無水マレイン酸になるが，カルボキシ基が離れているフマル酸は無水物にならない。

4

〔解答〕

問1 (ア)メチオニン　(イ)グリシン　(ウ)チロシン　(エ)フェニルアラニン

問2 キサントプロテイン反応　　問3 システイン

問4 ジスルフィド結合　　問5 ポリペプチド

問6 鏡像異性体(光学異性体)

問7

```
H      H      O⁻
 ＼    |     /
  N－C－C
 /     |    \\
H      H      O
```

問8 $H_2NCH_2COOH + CH_3OH$

$\longrightarrow H_2NCH_2COOCH_3 + H_2O$

〔出題者が求めたポイント〕

アミノ酸

〔解答のプロセス〕

問1, 3 (ア)硫黄原子を含むアミノ酸にはメチオニン

```
     CH2CH2SCH3                    CH2SH
     |                             |
H2N－CH－COOH  とシステイン  H2N－CH－COOH
```

があるが，必須アミノ酸であるのはメチオニンである。

(イ) α－アミノ酸で不斉炭素原子をもたないのはグリシン H_2NCH_2COOH である。

(ウ),(エ)　ベンゼン環をもつアミノ酸はフェニルアラニン

```
     CH2－C6H5                        CH2－C6H4－OH
     |                                |
H2N－CH－COOH  とチロシン  H2N－CH－COOH
```

であり，必須アミノ酸であるのはフェニルアラニンである。必須アミノ酸でベンゼン環をもつものにトリプトファン(右式)があるが，ベンゼン環以外に複素環をもつので除外される。

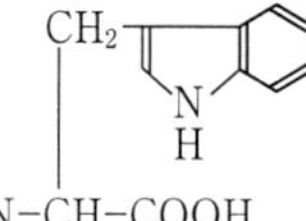

H₂N－CH－COOH

問2　ベンゼン環をもつアミノ酸，タンパク質は濃硝酸と熱すると黄色になり，さらにアンモニア水を加えると橙黄色になる。この反応をキサントプロテイン反応といい，ベンゼン環のニトロ化による反応である。

問4　システインを含むタンパク質に酸化剤を作用すると，メルカプト基 -SH の部分で H 原子がとれて結合し，ジスルフィド結合が生じる。

$-SH + HS- \longrightarrow -S-S-$

問7　アミノ酸は等電点ではほとんど双性イオン

H_3N^+-CHR-COO^-になっており，陽イオン，陰イオンは極めて少ない。等電点より pH が小さい(酸性)ときはアミノ酸は陽イオン H_3N^+-CHR-COOH，等電点より pH が大きい(塩基性)のときは陰イオン H_2N-CHR-COO^-になる。

問 8　アミノ酸の -COOH はふつうのカルボン酸と同様アルコールとエステルをつくり，$-NH_2$ はふつうのアミンと同じくカルボン酸とアミドをつくる。

第Ⅱ期

1

〔解答〕

問 1 $CaCO_3 + 2HCl \longrightarrow CaCl_2 + H_2O + CO_2$

問 2 1　　問 3 ドライアイス　　問 4 3　　問 5 1

問 6 $Ba(OH)_2 + CO_2 \longrightarrow BaCO_3 + H_2O$

問 7 $CaCO_3$ (式量 100.0) 1 mol ⟶ CO_2 1 mol ⟶ $BaCO_3$ (式量 197) 1 mol　の関係があるから

$CaCO_3$ は $\dfrac{2.18}{197}$ mol。　よって

$$\frac{100\,\text{g/mol} \times \dfrac{2.18}{197}\,\text{mol}}{1.21\,\text{g}} \times 100 \fallingdotseq 91.5\%\quad \cdots(\text{答})$$

〔出題者が求めたポイント〕

石灰石の反応と純度

〔解答のプロセス〕

問 1　弱酸の塩に強酸 HCl を加えると弱酸($H_2O + CO_2$)が遊離する反応である。

問 2　$CaCO_2 \longrightarrow CaO + H_2O$　　酸化カルシウム CaO は生石灰ともいう。消石灰は水酸化カルシウム $Ca(OH)_2$，セッコウは硫酸カルシウム二水和物 $CaSO_4 \cdot 2H_2O$ である

問 3　二酸化炭素の固体はドライアイスと呼んでいる。

問 4　二酸化炭素は石灰水($Ca(OH)_2$ 水溶液)を白濁することで検出する。

問 5　CO_2 は左右対称の直線形である。

問 6　石灰水に二酸化炭素を通じると沈殿 $CaCO_3$ が生じるが，さらに二酸化炭素を通じると沈殿は溶けてしまうので，二酸化炭素の定量には水酸化バリウム水溶液を用いる。

2

〔解答〕

問 1 電子配置が安定で，他の原子と電子の授受をしないから。

問 2 ① (Cu), Sn　② (Cu), Zn　③ (Al), Cu, Mg, Mn

問 3 気体の状態方程式より塩化水素の物質量を求めると

$$2.0 \times 10^5\,\text{Pa} \times 10 \times 10^{-3}\,\text{L} = n\,[\text{mol}] \times 8.3 \times 10^3\,\text{Pa}\cdot\text{L}/(\text{mol}\cdot\text{K}) \times 300\,\text{K}$$

$$n = 8.03 \times 10^{-4}\,[\text{mol}]$$

$$[\text{HCl}] = [\text{H}^+] = \frac{8.03 \times 10^{-4}\,\text{mol}}{20 \times 10^{-3}\,\text{L}} = 4.0 \times 10^{-2}\,\text{mol/L}$$

$$\text{pH} = -\log_{10}(4.0 \times 10^{-2}) = 2 - \log_{10}4.0 > 1$$

pH は 1 より大きい。

問 4 高温では分子の運動が激しく，分子間力の影響が小さくなるから。

問 5 陰極　$2H^+ + 2e^- \longrightarrow H_2$

陽極　$2H_2O \longrightarrow O_2 + 4H^+ + 4e^-$

問 6 $AgCl + 2NH_3 \longrightarrow [Ag(NH_3)_2]Cl$，無色

問7 (ア)シリカゲル (イ)ヒドロキシ基

〔出題者が求めたポイント〕

物質の状態，合金，気体，電気分解，金属イオンの反応，シリカゲル

〔解答のプロセス〕

問1 貴ガスは電子配置が安定で化合物はつくらない。ファンデルワールス力は働くので，液体や固体にはなる。

問3 塩化水素の物質量から塩酸の濃度＝H^+の濃度を求める。$[H^+] > 0.1$ mol/L のとき $pH < 1$

問4 実在気体には分子間力と分子自身の体積があるので理想気体とのずれが生じる。高温では分子の熱運動が激しいため分子間力の影響が小さくなり，低圧では分子間の距離が大きく分子間力と分子の体積の影響が小さくなり，理想気体に近くなる。

問5 陰極 H^+が還元される。

陽極 $SO_4{}^{2-}$はイオン化傾向が大きく酸化されない。代わりにH_2Oが酸化されてO_2が発生する。

陰極の反応×2＋陽極の反応 で1つにまとめるとH_2Oの電気分解 $2H_2O \longrightarrow 2H_2 + O_2$ となる。

問6 Cl^-で沈殿するのはAg^+(とPb^{2+})。AgClは過剰のアンモニア水には錯イオンの$[Ag(NH_3)_2]^+$ ジアンミン銀(Ⅰ)イオン(無色)となって溶ける。

問7 ゲル状のケイ酸$SiO_2 \cdot nH_2O$を熱して脱水したものをシリカゲルといい，多孔質でヒドロキシ基を多くもつため水分子を吸着するので乾燥剤，吸湿剤として用いられる。

3

〔解答〕

問1 （ベンゼン環に O−H と C(=O)−O⁻ Na⁺ がオルト位で結合した構造式）

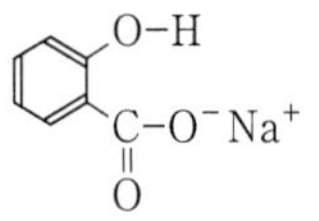

問2 (ア)（ベンゼン環に O⁻Na⁺ と C(=O)−O⁻ Na⁺ がオルト位で結合した構造式） (イ)（ベンゼン環に O−H と C(=O)−O⁻ Na⁺ がオルト位で結合した構造式）

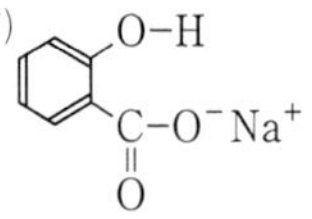

問3 フェノール　　問4 サリチル酸

問5 （サリチル酸：OH, COOH）$+ CH_3OH \longrightarrow$（OH, COOCH$_3$）$+ H_2O$

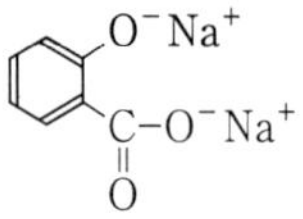

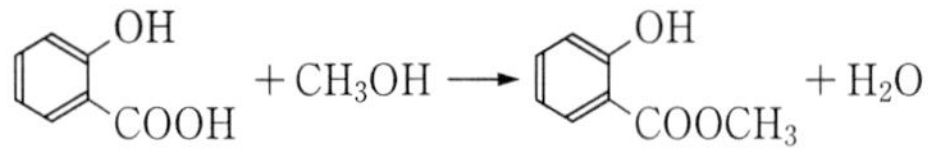

問6 実験③の溶液中のフェノールの物質量n_1〔mol〕は沸点上昇の式 $\Delta t = K_b m$ より

$$0.386\,K = 2.57\,K \cdot kg/mol \times \frac{n_1\,[mol]}{100 \times 10^{-3}\,kg}$$

$$n_1 = 0.0150\,[mol]$$

最初のナトリウムフェノキシド(式量116)の物質量n_2〔mol〕は $\dfrac{2.90\,g}{116\,g/mol} = 0.0250\,mol$ よって化合物Aになったナトリウムフェノキシドは

$0.0250\,mol - 0.0150\,mol = 0.010\,mol$ …(答)

〔出題者が求めたポイント〕

ナトリウムフェノキシドの変化

〔解答のプロセス〕

問1 （ナトリウムフェノキシド：ONa）$+ CO_2 \longrightarrow$（OH, COONa）(A)

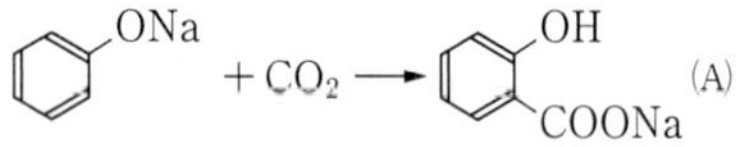

問2 AはNaOHとの反応で−OHが−ONaになり，さらにCO_2により−ONaが−OHになる。

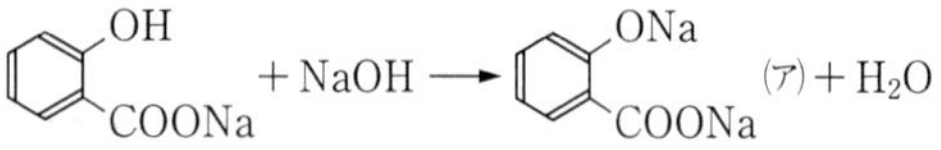

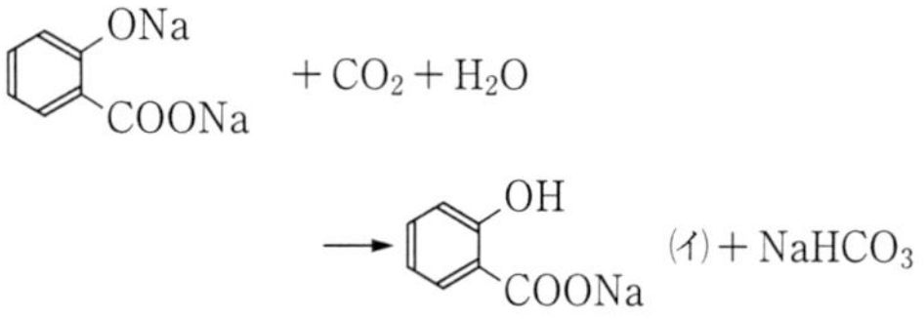

（OH, COONa）$+ NaOH \longrightarrow$（ONa, COONa）(ア)$+ H_2O$

（ONa, COONa）$+ CO_2 + H_2O$

$\longrightarrow$（OH, COONa）(イ)$+ NaHCO_3$

問3 未反応のナトリウムフェノキシドは実験②によりフェノールになる。

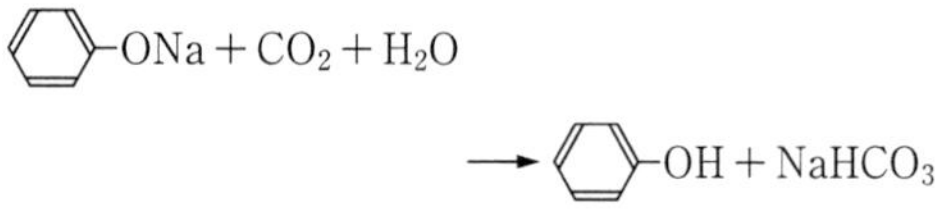

（C$_6$H$_5$）−ONa $+ CO_2 + H_2O$

$\longrightarrow$（C$_6$H$_5$）−OH $+ NaHCO_3$

フェノールはベンゼンに溶けて抽出されるが，(イ)は塩であるためベンゼンに溶けず，水層に残る。

問4 弱酸の塩に強酸を加えると弱酸が遊離する。

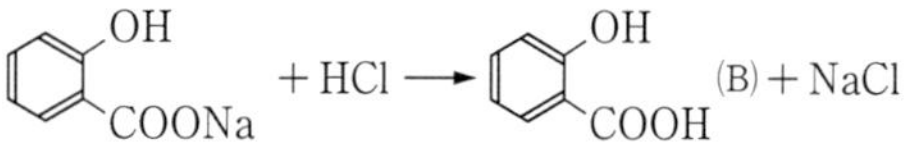

（OH, COONa）$+ HCl \longrightarrow$（OH, COOH）(B)$+ NaCl$

サリチル酸

問5 エステル化によりサリチル酸メチルになる。

問6 実験③では化合物Aにならなかったナトリウムフェノキシドの物質量が求められる。

4

〔解答〕

問1 (ア)β−グルコース (イ)グリコシド (ウ)セロビオース (エ)食物繊維 (オ)再生繊維 (カ)レーヨン (キ)半合成繊維

問2 グリコーゲン　　問3 酵素

問4 $[C_6H_7O_2(ONO_2)_3]_n$

問5 $[C_6H_7O_2(OH)_3]_n + 3n(CH_3CO)_2O$

$\longrightarrow [C_6H_7O_2(OCOCH_3)_3]_n + 3nCH_3COOH$

問6 $[C_6H_7O_2(OH)_3]_n$(分子量$162n$) 1 molから$[C_6H_7O_2(OCOCH_3)_3]_n$(分子量$288n$) 1 molが生じるから $\dfrac{16.2\,g}{162n\,[g/mol]} = \dfrac{x\,[g]}{288n\,[g/mol]}$

$x = 28.8\,g$ …(答)

〔出題者が求めたポイント〕

セルロース

〔解答のプロセス〕

問1 セルロースは多数のβ−グルコースがグリコシド

結合により直鎖状に縮合した直線状分子で，分子間では -OH による水素結合が生じていて，水に不溶，化学的に安定である。セルロースに酵素のセルラーゼが働くと二糖類のセロビオースになり，セロビオースに酵素のセロビアーゼが働くとグルコースになるが，ヒトはセルラーゼをもっていないので，セルロースは栄養分にならない。

セルロース$(C_6H_{10}O_5)_n$のグルコース単位には -OH が 3 個あるので$[C_6H_7O_2(OH)_3]_n$と表すことができる。この -OH はアルコールと同様に酸とエステルをつくることができ，硝酸とはニトロセルロース，酢酸とはアセチルセルロースをつくる。

$$R\text{-}OH + HO\text{-}NO_2 \longrightarrow R\text{-}O\text{-}NO_2 + H_2O$$

$$R\text{-}OH + HOOCCH_3 \longrightarrow R\text{-}O\text{-}COCH_3 + H_2O$$

酢酸エステルをつくるときは酢酸ではなく，無水酢酸を反応させる。

$$R\text{-}OH + (CH_3CO)_2O \longrightarrow R\text{-}O\text{-}CO\text{-}CH_3 + CH_3COOH$$

セルロースを適当な溶媒に溶かし，細い孔から押し出してセルロースに戻したものを再生繊維，レーヨンという。一方トリアセチルセルロースは溶媒に溶けにくいので一部加水分解してジアセチルセルロース$[C_6H_7O_2(OH)(OCOCH_3)_2]_n$として，アセトンに溶かして繊維にしたものをアセテート，アセテートのようにセルロースの一部を変化させた繊維を半合成繊維という。

問 2 動物体内で合成された多糖類をグリコーゲンという。グリコーゲンはα-グルコースが分枝状に縮合重合したもので，必要に応じて加水分解してグルコースになるエネルギー貯蔵物質である。

生 物

解答

30年度

第Ⅰ期

1

〔解答〕

問1 ヒル

問2 ウ

問3 光合成により酸素が多く発生しているから。(20 字)

問4 イ

問5 イ

問6 クロロフィルは，可視光のうち緑色部分をあまり吸収しないから。(30 字)

問7

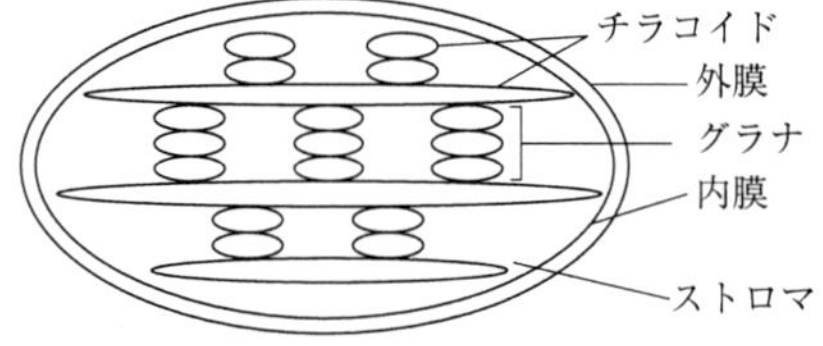

問8 分子：NADPH(O_2)
イオン：H^+

問9 5個

〔出題者が求めたポイント〕

光合成の研究史，葉緑体の構造，光合成の反応過程に関する問題。

問2 光合成に有効な波長は，赤色と青紫色の部分である。

問3 好気性細菌は酸素濃度の高い場所に集まる。

問4 ヒルの実験では，光合成によって発生する酸素は水に由来することを示している。始めに用いた水は二酸化炭素を除去したものである。

問5 カルビンとベンソンの実験によって，光合成でCO_2が取り入れられてできる物質は何か，その後その物質はどのように変化していくかが調べられた。CO_2の放射性同位体は，$^{14}CO_2$である。

問8 チラコイドで起こる反応は，光エネルギーによるクロロフィル a の活性化，活性化したクロロフィル a によるH_2Oの分解，H_2Oの分解によるO_2とH^+の生成，クロロフィル a から放出された電子のエネルギーによる ATP の合成，$NADP^+$の還元による NADPH の生成である。

2

〔解答〕

問1 ウ

問2 オ

問3 ウ

問4 ア

問5 ア，オ

問6 ウ

問7 ウ

問8 ウ，オ

問9 ア

問10 エ

〔出題者が求めたポイント〕

タンパク質と酵素に関する問題。

問2 アミノ酸は，1つのアミノ基と1つのカルボキシ基をもつ。アミノ酸どうしの結合は，一方のアミノ酸のアミノ基と，他方のアミノ酸のカルボキシ基の間で起こる脱水縮合で，ペプチド結合と呼ばれる。

問3 50 個のアミノ酸が結合した高分子には，49 か所のペプチド結合が存在する。1か所のペプチド結合を加水分解するために1分子の水が必要である。

問4 タンパク質の一次構造はアミノ酸の配列順序であり，水素結合が存在しない。二次構造はアミノ酸どうしの水素結合で生じるため，二次構造以上は水素結合の分離によって影響を受ける。

問5，6，8 消化酵素は加水分解酵素である。問5のイとウは合成酵素のはたらきである。過酸化水素を分解するカタラーゼは水分子を必要としない。

問7 酵素は特定の基質にのみはたらく基質特異性をもつ。反応速度は，酵素濃度の影響を受ける。

問9 ナトリウムポンプは自ら ATP 分解酵素としてはたらき，ATP のエネルギーを利用して，Na^+を細胞外に，K^+を細胞内に輸送する。

問10 アロステリック酵素は，活性部位以外にあるアロステリック部位に，低分子の物質が結合することで，活性部位の構造が可逆的に変化する。

3

〔解答〕

問1 オ

問2 酢酸オルセイン(酢酸カーミン)

問3 ア

問4 パフ

問5 転写(Transcription)

問6 3本

問7 だ腺染色体は，相同染色体が対合した状態であり，染色体が分離することなく DNA 複製が繰り返し起こるため。

〔出題者が求めたポイント〕

だ腺染色体(だ液腺染色体)は，ユスリカやハエなど双翅類のだ腺(だ液腺)の細胞の核に見られる巨大な染色体である。だ腺の細胞は，細胞質が分裂しないまま DNA の複製が繰り返され，染色体が分離しない。さらに相同染色体が対合した状態になっているため，通常の染色体に比べて巨大である。

問1，2 染色体は無色透明であり，そのままでは観察できない。染色体を赤色に染色するには，酢酸オルセインや酢酸カーミンを用いる。

問3　ユスリカ幼虫のだ腺は2～3体節にあり，頭部を引き抜くと，頭部に付随して透明なハート型のだ腺が1対現れる。

問4　だ腺染色体に所々見られる膨らんだ部分は，パフと呼ばれ，クロマチン繊維がほどかれ，転写によってmRNAが合成されている。

4

〔解答〕

問1　現象：自動性　　神経系：自律神経系

問2　洞房結節(ペースメーカー)

問3　(エ)，肺静脈

問4　(ウ)，大動脈

問5　血液の逆流を防ぐため。

〔出題者の求めたポイント〕

心臓の構造と血液循環に関する問題。

問1　心臓には，自ら周期的に心筋を興奮させる性質(自動性)がある。

問2　心臓の拍動のペースをつくりだす部分は洞房結節と呼ばれ，右心房の上部に存在する。

問3　酸素を最も多く含む血液は，肺から心臓へ送られる血管に存在する。心臓から血液を送り出す血管が動脈，心臓へ血液を送り込む血管が静脈である。図は，(イ)が肺動脈，(エ)が肺静脈である。なお，酸素が多く含まれる血液を動脈血，酸素が少ない血液を静脈血と呼ぶ。肺静脈を流れる血液は動脈血である。

問4　最も高い圧力がかかるのは，血液を全身に送り出す大動脈である。図は，(ア)が大静脈，(ウ)が大動脈である。血液の流れは弁の向きから，大動脈は心筋の厚さからも推測できる。

問5　心臓の弁は，心房と心室の間，心室と動脈の間に存在する。

5

〔解答〕

スプライシングは，DNAの転写によって生じたmRNAの前駆体から，イントロン部分が除去され，エキソン部分が結合されることでmRNAが完成する過程。真核生物の核内で行われる。

〔出題者が求めたポイント〕

セントラルドグマは，DNA→RNA→タンパク質という，遺伝情報の流れに関する原則。1958年にクリックによって提唱された。

第Ⅱ期

1

〔解答〕

問1　①b　　②f　　③d

問2　内外二重の膜で、2枚の膜の性質が異なる。(20字)

問3　より多くのATPを合成できるようになる。(20字)

問4　リボソーム

問5　受精時に受精卵に残るミトコンドリアは全て卵細胞由来だから。(29字)

問6　Y染色体

問7　葉緑体

〔出題者が求めたポイント〕

ミトコンドリアは，好気性細菌が真核生物の祖先の細胞に共生したものであると考えられている(細胞内共生説)。ミトコンドリアは，独自のDNAとリボソームをもち，細胞内で独自に分裂して増殖する。

問2　内外二重の膜で構成される細胞小器官は，核，ミトコンドリア，葉緑体があるが，ミトコンドリアだけ，外膜と内膜の成分に違いがあることがわかっている。外膜はゴルジ体や小胞体などの細胞内膜系と呼ばれる膜に近い成分であるが，内膜は特徴的なリン脂質を含み，共生菌に由来すると考えられている。

問3　ミトコンドリアの内膜はマトリックス側に向けてひだ状のクリステという構造をもつ。内膜には電子伝達系が存在するため，クリステがあると内膜の総面積が広がりATP合成能を高めることができる。

問5，6　受精卵に存在するミトコンドリアはすべて卵細胞由来のものであるため父系の系統解析には用いられない。精子由来とわかるのはY染色体である。

問7　葉緑体は，シアノバクテリアが真核生物の祖先の細胞に共生したものと考えられている。葉緑体も内外2枚の膜でできているが，どちらの膜も共生したシアノバクテリア由来であると考えられるようになっている。

2

〔解答〕

問1　3回

問2　卵核，極核

問3　3n

問4　長日処理(光中断)

問5　春化(バーナリゼーション)

問6　フィトクロム

問7　頂芽優勢

問8　エチレン

問9　形成層

問10　窒素同化

〔出題者が求めたポイント〕

植物の生殖と成長調節に関する知識問題。

問１　胚のう細胞は，胚のう母細胞が減数分裂することによって生じる大胞子のことである。胚のうには８つの核が存在するので，胚のう母細胞から３回の核分裂によって生じる。

問２　被子植物では，精細胞と卵細胞が融合して胚となり，精細胞と中央細胞が融合して胚乳を生じる。

問３　胚乳は，精細胞の精核と中央細胞の２つの極核が融合するので 3n となる。

問４　電球を点灯することで人為的に日照時間を長くし，限界暗期よりも短い暗期を与える処理を長日処理と呼ぶ。秋ギクの電照栽培が知られる。暗期中に短時間の光照射を行うことによって，限界暗期よりも短い暗期を与えたように処理することができる。このときの光照射を光中断と呼ぶ。

問６　フィトクロムは Pr 型が赤色光を，Pfr 型が遠赤色光を吸収する。

問７　頂芽で合成されるオーキシンが頂芽の成長を促進し，側芽の成長を促進するサイトカイニンの合成を抑制する。

問10　無機窒素化合物から有機窒素化合物を合成するはたらきは窒素同化。根粒菌などが行う大気中の N_2 を NH_4^+ にする窒素固定，脱窒素細菌の行う NO_3^- や NO_2^- を N_2 にする脱窒と混同しやすいので注意が必要。

3

〔解答〕

問１（ア）　ミオシンフィラメント
　（イ）　アクチンフィラメント
　（ウ）　Z 膜
　（エ）　筋節（サルコメア）
問２　b
問３　クレアチリンリン酸
問４　Ca^{2+}
問５　トロポニン
問６　Ca^{2+} ポンプ
問７　（エ）
問８　腱

〔出題者が求めたポイント〕

骨格筋の構造と筋収縮に関する知識問題。

問２　運動神経からアセチルコリンが放出されると，筋繊維（筋細胞）の受容体に結合し，Na^+ チャネルが開く。Na^+ チャネルから Na^+ が細胞内に流入することで活動電位が生じる。

問３　筋繊維内にはほんのわずかな ATP しか存在しない。筋収縮で消費された ATP は ADP となり，クレアチンリン酸からリン酸を転移することで ATP が再合成される。クレアチンリン酸が消費されると解答によって ATP が合成される。

問４，５　筋小胞体から Ca^{2+} が放出されると，Ca^{2+} はトロポニンに結合する。すると，トロポミオシンの位置がずれ，アクチンのミオシン結合部位が露出して，ミオシン頭部がアクチンに結合する。

問６　筋小胞体からの Ca^{2+} の放出は Ca^{2+} チャネルによって受動的に，筋小胞体への Ca^{2+} の回収は Ca^{2+} ポンプによって能動的に行われる。

問７　筋収縮によって短くなるのは，筋節，明帯，H 帯である。

4

〔解答〕

ヌクレオソームは，DNA 分子がヒストンと呼ばれるタンパク質に巻きついた構造である。

ヌクレオソームが規則正しく折りたたまれてクロマチン繊維となり，さらに規則正しく折りたたまれて染色体が形成される。

〔出題者が求めたポイント〕

８個のヒストン分子に DNA 分子が 1.75 周巻きついたものがヌクレオソームである。解答は教科書の通りとしたが，ヌクレオソームが不規則に集まって染色体が形成されるという研究成果もある。

平成29年度

問　題　と　解　答

英 語

問題

29年度

第Ⅰ期

〔Ⅰ〕 次の（1）～（3）の語の中で、下線部の発音が他の語と異なるものを一つ選び、記号で答えなさい。

（1）（ア） learn　（イ） heart　（ウ） earn　（エ） hurt

（2）（ア） saloon　（イ） shook　（ウ） moon　（エ） balloon

（3）（ア） century　（イ） citizen　（ウ） decision　（エ） essential

〔Ⅱ〕 次の（1）と（2）の語で、第一アクセント（最も強く発音するところ）の部分を選び、記号で答えなさい。

（1） ath - lete
　　ア　イ

（2） po - lit - i - cal
　　ア　イ　ウ　エ

〔Ⅲ〕 次の（1）～（5）の各文の（　　）内に入る最も適切な語（語句）を、それぞれア～エから選び、記号で答えなさい。

（1） I am looking forward to (　　) from you soon.

ア hear　イ being hearing　ウ hearing　エ be heard

（2） I would rather walk than (　　) a bus.

ア take　イ to take　ウ taking　エ took

（3） Will you (　　) me a favor?

ア allow　イ do　ウ answer　エ excuse

（4） (　　) I am aware, there were no problems during the vacation.

ア So much as　イ Except than　ウ Much more than　エ As far as

（5） Twelve people voted in favor of his policy, but eight voted (　　) it.

ア for　イ in　ウ against　エ on

〔Ⅳ〕 次の各文の（　　）内の単語を並べかえて、それぞれ日本文と同じ意味の英文を作りなさい。答えは（　　）内の**三番目**と**五番目**にくる単語の**記号**を書くこと。ただし、（5）は文頭に来る語も小文字で始まっている。

（1）医師は患者を危険にさらすことがあっては絶対にならない。

The doctor must not (ア be　イ the　ウ patient　エ to　オ put　カ allow) at risk.

（2）火星は、私たちが生命を発見する可能性のある唯一の惑星のように思われてきた。

Mars has always seemed (ア only　イ where　ウ we　エ the　オ planet　カ might) find life.

（3）彼は志願した仕事を手に入れることができただろうか。

I wonder if he has (ア got　イ job　ウ for　エ applied　オ the　カ he).

（4）切った鶏肉の大きさが調理の時間を決定する。

The size of the chicken (ア will　イ the　ウ time　エ determine　オ pieces　カ cooking).

（5）何と言ってよいか分からず、彼女は無理にほほ笑んだ。

(ア what　イ knowing　ウ to　エ not　オ say), she forced herself to smile.

〔V〕 次の英文を読み、各問いに答えなさい。

Biology is the study of living things and their vital processes. The field deals with all the physicochemical aspects of life. As a result of the modern tendency to unify scientific knowledge and investigation, however, there has been an overlapping of the field of biology with other scientific disciplines. Modern principles of other sciences — chemistry and physics, for example — are integrated with those of biology in such areas as biochemistry and biophysics.

Because biology is such a broad subject, it is subdivided into separate branches for convenience of study. Despite apparent differences, all the subdivisions are interrelated by basic principles. <u>Thus, though it was once the custom to separate the study of plants from that of animals, and the study of the structure of organisms from that of function, the current practice is to investigate those biological phenomena that all living things have in common.</u>

Biology is often approached today on the basis of levels that deal with fundamental units of life. At the level of molecular biology, for example, life is regarded as a manifestation of chemical and energy transformations that occur among the many chemical constituents that comprise an organism. As a result of the development of more powerful and precise laboratory instruments and techniques, it is now possible to understand and define more exactly not only the invisible ultimate physiochemical organization (ultrastructure) of the molecules in living matter but also how living matter reproduces at the molecular (　　　).

（注） disciplines: areas of study, especially subjects of study in a college or university
phenomena: things that are observed to happen or exist
manifestation: an event, an action or an object that shows something clearly
constituent: any of the parts that make a whole
to reproduce: to produce young

問1　下線部を和訳しなさい。

問2　文中の（　　）内に入る最も適切な英語一語を書きなさい。ただし、この一語は本文中に存在する。

〔VI〕 次の英文を読み、各問いに答えなさい。

Japan's population is becoming older and older. Last year alone, the Japanese population dropped (1) almost 300,000 to 127 million. Almost a quarter of the population is over 65 while the number of children under 14 has decreased to 13%. The new figures show that Japan has one of the fastest aging populations in the world. By 2050, the population is projected to drop to 95 million.

Many causes are leading to Japan's decline (2) population. For one, birth rates are extremely low, 1.3 %, among the lowest of all A[develop] countries. On the other hand, the baby boom generation of the 50s and 60s is reaching retirement age. Strict immigration laws have also had an effect on Japan's population, as well as the decline of foreigners living in the country after the 2011 Fukushima nuclear disaster. Only 2% of Japan's people are foreigners, compared to well over 5% in many other western countries.

Japan's government is trying to deal (3) the problem of an aging society. Welfare costs have gone up and medical costs are B[increase]. While more hospitals and doctors are needed, there are fewer people in the work force who pay taxes. In addition, life expectancy is among the highest in the world.

The population decline has hit rural areas most. In the countryside, the elderly are left behind, while the younger generation tends to move to the cities.

Japan's couples have fewer babies because it means financial burdens they are not prepared to take on. There are not enough day care centers to look (4) children as more and more women enter the workforce.

Population researchers claim the Japanese government is not doing enough for families. Having a child in Japan can cost a lot, and sometimes [means, ends, meet, making, that] both husband and wife have to work. Many couples are not marrying until they are well over 30, thus reducing the chances (5) having a baby. There are even those who favor a ban on abortion as a final measure.

問１　本文中の（１）～（５）に入る最も適切な語を下から選び、記号で答えなさい。

ア after　　イ by　　ウ with　　エ of　　オ in

問２　本文中の下線部ＡとＢを本文の内容に合うように適切な形に書きかえなさい。

問３　下線部の［　］内の語を意味が通るように並べかえて書きなさい。

問４　本文の内容に合うように、次の質問に日本語で答えなさい。

（１）この英文によると前年度の日本の人口はおおよそ何人か。

（２）人口減少の主な原因は何か。３つ挙げなさい。

（３）人口減少の影響を最も受けやすい地域はどこで、またその理由を書きなさい。

〔Ⅶ〕次の日本文を英語にしなさい。

（１）私には彼が何を言いたいのか、理解できない。

（２）イギリスの人口は日本の人口のおよそ半分です。

（３）青森まで電車で行くのにいくらかかりますか。

数 学

問題

29年度

第I期

1 次の [ ] に適する数または式を求めよ．

(1) m，n は正の整数とする．$\dfrac{12}{m}-n$ が正の整数となるような m，n の組 (m,n) は全部で [(ア)] 個あり，そのうち m^n が最大になる (m,n) の組は $(m,n)=$ [(イ)] である．

(2) a は正の定数，θ は $0 \leqq \theta < 2\pi$ とする．関数

$f(\theta)=(2a+\sin\theta+\cos\theta)(2a+\sin\theta-\cos\theta)$ の最小値は，

$0 < a \leqq 1$ のとき [(ウ)] であり，$a > 1$ のとき [(エ)] である．

(3) $x > 1$ とする． 関数 $f(x)=\log_2\sqrt{x}+\log_x 256$ の最小値は [(オ)] であり，そのときの x の値は $x=$ [(カ)] である．

(4) $0 < p < 1$ とし，n は 2 以上の整数とする．表が出る確率が p であるコインがある．このコインを n 回投げたとき，ちょうど 2 回表が出る確率を $P(n)$，n 回目にちょうど 2 回目の表が出る確率を $Q(n)$ とする．このとき，$Q(4) =$ [(キ)] である．また，2 つの確率の比 $P(n)/Q(n) =$ [(ク)] である．

(5) 数列 $\frac{1}{1}, \frac{1}{2}, \frac{2}{2}, \frac{1}{3}, \frac{2}{3}, \frac{3}{3}, \frac{1}{4}, \cdots\cdots$ の第 195 項は [(ケ)] である．また，この数列の初項から第 195 項までの和は [(コ)] である．

2 1 辺の長さが 3 の正四面体 OABC において，辺 OA を 1 : 3 に内分する点を D，辺 AB の中点を E，辺 OC を 1 : 6 に内分する点を F とする．また，3 点 D，E，F が定める平面と辺 BC の交点 G は辺 BC を $t : 1-t$ に内分する．

(1) ベクトル $\overrightarrow{\mathrm{DE}}$ と $\overrightarrow{\mathrm{DF}}$ をベクトル $\overrightarrow{\mathrm{OA}}$, $\overrightarrow{\mathrm{OB}}$, $\overrightarrow{\mathrm{OC}}$ を用いて表せ．

(2) t の値を求めよ．

(3) ベクトル $\overrightarrow{\mathrm{OE}}$ と $\overrightarrow{\mathrm{OG}}$ のなす角を θ としたとき，$\cos\theta$ を求めよ．

3 a は定数とする．2 つの放物線 $y = x^2$ と $y = -\dfrac{1}{2}(x-a)^2 + a$ は相異なる 2 つの共有点を持ち，その 2 つの共有点の x 座標は α, β である．ただし，$\alpha < \beta$ とする．

(1) a の値の範囲を求めよ．

(2) 2 つの共有点の x 座標の差 $\beta - \alpha$ を a を用いて表せ．

(3) 2 つの放物線で囲まれる図形の面積 S を a を用いて表せ．また，面積 S の最大値を求めよ．ただし，定積分の計算では次の結果を用いてよい．

$$\int_{\alpha}^{\beta} (x-\alpha)(x-\beta)\,dx = -\frac{1}{6}(\beta-\alpha)^3$$

物 理

問題

29年度

第Ⅰ期

(1) 以下の設問に答えよ。

問１ 以下の①～⑩にはいる適切な語句を，選択肢から１つずつ選び，ｱ～ﾋの記号で答えよ。同じ記号を２回以上選んでもよい。

（ⅰ） 検流計につながれたコイルに磁石を近づけたり遠ざけたりすると，コイルに電流が流れることが確かめられる。これはコイルを貫く［ ① ］が時間的に変化すると，コイルに起電力が発生し，電流が流れることを示している。このような現象を［ ② ］といい，［ ② ］によって発生する起電力は，一般にコイルを貫く［ ① ］の変化を［ ③ ］向きである。これを［ ④ ］の法則という。

（ⅱ） 一定量の理想気体と見なせる気体では，一定の圧力の気体の体積は絶対温度に比例する。これを［ ⑤ ］の法則といい，一定温度の時に体積と圧力が反比例することを［ ⑥ ］の法則という。

（ⅲ） 光が［ ⑦ ］性をもつことを示す現象として光電効果や［ ⑧ ］効果がある。［ ⑧ ］効果はＸ線の光子が電子と衝突して，電子にエネルギーの一部を与えると，光子の振動数が変わる現象である。

（ⅳ） 電場(電界)の振動が一方向にそろった光を［ ⑨ ］といい，光が［ ⑩ ］波と考えられる重要な根拠である。

選択肢

ｱ. 電場　ｲ. 電位　ｳ. 磁束　ｴ. 光軸　ｵ. 電磁誘導
ｶ. 静電遮蔽（へい）　ｷ. 電離作用　ｸ. 助ける　ｹ. 妨げる　ｺ. ガウス
ｻ. コンプトン　ｼ. シャルル　ｽ. ニュートン　ｾ. ボイル　ｿ. レンツ
ﾀ. ローレンツ　ﾁ. 直進　ﾂ. 波動　ﾃ. 粒子　ﾄ. 透過
ﾅ. 単色光　ﾆ. 白色光　ﾇ. 偏光　ﾈ. 定常　ﾉ. 進行
ﾊ. 縦　ﾋ. 横

問2　分子数 N, 物質量 n[mol], 温度 T[K], 体積 V[m^3], 圧力 P[Pa]の単原子分子理想気体がある。断熱圧縮したところ, 温度が T'[K]になった。

(i) 気体定数を問題文に与えられた量で表せ。

(ii) アボガドロ定数を問題文に与えられた量で表せ。

(iii) 圧力の単位 Pa を kg, m, s(秒)で表せ。

(iv) 圧縮による内部エネルギーの増加量を求めよ。

(v) 圧縮中に気体がされた仕事を求めよ。

(2) 下図のように，水平な床の上に，床に対し角度θだけ傾いている斜面をもつ台がある。この斜面上の点Aに質量mの小物体を静かに置くことを考える。空気抵抗は無視できるものとし，重力加速度の大きさをg，小物体と斜面との間の静止摩擦係数をμ_0，動摩擦係数をμとする。以下の設問に答えよ。

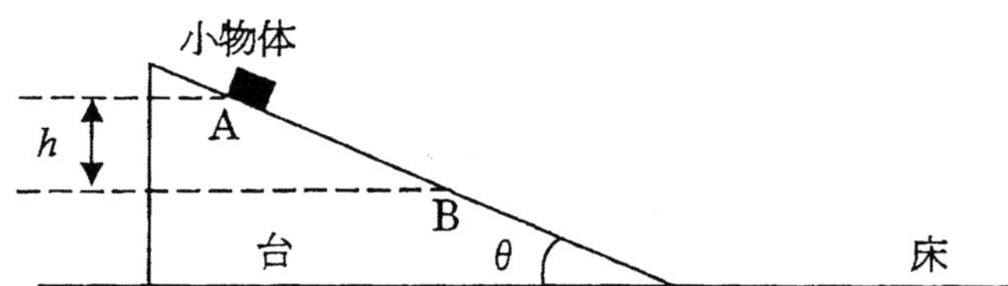

台を床に固定して，点Aに小物体を置いたところ，小物体は斜面をすべり始め，高さがhだけ低い点Bを通過した。

問1　小物体が斜面をすべる間に，小物体に働く垂直抗力の大きさを求めよ。

問2　小物体が斜面をすべる間の，小物体の加速度の大きさを求めよ。

問3　小物体が点Bを通過する瞬間の，小物体の速さを求めよ。

問4　小物体がAB間を移動するのにかかる時間を求めよ。

台の固定を外し，台を水平左向きに大きさaの加速度で加速し続けながら，点Aに小物体を置いたところ，小物体は台に対し静止した状態から斜面をすべり始め，高さがhだけ低い点Bを通過した。台の加速度は変わらないものとする。

問5　小物体に働く垂直抗力の大きさを求めよ。

問6　台に対する小物体の加速度の大きさを求めよ。

問7　小物体が点Bを通過するときの，台に対する小物体の速さを求めよ。

台を水平右向きに大きさbの加速度で加速し続けながら，点Aに小物体を置いたところ，小物体は斜面に対し下向きにすべり出した。

問8　小物体が下向きにすべり出すために，bが満たすべき不等式を書け。

(3) 水平方向に x 軸，鉛直方向に y 軸を設定し，原点Oに電気量 Q ($Q>0$) を帯びた小球 A_1 を固定した。電位は無限遠方を基準とし，問題に出てくる帯電体はすべて xy 平面内にあり，大きさは無視できるものとする。また，クーロンの法則の比例定数を k，重力加速度の大きさを g とする。

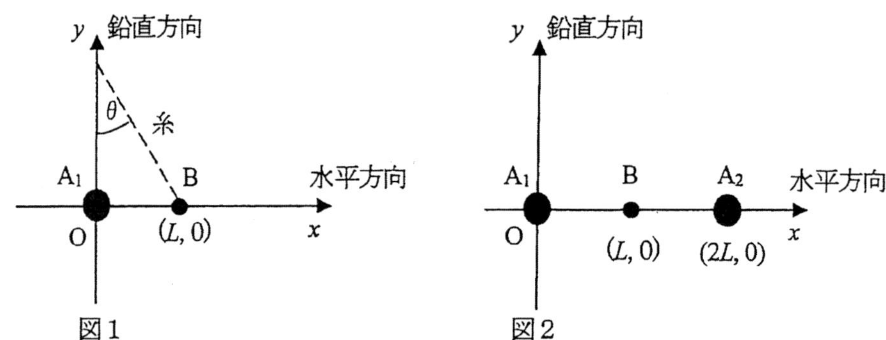

図1のように，一端に電気量 q ($q>0$) を帯びた小球Bがつながれた糸を用意し，他端を y 軸の適当な位置に固定したところ，糸は y 軸と角度 θ をなし，小球Bは xy 平面内の座標 $(L, 0)$ の点で静止し続けた。周囲に他の電荷は存在せず，糸は電気を通さず，糸の質量は無視できるものとして，以下の設問に答えよ。

問1　小球 A_1 が座標 $(L, 0)$ の点につくる電場の強さを求めよ。

問2　糸の張力を求めよ。

問3　小球Bの質量を求めよ。

次に，図2のように，電気量 Q を帯びた小球 A_2 も座標 $(2L, 0)$ に固定し，糸を外した小球B（電気量 q）を座標 $(L, 0)$ の点から静かに落下させたところ，座標 $(L, -H)$ の点を通過した ($H>0$)。小球Bの質量を m とし，周囲に他の電荷は存在しないものとして，以下の設問に答えよ。

問4　座標 $(L, 0)$ の点で，小球Bに働く静電気力の大きさを求めよ。

問5　座標 $(L, 0)$ の点で，小球Bがもつ静電気力による位置エネルギーを求めよ。

問6　座標 $(L, -H)$ の点を通過時の，小球Bがもつ運動エネルギーを求めよ。

問7　座標 $(L, -H)$ の点を通過時の，小球Bに働く静電気力の大きさを求めよ。

問8　座標 $(L, -H)$ の点を通過時の，小球Bの加速度の大きさを求めよ。

(4) x軸上を速さvで伝わる波を考える。波の減衰は考えず，波源は充分長い時間振動を続けているものとする。以下の設問に答えよ。

最初に，原点に波源があり，原点における時刻tでの媒質の変位yが

$$y = A\sin\omega t$$

で与えられる場合を考える。

問1　この波の周期を求めよ。

問2　この波の振動数を求めよ。

問3　この波の波長を求めよ。

問4　$x = X_1$ （$X_1 > 0$）における時刻tでの媒質の変位を求めよ。

次に，この波源がx軸上を負の向きに一定の速さs（$s < v$）で動いている場合を考える。波源は時刻0に原点を通過し，$x = X_2$ （$X_2 > 0$）における時刻0での媒質の変位は波の振幅Aと等しかった。

問5　$x = X_2$で時刻t（$t > 0$）に観測される波の振動数を求めよ。

問6　$x = X_2$における時刻t（$t > 0$）での媒質の変位を求めよ。

問7　時刻0に媒質の変位が0になっている点のうち，X_2よりもx座標が大きく，X_2に最も近い点のx座標を求めよ。

問8　$x = X_3$ （$X_3 > 0$）における時刻t（$t > 0$）での媒質の変位を求めよ。

化 学

問題

29年度

第Ⅰ期

必要があれば次の原子量を用いよ。H = 1.00 C = 12.0 N = 14.0 O = 16.0 Na = 23.0 S = 32.0 Cl = 35.5 K = 39.0 Ca = 40.0 Cr = 52.0 Cu = 64.0 Br = 80.0 Ag = 108
アボガドロ定数は 6.02×10^{23} /mol，気体定数は 8.31×10^{3} Pa·L/(mol·K)を用いよ。

(1) 次の<実験>について，問１～問６に答えよ。

<実験>

① 試験管Ａに亜鉛片をとり，そこに塩酸を入れると，亜鉛片は溶け出し，気体が発生した。

② 試験管Ｂに銅片をとり，そこに塩酸を入れても，銅片は溶け出さず，気体も発生しなかった。

③ 試験管Ｃに銅片をとり，そこに濃硝酸を入れると，銅片は溶け出し，気体が発生した。

問１ ①の反応を，化学反応式で記せ。

問２ ②で，銅片が塩酸に溶け出さないのはなぜか記せ。

問３ ③で，銅片が溶け出したとき溶液に存在する３種類のイオンのうちの１つが，電子を受け取り，気体が発生する。その反応を，e^-を含むイオン反応式で記せ。

問４ ③の反応を，化学反応式で記せ。

問５ ①②③の結果から，H^+, Cu^{2+}, NO_3^-, Zn^{2+}の４種類のイオンを酸化力の強い順に記せ。

問６ ③の反応を，濃硝酸を用いずに希硝酸を用いるとどうなるか，問３の答と同じようにe^-を含むイオン反応式で記せ。

(2) 次の問１～問７に答えよ。

問１　次の文章中の（　ア　）～（　ウ　）に適切な語を記せ。

　ケイ素の単体は，同族元素である炭素の単体である（　ア　）と同じ構造をもつ（　イ　）結合の結晶である。二酸化ケイ素は（　ウ　）ともよばれ，石英・水晶などとして天然に存在している。

問２　ボーキサイトを高温で融解状態にして電気分解することによって得られる金属は何か元素記号で記せ。またこの方法の名称を記せ。

問３　ある純粋な高分子化合物 1.80 g を純水に溶かして 100 g の水溶液（密度 1.00 g/cm^3）とした。この水溶液の浸透圧は 27 ℃で 2.49×10^5 Pa だった。この化合物の分子量を整数値で記せ。計算も残すこと。

問４　炭酸カルシウムと塩酸を反応させると，二酸化炭素が発生する。この反応を化学反応式で記せ。また炭酸カルシウム 13 g を用いて，完全に反応させたとき発生する二酸化炭素は 0 ℃，1013 hPa で何 L か有効数字 2 桁で記せ。

問５　イオン結晶は，(a)<u>硬くて融点が高く</u>，(b)<u>融解すると電気伝導性を示す</u>。下線部(a)，(b)のような性質をもつのはなぜか，それぞれ理由を記せ。

問６　銅の結晶は，単位格子の１辺が 3.6×10^{-8} cm の面心立方格子である。銅の結晶の密度を有効数字 2 桁で記せ。計算も残すこと。

問７　酸化銅(II) x [g]を加熱して，十分な量の一酸化炭素と反応させると，y [g]の銅と z [g]の二酸化炭素が生じた。酸素の原子量を 16 として，炭素の原子量を x, y, z を使った式で記せ。

(3) 次の文章を読み，問1～問6に答えよ。

無色の液体有機化合物Aは工業的にはエチレンに水を付加して合成する。化合物Aの沸点は78℃で，(a)その分子間の（ ア ）結合のために原料であるエチレンの沸点や分子量の近いプロパンの沸点より高い値となる。この化合物Aに(b)酸化剤を反応させると刺激臭のある化合物Bが合成できる。化合物Bは分子内に（ イ ）を官能基としてもつために還元性を示し，フェーリング試薬との反応によって，(c)赤色の沈殿を生じる。化合物Bをさらに酸化すると弱い酸性官能基である（ ウ ）を有する化合物Cが得られる。化合物A，Cと濃硫酸を混合し，加熱すると化合物Dが得られるが，(d)この反応は一定時間後に平衡に達する。

問1　化合物A～Dの示性式を記せ。

問2　（ ア ）～（ ウ ）に適切な語を記せ。

問3　下線部(a)の分子間の（ ア ）結合について，化合物Aの構造式を2つ用いて図示せよ。

問4　下線部(b)で，実験室では酸化剤を使わずに銅線に触れさせることによって化合物Bをつくる。その反応を化学反応式で記せ。

問5　下線部(c)の組成式を記せ。

問6　下線部(d)について，(1)と(2)に答えよ。

(1)　この反応で化合物AとCをそれぞれ1.0 mol用いると，ある一定温度で平衡状態に達したとき，Cが0.25 molに減少していた。このときの平衡定数Kを求めよ。

(2)　一定量の化合物Cを用いて化合物Dの生成量を増やすにはどうすればよいか。温度・圧力は一定として，句読点を含め20字以内で記せ。

(4) 卵白をビーカーに入れ，その約６倍の純水と少量の塩化ナトリウムを加えて，よくかき混ぜ透明な水溶液を得た。この水溶液を４本の試験管に分注し，以下の実験を行った。問１～問８に答えよ。

<実験>

試験管①：エタノールを加えると，水溶液が白濁した。

試験管②：水酸化ナトリウム水溶液を加えた後，少量の硫酸銅水溶液を加えると(a)呈色した。

試験管③：濃硝酸を加えると白濁し，加熱すると(b)色が変化した。そこにアンモニア水を加えると，さらに(c)色が変化した。

試験管④：粒状の水酸化ナトリウムを２粒加えて加熱し，塩酸をつけたガラス棒を試験管の口に近づけると(d)白煙が生じた。さらにその試験管に酢酸鉛(Ⅱ)水溶液を加えると(e)黒色沈殿が生じた。

問１　試験管①でおこった現象を何というか記せ。

問２　試験管①でおこった現象を利用しているのは(ア)～(エ)のうちどれか，記号で記せ。

(ア) パーマネントウェーブ　(イ) 消毒薬　(ウ) 鎮痛薬　(エ) 湿布薬

問３　試験管②でおこった反応の名称を記せ。

問４　試験管②でおこった反応は，ポリペプチドではおこるが，ジペプチドではおこらない。その理由を記せ。

問５　試験管③でおこった反応の名称を記せ。

問６　下線部(a)，(b)，(c)について，それぞれ何色になったか，その色を記せ。

問７　試験管④の下線部(d)の結果から，卵白に含まれていることがわかる元素は何か元素記号で記せ。

問８　試験管④の下線部(e)の結果から，卵白に含まれていることがわかる元素は何か元素記号で記せ。

生 物

問題

29年度

第Ⅰ期

(1) 次の文を読み，問い（問１～８）に答えよ。

1996 年に，生物学の新たな分野の発展につながるクローンヒツジの誕生が報告された。この実験には品種Ａと品種Ｂの雌ヒツジが用いられた。まず成長した品種Ａのヒツジ①から乳腺細胞を取り出して培養した。一方，品種Ｂのヒツジ②から未受精卵を取り出して核を取り除いた。この除核した１個の未受精卵に，培養して細胞周期の G_1 期の状態にある品種Ａの乳腺細胞の核を１個移植した。この核移植された卵細胞を培養して，初期胚になった段階で代理母となる品種Ｂのヒツジ③の子宮に移植した。その約５ヶ月後にヒツジ③から生まれたのがクローンヒツジ「ドリー」である。

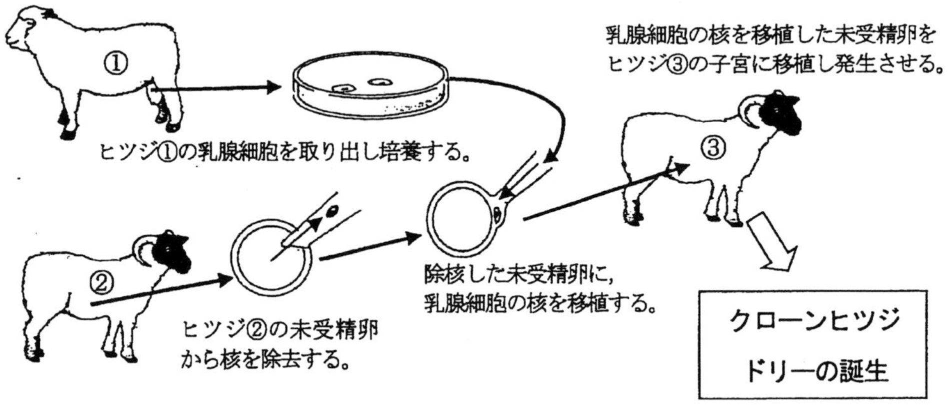

問１　クローンヒツジ「ドリー」の品種・性別はどれか。ア～カから１つ選び記号で答えよ。

ア：品種Ａ・雄　イ：品種Ａ・雌　ウ：品種Ｂ・雄

エ：品種Ｂ・雌　オ：ＡとＢの混合品種・雄　カ：ＡとＢの混合品種・雌

問２　代理母に移植される直前の「初期胚」を構成する細胞の染色体数はいくつか。ア～エから１つ選び記号で答えよ。なお，ヒツジの染色体数は品種によらず 2n＝54 である。

ア：27　イ：54　ウ：81　エ：108

問3 下線部の「細胞周期の G_1 期」とはどのような時期か。ア〜エから1つ選び記号で答えよ。

ア：分裂準備期　イ：分裂期　ウ：DNA 合成準備期　エ：DNA 合成期

問4 この実験に用いられる未受精卵は，第一極体を放出したものである。この時期の卵は減数分裂の途中のものであるが，この時期の卵の名称を答えよ。

問5 クローンヒツジ「ドリー」の体細胞には，どれもヒツジ②の細胞内の「あるもの」が引き継がれていた。「あるもの」とは何か。ア〜オから1つ選び記号で答えよ。

ア：核の DNA　イ：リボソーム　ウ：リソソーム
エ：ゴルジ体　オ：ミトコンドリア

問6 生殖技術におけるバイオテクノロジーの1つに ES 細胞の作製とその利用がある。この ES 細胞の "ES" の部分を，日本語（漢字）で記せ。

問7 ES 細胞の作製方法を 50 字以内で答えよ。句読点も1文字とする。

問8 クローンヒツジ「ドリー」は，通常のヒツジより短命であった。その理由として，染色体の両腕末端に存在するある構造が短縮していたためと推察された。この染色体の両腕末端の名称を答えよ。

(2) 遺伝に関する次の問い（問1〜2）に答えよ。

問1 連鎖している2つの遺伝子 A, B（a, b）がある。遺伝子型が $AABB$ の個体と $aabb$ の個体を交配して F_1（$AaBb$）を得，さらに F_1 どうしの交配を行ったところ，得られた F_2 の表現型とその個体数は表の通りであった。遺伝子 A, B（a, b）の組換え価（%）を求め，小数点以下第1位まで記せ。

表現型	個体数
〔AB〕	226
〔Ab〕	17
〔aB〕	17
〔ab〕	64

問2 遺伝子型 RR と rr の個体を交配して得た F_1（雑種第1代）の自家受精よって得られる F_2 の遺伝子型の分離比 $RR : Rr : rr$ は 1 : 2 : 1 となり，さらに F_2 の自家受精を行うと，F_3 の遺伝子型の分離比 $RR : Rr : rr$ は 3 : 2 : 3 となる。このように自家受精を続けていったときの F_5 における遺伝子型の分離比 $RR : Rr : rr$ を求めよ。

(3) 次の問い（①～⑮）に答えよ。答えはa～eから1つ選び記号で答えよ。

① 末梢血液中で最も数が多いのはどれか。

a:好中球　b:B細胞　c:T細胞　d:樹状細胞　e:マクロファージ

② エイズウイルスが感染するのはどれか。

a:樹状細胞　b:B細胞　c:キラーT細胞　d:ヘルパーT細胞

e: NK細胞

③ 花粉症のアレルギー症状が現れる際に，マスト細胞から分泌されるのはどれか。

a:アドレナリン　b:ヒスタミン　c:アレルゲン

d:セクレチン　e:免疫グロブリン

④ 外来の抗原を食作用で取り込み，抗原提示を行うのはどれか。

a:樹状細胞　b:好中球　c:キラーT細胞　d:ヘルパーT細胞

e: NK細胞

⑤ 現象と細胞との組み合わせで，正しいのはどれか。

a:即時性アレルギー・・・・・・マクロファージ

b:移植片拒絶反応・・・・・・・キラーT細胞

c:血液凝固反応・・・・・・・・形質細胞

d:免疫の二次応答・・・・・・・好中球

e:食作用・・・・・・・・・・・・NK細胞

⑥ マクロファージの細胞膜に存在し，自然免疫における細菌やウイルスなどの成分を認識する受容体はどれか。

a:TLR　b:BCG　c:TCR　d:HIV　e:HLA

⑦ ツベルクリン反応によって感染の有無を調べるのはどれか。

a:結核菌　b:赤痢菌　c:エイズウイルス　d:インフルエンザウイルス

e:麻疹ウイルス

⑧ 細胞核をもたないのはどれか。

a:血小板　b:好中球　c:マクロファージ　d:血管内皮細胞

e:リンパ管内皮細胞

⑨ 抗体を合成するのはどれか。

a:核小体　b:リソソーム　c:粗面小胞体　d:滑面小胞体

e:ミトコンドリア

⑩ 食作用で取り込んだ異物を細胞内で消化するのはどれか。

a:リボソーム　b:リソソーム　c:粗面小胞体　d:滑面小胞体

e:ゴルジ体

⑪ 鼻腔内に吸引された異物微粒子を体外に排除するための繊毛運動をつかさどるのはどれか。

a:微小管　b:中間径フィラメント　c:アクチンフィラメント

d:コラーゲン繊維　e:ミオシンフィラメント

⑫ リンパ球の核の形を保つのはどれか。

a:微小管　b:中間径フィラメント　c:アクチンフィラメント

d:コラーゲン繊維　e:ミオシンフィラメント

⑬ 造血幹細胞の分裂において，染色体の移動にかかわるのはどれか。

a:微小管　b:中間径フィラメント　c:アクチンフィラメント

d:コラーゲン繊維　e:ミオシンフィラメント

⑭ ヒトの末梢リンパ球の染色体数はどれか。

a:22本　b:23本　c:44本　d:46本　e:92本

⑮ 1つのT細胞が認識できる抗原の種類はいくつか。

a:1　b:4　c:数十　d:数万　e:数千万

(4) 以下の a〜f の手順にしたがって，DNA 抽出実験を行った。各問いに答えよ。

[DNA 抽出実験の手順]

a 蒸留水 40 mL に，塩化ナトリウム 3.5 g と 5 倍に希釈した台所用中性洗剤 1 mL を加えてよくかき混ぜ，DNA の抽出用溶液とする。

b 冷凍したブロッコリーの花芽をはさみで細かく切り，ペースト状になるまで乳鉢でよくすりつぶす。

c ペースト状になったブロッコリーに，抽出用溶液を 40mL 加えておだやかにかき混ぜる。

d c の処置をしたものを茶こしでろ過して，ろ液をビーカーにとる。

e あらかじめ冷却しておいたエタノールを静かにビーカーの壁に伝わらせ，ろ液の上の層になるように注ぐ。

f しばらくすると白い繊維状のものがエタノールとろ液の境界あたりに浮上してくる。そのごく一部を柄付き針でからめとってスライドガラスに載せ，酢酸オルセイン溶液で染色してカバーガラスをかけ，600 倍で顕微鏡観察する。

問 1 「手順 a」で，台所用中性洗剤を用いない場合には，次のどれを用いるのが最適か。①〜⑤から 1 つ選び番号で答えよ。

① EDTA（エチレンジアミン四酢酸）　② ペプシン
③ SDS（ドデシル硫酸ナトリウム）　④ オリーブオイル
⑤ 漂白剤

問 2 手順 b〜e の目的を，①〜⑤からそれぞれ 1 つずつ選び番号で答えよ。

① 組織や細胞を破壊し，DNA を抽出しやすくする。
② タンパク質を凝固させる。
③ DNA を沈殿させる。
④ DNA と固形物を分離させる。
⑤ 細胞膜と核膜を溶解する。

問3　「手順 b」の乳鉢ですりつぶす操作は，長時間（10 分程度以上）かけない方が良い。その理由を 30 字以内で記せ。句読点も 1 文字とする。

問4　「手順 f」で，酢酸オルセイン溶液によって DNA は何色に染まるか。①～⑤から 1 つ選び番号で答えよ。

① 青　② 赤　③ 黄　④ 茶　⑤ 緑

問5　DNA とヒストンが結合して，長い繊維状になっているものを何というか。

(5)　5 種の動物（ヒト，メダカ，ミミズ，バッタ，イカ）における項目①～④について，表下のそれぞれの選択肢から適切なものを 1 つずつ選び，空欄 1～15 にアまたはイ，16～20 にア～ウの記号を記入せよ。

	ヒト	メダカ	ミミズ	バッタ	イカ
①血管系	1	2	3	4	5
②原口の発生	6	7	8	9	10
③羊膜の有無	11	12	13	14	15
④体腔の種類	16	17	18	19	20

【項目（①～④）とそれぞれの選択肢（カタカナ記号）】

①血管系：ア開放血管系　イ閉鎖血管系

②原口の発生：ア新口動物　イ旧口動物

③羊膜の有無：ア有羊膜類　イ無羊膜類

④体腔の種類：ア無体腔　イ偽体腔　ウ真体腔

英 語

問題

29年度

第Ⅱ期

〔Ⅰ〕 次の（1）～（3）の語の中で、下線部の発音が他の語と異なるものを一つ選び、記号で答えなさい。

（1）ア peak　イ receipt　ウ receive　エ fruit

（2）ア chemistry　イ reach　ウ teach　エ choke

（3）ア prove　イ flew　ウ view　エ rude

〔Ⅱ〕 次の（1）と（2）の語で、第一アクセント（最も強く発音するところ）の部分を選び、記号で答えなさい。

（1）op - ti - mism（ア イ ウ）　（2）pro - fes - sion（ア イ ウ）

〔Ⅲ〕 次の（1）～（5）の各文の（　）内に入る最も適切な語（語句）を、それぞれア～エから選び、記号で答えなさい。

（1）I am no (　　) able to use this machine than he is.

ア far　イ much　ウ very　エ more

（2）Strawberries can be made (　　) wine.

ア of　イ by　ウ from　エ into

（3）They (　　) the issue for hours but came to no conclusion.

ア spoke　イ discussed　ウ answered　エ told

（4）I wonder (　　) this was the right thing to do.

ア whether　イ but　ウ so　エ even

（5）I am ashamed (　　) kind to the handicapped man on the train.

ア of been not having　イ of having been not

ウ of not been having　エ of not having been

〔IV〕 次の各文の（　　）内の単語を並べかえて、それぞれ日本文と同じ意味の英文を作りなさい。答えは（　　）内の**三番目**と**五番目**にくる単語の**記号**を書くこと。

（1）私は水泳を習ったことがなかった。そして彼らも同様だった。

I never learned (ア to　イ and　ウ they　エ swim　オ neither　カ did).

（2）日本中で、これと似た他の学校の必要性がある。

There is (ア other　イ a　ウ similar　エ schools　オ for　カ need) throughout Japan.

（3）それが習慣にならない限りにおいて、君は私に仕事中電話をかけてもよい。

You can phone me at work as long as (ア make　イ don't　ウ you　エ of　オ habit　カ a) it.

（4）水を今よりも良い方法で蓄え管理することが重要である。

It is important to save and manage water (ア in　イ we　ウ than　エ a　オ way　カ better) do now.

（5）この特定の分子の化学的構造は、非常に珍しい。

The (ア molecule　イ particular　ウ chemical　エ of　オ structure　カ this) is very unusual.

〔V〕 次の英文はルネサンス期における生物学についての文の一部である。この英文を読み、各問いに答えなさい。

Beginning in Italy during the 14th century, there was a general ferment within the culture itself, which, together with the rebirth of learning (partly as a result of the rediscovery of Greek work), is referred to as the Renaissance. Interestingly, it was the artists, rather than the professional anatomists, who were intent upon a true rendering of the bodies of animals and men and thus were motivated to gain their knowledge firsthand by dissection. No individual better exemplifies the Renaissance than Leonardo da Vinci, whose anatomical studies of the human form during the late 1400s and early 1500s were so far in advance of the age that they included details not recognized until a century later. Furthermore, while dissecting animals and examining their structure, Leonardo compared them to the structure of man. In doing so, he was the first to indicate the homology between the arrangements of bones and joints in the leg of the human and that of the horse, despite the superficial differences. <u>Homology was to become an important concept in uniting outwardly diverse groups of animals into distinct units, a factor that is of great significance in the study of evolution.</u>

Other factors had a profound effect upon the course of biology in the 1500s, particularly the introduction of printing around the middle of the century, the increasing availability of paper, and the perfected art of the wood engraver, all of which meant that illustrations as well as letters could be transferred to (　　). In addition, after the Turks had conquered Byzantium in 1453, many Greek scholars took refuge in the West; the scholars of the West thus had direct access to the scientific works of antiquity, rather than indirect access through Arabic translations.

(注) ferment: excitement and trouble caused by change or uncertainty
rendering: dissection, cutting up in order to examine scientifically
diverse: of different kinds
refuge: shelter or protection from danger, trouble, etc.

antiquity: the distant past, especially the times of the Greeks and Romans

問1 下線部を和訳しなさい。ただし文頭の 'Homology' は訳さずそのまま書いてよい。

問2 文中の（　　）内に入る最も適切な英語一語を書きなさい。ただし、この一語は本文中に存在する。

〔VI〕 次の英文を読み、各問いに答えなさい。

The newspaper industry is entering a new era. The Seattle Post-Intelligencer has become America's first newspaper to stop printing and become the first newspaper to (1) online only. The newspaper was 146 years old, the oldest in Washington State.

Only about 20 people (2) for seattlepi.com, the Internet version of the newspaper. Once over 150 people worked in the newsrooms of Seattle's most famous paper. There is only one daily newspaper A[leave] in Seattle, The Times. Many people think that it could (3) the Post-Intelligencer by going online only too. Among other big cities in the US, Denver only has one daily newspaper because the Rocky Mountain News closed a few weeks ago. Some newspapers around the US are afraid of going bankrupt. Among these are the Chicago Tribune and the Los Angeles Times.

One [problems, printed, main, face, of, the, newspapers, that] today is advertising. Big local newspapers (4) a lot of their money with ads. But that market has moved to advertising on the Internet, which is either free or costs very little. Another reason is that many newspapers have become bigger and bigger. They have spent too much money expanding and buying up other papers.

Newspapers are reducing costs wherever they can. In Detroit, daily newspapers are delivering their papers on only three days a week. In Ohio, the state's largest newspapers are sharing stories. Almost 8,000 jobs have been lost in the newspaper industry.

Newspapers have lost millions of readers in the past years because a new generation of readers has emerged. Much of the news that people get online still B[come] from newspapers and most of them publish it for free. While newspapers have fewer reporters in big cities and abroad, observers (5) that they have lost much of their quality. The question is: Will they find a new home on the Internet?

問１　本文中の（1）～（5）に入る最も適切な語を下から選び、記号で答えなさい。ただし、同じ単語は２回使えないものとする。

ア appear　　イ say　　ウ follow　　エ earn　　オ work

問２　本文中のＡとＢを本文の内容に合うように適切な形に書きかえなさい。

問３　下線部の［　］内の語を意味が通るように並べかえて書きなさい。

問４　次の①と②の英語の説明に該当する語を本文中から探して書きなさい。

① without enough money to pay what you owe

② all the people who were born at about the same time

問５　本文の内容に合うように、次の質問に**日本語**で答えなさい。

（1）アメリカで最も古い新聞は何か。

（2）オンラインの新聞に移行していく理由を２つ書きなさい。

〔Ⅶ〕 次の日本文を英語にしなさい。

（1）その景色があまりにきれいだったので、私はその絵を描いてみたい気分になった。

（2）風邪を引いている時というのは、多分君の体が休息をとるように言っているんだよ。

（3）重要なことは両国がお互いのことをよく理解することです。

数 学

問題

29年度

第Ⅱ期

1 次の ＿＿ に適する数，式または記号を答えよ。

(1) 次の （ア） ，（イ） にあてはまるものを下の (あ)〜(え) のうちから1つ選び，(あ)〜(え) で答えよ。ただし，同じものを繰り返し選んでもよい。

(i) a, b が実数であるとき，$a^2+b^2=0$ は $ab=0$ であるための （ア） 。

(ii) a, b が実数であるとき，$a>b$ は $a^2>b^2$ であるための （イ） 。

(あ) 必要条件であるが，十分条件ではない

(い) 十分条件であるが，必要条件ではない

(う) 必要十分条件である

(え) 必要条件でも，十分条件でもない

(2) 2次方程式 $x^2-3x+5=0$ の解を α，β とする。2次方程式 $x^2+ax+b=0$ の2つの解が α^3，β^3 であるとき，$a=$ （ウ） ，$b=$ （エ） である。

(3) 0，1，2，3，4，5 の 6 個の数字から異なる 4 個を選んで 4 桁の整数を作る。このとき，3 の倍数は全部で [(オ)] 個ある。また，4 の倍数は全部で [(カ)] 個ある。

(4) 三角形 ABC において，3 辺の比が BC : CA : AB = 6 : 4 : 5 であるとき，$\cos B =$ [(キ)] である。また，$\sin C =$ [(ク)] である。

(5) 関数 $f(x) = 4ax^3 + 3a^2x^2 + 18x$ は $x = -1$ で極大値をとる。このとき，$a =$ [(ケ)] である。また，関数 $f(x)$ の極小値は [(コ)] である。

2 円 C は原点 $(0, 0)$ を中心とする半径 3 の円，直線 ℓ は 点 $(0, 1)$ を通り，傾きが m の直線である。ただし，m は実数とする。

(1) 円 C と直線 ℓ が相異なる 2 点で交わることを示せ。

円 C と直線 ℓ の 2 つの交点を P，Q とする。

(2) 線分 PQ の長さを m を使って表せ。

(3) 点 P における円 C の接線と点 Q における円 C の接線との交点を R とする。m が実数全体を動くとき，点 R の軌跡を求めよ。

3 数列 $\{a_n\}$ は

$$a_1 = \frac{1}{2}\,,\quad n\,a_{n+1} - (n+2)\,a_n = n+1 \quad (n = 1, 2, 3, \cdots)$$

で定義される。

(1) a_2, a_3 の値を求めよ。

(2) $b_n = \dfrac{a_n}{n\,(n+1)}$ とするとき，b_{n+1} を b_n を用いて表せ。

(3) 数列 $\{a_n\}$ の一般項 a_n を求めよ。

物理

問題

29年度

第Ⅱ期

(1) 以下の設問に答えよ。

問１ 以下の①～⑩にはいる適切な語句を，選択肢から１つずつ選び，ア～ヌの記号で答えよ。同じ記号を２回以上選んでもよい。

(ⅰ) 十分に長い導線を流れる直線電流のまわりには ① に磁場（磁界）ができる。この磁場の強さは導線からの距離の ② に反比例し，電流の大きさの ③ に比例する。

(ⅱ) 19 世紀初めにヤングによって行われた複スリットを用いた実験で，光が波動に特有の現象である ④ や干渉を起こすことが示された。一方で，光の粒子性を示す現象には ⑤ などがある。

(ⅲ) 波源や観測者が動いていると，観測される波の振動数が変化する現象を ⑥ といい，波源と観測者が互いに ⑦ と振動数は大きく観測される。音の場合，振動数が大きいほど音は ⑧ 聞こえる。

(ⅳ) 媒質が波の進行方向と平行に振動する波を ⑨ ，垂直に振動する波を ⑩ という。

選択肢

ア．導線に平行で電流と同じ向き　イ．導線に平行で電流と逆向き
ウ．同心円状　エ．放射状　オ．１乗　カ．２乗　キ．３乗
ク．光電効果　ケ．ホール効果　コ．ドップラー効果
サ．屈折　シ．回折　ス．共振　セ．近づく　ソ．遠ざかる
タ．大きく　チ．小さく　ツ．高く　テ．低く
ト．縦波　ナ．横波　ニ．定常波　ヌ．進行波

問２　なめらかな水平面上で静止していた物体に，水平方向で大きさ１Ｎの一定の力を２秒間加えたところ，0.5 m/s の速さになった。

(ｉ)　力を加えられている間に，物体に与えられた力積の大きさを求めよ。

(ii)　力を加えられている間の，物体の加速度の大きさを求めよ。

(iii)　力を加えられている間に，物体が動いた距離を求めよ。

(iv)　力を加えられている間に，物体がされた仕事を求めよ。

(ｖ)　物体の質量を求めよ。

(2) 地球の周りをまわる宇宙船について考える。地球と宇宙船の大きさは無視でき，宇宙船の質量は常に変わらないものとし，地球の質量を M, 宇宙船の質量を m, 万有引力定数を G とする。

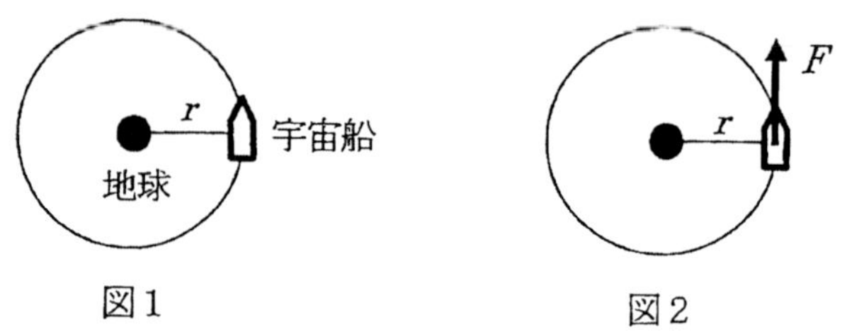

図1　　図2

宇宙船のロケットエンジンは作動しておらず，図1のように，宇宙船は地球を中心とする半径 r の円軌道に沿って回転している。以下の設問に答えよ。

問1　地球が宇宙船に及ぼす万有引力の大きさを求めよ。

問2　地球が宇宙船に及ぼす万有引力の反作用は ① が ② に及ぼす力である。①，②に入る語を記せ。

問3　宇宙船の速さを求めよ。

問4　宇宙船が円軌道を一周するのにかかる時間を求めよ。

問5　宇宙船がもつ，万有引力による位置エネルギーを求めよ。ただし，無限遠方を位置エネルギーの基準点とする。

上の状態から，宇宙船のロケットエンジンが噴射して，図2のように宇宙船に大きさ F の力を半径 r の円軌道に接する方向に加える。以下の設問に答えよ。

問6　ロケットエンジンが噴射し始めた瞬間の，宇宙船の加速度の大きさを求めよ。

問7　ロケットエンジンが噴射し始めた瞬間での，宇宙船の速度と問6の加速度とがなす角を θ とする。$\tan\theta$ を求めよ。

宇宙船は半径 r の軌道を離れ，その後，ロケットエンジンを切った状態で半径 R の円軌道に沿って回転するようになった。以下の設問に答えよ。

問8　半径 r の円軌道から半径 R の円軌道に移ったことによる，宇宙船がもつエネルギーの増加量を求めよ。

(3) 下図のような，電気容量 C_1, C_2 のコンデンサー，抵抗値 R の抵抗器，自己インダクタンス L のコイル，起電力 E の電池，スイッチSからなる回路を用意した。初め，スイッチSは開いており，コンデンサーはいずれも充電されていなかった。導線の抵抗や電池の内部抵抗は無視できるものとし，電池の負極を電位の基準とする。

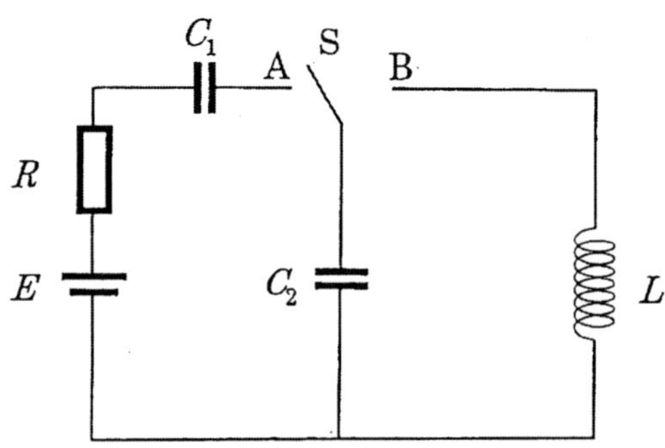

スイッチSをA側に閉じた。以下の設問に答えよ。

問1　スイッチSをA側に閉じた直後に，抵抗値 R の抵抗器に流れる電流を求めよ。

問2　充分時間が経ったときに，抵抗値 R の抵抗器に流れる電流を求めよ。

問3　充分時間が経ったときに，電気容量 C_1 のコンデンサーに蓄えられている電気量を求めよ。

問4　充分時間が経ったときの，Aの電位を求めよ。

次に，スイッチSをB側に閉じたところ，電気容量 C_2 のコンデンサーと自己インダクタンス L のコイルの回路に電気振動が起こった。スイッチを閉じた時刻を0として，以下の設問に答えよ。

問5　スイッチSをB側に閉じた直後に，コイルに流れる電流を求めよ。

問6　振動電流の最大値を求めよ。

問7　振動電流が最大になる最初の時刻を求めよ。

問8　問7の時刻を t としたとき，時刻0から $2t$ までのBの電位の時間変化のグラフを解答欄に描け。電位の最大値，最小値も書き込むこと。

(4) なめらかに動くピストンのついたシリンダーに，物質量 n[mol]の単原子分子理想気体が封入されている。ピストンをゆっくりと動かして，気体の状態を変化させた。下のグラフは，この気体の圧力と体積の変化を表したものである。気体は最初Aの状態にあり，A→B→C→D→A と変化して元の状態に戻った。

気体定数を R [J/(mol・K)]，アボガドロ定数を N [1/mol] として，以下の設問に答えよ。

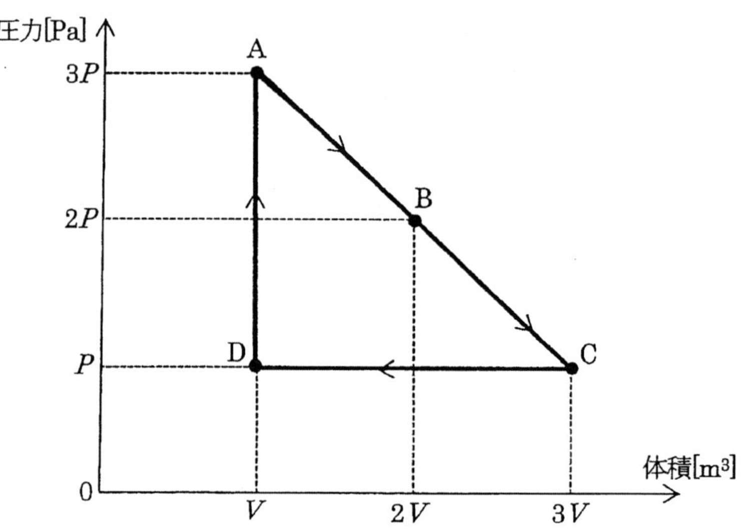

問1　この気体のAでの絶対温度を求めよ。

問2　この気体がBでもっている内部エネルギーを求めよ。

問3　D で，この気体1分子がもっている運動エネルギーの平均値を求めよ。

問4　C→D で，この気体が外部からされた仕事を求めよ。

問5　C→D で，この気体が放出した熱量を求めよ。

問6　D→A で，この気体が吸収した熱量を求めよ。

問7　A→C で，この気体が外部にした仕事を求めよ。

問8　A→C で，この気体が吸収した熱量を求めよ。

問9　Aの状態から，断熱的に体積を $3V$[m³]まで膨張させた後の圧力[Pa]はどうなるか。次のｱ～ｳから選び，記号で答えよ。

　ｱ. Pより大きい　　ｲ. P　　ｳ. Pより小さい

問10　問9の解答のように判断した理由を，熱力学第一法則を用いて説明せよ。

化 学

問題

29年度

第Ⅱ期

必要があれば次の原子量を用いよ。
H = 1.00　C = 12.0　N = 14.0　O = 16.0　Na = 23.0　Si = 28.0
S = 32.0　Cl = 35.5　Cu = 63.5　Br = 80.0　Pb = 207

(1) 次の<実験>について，問１～問７に答えよ。

<実験>

① 反応に十分な量の亜硫酸ナトリウムに希硫酸 2.1 mL を加えると，(a)気体が発生した。

② 発生した気体をすべて(b)捕集したところ，標準状態で 0.28 L だった。

③ 発生した気体すべてを過酸化水素水 100 mL と完全に反応させて水溶液にした。

④ ③の水溶液を，0.50 mol/L の水酸化ナトリウム水溶液で中和滴定した。

問１ 下線部(a)について，その気体の名称を記せ。

問２ ①で起きた反応を，化学反応式で記せ。

問３ ②の結果から，用いた希硫酸のモル濃度を，有効数字２桁で記せ。計算も残すこと。

問４ 下線部(b)について，捕集方法として適しているものを下の（ア）～（ウ）から選び，記号で記せ。

（ア）水上置換　　（イ）上方置換　　（ウ）下方置換

問５ ③の反応を化学反応式で記せ。

問６ ④で，中和に要する 0.50 mol/L の水酸化ナトリウム水溶液は理論的には何 mL か，有効数字２桁で記せ。計算も残すこと。ただし③の反応は，完全に進行したものとし，空気中の成分は酸の濃度に影響しないものとする。

問７ 下線部(a)の気体を発生させるには，他にどのような方法があるか簡単に記せ。

(2) 次の問１〜問５に答えよ。

問１　次の文章中の（　ア　），（　イ　）に電子 e^- を含む適切なイオン反応式を，（　ウ　）〜（　カ　）には，適切な化学式を記せ。

炭素を電極として塩化ナトリウム水溶液を電気分解すると，陽極では（　ア　）の反応が，陰極では（　イ　）の反応が起る。陰極付近では，電気分解によって OH^- と Na^+ が増加するので，（　ウ　）が生じる。陽極で生じた（　エ　）が水と反応して生じた（　オ　）が，陰極で生じた（　ウ　）と中和反応すると，塩素系漂白剤の主成分となる（　カ　）が生成する。

問２　次の(a)〜(c)のガラス器具の概略図を描け。

（a）ホールピペット　　（b）メスフラスコ

（c）コニカルビーカー

問３　二酸化ケイ素は，ダイヤモンドの C−C 結合をどのような結合に置き換えて正四面体構造になっているか，その結合のしかたを「C−C」のように記せ。

問４　A[mol]の水素と A[mol]のヨウ素を密閉容器に入れ，一定温度に保つと，ヨウ化水素が $2B$[mol]生じて平衡状態となった。この反応の平衡定数を K として，B を A と K を用いた式で記せ。

問５　市販の濃塩酸（質量パーセント濃度 37 %，密度 1.2 g/cm³）に水を加えて，0.15 mol/L 塩酸を 500 mL つくりたい。濃塩酸を何 mL 使えばよいか，有効数字２桁で記せ。計算も残すこと。

(3) 次の文章を読み，問1～問6に答えよ。

ベンゼン環にアルキル基を1個だけ含む芳香族化合物Aがある。(a)ある量の芳香族化合物Aに触媒とともに濃硝酸を作用させたところ，1個のニトロ基が導入された化合物Bが 33.0 g 得られた。さらに，生成した(b)化合物Bのすべてを還元したところアミノ基を含む化合物Cが 27.0 g 得られた。ただし，用いた化合物Aはすべて化合物Bとなり，また化合物Bはすべて化合物Cへ変化するものとする。

問1 下線部(a)について，実験室で触媒として用いる物質の名称を1つ記せ。

問2 下線部(b)について，化合物Bを還元するために実験室で用いる2つの物質をそれぞれ化学式で記せ。

問3 芳香族化合物Aを $C_6H_5 \cdot R$ として下線部(b)を化学反応式で記せ。ただし還元剤によって与えられる水素原子(H)を用いて記せ。

問4 生成した化合物Bの 33.0 g は何 mol か，有効数字3桁で記せ。計算も残すこと。

問5 最初の反応に用いた芳香族化合物Aは何 g か，有効数字3桁で記せ。計算も残すこと。

問6 考えられる芳香族化合物Aの構造式をすべて記せ。

(4) 次の文章を読み，問１～問６に答えよ。

解熱剤や鎮痛剤は病気の症状の緩和に使われる医薬品で，（ ア ）薬といわれている。狭心症に対して用いられる(a)<u>ニトログリセリン</u>も（ ア ）薬である。医薬品では，多量に用いたり，長期間用いたりしたときなどに，期待した効果と違った作用である（ イ ）が現れることがある。局所麻酔に用いられるプロカイン塩酸塩は，(b)<u>*p*-アミノ安息香酸</u>から合成される無色の結晶で，（ イ ）はコカインより小さい。実験動物に薬品を投与したとき，死亡する動物が現れる量を（ ウ ）という。医薬品の中で毒性があるものは（ エ ），特に毒性が強いものは（ オ ）として法令で指定されている。

傷口の病原菌を死滅させたり増殖を抑えたりする医薬品を（ カ ）薬という。（ カ ）薬には，(c)<u>ハロゲン化合物，酸化剤，アルコール系，フェノール系</u>などがある。塩化ベンザルコニウムは，通常の(d)<u>セッケン</u>とは異なり，水中で電離して生じる（ キ ）イオンが活性をもつため(e)<u>逆性セッケン</u>と呼ばれている。

問１　（ ア ）～（ キ ）に適切な語を記せ。

問２　下線部(a)について，ニトログリセリンの構造式を記せ。

問３　下線部(b)について，*p*-アミノ安息香酸の構造式を記せ。

問４　オキシドール（３％過酸化水素水）とクレゾールセッケン液は，それぞれ下線部(c)のどの種類に属するか記せ。

問５　下線部(d)のセッケンのように疎水基と親水基をもち，水と油などの界面に配列して，水の表面張力を低下させる物質を何というか記せ。

問６　下線部(e)は，（ カ ）薬以外にどのような用途で用いられるか記せ。

生 物

問題

29年度

第Ⅱ期

(1) 次の文を読み，問１～問７に答えよ。

ヒトの眼は光に対する感覚器官である。眼に入った光は角膜と（ ア ）で屈折されて網膜上に像を結ぶ。網膜には(a)2 種類の視細胞があり，受容した光刺激は視神経を介して脳に伝えられ，視覚が生じる。

光の強さに対しては2種類の対応がある。1つは光の量の調節で，これは（ イ ）によって対応する。もう１つは，(b)明るい場所から暗い場所に入った場合で，はじめはほとんど見えないが，やがて視細胞の感度が上昇してものが見えるようになるという対応である。

図１はヒトの右眼の水平断面を上から見た模式図であり，図２は２種類の視細胞（①：実線，②：破線）の網膜における分布を表したグラフである。

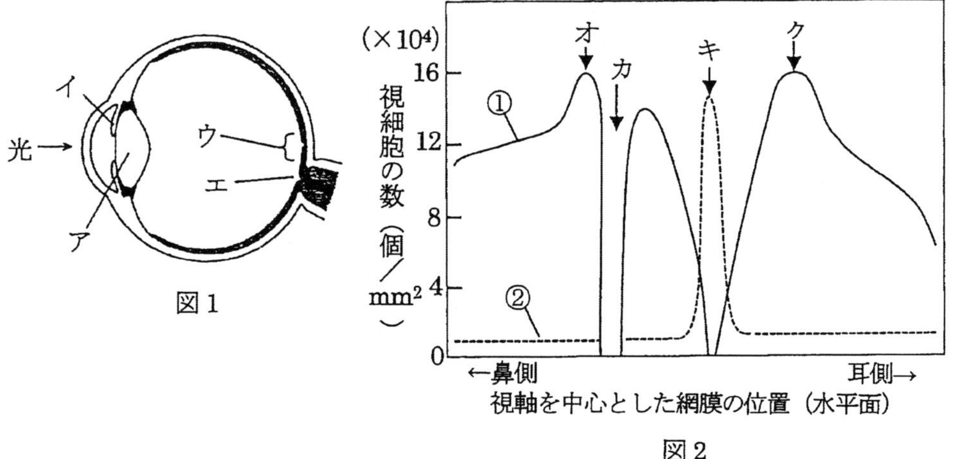

図１

図２

問１ 文中の（ア），（イ）は図１のア，イに対応する。それぞれの名称を記せ。

問２ 下線部(a)の「2 種類の視細胞」について，図２の①，②のそれぞれに当てはまる細胞の名称を記せ。

問３ 図１のウとエの名称を記し，それぞれ，図２のオ～クのどれに対応するか，記号で答えよ。

問4　下線部(b)の現象を何というか。

問5　眼球の運動や瞳孔の調節などの中枢はどこか。1つ選び番号で答えよ。

①大　脳　　②中　脳　　③小　脳

④間　脳　　⑤延　髄

問6　眼が2つあり前面を向いている利点は何か。句読点を含め25字以内で答えよ。

問7　遠視や乱視，近視などにおける屈折検査に用いられる薬(アトロピン硫酸塩)を点眼すると，副交感神経に働き瞳孔が大きく開く。

(1) 副交感神経の軸索末端から分泌される神経伝達物質名を記せ。

(2) 次の文章の〔　〕内の正しい方を選び，解答用紙の番号を○で囲め。

　この薬によって瞳孔が大きく開くのは副交感神経の働きを〔①活性化する・②抑制する〕ことで，瞳孔括約筋が〔③収縮して・④収縮しにくくなり〕，瞳孔が拡大するためである。

(2) 次の文を読み，問１～問３に答えよ。

ある植物では，純系の赤花（遺伝子型 AA ）と純系の白花（遺伝子型 aa ）を交配すると，F_1はすべて桃色花となる。

ある集団では，赤花が 36%，桃色花が 48%，白花が 16%の割合で存在した。この集団から白花をすべて取り除き，残った赤花と桃色花の集団で自由交配を行い，次世代の集団をつくった。

問１　白花を取り除く前の集団における，遺伝子 A と a の頻度を分数で答えよ。

問２　白花を取り除いた集団における，遺伝子 A と a の頻度を分数で答えよ。

問３　白花を取り除いた集団で自由交配を行って得られた次世代の集団における，赤花：桃色花：白花の比率を求めよ。

(3) 次の問1～問10について，①～⑤の中から正しいものをそれぞれ2つ選び，番号で答えよ。

問1 アミノ酸分子に共通する構成要素はどれか。

① アミノ基 ② カルボキシ基 ③ ヒドロキシ基
④ アセチル基 ⑤ アルデヒド基

問2 細胞接着に関与する細胞の膜タンパク質はどれか。

① カドヘリン ② インテグリン ③ トロポニン
④ フィブロネクチン ⑤ ヒアルロン酸

問3 クロマチン繊維を構成するのはどれか。

① タンパク質 ② 脂 質 ③ 核 酸
④ 糖 質 ⑤ 無機質

問4 RNA に存在し，DNA に存在しないのはどれか。

① リボース ② グルコース ③ デオキシリボース
④ ウラシル ⑤ チミン

問5 微小管のモータータンパク質はどれか。

① アクチン ② ミオシン ③ ダイニン
④ キネシン ⑤ チューブリン

問6 すべての細胞に存在するのはどれか。

① 核 ② 細胞壁 ③ 細胞膜
④ 細胞質基質 ⑤ ミトコンドリア

問 7　核膜を構成するのはどれか。

① タンパク質　　② 脂　質　　③ DNA

④ RNA　　⑤ 無機質

問 8　リボソームを構成するのはどれか。

① 糖　質　　② 脂　質　　③ 核　酸

④ 無機質　　⑤ タンパク質

問 9　ATP を合成するのはどれか。

① 粗面小胞体　　② ゴルジ体　　③ ミトコンドリア

④ リボソーム　　⑤ 葉緑体

問 10　硫黄を含むアミノ酸はどれか。

① アルギニン　　② システイン　　③ メチオニン

④ ヒスチジン　　⑤ バリン

(4) 次の文を読み，問いに答えよ。

シュペーマンとマンゴルドは 1924 年に，クシイモリの初期原腸胚の(a)原口の動物極側の部域を切り取り，スジイモリの初期原腸胚の腹側赤道部に移植し，この胚を発生させた。移植を受けたスジイモリの胚は，正常胚と同じように発生し，尾芽胚となったが，その腹側には，正常胚と比べてやや小形の二次胚が生じていた。シュペーマンとマンゴルドは，下線部(a)の部位が，胚の他の部分に作用して一定の構造に変化させる（ ア ）というはたらきをすることを発見した。この現象を起こす胚の組織を（ イ ）という。器官が形成されていく過程では(b)（ ア ）が次々に起こることで，順序だった発生が進行していく。イモリの眼の形成においては，脳の一部が左右にふくらんで一対の（ ウ ）を生じる。（ ウ ）はその先端がくびれ（ エ ）になる。（ エ ）は接している表皮に働きかけて（ オ ）を（ ア ）する。次に（ オ ）は表皮から角膜を（ ア ）する。（ エ ）自身はその後（ カ ）に分化する。

問1 文中の（ ア ）～（ カ ）に適語を入れよ。

問2 下線部(a)を何というか。また，それは右の初期原腸胚の原基分布図中のどれか。A～F の記号で答えよ。

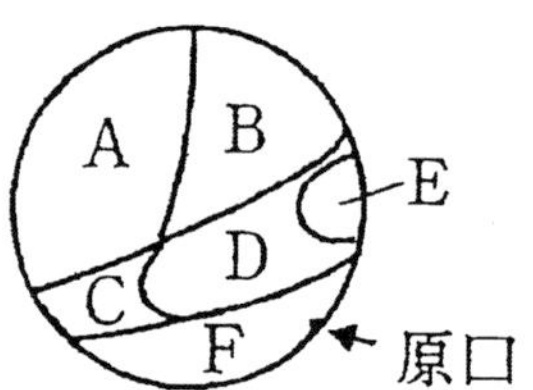

問3 下線部(b)を何というか。

問4 スジイモリに形成された二次胚のうち，移植片（クシイモリ）のみに由来するものはどれか。①～⑤より１つ選び番号で答えよ。

① 脳　② 消化管　③ 脊 索
④ 眼　⑤ 腎 節

(5) 次の問いの文中の（　　）内に入る適当な数値を下の選択肢の中から１つ選び，①～⑤の番号で答えよ。

問１　電子顕微鏡の分解能は，およそ（　　）である。

① 0.2 nm　　② 2 nm　　③ 0.2 μm
④ 2 μm　　⑤ 0.2 mm

問２　DNA 二重らせんにおける１回転 10 ヌクレオチド間の距離は（　　）である。

① 0.34 nm　　② 3.4 nm　　③ 34 nm
④ 0.34 μm　　⑤ 3.4 μm

問３　現生人類の直系の祖先は約（　　）万年前にアフリカで誕生したと考えられている。

① 0.2　　② 2　　③ 20
④ 200　　⑤ 2000

問４　ヒトでは，心臓を出た血液の約（　　）が肝臓を通る。

① 1/2　　② 1/3　　③ 1/4
④ 1/5　　⑤ 1/6

問５　ヒトの１個の腎臓中には，約（　　）万個のネフロンがある。

① 0.1　　② 1　　③ 10
④ 100　　⑤ 1000

問６　ヒトのニューロンの細胞内の電位は，外側を基準にすると，静止状態では約（　　）mV になっている。

① −30　　② −70　　③ +30
④ +70　　⑤ +90

問7　アミノ酸をコードする遺伝暗号（コドン）は（　　）種類ある。

① 3　　② 4　　③ 20

④ 61　　⑤ 64

問8　DNAとRNAを構成するのは，炭素を（　　）個もつ糖である。

① 3　　② 4　　③ 5

④ 6　　⑤ 7

問9　ヒトの赤血球の寿命は約（　　）ヶ月である。

① 1　　② 2　　③ 4

④ 6　　⑤ 12

問10　成人が1日につくる原尿の量は約（　　）Lである。

① 1.8　　② 18　　③ 180

④ 1800　　⑤ 18000

英 語
解答
29年度

第Ⅰ期

Ⅰ
〔解答〕
(1)(イ) (2)(イ) (3)(エ)
〔出題者が求めたポイント〕
発音の異同の問題
(1)(ア) [əː] (イ) [ɑː] (ウ) [əː] (エ) [əː]
(2)(ア) [uː] (イ) [u] (ウ) [uː] (エ) [uː]
(3)(ア) [s] (イ) [s] (ウ) [s] (エ) [ʃ]

Ⅱ
〔解答〕
(1) ア (2) イ
〔出題者が求めたポイント〕
アクセント問題

Ⅲ
〔解答〕
(1) ウ (2) ア (3) イ (4) エ (5) ウ
〔出題者が求めたポイント〕
(1) look forward to Ving「～することを楽しみに待つ」
(2) would rather A than B「B よりむしろ A したい」。A, B は動詞原形
(3) 第 4 文型の do は「与える」の意味。favor は「好意ある行為」。Will you do me a favor? で「ちょっとお願いがあるのですが」。人にモノを頼むときの決まり文句
(4) as far as I am aware「私が知っている限り」
(5) in favor of ～「～に賛成して」。against ～「～に反対して」
〔全訳〕
(1) 私はすぐにあなたから手紙をもらうのを楽しみに待っています。
(2) 私はバスに乗るよりもむしろ歩きたい。
(3) ちょっとお願いがあるのですが。
(4) 私が知っている限り、休暇中に何も問題はなかった。
(5) 12 人が彼の政策に賛成票を入れたが、8 人は反対票を入れた。

Ⅳ
〔解答〕
(1) 三番目：ウ 五番目：ア
(2) 三番目：オ 五番目：ウ
(3) 三番目：イ 五番目：エ
(4) 三番目：エ 五番目：カ
(5) 三番目：ア 五番目：オ
〔出題者が求めたポイント〕
完成した英文
(1) The doctor must not (allow the [patient] to [be] put) at risk.
(2) Mars has always seemed (the only [planet] where [we] might) find life.
(3) I wonder if he has (got the [job] he [applied] for).
(4) The size of the chicken (pieces will [determine] the [cooking] time).
(5) (Not knowing [what] to [say]), she forced herself to smile.

Ⅴ
〔解答〕
問 1 それゆえかつては、植物の研究と動物の研究を区別することや、有機体の構造の研究と機能の研究を区別することが慣習だったが、現在慣行となっているのは、すべての生物が共有する生物的現象を研究することだ。
問 2 level
〔全訳〕
生物学とは生物とその生命維持過程の研究である。この分野は生命に関するすべての物理化学的側面を扱う。しかしながら、科学的知識と調査を統合する現代的傾向の結果として、生物学の分野が他の専門科学分野と重なるようになってきている。科学 ― 例えば化学や物理学 ― の最新分野は生物学のそれと統合されて、生化学や生物理学といった分野になっている。

生物学は非常に幅広い科目なので、研究の便宜のためにさらに細かい分野へ再分割される。一見すると違うように見えるが、すべての下位部門は基本的な原理で相互に関連している。それゆえかつては、植物の研究と動物の研究を区別することや、有機体の構造の研究と機能の研究を区別することが慣習だったが、現在慣行となっているのは、すべての生物が共有する生物的現象を研究することだ。

今日生物学はしばしば、生命の基本単位を扱うレベルで取り組まれている。例えば、分子生物学のレベルにおいて、生命とは、有機体を構成する多くの化学的要素間で生じる化学エネルギーの変化が発現したもの見なされる。より強力で正確な実験器具や技術が開発された結果、生物中の目に見えない究極の生理化学組織(超微細構造)のみならず、分子レベルでどのように生命体が再生するのかも、より正確に理解し定義することが今や可能である。

Ⅵ
〔解答〕
問 1 (1) イ (2) オ (3) ウ (4) ア (5) エ
問 2 A developed B increasing
問 3 [making ends meet means that]
問 4 (1) 1 億 2 千 700 万人 (127,000,000 人)

(2) 低い出生率。ベビーブーム世代の引退。厳しい移民法。

(3) 農村地域。田舎に老人が置き去りにされ、一方若い世代は都市へ移動する傾向があるから。

〔全訳〕

日本の人口はどんどん老齢化している。昨年だけでも、日本の人口はほぼ30万人減って、1億2千7百万人になった。人口のおよそ4分の1が65歳以上であり、一方、14歳未満の子供の数は13パーセントに減少した。これら新たな数字は、日本が世界で最も急速に老齢化している国のひとつだということを示している。2050年までに人口は9千5百万に下降すると予測されている。

多くの要因が日本の人口減少をもたらしている。ひとつは、出生率が極端に低い1.3パーセントであり、これは全先進国の中で最低である。一方、50代60代のベビーブーム世代は引退する年齢に近づいている。厳格な移民法もまた日本の人口に影響を与えてきた。2011年福島核事故の後、日本に暮らす外国人が減少したこともそうだ。日本の人口のたった2パーセントが外国人であり、これは多くの西側諸国が5パーセントを大きく超えているのと対照的である。

日本政府は老齢化社会の問題に取り組む努力をしている。福祉費は上昇し、医療費も増加している。より多くの病院や医師が必要とされるが、税金を払う労働力は減少している。さらに、寿命は世界の中でも最も高い。

人口減少は農村地域に最も影響を与えている。田舎に老人が置き去りにされ、一方若い世代は都市へ移動する傾向がある。

日本の夫婦が持つ赤ん坊の数は減っている。なぜなら、それは彼らが引き受ける準備ができていない経済的負担だからだ。より多くの女性が労働力に参入するにつれ、子供の世話をする託児所も十分ではなくなる。

人口研究は、日本政府が家族に対して十分なことをしていないと主張する。日本で一人の子供を持つことは非常な費用がかかる。そして時に、家計をやりくりするのに、夫婦共働きをせざるを得ないことになる。多くの夫婦は30歳を大きく過ぎるまで結婚をしない。それゆえ、赤ちゃんを持つ可能性が減っている。最終手段として妊娠中絶禁止に賛成する人さえいる。

Ⅶ

〔解答例〕

(1) I can't understand what he wants to say.

(2) The population of the United Kingdom is about half the population of Japan.

(3) How much does it cost to go to Aomori by train?

第Ⅱ期

Ⅰ

〔解答〕

(1) エ　(2) ア　(3) ウ

〔出題者が求めたポイント〕

発音の異同の問題

(1)(ア) [iː]　(イ) [iː]　(ウ) [iː]　(エ) [uː]

(2)(ア) [k]　(イ) [tʃ]　(ウ) [tʃ]　(エ) [tʃ]

(3)(ア) [uː]　(イ) [uː]　(ウ) [juː]　(エ) [uː]

Ⅱ

〔解答〕

(1) ア　(2) イ

〔出題者が求めたポイント〕

アクセント問題

Ⅲ

〔解答〕

(1) エ　(2) エ　(3) イ　(4) ア　(5) エ

〔出題者が求めたポイント〕

(1) A is no more B than C.「AはCがそうでないのと同様Bでない」

(2) be made into ～「加工して～にする」

(3) discuss「～を議論する」は他動詞

(4) I wonder whether ～「～かしらと思う」

(5) be ashamed of ～「～を恥じる」。ofの後ろは動名詞が来る。ここでは過去のことを表す完了動名詞でhaving Vp.p.形。否定のnotは動名詞の直前に入るので、of not having beenが正解

〔全訳〕

(1) 私は君が使えないのと同様この機械を使うことができない。

(2) イチゴは加工してワインにすることができる。

(3) 彼らは何時間もその問題を議論したが、何の結論にも達しなかった。

(4) これは行うべき正しいことだろうか。

(5) 私は列車で障害ある人に親切でなかったことを恥じている。

Ⅳ

〔解答〕

(1) 三番目：イ　五番目：カ

(2) 三番目：オ　五番目：ウ

(3) 三番目：ア　五番目：オ

(4) 三番目：カ　五番目：ウ

(5) 三番目：エ　五番目：イ

〔出題者が求めたポイント〕

完成した英文

(1) I never learned (to swim [and] neither [did] they).

(2) There is (a need [for] other [similar] schools) throughout Japan.

(3) You can phone me at work as long as (you don't

make a habit of) it.

(4) It is important to save and manage water (in a better way than we) do now.

(5) The (chemical structure of this particular molecule) is very unusual.

V

〔解答〕

問1　Homology は、外見上は多様な動物集団をひとつの明確な単位にまとめる際の重要な概念、すなわち、進化の研究においてきわめて重要な要素となった。

問2　paper

〔出題者が求めたポイント〕

問1　an important concept と a factor が同格であることを見抜く。distinct「明確な」。evolution「進化」などの語は必須

問2　印刷の発達を述べた文章なので、「紙への転写」という内容。paper が正解

〔全訳〕

14 世紀イタリアで始まった、(ひとつにはギリシャの作品が再発見された結果としての)学問の再生を伴う、ルネッサンスと呼ばれる全般的な興奮が、文化の中に存在した。興味深いことに、動物や人間の体の実体解剖に熱心であり、ゆえに解剖から直接的知識を得ることに意欲的だったのは、専門の解剖学者ではなく、芸術家だった。レオナルド・ダ・ヴィンチ以上にルネッサンスをよく体現している個人はいない。彼による、15 世紀後半から 16 世紀初頭にかけての人間形態の解剖学的の研究は、あまりにも時代に先立っていたので、1 世紀後まで確認されなかった細部をも含んでいた。さらにレオナルドは、動物を解剖しその構造を調べながら、それを人間の構造と比較した。そうすることで彼は、人間の脚の骨や関節の配置と馬のそれとの間には、表面上の違いにもかかわらず、ホモロジー (相同関係)があることを示した最初の人となった。ホモロジーは、外見上は多様な動物集団をひとつの明確な単位にまとめる際の重要な概念、すなわち、進化の研究においてきわめて重要な要素となった。

他の要因も 1500 年代の生物学の進展に深い影響を与えた。特に世紀半ばごろの印刷の導入と、紙の入手しやすさの増加は、木版師の完璧な技術と相まって、さし絵と文字を紙に転写することを可能にした。加えて、トルコが1453 年ビザンチウムを征服した後、多くのギリシャ人の学者は西洋へと避難した。それにより、西洋の学者は、アラビア語翻訳を経た間接的なものではなく、古代の科学作品を直接入手することができた。

VI

〔解答〕

問1　(1) ア　(2) オ　(3) ウ　(4) エ　(5) イ

問2　A left　B comes

問3

[of the main problems that printed newspapers face]

問4　①　bankrupt　②　generation

問5

(1) 本文からは分からない。(ワシントン州最古の新聞ならシアトル・ポスト・インテリジェンサー)

(2) 一つの理由は広告がインターネット上に移行したため。今一つは新聞が大きくなりすぎたため。

〔出題者が求めたポイント〕

問1　すべて文脈から選択できる

問2　A : left 後ろから only one daily newspaper を修飾する

B : comes 現在時制で主語が単数なので s がつく

問3　that は関係代名詞。face ～「～に直面する」

問4　① 債務を支払う十分な金がない

② ほぼ同じ時代に生まれたすべての人々

問5

(1)「アメリカで最も古い新聞」は本文に書いてないので、そのように答える。

(2) 本文該当部分を特定して簡潔に書く。

〔全訳〕

新聞業界は新たな時代に入った。The Seattle Post-Intelligencer は、印刷を止めたアメリカ最初の新聞になり、オンラインだけで登場する最初の新聞になった。この新聞は、創刊 146 年であり、ワシントン州最古である。

この新聞のオンライン版、seattlepi.com で働く人はほんの 20 人ばかりである。シアトルで最も有名な新聞のニュース編集室でかつて 150 人以上の人が働いていた。シアトルではたった一つの日刊紙、The Times が残っているだけだ。多くの人は、この新聞もオンラインだけになることで the Post-Intelligencer に追随するだろうと思っている。他のアメリカの大都会の中では、デンバーだけがひとつ日刊紙を持っている。というのも the Rocky Mountain News は数週間前廃刊になったからだ。いくつかのアメリカの新聞は破産の恐れがある。その中には、the Chicago Triune や the Los Angeles Times が含まれる。

今日印刷された新聞が直面する最大の問題のひとつは広告である。大手の地方紙は広告で多大の金を稼ぐ。しかしその市場はインターネット上の広告へと移動した。そして、そこは無料か、ごくわずかしか費用がかからない。今一つの理由は、多くの新聞がどんどん大きくなったことだ。彼らは拡大し、他紙を買収するのに金を多く使いすぎた。

新聞は、できるところはどこでも経費を削減している。デトロイトでは、日刊紙は週 3 日しか新聞を配達しない。オハイオでは、州最大の新聞が記事を共有している。新聞業界で約 8,000 の職が失われた。

新聞は、新たな読者世代が現れたために、過去数年で数百万の読者を失った。人々がオンラインで得るニュースの多くは、今でも新聞に由来しており、その多くは無料でニュースを発行している。新聞が大都市や海外に持

つ記者は減っている一方、新聞はその質の大部分を失ったと言う関係者もいる。問題は、「彼ら新聞はネット上に新たな棲家を見つけられるのか？」ということだ。

Ⅶ

〔解答例〕

(1) The scenery was so beautiful that I felt like painting the picture.

(2) When you have a cold, perhaps your body tells you to take a rest.

(3) The important thing is that the two countries understand each other well.

数 学

解答

29年度

第Ⅰ期

1

〔解答〕

(1) (ア) 22　(イ) (2, 5)

(2) (ウ) $2a^2-1$　(エ) $(2a-1)^2$

(3) (オ) 4　(カ) 16

(4) (キ) $3p^2(1-p)^2$　(ク) $\dfrac{n}{2}$

(5) (ケ) $\dfrac{5}{20}$　(コ) $\dfrac{421}{4}$

〔出題者が求めたポイント〕

(1) 場合の数，整数

m は 12 の約数，それぞれに n に入れられる数を調べる。

(2) 2 次関数

$f(\theta)$ を $\sin\theta$ について，平方完成させる。

$f(\theta)=c(\sin\theta+p)^2+q$ $(c>0)$ のとき，$|\sin\theta+p|$ を最小にするとき，$f(\theta)$ は最小値。

(3) 対数関数，式と照明

$\log_a b=\dfrac{\log_c b}{\log_c a}$

$x>1$ より $\log_2 x>0$ であることを確認して，

$a>0$, $b>0$ のとき，$a+b\geqq 2\sqrt{ab}$

等号が成り立つのは，$a=b$。これを利用する。

(4) 確率

n 回投げて 2 回表が出る確率

$\mathrm{P}(n)={}_n\mathrm{C}_2p^2(1-p)^{n-2}$

$\mathrm{Q}(n)$ は $n-1$ 回投げて 1 回表がでて，n 回目に表がでる確率。

(5) 数列

分母が n の項が n 個ある。分母が n まで何項あるかを求め，195 より小さい最大の n を求める。最大の n までに m 項あったとすると，分母が $n+1$，分子が $195-m$ となる。和を求める。

$\displaystyle\sum_{k=1}^{n}k=\frac{n(n+1)}{2}$，$\displaystyle\sum_{k=1}^{n}\mathrm{C}=\mathrm{C}n$

〔解答のプロセス〕

(1) $\dfrac{12}{m}$ より m は 12 の約数。{1, 2, 3, 4, 6, 12}

各 m において n の最大となる整数を求めると，

m	1	2	3	4	6	12
$12/m$	12	6	4	3	2	1
n の最大値	11	5	3	2	1	0

$(m,\ n)$ の個数は，$11+5+3+2+1=22$

$1^{11}=1$, $2^5=32$, $3^3=27$, $4^2=16$, $6^1=6$

従って，m^n が最大なのは，$(m,\ n)=(2,\ 5)$

(2) $f(\theta)=(2a+\sin\theta)^2-\cos^2\theta$

$=4a^2+4a\sin\theta+\sin^2\theta-(1-\sin^2\theta)$

$=2\sin^2\theta+4a\sin\theta+4a^2-1$

$=2(\sin\theta+a)^2+2a^2-1$

$0<a\leqq 1$ のとき，$\sin\theta=-a$ で最小。

最小値は，$2a^2-1$

$1<a$ のとき，$\sin\theta=-1$ で最小。最小値は，

$2(-1+a)^2+2a^2-1=2a^2-4a+2+2a^2-1$

$=4a^2-4a+1=(2a-1)^2$

(3) $f(x)=\dfrac{1}{2}\log_2 x+\dfrac{\log_2 256}{\log_2 x}$

$=\dfrac{\log_2 x}{2}+\dfrac{8}{\log_2 x}$

$x>1$ より $\log_2 x>0$ なので

$f(x)\geqq 2\sqrt{\dfrac{\log_2 x}{2}\cdot\dfrac{8}{\log_2 x}}=4$

$\dfrac{\log_2 x}{2}=\dfrac{8}{\log_2 x}$ より $(\log_2 x)^2=16$

$\log_2 x=4$ より $x=2^4=16$

(4) 4 回目に 2 度目の表がでるのは，3 回目まで表が 1 回で，4 回目が表である。

$\mathrm{Q}(4)={}_3\mathrm{C}_1p^1(1-p)^2\cdot p=3p^2(1-p)^2$

$\mathrm{P}(n)={}_n\mathrm{C}_2p^2(1-p)^{n-2}=\dfrac{n(n-1)}{2}p^2(1-p)^{n-2}$

$\mathrm{Q}(n)={}_{n-1}\mathrm{C}_1p^1(1-p)^{n-2}\cdot p=(n-1)p^2(1-p)^{n-2}$

$\dfrac{\mathrm{P}(n)}{\mathrm{Q}(n)}=\dfrac{n(n-1)}{2}\Big/(n-1)=\dfrac{n}{2}$

(5) 分母が k の項が k 個あるので，分母が n 以下の項の数を求める。

$\displaystyle\sum_{k=1}^{n}k=\frac{n(n+1)}{2}$

$\dfrac{n(n+1)}{2}\leqq 195$ より $n(n+1)\leqq 390$

$19\times 20=380$, $20\times 21=420$ よって $n=19$

$\dfrac{19\times 20}{2}=190$ より $n=19$ までで 190 項

195 項目は，分母が $19+1=20$

分子が $195-190=5$

従って，$\dfrac{5}{20}$

分母が k の項は k 個あるので，その和は，

$\displaystyle\frac{1}{k}\sum_{l=1}^{k}l=\frac{1}{k}\cdot\frac{k(k+1)}{2}=\frac{k+1}{2}$

分母が 1 ～ 19 までと，分母が 20 の分子が 1 ～ 5

$\displaystyle\sum_{k=1}^{19}\frac{k+1}{2}+\frac{1+2+3+4+5}{20}$

$=\dfrac{1}{2}\left\{\dfrac{19(19+1)}{2}+1\cdot 19\right\}+\dfrac{15}{20}=\dfrac{1}{2}(190+19)+\dfrac{3}{4}$

$=\dfrac{209}{2}+\dfrac{3}{4}=\dfrac{421}{4}$

2

〔解答〕

(1) $\overrightarrow{DE}=\frac{1}{4}\overrightarrow{OA}+\frac{1}{2}\overrightarrow{OB}$, $\overrightarrow{DF}=-\frac{1}{4}\overrightarrow{OA}+\frac{1}{7}\overrightarrow{OC}$

(2) $t=\frac{1}{3}$　(3) $\cos\theta=\frac{4\sqrt{21}}{21}$

〔出題者が求めたポイント〕

平面ベクトル

(1) AB を $m:n$ の比に内分する点を P とすると，

$\overrightarrow{OP}=\frac{n\overrightarrow{OA}+m\overrightarrow{OB}}{m+n}$

$\overrightarrow{DE}=\overrightarrow{OE}-\overrightarrow{OD}$, $\overrightarrow{DF}=\overrightarrow{OF}-\overrightarrow{OD}$

(2) G が平面 DEF の上の点より，$\overrightarrow{DG}=m\overrightarrow{DE}+n\overrightarrow{DF}$ とおいて，$\overrightarrow{OG}$ を m, n, $\overrightarrow{OA}$, $\overrightarrow{OB}$, $\overrightarrow{OC}$ で表わす。
また，G が辺 BC を $t:1-t$ に内分する点から，$\overrightarrow{OG}$ を t, $\overrightarrow{OA}$, $\overrightarrow{OB}$, $\overrightarrow{OC}$ で表わす。
両方の式から各ベクトルの係数を等しくする，t, m, n を求める。

(3) $\overrightarrow{OA}\cdot\overrightarrow{OB}=|\overrightarrow{OA}||\overrightarrow{OB}|\cos\angle AOB$, $\overrightarrow{OA}\cdot\overrightarrow{OC}$, $\overrightarrow{OB}\cdot\overrightarrow{OC}$ も同様に求める。
$|\overrightarrow{OE}|^2$, $|\overrightarrow{OG}|^2$, $\overrightarrow{OE}\cdot\overrightarrow{OG}$ を展開し求める。

$\cos\theta=\frac{\overrightarrow{OE}\cdot\overrightarrow{OG}}{|\overrightarrow{OE}||\overrightarrow{OG}|}$

〔解答のプロセス〕

(1) $\overrightarrow{DE}=\overrightarrow{OE}-\overrightarrow{OD}=\frac{\overrightarrow{OA}+\overrightarrow{OB}}{2}-\frac{1}{4}\overrightarrow{OA}$

$=\frac{1}{4}\overrightarrow{OA}+\frac{1}{2}\overrightarrow{OB}$

$\overrightarrow{DF}=\overrightarrow{OF}-\overrightarrow{OD}=-\frac{1}{4}\overrightarrow{OA}+\frac{1}{7}\overrightarrow{OC}$

(2) $\overrightarrow{DG}=m\overrightarrow{DE}+n\overrightarrow{DF}$ とする。$\overrightarrow{OG}=\overrightarrow{OD}+\overrightarrow{DG}$

$\overrightarrow{OG}=\frac{1}{4}\overrightarrow{OA}+\frac{1}{4}m\overrightarrow{OA}+\frac{1}{2}m\overrightarrow{OB}$

$-\frac{1}{4}n\overrightarrow{OA}+\frac{1}{7}n\overrightarrow{OC}$

$=\frac{1}{4}(m-n+1)\overrightarrow{OA}+\frac{1}{2}m\overrightarrow{OB}+\frac{1}{7}n\overrightarrow{OC}$

一方，G は辺 BC を $t:1-t$ に内分する点より，
$\overrightarrow{OG}=(1-t)\overrightarrow{OB}+t\overrightarrow{OC}$
2 式より，$\overrightarrow{OA}$, $\overrightarrow{OB}$, $\overrightarrow{OC}$ は互いに平行でないので，

$m-n+1=0$, $1-t=\frac{1}{2}m$, $t=\frac{1}{7}n$

$n=m+1$　より　$t=\frac{1}{7}(m+1)$

$1-\frac{1}{7}(m+1)=\frac{1}{2}m$　より　$m=\frac{4}{3}$, $n=\frac{7}{3}$

従って，$t=\frac{1}{3}$, $\overrightarrow{OG}=\frac{2}{3}\overrightarrow{OB}+\frac{1}{3}\overrightarrow{OC}$

(3) $\overrightarrow{OA}\cdot\overrightarrow{OB}=3\cdot3\cos 60^\circ=\frac{9}{2}$，同様に，

$\overrightarrow{OB}\cdot\overrightarrow{OC}=\frac{9}{2}$, $\overrightarrow{OA}\cdot\overrightarrow{OC}=\frac{9}{2}$

$|\overrightarrow{OE}|^2=|\frac{1}{2}\overrightarrow{OA}+\frac{1}{2}\overrightarrow{OB}|^2$

$=\frac{1}{4}|\overrightarrow{OA}|^2+\frac{1}{2}\overrightarrow{OA}\cdot\overrightarrow{OB}+\frac{1}{4}|\overrightarrow{OB}|^2$

$=\frac{9}{4}+\frac{9}{4}+\frac{9}{4}=\frac{27}{4}$

$|\overrightarrow{OG}|^2=|\frac{2}{3}\overrightarrow{OB}+\frac{1}{3}\overrightarrow{OC}|^2$

$=\frac{4}{9}|\overrightarrow{OB}|^2+\frac{4}{9}\overrightarrow{OB}\cdot\overrightarrow{OC}+\frac{1}{9}|\overrightarrow{OC}|^2$

$=\frac{4}{9}\cdot9+\frac{4}{9}\cdot\frac{9}{2}+\frac{1}{9}\cdot9=7$

$\overrightarrow{OE}\cdot\overrightarrow{OG}=\left(\frac{1}{2}\overrightarrow{OA}+\frac{1}{2}\overrightarrow{OB}\right)\cdot\left(\frac{2}{3}\overrightarrow{OB}+\frac{1}{3}\overrightarrow{OC}\right)$

$=\frac{1}{3}\overrightarrow{OA}\cdot\overrightarrow{OB}+\frac{1}{6}\overrightarrow{OA}\cdot\overrightarrow{OC}$

$+\frac{1}{3}|\overrightarrow{OB}|^2+\frac{1}{6}\overrightarrow{OB}\cdot\overrightarrow{OC}$

$=\frac{1}{3}\cdot\frac{9}{2}+\frac{1}{6}\cdot\frac{9}{2}+\frac{1}{3}\cdot9+\frac{1}{6}\cdot\frac{9}{2}=6$

$|\overrightarrow{OE}|=\frac{3\sqrt{3}}{2}$, $|\overrightarrow{OG}|=\sqrt{7}$, $\overrightarrow{OE}\cdot\overrightarrow{OG}=6$

$\cos\theta=\frac{2\cdot6}{3\sqrt{3}\sqrt{7}}=\frac{4\sqrt{21}}{21}$

3

〔解答〕

(1) $0<a<3$　(2) $\frac{2\sqrt{2}}{3}\sqrt{-a^2+3a}$

(3) $\frac{4\sqrt{2}}{27}(-a^2+3a)^{\frac{3}{2}}$

〔出題者が求めたポイント〕

積分法，判別式・解と係数

(1) 2つの放物線の式を連立方程式にして，y を消去し，x についての 2 次方程式にして，$D>0$

(2) $ax^2+bx+c=0$ の解を α, β $(\alpha<\beta)$ とすると，

$\alpha+\beta=-\frac{b}{a}$, $\alpha\beta=\frac{c}{a}$

$(\beta-\alpha)^2=(\alpha+\beta)^2-4\alpha\beta$

(3) 与えられた公式を利用する。

〔解答のプロセス〕

(1) $x^2=-\frac{1}{2}(x-a)^2+a$

$2x^2=-(x^2-2ax+a^2)+2a$
よって，$3x^2-2ax+a^2-2a=0$
$(D=)(2a)^2-4\cdot3(a^2-2a)>0$
$-8a^2+24a>0$　より　$8a(a-3)<0$
従って，$0<a<3$

(2) $\alpha+\beta=\frac{2}{3}a$, $\alpha\beta=\frac{1}{3}(a^2-2a)$

$(\beta-\alpha)^2=(\alpha+\beta)^2-4\alpha\beta=\frac{4}{9}a^2-\frac{4}{3}(a^2-2a)$

$$=\frac{8}{9}(-a^2+3a)$$

$$\beta-\alpha=\frac{2\sqrt{2}}{3}\sqrt{-a^2+3a}$$

(3) $-\frac{1}{2}(x-a)^2+a-x^2=-\frac{3}{2}x^2+ax-\frac{1}{2}a^2+a$

$$\int_\alpha^\beta\left(-\frac{3}{2}x^2+ax-\frac{1}{2}a^2+a\right)dx$$

$$=-\frac{3}{2}\int_\alpha^\beta(x-\alpha)(x-\beta)dx$$

$$=-\frac{3}{2}\left(-\frac{1}{6}\right)\left(\frac{2\sqrt{2}}{3}\sqrt{-a^2+3a}\right)^3$$

$$=\frac{4\sqrt{2}}{27}(-a^2+3a)^{\frac{3}{2}}$$

また，Sが最大になるときは，$-a^2+3a$ が最大になるときである

$$-a^2+3a=-(a^2-3a)=\left(a-\frac{3}{2}\right)^2+\frac{9}{4}$$

$(0<a<3)$

$a=\frac{3}{2}$ の時

$$S=\frac{4\sqrt{2}}{27}\times\left(\frac{9}{4}\right)^{\frac{3}{2}}=\frac{4\sqrt{2}}{27}\times\left(\frac{3}{2}\right)^3=\frac{\sqrt{2}}{2}$$ …(答)

第Ⅱ期

1

〔解答〕

(1) (ア) (い)　(イ) (え)　(2) (ウ) 18　(エ) 125

(3) (オ) 96　(カ) 72　(4) (キ) $\frac{3}{4}$　(ク) $\frac{5\sqrt{7}}{16}$

(5) (ケ) 3　(コ) $-\frac{15}{4}$

〔出題者が求めたポイント〕

(1) 論理

$p\Longrightarrow q$ が真のとき，q は p であるための必要条件，p は q であるための十分条件という。

$p\Longrightarrow q$ と $q\Longrightarrow p$ の真偽を判断する。

(2) 2 次方程式の解と係数

$x^2+px+q=0$ の解を α，β とすると，

$\alpha+\beta=-p$，$\alpha\beta=q$

$\alpha^3+\beta^3=(\alpha+\beta)^3-3\alpha\beta(\alpha+\beta)$

(3) 場合の数

4つの数字の和が3の倍数となるものを選ぶ。4つの数字の順列は，0を含むとき 3・3!，0を含まないとき，4!

下2ケタが4の倍数であるものを選ぶ，上2ケタは，他の4つから2つ並べる。0を含むとき 3×3，0を含まないとき，${}_4P_2$

(4) 三角比

BC$=6k$，CA$=4k$，AB$=5k$ として，

$$\cos B=\frac{BC^2+AB^2-CA^2}{2BC\cdot AB}$$

$$\sin C=\sqrt{1-\cos^2 C}$$

(5) 微分法

$f(x)$ を微分して，$f'(-1)=0$ となる a を求める。

a が2つでるので増減表をつくり，$x=-1$ で極大となる a を調べる。極小値を求める。

〔解答のプロセス〕

(1) (i) $a^2+b^2=0 \Longrightarrow ab=0$ (真)

$ab=0 \Longrightarrow a^2+b^2=0$ (偽)

(反例) $a=0$，$b=1$

従って，$a^2+b^2=0$ は $ab=0$ であるため十分条件であるが必要条件でない。(い)

(ii) $a>b\Longrightarrow a^2>b^2$ (偽)

(反例) $a=1$，$b=-2$

$a^2>b^2\Longrightarrow a>b$ (偽)

(反例) $a=-2$，$b=1$

従って，$a>b$ は $a^2>b^2$ であるための必要条件でも，十分条件でもない。(え)

(2) $\alpha+\beta=3$，$\alpha\beta=5$

$a=-(\alpha^3+\beta^3)=-(\alpha+\beta)^3+3\alpha\beta(\alpha+\beta)$

$=-3^3+3\cdot5\cdot3=18$

$b=\alpha^3\beta^3=(\alpha\beta)^3=5^3=125$

(3) 4つの数字の和が3の倍数となる。

0	1	2	3	並べ方 $3\cdot3!=18$
0	1	3	5	並べ方 $3\cdot3!=18$
0	2	3	4	並べ方 $3\cdot3!=18$
0	3	4	5	並べ方 $3\cdot3!=18$
1	2	4	5	並べ方 $4!=24$

従って，全部で，$18\times4+24=96$

下2ケタが4の倍数となる。

2	0	上2ケタの並べ方 $4\times3=12$
4	0	上2ケタの並べ方 $4\times3=12$
1	2	上2ケタの並べ方 $3\times3=9$
3	2	上2ケタの並べ方 $3\times3=9$
5	2	上2ケタの並べ方 $3\times3=9$
0	4	上2ケタの並べ方 $4\times3=12$
2	4	上2ケタの並べ方 $3\times3=9$

従って，全部で，$12\times3+9\times4=72$

(4) $\mathrm{BC}=6k$，$\mathrm{CA}=4k$，$\mathrm{AB}=5k$ とする。

$$\cos\mathrm{B}=\frac{(6k)^2+(5k)^2-(4k)^2}{2(6k)(5k)}$$

$$=\frac{45k^2}{60k^2}=\frac{3}{4}$$

$$\cos\mathrm{C}=\frac{(6k)^2+(4k)^2-(5k)^2}{2(6k)(4k)}$$

$$=\frac{27k^2}{48k^2}=\frac{9}{16}$$

$$\sin\mathrm{C}=\sqrt{1-\left(\frac{9}{16}\right)^2}=\sqrt{\frac{175}{16^2}}=\frac{5\sqrt{7}}{16}$$

(5) $f'(x)=12ax^2+6a^2x+18$

$(f'(-1)=)\ 12a-6a^2+18=0$

$-6(a^2-2a-3)=0$ より $-6(a+1)(a-3)=0$

$a=-1$ のとき，

$f'(x)=-12x^2+6x+18=-6(x+1)(2x-3)$

x		-1		$\frac{3}{2}$	
$f'(x)$	$-$	0	$+$	0	$-$
$f(x)$	↘	極小	↗		↘

$x=-1$ で極小となるので不適。

$a=3$ のとき，

$f'(x)=36x^2+54x+18=18(x+1)(2x+1)$

x		-1		$-\frac{1}{2}$	
$f'(x)$	$+$	0	$-$	0	$+$
$f(x)$	↗	極大	↘		↗

$x=-1$ で極大となるので適。従って，$a=3$

$f(x)=12x^3+27x^2+18x$

極小値は，$f\left(-\frac{1}{2}\right)=-\frac{12}{8}+\frac{27}{4}-\frac{18}{2}=-\frac{15}{4}$

2

〔解答〕

(1) 解答のプロセス参照

(2) $2\sqrt{\frac{9m^2+8}{m^2+1}}$　(3) $y=9$

〔出題者が求めたポイント〕

平面図形，判別式，解と係数

(1) 連立方程式にして，y を消去し，x の2次方程式にして，$\mathrm{D}>0$ を示す。

(2) $ax^2+bx+c=0$ の解を α，βとすると，

$\alpha+\beta=-\frac{b}{a}$，$\alpha\beta=\frac{c}{a}$

$(\beta-\alpha)^2=(\beta+\alpha)^2-4\alpha\beta$

(3) $x^2+y^2=9$ の上の点$(\alpha,\ \gamma)$における接線の方程式は，$\alpha x+\gamma y=9$

〔解答のプロセス〕

(1) 円 $\mathrm{C}:x^2+y^2=9$，直線 $l:y=mx+1$

$x^2+(mx+1)^2=9$ より

$(1+m^2)x^2+2mx-8=0$ ……①

$\mathrm{D}=(2m)^2-4(-8)(1+m^2)=4(9m^2+8)>0$

$\mathrm{D}>0$ より 2点で交わる。

(2) ①の2次方程式の解を α，βとする。

$\alpha+\beta=-\frac{2m}{1+m^2}$，$\alpha\beta=-\frac{8}{1+m^2}$

$\mathrm{P}(\alpha,\ m\alpha+1)$，$\mathrm{Q}(\beta,\ m\beta+1)$とすると，

$\mathrm{PQ}^2=(\beta-\alpha)^2+(m\beta+1-m\alpha-1)^2$

$=(1+m^2)(\beta-\alpha)^2$

$(\beta-\alpha)^2=(\beta+\alpha)^2-4\alpha\beta$

$=\left(-\frac{2m}{1+m^2}\right)^2-4\left(\frac{-8}{1+m^2}\right)$

$=\frac{4(9m^2+8)}{(1+m^2)^2}$

$\mathrm{PQ}^2=(1+m^2)\frac{4(9m^2+8)}{(1+m^2)^2}=\frac{4(9m^2+8)}{1+m^2}$

$\mathrm{PQ}=2\sqrt{\frac{9m^2+8}{m^2+1}}$

(3) Pにおける接線は，$\alpha x+(m\alpha+1)y=9$ ……②

Qにおける接線は，$\beta x+(m\beta+1)y=9$ ……③

③－②より $(\beta-\alpha)x+m(\beta-\alpha)y=0$

$(\beta-\alpha)(x+my)=0$

$\beta\neq\alpha$ より $x+my=0$ より $x=-my$

②に代入 $-m\alpha y+m\alpha y+y=9$

従って，$y=9$

3

〔解答〕

(1) $a_2=\frac{7}{2}$，$a_3=\frac{17}{2}$　(2) $b_{n+1}=b_n+\frac{1}{n(n+2)}$

(3) $a_n=\frac{2n^2-1}{2}$

〔出題者が求めたポイント〕

数列

(1) $n=1$ を代入して a_2，$n=2$ を代入して a_3 を求める。

(2) $a_n=n(n+1)b_n$ を代入する。

(3) $\dfrac{1}{n(n+2)}=\dfrac{1}{2}\left(\dfrac{1}{n}-\dfrac{1}{n+2}\right)$を利用する。

b_1 に $1\sim n-1$ まで上式に代入したものを加え b_n を求め，(2)の式から a_n を求める。

〔解答のプロセス〕

(1) $n=1$ のとき，$a_2-3\cdot\dfrac{1}{2}=2$ より $a_2=\dfrac{7}{2}$

$n=2$ のとき，$2a_3-4\cdot\dfrac{7}{2}=3$ より $a_3=\dfrac{17}{2}$

(2) $a_n=n(n+1)b_n$，$a_{n+1}=(n+1)(n+2)b_{n+1}$ より

$n(n+1)(n+2)b_{n+1}-n(n+1)(n+2)b_n=n+1$

従って，$b_{n+1}=b_n+\dfrac{1}{n(n+2)}$

(3) $b_1=\dfrac{a_1}{1\cdot 2}=\dfrac{1}{4}$

$\dfrac{1}{n(n+2)}=\dfrac{1}{2}\left(\dfrac{1}{n}-\dfrac{1}{n+2}\right)$

(i) $n\geqq 2$ のとき

$$b_n=\frac{1}{4}+\frac{1}{1\cdot 3}+\frac{1}{2\cdot 4}+\cdots+\frac{1}{(n-1)(n+1)}$$

$$=\frac{1}{4}+\frac{1}{2}\left\{\left(\frac{1}{1}+\frac{1}{2}+\frac{1}{3}+\cdots+\frac{1}{n-1}\right)-\left(\frac{1}{3}+\cdots+\frac{1}{n-1}+\frac{1}{n}+\frac{1}{n+1}\right)\right\}$$

$$=\frac{1}{4}+\frac{1}{2}\left(1+\frac{1}{2}-\frac{1}{n}-\frac{1}{n+1}\right)$$

$$=\frac{1}{4}+\frac{3}{4}-\frac{2n+1}{2n(n+1)}=\frac{2n^2+2n-2n-1}{2n(n+1)}$$

$$=\frac{2n^2-1}{2n(n+1)}$$

上式に $n=1$ を代入すると，

$$b_1=\frac{1}{2\cdot 1\cdot 2}=\frac{1}{4}$$

$$a_n=n(n+1)\frac{2n^2-1}{2n(n+1)}=\frac{2n^2-1}{2}$$

物 理

解答　　29年度

第Ⅰ期

1

〔解答〕

問1　① ウ　② オ　③ ケ　④ ソ
⑤ シ　⑥ セ　⑦ テ　⑧ サ
⑨ ヌ　⑩ ヒ

問2　(i) $\dfrac{PV}{nT}$　(ii) $\dfrac{N}{n}$　(iii) $\dfrac{\text{kg}}{\text{ms}^2}$

(iv) $\dfrac{3}{2}PV\left(\dfrac{T'}{T}-1\right)$　(v) $\dfrac{3}{2}PV\left(\dfrac{T'}{T}-1\right)$

〔出題者が求めたポイント〕

電磁誘導，気体の性質，状態変化，原子と光

〔解答のプロセス〕

問2　(i) $PV=nRT$ より $R=\dfrac{PV}{nT}$

(ii) $n=\dfrac{N}{N_0}$ より $N_0=\dfrac{N}{n}$

(iii) $[\text{Pa}]=\left[\dfrac{\text{N}}{\text{m}^2}\right]=\left[\dfrac{\text{kg}\cdot\text{m/s}^2}{\text{m}^2}\right]=\left[\dfrac{\text{kg}}{\text{ms}^2}\right]$

(iv) $\varDelta U=\dfrac{3}{2}nR\varDelta T=\dfrac{3}{2}PV\left(\dfrac{T'}{T}-1\right)$

(v) 熱力学第1法則より $Q=0$ だから

$W=\varDelta U=\dfrac{3}{2}PV\left(\dfrac{T'}{T}-1\right)$

2

〔解答〕

問1　$mg\cos\theta$　問2　$g(\sin\theta-\mu\cos\theta)$

問3　$\sqrt{2gh\left(1-\dfrac{\mu}{\tan\theta}\right)}$

問4　$\sqrt{\dfrac{2h}{g\sin\theta(\sin\theta-\mu\cos\theta)}}$

問5　$m(g\cos\theta-a\sin\theta)$

問6　$(g+\mu a)\sin\theta+(a-\mu g)\cos\theta$

問7　$\sqrt{2h\left\{g+\mu a+\dfrac{a-\mu g}{\tan\theta}\right\}}$

問8　$b<\dfrac{\sin\theta-\mu_0\cos\theta}{\mu_0\sin\theta+\cos\theta}g$

〔出題者が求めたポイント〕

物体の運動，運動方程式

〔解答のプロセス〕

問2　$m\alpha=mg\sin\theta-\mu mg\cos\theta$

$\therefore\ \alpha=g(\sin\theta-\mu\cos\theta)$

問3　$v^2=2\alpha\times\dfrac{h}{\sin\theta}$　$\therefore\ v=\sqrt{2gh\left(1-\dfrac{\mu}{\tan\theta}\right)}$

問4　$\dfrac{1}{2}\alpha t^2=\dfrac{h}{\sin\theta}$

$\therefore\ t=\sqrt{\dfrac{2h}{g\sin\theta(\sin\theta-\mu\cos\theta)}}$

問5　台から見て水平右向きの慣性力 ma が小物体に働く。斜面に垂直の力のつりあいより

$N=m(g\cos\theta-a\sin\theta)$

問6　$ma'=mg\sin\theta+ma\cos\theta-\mu N$　より a' を求める。

問7　$v^2=2a'\times\dfrac{h}{\sin\theta}$　より v を求める。

問8　台から見て水平左向きの慣性力 mb が小物体に働く。斜面からの垂直抗力 N' は

$N'=mg\cos\theta+mb\sin\theta$

小物体が下向きにすべり出すためには斜面方向の力が $mg\sin\theta>mb\cos\theta+\mu_0N'$ の条件を満たせばよい。これを b について解く。

3

〔解答〕

問1　$k\dfrac{Q}{L^2}$　問2　$\dfrac{kQq}{L^2\sin\theta}$　問3　$\dfrac{kQq}{gL^2\tan\theta}$

問4　0　問5　$\dfrac{2kQq}{L}$

問6　$\dfrac{2(\sqrt{L^2+H^2}-L)kQq}{L\sqrt{L^2+H^2}}+mgH$

問7　$\dfrac{2kQqH}{(L^2+H^2)^{\frac{3}{2}}}$　問8　$g+\dfrac{2hQqH}{m(L^2+H^2)^{\frac{3}{2}}}$

〔出題者が求めたポイント〕

電界と電位，物体の運動と力のつりあい，エネルギー

〔解答のプロセス〕

問2　水平方向のつりあい

$T\sin\theta=\dfrac{kQq}{L^2}$

$\therefore\ T=\dfrac{kQq}{L^2\sin\theta}$

問3　鉛直方向のつりあい

$T\cos\theta=mg$

$\therefore\ m=\dfrac{T\cos\theta}{g}=\dfrac{kQq\cos\theta}{gL^2\sin\theta}=\dfrac{kQq}{gL^2\tan\theta}$

問4　大きさが同じで逆向きだから合力は0

問5　A_1 と A_2 が B に作る電位の和

問6　エネルギー保存を考えて，運動エネルギーを K とすれば $\dfrac{2kQq}{L}=\dfrac{2kQq}{\sqrt{L^2+H^2}}-mgH+K$　が成り立つ。

問7　A_1 からの静電気力は　$k\dfrac{Qq}{L^2+H^2}\cos\theta$

ここで $\cos\theta=\dfrac{H}{\sqrt{L^2+H^2}}$ を代入して，B_1 からの静電気力も考えて2倍する。

問8　運動方程式　$ma=\dfrac{2kQqH}{(L^2+H^2)^{\frac{3}{2}}}+mg$

4

〔解答〕

問 1 $\frac{2\pi}{\omega}$　問 2 $\frac{\omega}{2\pi}$　問 3 Tv

問 4 $A\sin\omega\left(t-\frac{X_1}{v}\right)$　問 5 $\frac{\omega v}{2\pi(v+s)}$

問 6 $A\cos\frac{v}{v+s}\omega t$　問 7 $X_2+\frac{v+s}{2\omega}\pi$

問 8 $A\cos\frac{v\omega}{v+s}\left(t-\frac{X_3-X_2}{v}\right)$

〔出題者が求めたポイント〕

音の性質とドップラー効果

〔解答のプロセス〕

問 1 $T=\frac{2\pi}{\omega}$

問 2 $f=\frac{1}{T}=\frac{\omega}{2\pi}$

問 3 $T=\frac{\lambda}{v}$ より $\lambda=Tv$

問 4 時刻 t での X_1 の変位は，$t-\frac{X_1}{v}$ での原点の変位に等しい。

問 5 音源が遠ざかるドップラー効果

$$f'=\frac{v}{v+s}f=\frac{v}{v+s}\cdot\frac{\omega}{2\pi}$$

問 6 ドップラー効果により $\omega\to\omega'$ に変化する。

$$f'=\frac{\omega'}{2\pi} \text{ より } \omega'=2\pi f'=\frac{v}{v+s}\omega$$

X_2 の $t=0$ での変位は A であるから

$$y=A\cos\omega' t=A\cos\frac{v}{v+s}\omega t$$

問 7 X_2 より $\frac{1}{4}$ 波長プラスの向きに離れたところが求める位置

$$X_2+\frac{1}{4}\lambda'=X_2+\frac{1}{4}\times\frac{(v+s)}{\omega}\cdot 2\pi=X_2+\frac{v+s}{2\omega}\pi$$

問 8 時刻 t での $x=X_3$ の位置は，$x=X_2$ との差だけ離れている。

$x=X_2$ の振動よりも $x=X_3$ の振動は，$\frac{X_3-X_2}{v}$ 遅れを生じるので，

$$y=A\cos\frac{v\omega}{v+s}\left(t-\frac{X_3-X_2}{v}\right)$$

第Ⅱ期

1

〔解答〕

問 1 ① ウ　② オ　③ オ　④ シ
⑤ ク　⑥ コ　⑦ セ　⑧ ク
⑨ ト　⑩ ナ

問 2 (i) $2\,Ns$　(ii) $0.25\,\mathrm{m/s^2}$　(iii) $0.5\,\mathrm{m}$
(iv) $0.5\,\mathrm{J}$　(v) $4\,\mathrm{kg}$

〔出題者が求めたポイント〕

磁場，光の性質，波の性質，音の性質，ドップラー効果

〔解答のプロセス〕

問 2 (i) $F\Delta t=2Ns$

(ii) $a=\frac{\Delta v}{t}=\frac{0.5}{2}=0.25\,\mathrm{m/s^2}$

(iii) $\frac{1}{2}at^2=\frac{1}{2}\times0.25\times2^2=0.5\,\mathrm{m}$

(iv) $W=FS=1\times0.5=0.5\,\mathrm{J}$

(v) $m=\frac{F}{a}=\frac{1}{0.25}=4\,\mathrm{kg}$

2

〔解答〕

問 1 $G\frac{Mm}{r^2}$　問 2 ① 宇宙船 ② 地球

問 3 $\sqrt{\frac{GM}{r}}$

問 4 $2\pi r\sqrt{\frac{r}{GM}}$　問 5 $-G\frac{Mm}{r}$

問 6 $\sqrt{\left(\frac{F}{m}\right)^2+\left(\frac{GM}{r^2}\right)^2}$

問 7 $\frac{GMm}{Fr^2}$　問 8 $GMm\left(\frac{1}{r}-\frac{1}{R}\right)$

〔出題者が求めたポイント〕

万有引力による運動

〔解答のプロセス〕

問 3 $m\frac{v^2}{r}=G\frac{Mm}{r^2}$ より $v=\sqrt{\frac{GM}{r}}$

問 4 $\frac{2\pi r}{v}=2\pi r\sqrt{\frac{r}{GM}}$

問 6 加速度は接線方向に $\frac{F}{m}$，中心方向に $G\frac{M}{r^2}$ である。

a　$\frac{F}{m}$　θ　$G\frac{M}{r^2}$

問 7 右図より

$$\tan\theta=\frac{GMm}{Fr^2}$$

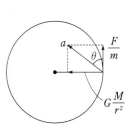

問 8 半径 r の円軌道における宇宙船のエネルギーは

$$\frac{1}{2}mv^2-G\frac{Mm}{r}=-\frac{GMm}{r}$$

半径 R のエネルギーは $-\dfrac{GMm}{R}$

$$\therefore\quad \Delta E = -\frac{GMm}{R} - \left(-\frac{GMm}{r}\right) = GMm\left(\frac{1}{r} - \frac{1}{R}\right)$$

3

〔解答〕

問 1 $\dfrac{E}{R}$ 問 2 0 問 3 $\dfrac{C_1 \cdot C_2}{C_1 + C_2}E$

問 4 $\dfrac{C_1 E}{C_1 + C_2}$ 問 5 0

問 6 $\dfrac{C_1 E}{C_1 + C_2}\sqrt{\dfrac{C_2}{L}}$ 問 7 $\dfrac{\pi\sqrt{LC_2}}{2}$

問 8

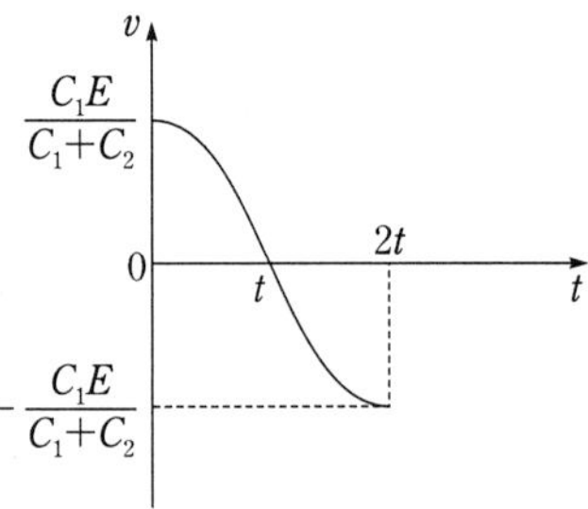

〔出題者が求めたポイント〕

交流回路，電気振動

〔解答のプロセス〕

問 1 直後のコンデンサーは抵抗が 0 の導線とみなせる。

問 2 充分時間が経つとコンデンサーに電流は流れない。

問 3 C_1，C_2 の合成容量は $\dfrac{C_1 \cdot C_2}{C_1 + C_2}$

C_1，C_2 の電気量は等しく Q である。$Q = \dfrac{C_1 \cdot C_2}{C_1 + C_2}E$

問 4 $V_A = \dfrac{Q}{C_2} = \dfrac{C_1}{C_1 + C_2}E$

問 5 コイルの自己誘導のため電流は流れない。

問 6 エネルギーが保存されるから

$\dfrac{Q^2}{2C_2} = \dfrac{1}{2}LI_0{}^2$ Q の値を代入して I_0 を求める。

問 7 振動電流の周期 T は $T = 2\pi\sqrt{LC_2}$

電流は sin 型で変化するので，最大になるのは $\dfrac{T}{4}$ 後である。

問 8 キルヒホッフの法則より $\dfrac{Q}{C_2} - L\dfrac{\Delta I}{\Delta t} = 0$

$\dfrac{\Delta I}{\Delta t}$ は cos 型になるので，$\dfrac{Q}{C_2} = V$ も cos 型で変化する。

4

〔解答〕

問 1 $\dfrac{3PV}{nR}$ 問 2 $6PV$ 問 3 $\dfrac{3PV}{2nN}$ 問 4 $2PV$

問 5 $5PV$ 問 6 $3PV$ 問 7 $4PV$ 問 8 $4PV$

問 9 ウ

問 10 $Q = 0$ より熱力学第 1 法則は $\Delta U = -w < 0$

よって A→C で温度は低下する。ボイルシャルルの法則 $\dfrac{PV}{T} =$ 一定より T は減少，V は増加するから P は減少する。

〔出題者が求めたポイント〕

気体の状態変化と状態方程式

〔解答のプロセス〕

問 1 $3PV = nRT_A$

問 2 $T_B = \dfrac{4PV}{nR}$，$\dfrac{3}{2}nRT_B = 6PV$

問 3 $T_D = \dfrac{PV}{nR}$ $\dfrac{1}{2}m\overline{v^2} = \dfrac{3R}{2N}T_D = \dfrac{3PV}{2nN}$

問 4 $W = P\Delta V = P(V - 3V) = -2PV$

された仕事は $2PV$

問 5 $\Delta U = \dfrac{3}{2}nR\Delta T = \dfrac{3}{2}P\Delta V = \dfrac{3}{2}P(V - 3V)$

$= -3PV$

$Q = \Delta U - W = -3PV - 2PV = -5PV$

問 6 $Q = \Delta U = \dfrac{3}{2}nR\Delta T = \dfrac{3}{2}\Delta P \cdot V$

$= \dfrac{3}{2} \cdot (3P - 2P)V = 3PV$

問 7 PV グラフの台形の面積を求める。

$W = (P + 3P) \times (3V - V) \times \dfrac{1}{2} = 4PV$

問 8 A と C の温度は等しいので内部エネルギーの変化は 0

$\Delta U = Q - W = 0 \qquad \therefore\quad Q = W = 4PV$

問 9，問 10

断熱変化では熱の供給がないので，温度は低下し，圧力も低下する。

化 学

解答

29年度

第Ⅰ期

1

〔解答〕

問 1. $Zn + 2HCl \longrightarrow ZnCl_2 + H_2$

問 2. 銅は水素よりイオン化傾向が小さいため陽イオンになって溶け出さない。

問 3. $NO_3^- + e^- + 2H^+ \longrightarrow NO_2 + H_2O$

問 4. $Cu + 4HNO_3 \longrightarrow Cu(NO_3)_2 + 2H_2O + 2NO_2$

問 5. $NO_3^- > Cu^{2+} > H^+ > Zn^{2+}$

問 6. $NO_3^- + 3e^- + 4H^+ \longrightarrow NO + 2H_2O$

〔出題者が求めたポイント〕

金属のイオン化傾向，酸との反応，酸化還元反応に関する基本的な問題

〔解答のプロセス〕

問 1. $HCl \longrightarrow H^+ + Cl^-$ ……(1)

Zn は H_2 よりイオン化傾向が大きいので

$Zn + 2H^+ \longrightarrow Zn^{2+} + H_2$ ……(2)

(1)×2＋(2)から

$Zn + 2HCl \longrightarrow Zn^{2+} + 2Cl^- + H_2$

化学反応式：$Zn + 2HCl \longrightarrow ZnCl_2 + H_2$ …(答)

問 2. $Cu \longrightarrow Cu^{2+} + 2e^-$ ……(3)

$H_2 \longrightarrow 2H^+ + 2e^-$ ……(4)

Cu は H_2 よりイオン化傾向が小さいので，次の反応は進行しない。

$Cu + 2H^+ \longrightarrow Cu^{2+} + H_2$(進行しない。)

問 3. 銅と濃硝酸の反応では，Cu^{2+}，H^+，NO_3^- が生成する。(問 4. も参照)

NO_3^- は e^- と反応して気体(NO_2)を発生することから，次のイオン反応式となる。

$NO_3^- + e^- + 2H^+ \longrightarrow NO_2 + H_2O$ ……(3)

…(答)

問 4. $Cu \longrightarrow Cu^{2+} + 2e^-$ ……(4)

(3)×2＋(4)で e^- を消す。

$Cu + 2NO_3^- + 4H^+ \longrightarrow Cu^{2+} + 2NO_2 + 2H_2O$

両辺に $2NO_3^-$ を加えて化合物とする。

$Cu + 4HNO_3 \longrightarrow Cu(NO_3)_2 + 2NO_2 + 2H_2O$

…(答)

問 5. e^- と結合する力が強いほど酸化力は大きい。

$2H^+ + 2e^- \longrightarrow H_2$ ……(5)

$Zn^{2+} + 2e^- \longrightarrow Zn$ ……(6)

$Cu^{2+} + 2e^- \longrightarrow Cu$ ……(7)

$NO_3^- + e^- + 2H^+ \longrightarrow NO_2 + H_2O$ ……(8)

実験①では，(5)は左から右へ，(6)は右から左に進行するので，酸化力は

$H^+ > Zn^{2+}$ ……(9)

実験②では，(7)が右へ進行しないので，酸化力は，

$Cu^{2+} > H^+$ ……(10)

実験③では，(7)は左へ，(8)は右に進行するので

$NO_3^- > Cu^{2+}$ ……(11)

(9)(10)(11)から，酸化力は

$NO_3^- > Cu^{2+} > H^+ > Zn^{2+}$

問 6. Cu と希硝酸の反応では，気体 NO が発生する。

$NO_3^- + 3e^- + 4H^+ \longrightarrow NO + 2H_2O$ ……(12)

(4)(12)から，化学反応式は次のようになる。

$3Cu + 8HNO_3 \longrightarrow 3Cu(NO_3)_2 + 4H_2O + 2NO$

2

〔解答〕

問 1. (ア)：ダイヤモンド　(イ)：共有

(ウ)：シリカ(無水ケイ酸)

問 2. 元素記号：Al

方法の名称：溶融塩電解(融解塩電解)

問 3. (計算)

分子量を M とする。$100\ g = 100\ cm^3$

$$2.49 \times 10^5 \times \frac{100}{1000} = \frac{1.80}{M} \times 8.31 \times 10^3 \times (27 + 273)$$

M＝180 …(答)

問 4. (反応式) $CaCO_3 + 2HCl \longrightarrow CaCl_2 + H_2O + CO_2$

(二酸化炭素) 2.9 (L)

問 5. (a)：陽イオンは複数の陰イオンと，陰イオンは複数の陽イオンとイオン結合という強い引力で結合し，全体として結晶状態となっているので。

(b)：陽イオンと陰イオンの結合が弱まり，それぞれのイオンが自由に動けるようになり，イオンが電気を運ぶから。

問 6. (計算式)銅の密度を d (g/cm^3)とする。

1 つの単位格子には銅原子が 4 個含まれる。

$$(3.6 \times 10^{-8})^3 d = \frac{64.0}{6.02 \times 10^{23}} \times 4$$

$d = 9.1\ (g/cm^3)$ …(答)

問 7. 炭素の原子量＝$16\left(\dfrac{z}{x-y} - 2\right)$

〔出題者が求めたポイント〕

化学結合，溶融塩電解(融解塩電解)，浸透圧，反応の量的関係，結晶格子などに関する基本的な集合問題

〔解答のプロセス〕

問 1. (ア) ケイ素は炭素のダイヤモンド構造をとる。

(イ) 共有結合の結晶という。

(ウ) ケイ素は，自然界では石英，水晶などの形で存在し，化学成分は二酸化ケイ素 SiO_2 である。シリカ，無水ケイ酸ともいわれる。

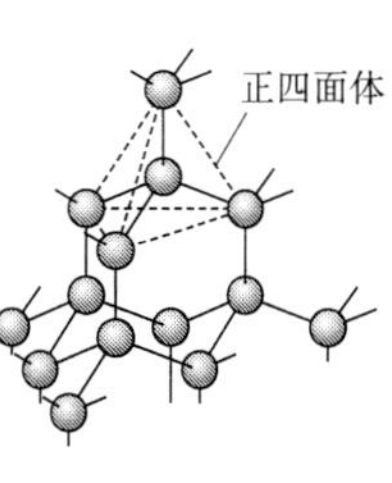

問 2. ボーキサイト Al_2O_3 を溶融塩電解することにより，陰極から Al を得る。

問 3. 浸透圧は次の式が適用できる。

$\Pi V = nRT$　Π：浸透圧 (Pa)

V：溶液の体積 (L)

n：溶質の物質量 (mol)

$100\ g = 100\ cm^3 = 0.1\ L$

$2.49 \times 10^5 \times 0.1 = n \times 8.31 \times 10^3 \times (27 + 273)$

$n = 9.988 \times 10^{-3} = 1.00 \times 10^{-2}$

$= 1.80/M$

分子量：M = 180 …(答)

問 4. $CaCO_3 + 2HCl \longrightarrow CaCl_2 + H_2O + CO_2$

$CaCO_3$ の式量 = 100

反応する $CaCO_3$ の物質量 = 13/100 (mol)

= 生成する CO_2 の物質量

0℃，1.013×10^5 Pa(= 1 気圧)では

$0.13 \times 22.4 = 2.91 = 2.9$ (L) …(答)

(別解)

$1.013 \times 10^5 \times V = (13/100) \times 8.31 \times 10^3 \times 273$

$V = 2.91 = 2.9$ (L)

問 5. (a) NaCl 結晶を例に考える。

NaCl とは，NaCl が分子となっているのではなく，Na^+ と Cl^- が 1：1 の割合であるということを意味する。(これを組成式と言う)

つまり，Na^+ は複数の Cl^- と Cl^- は複数の Na^+ と結合していて，Na^+ と Cl^- の静電的な結合は強い。よって，融点や沸点は高い。

$\cdots Cl^- - Na^+ - Cl^- - Na^+ - Cl^- - Na^+ \cdots$

$\cdots Na^+ - Cl^- - Na^+ - Cl^- - Na^+ - Cl^- \cdots$

(b)：融解すると Na^+ と Cl^- の結合が切れ，Na^+ と Cl^- は自由に動けるようになる。電圧をかけると Na^+ は陰極に，Cl^- は陽極に移動し，電流が流れる。

問 6. 面心立方格子の頂点の 8 個の粒子は，単位格子に(1/8)が属しているので，単位格子に属しているのは

$(1/8) \times 8 = 1$

6 個の面にある 6 個の粒子は，それぞれ(1/2)が単位格子に属している。単位格子に属しているのは

$(1/2) \times 6 = 3$

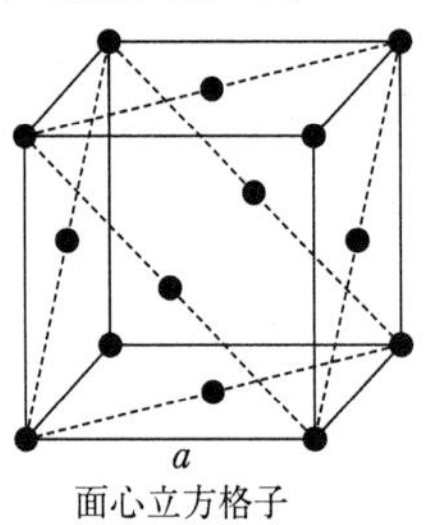

面心立方格子

ゆえに，単位格子内には合計 4 個分の銅原子がある。

$$銅の単位格子の質量 = \frac{64.0}{6.02 \times 10^{23}} \times 4 \quad \cdots\cdots(1)$$

別に，単位格子の質量は次の式でも求まる。

$$体積 \times 密度 = (3.6 \times 10^{-8})^3 \times d \quad \cdots\cdots(2)$$

(1) = (2)として，d について解く。

$d = 9.11 = 9.1\ (g/cm^3)$ …(答)

問 7. $CuO + CO \longrightarrow Cu + CO_2$

CuO：x (g)　Cu：y (g)　CO_2：z (g)

O の原子量 = 16

炭素 C の原子量 = a　銅 Cu の原子量 = P

CuO の物質量 = Cu の物質量 = CO_2 の物質量

次の 2 つの式が成り立つ。

$$\frac{x}{P+16} = \frac{y}{P} \quad \cdots\cdots(1)$$

$$\frac{y}{P} = \frac{z}{a + 16 \times 2} \quad \cdots\cdots(2)$$

(1)(2)を連立させて a について解く。

$$a = 16\left(\frac{z}{x-y} - 2\right) \quad \cdots(答)$$

なお，$P = \dfrac{16y}{x-y}$

3

〔解答〕

問 1. A：CH_3CH_2OH　B：CH_3CHO

C：CH_3COOH　D：$CH_3COOCH_2CH_3$

問 2. (ア)：水素　(イ)アルデヒド基

(ウ)：カルボキシ基

問 3. $C_2H_5-O^{\delta-}$ … 水素結合 … $^{\delta+}H-O^{\delta-}$（左の O に $H^{\delta+}$，右の O に C_2H_5 が結合）

問 4. $CH_3CH_2OH + CuO \longrightarrow CH_3CHO + Cu + H_2O$

問 5. (c)：Cu_2O

問 6. (1) K = 9.0

(2) A の量を増やし，生成する D と水を取り除く (20 字)

〔出題者が求めたポイント〕

エタノールの合成，酸化，エステル化，平衡に関する基礎的な問題

〔解答のプロセス〕

問 1. エチレンに水を付加させるとエタノールが生成する。

$CH_2 = CH_2 + H_2O \longrightarrow CH_3 - CH_2OH$(A) …(答)

エタノールを酸化するとアセトアルデヒドとなる。

$CH_3CH_2OH \longrightarrow$ 酸化$(-2H)$ $\longrightarrow CH_3CHO$(B) …(答)

アセトアルデヒドを酸化すると酢酸となる。

$CH_3CHO \longrightarrow$ (酸化 + O) $\longrightarrow CH_3COOH$(C) …(答)

酢酸とエタノールが反応(エステル化)すると，酢酸エチルが生成する。

$C_2H_5OH + CH_3COOH \longrightarrow CH_3COOC_2H_5 + H_2O$

(D) …(答)

問 2. (ア) エタノール C_2H_5OH では，電気陰性度が大きい O と別のエタノール分子のヒドロキシ基の H との間で水素結合ができやすい。

(イ) アルデヒド基 −CHO には還元性がある。

(ウ) アルデヒド基は酸化されると，カルボキシ基になる。

−CHO ⟶ 酸化 ⟶ −COOH

問 3. 問 2. を参照

問 4. Cu を加熱により空気中で CuO に酸化させ，これを用いてエタノールを酸化させ，アセトアルデヒドにする。反応式は〔解答〕参照。

問 5. フェーリング液中の Cu^{2+} は，アルデヒドで還元され，Cu_2O(赤色沈澱)が生成する。Cu の酸化数が＋2 から＋1 になる。

問 6. (1) $C_2H_5OH + CH_3COOH \rightleftharpoons CH_3COOC_2H_5 + H_2O$

C_2H_5OH：1.0 mol から 0.25 mol に減少。

減少量 0.75 mol

C_2H_5OH の減少量＝CH_3COOH の減少量

CH_3COOH：$1.0 - 0.75 = 0.25$ (mol)

生成する $CH_3COOC_2H_5$ ＝減少した C_2H_5OH ＝ 0.75 (mol)

生成する $H_2O = 0.75$ mol

全体の体積を V (L)とする。

$$K = \frac{[CH_3COOC_2H_5][H_2O]}{[C_2H_5OH][CH_3COOH]} = \frac{(0.75/V)(0.75/V)}{(0.25/V)(0.25/V)} = 9.0 \quad \cdots(答)$$

(2) CH_3COOH を一定にして，平衡を右に移動させるには，C_2H_5OH を多くすること，生成する $CH_3COOC_2H_5$ や H_2O を取り除くことが必要。

4

〔解答〕

問 1. (タンパク質の)変性

問 2. (イ)

問 3. ビウレット反応

問 4. ビウレット反応では，Cu^{2+} が 2 つ以上のペプチド結合に配位し錯イオンを形成することにより，赤紫色の呈色を生じる。ジペプチドでは，ペプチド結合が 1 つしかないために反応しない。

問 5. キサントプロテイン反応

問 6. (a)：赤紫色　(b)：黄色　(c)橙色

問 7. (d)：N

問 8. (e)：S

〔出題者が求めたポイント〕

タンパク質の性質に関する実験の基本問題

〔解答のプロセス〕

問 1. 透明な卵白溶液にアルコールや酸を加えると白濁する。これを変性という。加熱でも変性する。

問 2. アルコールがタンパク質を変性すると言うことは，細菌のタンパク質も変性すると言うことで，消毒，殺菌の作用である。

問 3. 卵白に少量の NaOH を加え，さらに $CuSO_4$ 溶液を加えると赤紫色となる。これをビウレット反応という。

問 4. −NH−CO− が 2 つ以上ないとビウレット反応は起こらない。トリペプチド以上が反応する。

問 5. ベンゼン環を持つアミノ酸を含むペプチドは，キサントプロテイン反応をする。反応は濃硝酸で黄色，さらにアンモニアで塩基性にすると橙色となる。

問 6. 問 3. 問 5. 参照

問 7. 卵白に含まれる窒素 N は，卵白を NaOH で分解すると NH_3 となる。気体の NH_3 は気体の HCl と反応すると固体の塩 NH_4Cl を作り，白煙となる。これは，NH_3 や HCl の検出に使われる。

$NH_3 + HCl \longrightarrow NH_4Cl$(白煙)

問 8. 卵白を NaOH で分解し，さらに酢酸酸性にし，酢酸鉛水溶液を加えると，黒色の沈澱 PbS が生成する。たんぱく質に含まれる硫黄 S の検出反応である。

$Pb(CH_3COO)_2 \longrightarrow Pb^{2+} + 2CH_3COO^-$

$S^{2-} + Pb^{2+} \longrightarrow PbS$(黒い沈澱)

第Ⅱ期

1

〔解答〕

問 1. (a)二酸化硫黄

問 2. $Na_2SO_3 + H_2SO_4 \longrightarrow Na_2SO_4 + H_2O + SO_2$

問 3. (計算)

発生した SO_2 の物質量

$$\frac{0.28}{22.4} = 1.25 \times 10^{-2}\ (\text{mol})$$

反応式から，これは用いた希硫酸の物質量に等しい。

希硫酸の濃度を，x (mol/L) とする。

$$x \times \frac{2.1}{1000} = 1.25 \times 10^{-2}$$

$$x = 5.95 \fallingdotseq 6.0$$

6.0 (mol/L) …(答)

問 4. (ウ)

問 5. $SO_2 + H_2O_2 \longrightarrow H_2SO_4$

問 6. (計算)

生成した H_2SO_4 の物質量は，SO_2 の物質量に等しい。

また，H_2SO_4 は 2 価の酸。

$$H_2SO_4 + 2NaOH \longrightarrow Na_2SO_4 + 2H_2O$$

反応した NaOH を y (mL) とする。

$$0.50 \times \frac{y}{1000} = 2 \times 1.25 \times 10^{-2}$$

$$y = 50$$

5.0×10 (mL) …(答)

問 7. 銅片に濃硫酸を加えて加熱する。

〔出題者が求めたポイント〕

二酸化硫黄の発生と捕集，定量，中和反応，酸化還元反応に関する基本問題

〔解答のプロセス〕

問 1. (a)二酸化硫黄。亜硫酸ガス，無水亜硫酸などともいわれる。

問 2. 解答参照。

問 3. 発生した SO_2 は，

$(0.28/22.4) = 0.0125$ (mol)

また，反応式から用いた H_2SO_4 と発生した SO_2 の物質量は等しい。H_2SO_4 の濃度を x (mol/L) とする。

$x \times (2.1/1000) = 0.0125$

$x = 5.95 \fallingdotseq 6.0$ (mol/L) …(答)

問 4. SO_2 は空気より重く(分子量 64)，水に溶けるので，「(ウ)下方置換」で捕集する。

問 5. SO_2 は還元剤，H_2O_2 は酸化剤として作用する。

$$SO_2 + H_2O_2 \longrightarrow H_2SO_4$$

問 6. $H_2SO_4 + 2NaOH \longrightarrow Na_2SO_4 + 2H_2O$

H_2SO_4 は 2 価の酸で，その 1 mol は OH^- 2 mol に相当する。

$$H_2SO_4 \longrightarrow 2H^+ + SO_4^{2-}$$

$$NaOH \longrightarrow Na^+ + OH^-$$

また，反応式から，

反応する SO_2 の物質量＝生成する H_2SO_4 の物質量

NaOH を y (mL) とする。

$0.0125 \times 2 = 0.50 \times (y/1000)$

$y = 50 = 5.0 \times 10$ (mL) …(答)

問 7. 銅と熱濃硫酸との反応

$$Cu + 2H_2SO_4 \longrightarrow CuSO_4 + 2H_2O + SO_2$$

2

〔解答〕

問 1. (ア) $2Cl^- \longrightarrow Cl_2 + 2e^-$

(イ) $2H_2O + 2e^- \longrightarrow H_2 + 2OH^-$

(ウ) NaOH　(エ) Cl_2　(オ) HClO

(カ) NaClO

問 2.

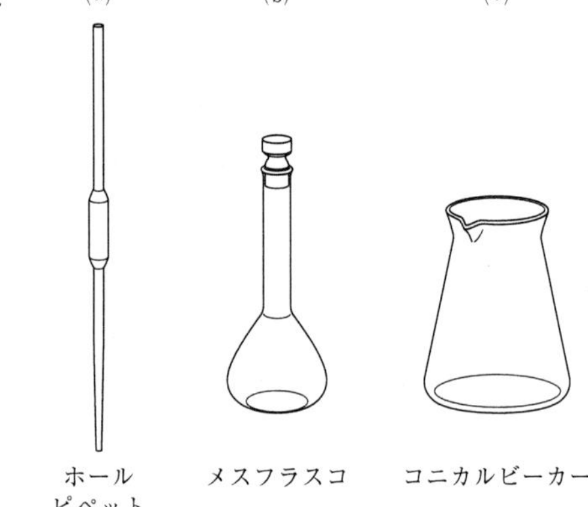
(a)
(b)
(c)
ホール
ピペット
メスフラスコ
コニカルビーカー

問 3. 〔Si−O−Si〕

問 4. $B = \dfrac{A\sqrt{K}}{2 + \sqrt{K}}$

問 5. (答) 6.2 (mL)

(計算)うすめた溶液の物質量

$$0.15 \times \frac{500}{1000} = 0.075\ (\text{mol})$$

HCl を x(mL) とする。HCl の分子量＝36.5

$$\frac{x \times 1.2 \times (37/100)}{36.5} = 0.075$$

$x = 6.2$ (mL)

〔出題者が求めたポイント〕

電気分解，ハロゲン，中和，中和滴定器具，平衡，モル濃度，溶液の調整に関する基本的な集合問題

〔解答のプロセス〕

問 1. 炭素棒や白金を電極に用いたときは，電極は変化しない。

$$NaCl \longrightarrow Na^+ + Cl^-$$

陽極：$2Cl^- \longrightarrow Cl_2 + 2e^-$ …(ア)の答

陰極：$2H_2O + 2e^- \longrightarrow H_2 + 2OH^-$ …(イ)の答

(参考) $2(H{-}O{-}H) + 2e^- \longrightarrow H_2 + 2OH^-$

陽極では Cl^- が酸化されるが，陰極では H_2O の H が還元される。

(ウ) 陰極で生成する OH^- は Na^+ と結合する。

$OH^- + Na^+ \longrightarrow NaOH$ …(ウ)の答

Cl_2 …(エ)の答

(オ) Cl_2 は水と反応して次亜塩素酸を生成する。

$Cl_2 + H_2O \longrightarrow HCl + HClO$ …(オ)の答

(カ) 次亜塩素酸と水酸化ナトリウムとの中和反応。
$HClO + NaOH \longrightarrow H_2O + NaClO$ …(カ)の答
NaClO：次亜塩素酸ナトリウム

問 2. 滴定実験に用いられる器具。
〔解答〕参照。

問 3. ダイヤモンドの〔C–C〕の C を Si に置き換えることにより，正四面体構造になる。Si と Si との間に O 原子が入り，共有結合で結びついている。

O
O
Si
O
O

問 4. $H_2 + I_2 \rightleftarrows 2HI$
(始め) H_2：A (mol)　I_2：A (mol)
　HI：0 (mol)
(平衡時) H_2：A−B (mol)　I_2：A−B (mol)
　HI：2B (mol)
全体の体積を V (L)とする。

$$K = \frac{(2B/V)^2}{[(A-B)/V][(A-B)/V]} = \left(\frac{2B}{A-B}\right)^2$$

$$\sqrt{K}\cdot(A-B) = 2B$$

$$B = \frac{A\sqrt{K}}{2+\sqrt{K}} \quad \cdots(答)$$

問 5. 37% HCl(分子量 36.5) x (mL)中の HCl の物質量

$$\frac{x\times 1.2\times(37/100)}{36.5} \quad \cdots\cdots(1)$$

500 mL にうすめた後の物質量

$$0.15\times\frac{500}{1000} \quad \cdots\cdots(2)$$

(1)＝(2)とする。
$x = 6.16 = 6.2$ (mL) …(答)

3

〔解答〕

問 1. 濃硫酸
問 2. HCl と Sn(または Fe)
問 3. $R\cdot C_6H_4NO_2 + 6(H) \longrightarrow R\cdot C_6H_4NH_2 + 2H_2O$
問 4. (答) 2.00×10^{-1} (mol)
(計算) B の 1 mol が C 1 mol に変化すると，次のような質量減少がある。
NO_2(式量 46) ⟶ NH_2(式量 16)
減少量＝46－16＝30(g)
いま，B の x (mol)が C の x (mol)に変化したとき，減少量は
$x\times30 = 33.0-27.0 = 6.0$ (g)
$x = 0.2000 = 2.00\times10^{-1}$ (mol)

問 5. (答) 2.40×10 (g)
(計算) B の 33.0 g は 0.200 mol なので，

$$B の分子量 = \frac{33.0}{0.200} = 165$$

A：$R\cdot C_6H_5$ ⟶ B：$R\cdot C_6H_4NO_2$(分子量 165)
A の分子量＝165－46＋1.00＝120
NO_2 の式量＝46　H の原子量＝1.00
始めの A を x (g)とする。
A の 1 mol から B 1 mol が生成するので，次式が成立する。A を y (g)用いたとする。

$$\frac{120}{165} = \frac{y}{33.0}$$

$y = 24.0 = 2.40\times10$ (g)

問 6.

```
  H H H                 H H H
  | | |                 | | |
H-C-C-C-H             H-C-C-C-H
  | | |                 | | |
  | H H                 H | H
  |                       |
H  C   H              H   C   H
 C=  C                 C=  C
 |   ||                |   ||
 C=  C                 C=  C
H  C   H              H   C   H
   |                      |
   H                      H
```

〔出題者が求めたポイント〕

芳香族化合物の反応，量的関係の計算に関する基本問題

〔解答のプロセス〕

問 1. ニトロ化には濃硝酸と濃硫酸の混合物が用いられる。この場合，濃硫酸が触媒の役目をする。

問 2. 塩酸と Fe, Sn が使われる。これらは反応して H_2 を生成し，H_2 がニトロ基を還元して，アミノ基にする。
$Sn + 2HCl \longrightarrow SnCl_2 + H_2$

問 3. 問 2 で生成する発生期の水素(原子状の水素)は還元力が強い。
$R\cdot C_6H_4 - NO_2$(化合物 B)＋6(H)
　⟶ $R\cdot C_6H_4 - NH_2$(化合物 C)＋$2H_2O$

問 4. 化合物 B 1 mol から化合物 C 1 mol が生成する。この時，NO_2 が NH_2 になるので，質量は以下のように減少する。
NO_2(式量 46.0) ⟶ NH_2(式量 16.0)
減少量＝46.0－16.0＝30.0 (g)　… 1 mol あたり
いま，B33.0 g が C27.0 g になったので減少量は
33.0－27.0＝6.0 (g)
B を x (mol)とすると
$1 : x = 30.0 : 6.0$
$x = 0.200 = 2.00\times10^{-1}$ (mol) …(答)

問 5. B の 0.200 mol は 33.0 g なので，
B の分子量＝33.0/0.200＝165
$R\cdot C_6H_5$(化合物 A) ⟶ $R\cdot C_6H_4NO_2$(化合物 B)
(A の分子量)－(H の原子量)＋(NO_2 の式量)
　＝(B の分子量)＝165
A の分子量＝165＋1－46＝120
用いた A を y (g)とする。
$120 : y = 165 : 33.0$
$y = 24 = 2.40\times10$ (g) …(答)

問 6. $R\cdot C_6H_5$ の分子量が 120 なので
R の式量＝120－(12.0×6＋1.0×5)＝43
$R = C_nH_{2n+1} = 14n + 1 = 43$
n＝3
アルキル基は C_3H_7
化合物 A は 2 つの構造がある。
C_6H_5-CH_2-CH_2-CH_3

```
      CH3
      |
C6H5-CH
      |
      CH3
```

4

〔解答〕

問 1. (ア) 対症療法　(イ) 副作用　(ウ) 致死量
(エ) 劇物　(オ) 毒物　(カ) 消毒　(キ) 陽

問 2.

```
     H
     |
  H-C-O-NO2
     |
  H-C-O-NO2
     |
  H-C-O-NO2
     |
     H
```

問 3.

```
          O
          ‖
          C-O-H
          |
   H    C    H
     \ // \ /
      C     C
      |     ‖
      C     C
     / \\ / \
   H    C    H
        |
        N
       / \
      H   H
```

問 4. オキシドール：酸化剤
クレゾールセッケン：フェノール系

問 5. 界面活性剤

問 6. 陽イオン界面活性剤(リンス)，除菌防臭剤など

〔出題者が求めたポイント〕

医薬品と作用，化学構造に関する問題

〔解答のプロセス〕

問 1. (ア) 解熱剤や鎮痛剤は，病気の原因を取り除くのではなく，症状をやわらげる対症療法剤

(イ) 期待した効果(主作用)に対して，副作用という。

(ウ) 致死量という。

(エ) 劇物。化学薬品の容器に表示がある。

(オ) 毒物。化学薬品の容器に表示がある。

(カ) 消毒薬。ハロゲン化合物(NaClO など)，酸化剤(H_2O_2 など)，アルコール系(エタノールなど)，フェノール系(クレゾール，フェノールなど)

(キ) 陽イオン。塩化ベンザルコニウムは次のように電離して，陽イオンとなり消毒，殺菌作用をする。

$$[C_6H_5CH_2N(CH_3)_2R]Cl \longrightarrow [C_6H_5CH_2N(CH_3)_2R]^+ + Cl^-$$

R：アルキル基

問 2. ニトログリセリンはグリセリンの硝酸エステル

$$\begin{matrix} CH_2OH \\ | \\ CHOH \\ | \\ CH_2OH \end{matrix} + 3HONO_2 \longrightarrow \begin{matrix} CH_2ONO_2 \\ | \\ CHONO_2 \\ | \\ CH_2ONO_2 \end{matrix} + 3H_2O$$

問 3. アミノ基とカルボキシ基がお互いにパラ位にある。

$HOOC-C_6H_4-NH_2$

問 4. H_2O_2 は酸化剤として，消毒・殺菌をする。

クレゾール $CH_3C_6H_4OH$ は，タンパク質を変性することにより，消毒・殺菌作用をする。

問 5. 界面活性剤という。合成洗剤(中性洗剤)も界面活性作用がある。

問 6. 塩化ベンザルコニウムは，逆性石けんと言われるように消毒・殺菌の他に，界面活性作用がある。消毒以外に，家庭用の除菌消臭剤にも使われる。

なお，セッケンの界面活性作用は陰イオンによるものだが，塩化ベンザルコニウムは陽イオンが界面活性作用をするので，「逆性」と言われる。たんぱく質やセルロースは負に帯電しやすく，陽イオンの塩化ベンザルコニウムはくっつきやすく，毒性を発揮しやすい。

また，シャンプー(陰イオン界面活性剤)で洗うと，髪の毛のキューティクルが開くので，陽イオン界面活性剤がリンスとして使われている。

生 物

解答

29年度

第Ⅰ期

1

〔解答〕

問1 イ

問2 イ

問3 ウ

問4 二次卵母細胞

問5 オ

問6 胚性幹

問7 哺乳類の受精卵を培養し，胞胚期にあたる胚盤胞の内部細胞塊を取り出し，特殊な条件下で培養する。(46字)

問8 テロメア

〔出題者が求めたポイント〕

クローン羊を題材とした生殖技術におけるバイオテクノロジーの問題。

問1 品種Aの乳腺細胞の核を移植しているので「ドリー」は品種Aの雌である。

問2 移植した品種Aの核は体細胞なので，染色体数は54である。そこから培養した初期胚の染色体数も54である。

問3 分裂準備期(G_2期)，分裂期(M期)，DNA合成期(S期)である。

問4 一次卵母細胞が減数分裂第一分裂を終え，第一極体を放出した状態なので，二次卵母細胞である。

問5 ミトコンドリアは独自のDNAをもち，細胞内で分裂して増殖する。通常の受精と同様に，未受精卵に由来するミトコンドリアが「ドリー」の体細胞に引き継がれると考えるのが妥当である。

問6 ES細胞は，Embryonic(胚性)，Stem Cell(幹細胞)の略である。

問7 ES細胞は多能性とほぼ無限に増殖する能力をもつ。一方，受精卵を使用することで生命倫理上の問題も有する。

問8 真核生物の染色体の末端部分には，特定の塩基配列の繰り返しからなるテロメアと呼ばれる領域が存在する。DNA複製にはプライマーの結合が必要で，ラギング鎖側ではプライマーが分解された後，その部分のDNAが複製されない。そのため，テロメアの部分は複製のたびに短くなっていく。テロメアが一定の長さまで短くなると細胞は分裂しなくなる。

2

〔解答〕

問1 11.1%

問2 RR：Rr：rr＝15：2：15

〔出題者が求めたポイント〕

遺伝

問1 組換え価は，生じた全配偶子における組換えで生じた配偶子の割合。F_1を検定交雑するのではなくF_1どうしを交配しているので，配偶子の分離比はすぐにわからない。完全連鎖の場合，F_1どうしを交配した結果から〔Ab〕と〔aB〕は生じないので組換えが生じていることがわかる。F_2における〔ab〕の個体数が64であることから，AaBbから生じる配偶子を，AB：Ab：aB：ab＝8：1：1：8と推測すると，F_2の表現型が問題の通りになることがわかる。

	8AB	Ab	aB	8ab
8AB	64AABB	8AABb	8AaBB	64AaBb
Ab	8AABb	Aabb	AaBb	8AAbb
aB	8AaBB	AaBb	aaBB	8aaBb
8ab	64AaBb	8Aabb	8aaBb	64aabb

〔AB〕：〔Ab〕：〔aB〕：〔ab〕＝226：17：17：64

よって組換え価は以下の通り，

$$\frac{1+1}{8+1+1+8}\times 100 = 11.11\cdots \fallingdotseq 11.1\ (\%)$$

問2 (F_2)RR：Rr：rr＝1：2：1

(F_3)RR：Rr：rr＝3：2：3

(F_4)RR：Rr：rr＝7：2：7

(F_5)RR：Rr：rr＝15：2：15 となっていく。

3

〔解答〕

① a ② d ③ b ④ a ⑤ b

⑥ a ⑦ a ⑧ a ⑨ c ⑩ b

⑪ a ⑫ b ⑬ a ⑭ d ⑮ a

〔出題者が求めたポイント〕

免疫にかかわる多方面の知識問題。

① 末梢血液中の白血球のうち約50～60%は好中球である。好中球は食作用によって抗原を取り込み消化する。

② エイズウイルス(HIV)はヘルパーT細胞に感染し破壊するため，発病すると免疫機能が破綻する。

③ マスト細胞の細胞膜に結合したIgE(抗体)にアレルゲンが結合すると，マスト細胞からヒスタミンが分泌される。ヒスタミンが鼻水，鼻づまり，くしゃみなどを引き起こす。

④ 樹状細胞は皮下に多く存在し，食作用で抗原を取り込むと，リンパ節に移動してヘルパーT細胞やキラーT細胞に抗原提示を行う。

⑤ a. 即時型アレルギーは体液性免疫によって引き起こされる。花粉症や食物アレルギーが即時型アレルギーである。c. 血液凝固反応にかかわるのは血小板。d. 免疫の二次応答にかかわるのは記憶細胞。e. 食作用をもつのは好中球，マクロファージ，樹状細胞。

⑥ TLR(Toll like receptor)は樹状細胞やマクロファージ，好中球などの食細胞の表面に存在するタンパク質でToll様受容体と呼ばれ，抗原に特有の成分を認

識する。

⑦ ツベルクリン反応は，結核菌由来の成分を皮下注射し，結核菌に対する記憶細胞の有無を調べる検査方法である。

⑧ 血小板は巨核球の一部がちぎれて生じるため，核をもたない。

⑨ 抗体は免疫グロブリンと呼ばれるタンパク質である。粗面小胞体に付着するリボソームは，細胞外に分泌するタンパク質を合成する場となる。

⑪ 繊毛やべん毛は微小管からつくられる。

⑫ 核の保持はケラチン繊維などからなる中間径フィラメントによってなされる。

⑬ 細胞分裂で染色体を移動させる紡錘糸は微小管からなる。

⑭ ヒトの末梢リンパ球は体細胞なので染色体数は 46 本。

⑮ ひとつの T 細胞や B 細胞が認識できる抗原は，それぞれ一つだけである。ゆえに，さまざまな抗原に対応するために，体内には多くの種類の T 細胞や B 細胞が存在する。

4

〔解答〕

問 1 ③

問 2 b. ① c. ⑤ d. ④ e. ③

問 3 細胞内に含まれる酵素の働きで DNA が切断されてしまうから。(27 字)

問 4 ②

問 5 クロマチン繊維

〔出題者が求めたポイント〕

DNA 抽出実験に関する知識問題。

問 1 中性洗剤を用いるのは，界面活性剤のはたらきで生体膜を破壊するためである。ドデシル硫酸ナトリウムは界面活性剤の一種である。

問 3 すりつぶす操作の時間と共に細胞自身の消化酵素がはたらき，DNA を切断してしまうため抽出が困難になる。

問 5 DNA にヒストンが巻きついた状態をヌクレオソームと呼び，さらに寄り集まって長い繊維状になった構造をクロマチン繊維と呼ぶ。

5

〔解答〕

① 1. イ 2. イ 3. イ 4. ア 5. イ

② 6. ア 7. ア 8. イ 9. イ 10. イ

③ 11. ア 12. イ 13. イ 14. イ 15. イ

④ 16. ウ 17. ウ 18. ウ 19. ウ 20. ウ

〔出題者が求めたポイント〕

ヒト(脊椎動物・哺乳類)，メダカ(脊椎動物・魚類)，ミミズ(環形動物)，バッタ(節足動物)，イカ(軟体動物・頭足類)の系統に関する知識問題。

① 閉鎖血管系をもつのは，脊椎動物，環形動物，軟体動物の頭足類である。節足動物は開放血管系である。

② 脊椎動物は原口の反対側に口ができる新口動物。環形動物，軟体動物，節足動物は原口側が口になる旧口動物である。

③ 陸上に産卵するは虫類と鳥類，子宮内で胎児を育てる哺乳類が胚を保護する羊膜をもつ。

④ 三胚葉性動物のうち，体腔が中胚葉の細胞に囲まれているのが真体腔動物，体腔が胞胚腔に由来するのが原体腔動物，体腔をもたないのが無体腔動物である。以前は系統を考える上で体腔が重視されたが，体腔の種類は系統と関係ないことがわかっている。無体腔動物には扁形動物，原体腔動物には輪形動物，線形動物が含まれる。

第Ⅱ期

1

〔解答〕

問 1 ア．水晶体 イ．こう彩
問 2 ①桿体細胞 ②錐体細胞
問 3 ウ．黄斑，キ エ．盲斑，カ
問 4 暗順応
問 5 ②
問 6 対象物を立体的に把握できる両眼視の範囲が広がった。(25 字)
問 7 (1) アセチルコリン
(2) ②，④

〔出題者が求めたポイント〕

ヒトの眼の構造とはたらきに関する知識問題。

問 2．3 錐体細胞は視野の中心部である黄斑に多く分布し，桿体細胞は黄斑の周辺部に多く分布する。どちらの視細胞も存在しないカの部分は，視神経が束となって眼球内から外に出る盲斑である。なお，出題された図は右目である。

問 4 桿体細胞にロドプシンが合成され，感度が上昇することで暗所に順応する。

問 6 両目の視野の重なる部分は，対象物を立体的に捉えることができる。両目が前面を向くことでこの範囲が広がり，遠近感が発達した。

問 7 副交感神経から分泌される神経伝達物質はアセチルコリン，交感神経ではノルアドレナリンである。瞳孔の拡大は，瞳孔括約筋の弛緩と，瞳孔散大筋の収縮で起きる。

2

〔解答〕

問 1 A $\frac{3}{5}$ a $\frac{2}{5}$

問 2 A $\frac{5}{7}$ a $\frac{2}{7}$

問 3 AA：Aa：aa＝25：20：4

〔出題者が求めたポイント〕

一遺伝子雑種の不完全優性を題材とした，遺伝子頻度と自由交配に関する問題。

問 1 赤花(AA) 36 個体，桃色花(Aa) 48 個体，白花(aa) 16 個体の集団と考えると，集団中の遺伝子 A は $36 \times 2 + 48 = 120$，遺伝子 a は $48 + 16 \times 2 = 80$ 存在することとなる。A の頻度は 120 ／ 200，a の頻度は 80 ／ 200 から求められる。

問 2 上記集団から白花(aa)を取り除いた集団では，A は $36 \times 2 + 48 = 120$，遺伝子 a は 48 存在することとなる。A の頻度は 120 ／ 168，a の頻度は 48 ／ 168 から求められる。

問 3 白花を取り除いた集団中で，遺伝子 A と a は 5：2 で存在する。自由交配によって得られる次世代は $(5A + 2a)^2$ で求めることができる。

3

〔解答〕

問 1 ①，② 問 2 ①，② 問 3 ①，③
問 4 ①，④ 問 5 ③，④ 問 6 ③，④
問 7 ①，② 問 8 ③，⑤ 問 9 ③，⑤
問 10 ②，③

〔出題者が求めたポイント〕

問 1 アミノ酸はアミノ基とカルボキシ基を共通してもつ。アミノ酸どうしの結合は，ひとつのアミノ酸のアミノ基と，もうひとつのアミノ酸のカルボキシ基の間で行われる。

問 2 カドヘリンは細胞どうしを，インテグリンは細胞と細胞外基質を結合させるタンパク質である。

問 3 間期の染色体は糸状のクロマチン繊維で存在すると考えられる。クロマチン繊維を構成するタンパク質はヒストンが最も多い。

問 4 ③デオキシリボースは DNA に含まれる糖。⑤チミンは DNA にのみ含まれる塩基。②グルコースは DNA と RNA のどちらにも含まれない。

問 5 キネシン，ダイニンは微小管上を移動し，細胞内の物質輸送に関与する。

問 6 細胞膜が存在しないと細胞にならない。細胞膜に包まれた内部が細胞質基質である。

問 7 核膜も生体膜の一種で二層のリン脂質膜にタンパク質が点在する。

問 8 リボソームはリボソーム RNA(rRNA)とタンパク質からなる。

問 9 ミトコンドリアは好気条件で ATP を合成する。葉緑体は光エネルギーを用いて ATP を合成する。

問 10 生体を構成する 20 種のアミノ酸のうち硫黄を含むアミノ酸は，システインとメチオニンである。S-S 結合(ジスルフィド結合)はシステインどうしの結合によって起こる。

4

〔解答〕

問 1 ア．誘導 イ．形成体(オーガナイザー)
ウ．眼胞 エ．眼杯 オ．水晶体
カ．網膜
問 2 原口背唇，E
問 3 誘導の連鎖
問 4 ③

〔出題者が求めたポイント〕

イモリの眼の形成を中心とした，形成体のはたらきに関する知識問題。

問 1．3 眼の形成は誘導の連鎖の例として頻出である。形成体としてはたらく部位と誘導される部位を整理しておく必要がある。

問 2．4 初期原腸胚における原口の動物極寄りは原口背唇と呼ばれ，自身は脊索となって表皮から神経管を誘導する。

5

〔解答〕

問 1 ① 問 2 ② 問 3 ③ 問 4 ②
問 5 ④ 問 6 ② 問 7 ⑤ 問 8 ③
問 9 ③ 問 10 ③

〔出題者が求めたポイント〕

問 1 光学顕微鏡の分解能は約 0.2 μm である。

問 4 肝臓を通る血液は約 1400 mL ／分である。

問 6 ニューロン内の負電位は，K^+ の漏出によって生じる。活動電位が発生すると外側を基準として内側が約 40 mV となる。

問 9 赤血球の寿命は約 120 日である。

平成28年度

問　題　と　解　答

英 語

問題

28年度

第Ⅰ期

〔Ⅰ〕 次の（1）と（2）の語の中で、下線部の発音が他の語と異なるものを一つ選び、記号で答えなさい。

（1）ア company　イ bus　ウ trouble　エ toast

（2）ア pushed　イ worked　ウ called　エ stopped

〔Ⅱ〕 次の（1）～（3）の語で、第一アクセント（最も強く発音するところ）の部分を選び、記号で答えなさい。

（1）ba-zaar（ア イ）　（2）ig-no-rance（ア イ ウ）　（3）tech-nique（ア イ）

〔Ⅲ〕 次の（1）～（5）の各文の（　　）内に入る最も適切な語句を、それぞれア～エから選び、記号で答えなさい。

（1）I felt something (　　) my head.

ア touch　イ touched　ウ to touch　エ touches

（2）(　　) is often the case with him, he is late for school on Mondays.

ア Since　イ When　ウ As　エ Because

（3）My brother fell asleep (　　) the television turned on.

ア in　イ for　ウ while　エ with

（4）A *kappa* is said to be an (　　) animal.

ア imagine　イ imaginary　ウ imaginable　エ image

（5）The train arrived twenty minutes (　　) time.

ア behind　イ back　ウ after　エ late

〔IV〕 次の各文の（　　）内の単語を並べかえて、それぞれの日本文と同じ意味の英文を作りなさい。答えは（　　）内の三番目と五番目にくる単語の記号を書くこと。

（1）私はあなたが誰かに対してフェアでないなどということは想像できない。

I cannot (ア you　イ imagine　ウ being　エ unfair　オ to) anyone.

（2）こんなに長い間お返事を書かなかったことを心からお詫びいたします。

I sincerely apologize for (ア written　イ you　ウ not　エ for　オ having) such a long time.

（3）運動は血圧を下げるだけでなく、心臓発作を防ぐ可能性もある。

Exercise will (ア lower　イ not　ウ blood　エ only　オ but　カ pressure) possibly protect against heart attacks.

（4）一世代のうちに、飛行機による移動は多くの旅行者によって使われる方法となった。

Within a generation, (ア flight　イ the　ウ method　エ has　オ become　カ used) by many travelers.

（5）彼女は彼と出会った場所のことを思い出した。

She was (ア place　イ met　ウ of　エ where　オ reminded　カ the　キ she) him.

〔V〕 次の英文を読み、各問いに答えなさい。

The universe is the whole cosmic system of matter and energy of which Earth, and therefore the human race, is a part. Humanity has traveled a long road since societies imagined Earth, the Sun, and the Moon as the main objects of creation, with the rest of the universe being formed almost as an afterthought. Today it is known that Earth is only a small ball of rock in a space of unimaginable vastness and that the birth of the solar system was probably only one event among many that occurred against the backdrop of an already mature universe. This humbling lesson has unveiled a remarkable fact, one that endows the smallest particle in the universe with a rich and noble heritage: <u>events that occurred in the first few minutes of the creation of the universe 13.7 billion years ago turn out to have had a profound influence on the birth, life, and death of galaxies, stars, and planets.</u> Indeed, a line can be drawn from the forging of the matter of the universe in a primal "big bang" to the gathering on Earth of atoms versatile enough to serve as the basis of (　　). The intrinsic harmony of such a worldview has great philosophical and esthetic appeal, and it may explain why public interest in the universe has always endured.

（注） afterthought: a thing that is thought of or added later
backdrop: the background to an event or situation
endow: to provide with a good quality, ability, feature, etc.
forge: to create
primal: first or original
versatile: of different types, sizes, or qualities
intrinsic: belonging naturally to something

問１　下線部を和訳しなさい。

問２　文中の（　　）内に入る最も適切な英語一語を書きなさい。ただし、この一語は本文中に存在する。

〔VI〕 次の英文を読み、各問いに答えなさい。

After the age of dinosaurs had ended, about 65 million years ago, mammals became the largest animals to roam the earth. Rhinos and elephants, (1), were much larger than they are today. Huge mammals weighed almost 17 tons. The biggest mammal of our age, the African elephant, by comparison, weighs only about 6.5 tons.

When dinosaurs roamed the earth, mammals were small creatures that stayed the same (①) size for over 150 million years. The journal Science claims that after dinosaurs had <u>(A) become extinct</u>, mammals became larger and larger, but then stopped growing.

In the 1990s, a French team discovered prehistoric fossils in Baluchistan, the area between Iran, Afghanistan and Pakistan. The fossils belonged to an extinct hornless rhinoceros, the Baluchitherium, (2) lived about 40 million years ago. It was 5 meters tall and the size of three elephants.

Scientists are not sure how mammals got <u>(B) that big</u>. (3) the age of dinosaurs they often had to fight for food and served as food for the giant reptiles themselves. When the dinosaurs disappeared, their main competitors for the leaves of trees and plants also disappeared. (②) the first time, mammals had plenty of food to eat.

Why mammals stopped growing is still a mystery. One theory claims that continents became smaller and <u>(C) there wasn't enough land</u>. According (③) other experts, a colder climate led to the death of the dinosaurs. Mammals grow best in cold weather (4) bigger animals can conserve heat better.

［注］ dinosaur: a very large creature that became extinct from the earth before the appearance of Man

roam: to walk or travel with no clear purpose or direction

Rhino: a large heavy African or Asian animal with thick skin and either one or two horns on its nose

mammal: a type of animal that drinks milk from its mother's body when it is young

reptile: a type of animal, such as a snake or lizard, whose body temperature changes according to the temperature around it, and that usually lays eggs to have babies

conserve: to protect something and prevent it from changing or being damaged

問1 文中の（ 1 ）～（ 4 ）に入る適切な語を下から選び、記号で答えなさい。ただし、文頭にくる語も小文字になっている。

ア during　　イ because　　ウ which　　エ however

問2 文中の①～③に適切な語を入れなさい。②は大文字で書き始めること。

問3 下線部(A)become extinct と同じ意味を持つ英語一語を本文中より抜き出して書きなさい。

問4 下線部(B)that big の具体的な内容を日本語で書きなさい。

問5 下線部(C)に available for them を加えるとしたらどこに入れるか。available for them の直前にくる単語一語を答えなさい。

問6 本文の内容に合うように、次の質問に日本語で答えなさい。

（1）What were the largest creatures on earth about 80 million years ago?

（2）Why did mammals become bigger after the dinosaurs disappeared?

［VII］次の日本文を英語にしなさい。

（1）そのパーティーに参加した人はとても少なかった。

（2）彼は18歳になるまで、東京に行ったことがありませんでした。

（3）私はその仕事を金曜日までに終わらせるのは難しいと気づいた。

数 学

問題

28年度

第Ⅰ期

1 次の [　　] に適する数または式を求めよ．

(1) 不等式 $ax^2-(2a+1)x+2>0$ の解は，$a<0$ のとき [（ア）] であり，$a>1$ のとき [（イ）] である．

(2) $\dfrac{\pi}{2}<\theta<\pi$ とする．$\cos\theta+\sin\theta=\dfrac{1}{2}$ のとき，

$\cos\theta-\sin\theta=$ [（ウ）] であり，$\dfrac{\sin^2\theta}{\cos\theta}+\dfrac{\cos^2\theta}{\sin\theta}=$ [（エ）] である．

(3) 数列 $\{a_n\}$ において，

$$a_1+2a_2+3a_3+\cdots\cdots+na_n=\frac{1}{6}n(n+1)(4n+5)$$

が成り立っている．この数列の一般項 a_n は $a_n=$ [（オ）] である．

また，$\displaystyle\sum_{k=1}^{100}a_k\cos\frac{k\pi}{2}=$ [（カ）] である．

(4) サイコロを 3 回投げたとき，出た目の積が 10 より小さくなる確率は [(キ)] であり，出た目の積が 10 の倍数になる確率は [(ク)] である．ただし，サイコロはどの目が出ることも同じ程度期待できるものとする．

(5) x, y は不等式 $y \leqq x - 1$ を満たすものとする．このとき，$y - \dfrac{1}{2}x^2$ の最大値は [(ケ)] であり，$x^2 + 2x + y^2 - 6y$ の最小値は [(コ)] である．

2 三角形 OAB において，OA $= 5$，AB $= 3$ で，辺 AB を $\alpha : 1-\alpha$ に内分する点を C，$\angle$A の 2 等分線が辺 OB と交わる点を D，線分 OC と線分 AD の交点を E とする．ただし，$0 < \alpha < 1$ である．また，点 F は $\overrightarrow{\mathrm{OF}} = 2\overrightarrow{\mathrm{OA}}$ を満たすものとする．

(1) ベクトル $\overrightarrow{\mathrm{OC}}$ と $\overrightarrow{\mathrm{AD}}$ をベクトル $\overrightarrow{\mathrm{OA}}$, $\overrightarrow{\mathrm{OB}}$ を用いて表せ．

(2) 点 F が点 C，D を通る直線上にあるような α の値を求めよ．

(3) $\alpha = \dfrac{2}{3}$ とする．ベクトル $\overrightarrow{\mathrm{OE}}$ をベクトル $\overrightarrow{\mathrm{OA}}$, $\overrightarrow{\mathrm{OB}}$ を用いて表せ．

3 関数 $f(x) = x^3 + ax^2 + bx$ は $x = 4$ で極小値 -16 をとる.

(1) a, b の値を求めよ.

曲線 $C : y = f(x)$ と直線 $\ell : y = mx$ は相異なる 3 点で交わる.

(2) m の値の範囲を求めよ.

(3) 曲線 C と直線 ℓ で囲まれてできる 2 つの図形の面積が等しくなるような m の値を求めよ.

物 理

問題

28年度

第Ⅰ期

(1) 以下の設問に答えよ。

問１ おんさA，おんさB，観測者CがA，B，Cの順番で床の上に一直線に並んでいる。Aは振動数f_A[Hz]，Bは振動数f_A[Hz]と少しだけ異なる振動数f_B[Hz]（$f_A < f_B$）の音を発している。観測者とおんさAは常に床に対し静止している。空気中を伝わる音の速さをV[m/s]とし，風はないものとする。

（i）Aが発する音の波長を求めよ。

（ii）Bが静止している場合に，観測者がΔt秒間に聞くうなりの回数を求めよ。

（iii）Bが観測者に向かって速さs[m/s]で動いている場合に，観測者が聞くBが発する音の波長を求めよ。

（iv）Bが観測者に向かって速さs[m/s]で動いている場合に，観測者が聞くBが発する音の振動数を求めよ。

問２ 次の文章の下線①～⑥に入る適切な言葉を以下の選択肢から１つずつ選んで，記号で答えよ。ただし，同じ記号を複数回用いないこと。

天然に存在する原子核の中には不安定なものがあり，__①__を出しながら，自然に別の原子核に変わっていく。自然に__①__を出す性質を__②__といい，__②__をもつ物質を__③__という。__③__から出る主な__①__には，α線，β線，γ線の３種類がある。α線の本体は__④__であり，β線の本体は__⑤__であり，γ線の本体は__⑥__である。

選択肢

ｱ. 超音波　ｲ. 赤外線　ｳ. 紫外線　ｴ. 放射線　ｵ. 放射能

ｶ. 電離作用　ｷ. 透過力　ｸ. 原子力　ｹ. 放射性物質　ｺ. ウラン

ｻ. 波長の短い電磁波　ｼ. エネルギーの大きな陽子

ｽ. エネルギーの大きな中性子　ｾ. エネルギーの大きな電子

ｿ. エネルギーの大きなヘリウムの原子核

(2) ばね定数k，自然長Lの一様なばねが2本ある。このうち1本を切断して，自然長L／2のばねを2本作った。自然長LのばねをS，自然長L／2のばね2本をそれぞれT_1，T_2とする。以下の設問に答えよ。

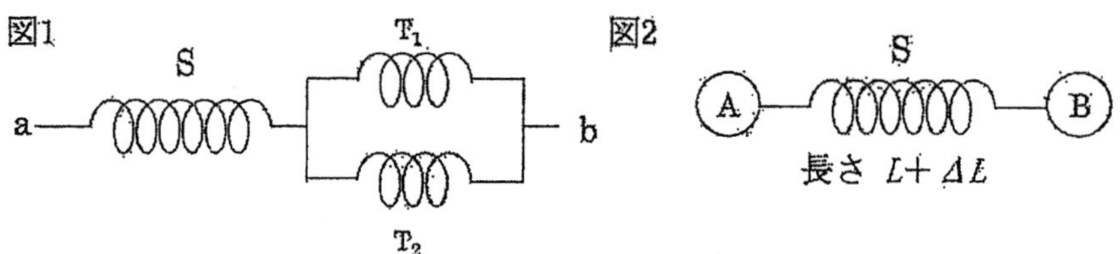

問1　大きさがFの力をばねSの両端に加えて伸ばした。このときのばねSの伸びを求めよ。

問2　大きさがFの力をばねT_1の両端に加えて伸ばした。このときのばねT_1の伸びを求めよ。

問3　ばねT_1のばね定数を求めよ。

問4　3本のばねを図1のように接続し，a，bに力を加えばねを伸ばしたところ，ばねSの伸びはΔLであった。ばねT_1の伸びを求めよ。ただし，T_1とT_2は同じだけ伸びたものとする。

問5　図1のように接続されたばねを1本のばねと見なしたときのばね定数を求めよ。

次に，質量M_Aの球Aと質量M_Bの球BをばねSでつなぎ，水平な床上でSをΔLだけ伸ばしてから手を離したところ(図2)，A，Bはともに単振動した。ばねの質量，球と床との間の摩擦は無視できるものとする。

問6　手を離した直後のAの加速度の大きさを求めよ。

問7　Aの速さの最大値を求めよ。

問8　ばねSが最も短くなったときのSの長さを求めよ。

問9　Aの単振動の振幅を求めよ。

問10　Aの単振動の周期を求めよ。

(3) 下図のように，同じ形状，同じ面積の金属板 A, B を距離 d だけ離して固定した平行板コンデンサーを用意した。金属板 A には電気量 Q を，金属板 B には電気量 $-Q$（$Q > 0$）をもたせてある。金属板間には一様な電場が現れるものとし，このコンデンサーの電気容量を C とする。また，金属板 A, B から等距離の面を x 軸が通り，金属板 A, B の左方に y 軸が来るように xy 座標軸を設定し，座標の原点を O とする。以下の設問に答えよ。

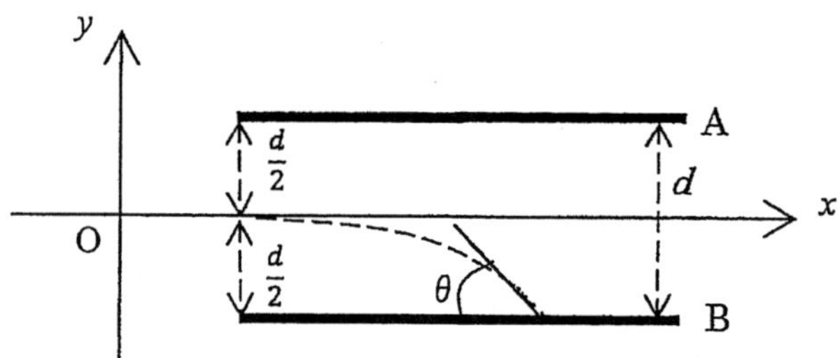

問 1　金属板 A の電位を基準として，金属板 B の電位を求めよ。

問 2　金属板間の電場の強さを求めよ。

このコンデンサーに，原点 O から質量 m，小さな電気量 q（$q > 0$）の点電荷を x 方向正の向きに速さ v で打ち込んだところ，しばらくして点電荷は金属板 B にぶつかった。点電荷には電場からの力だけが働くものとする。

問 3　電場から点電荷に働く力の大きさを求めよ。

問 4　金属板にぶつかる直前の，点電荷の速さを求めよ。

問 5　点電荷がぶつかる直前の速度と金属板 B とがなす角 θ（図中の角 θ）の正接（$\tan\theta$）を求めよ。

上の点電荷を取り除き，金属板 A は固定したまま，金属板 B の固定をはずして外から力を加え，金属板 B だけをゆっくりと y 方向負の向きに平行移動して，金属板間の距離を $d + \Delta d$ とした。金属板 B には外からの力と静電気力のみ働き，金属板 A, B のもっている電気量はそれぞれ Q，$-Q$ から変化しないものとする。

問6　コンデンサーの電気容量を求めよ。

問7　金属板間の電場の強さを求めよ。

問8　コンデンサーの静電エネルギーの増加量を求めよ。

問9　外から加えた力の大きさを求めよ。

(4) 理想気体と見なせる，ヘリウムと窒素からなる混合気体n[mol]が容器に封入されている。この気体の定積モル比熱を$C\mathrm{v}$[J/(mol・K)]，定圧モル比熱を$C\mathrm{p}$[J/(mol・K)]とし，アボガドロ定数をA[1/mol]とする。以下のⅠ，Ⅱについて設問に答えよ。

Ⅰ．この気体の体積を一定に保ちながら加熱し，温度をΔT[℃]上昇させた。

問1　気体の分子数を求めよ。

問2　気体に加えられた熱量を求めよ。

問3　気体のもっている内部エネルギーの増加量を求めよ。

問4　分子の速さの平均値が大きいのはヘリウム分子と窒素分子のどちらか。「ヘリウム分子の質量 ＜ 窒素分子の質量」であることに留意し，窒素分子も<u>単原子分子と仮定して</u>，理由をつけて答えよ。

Ⅱ．この気体の圧力P[Pa]を一定に保ちながら加熱し，温度をΔT[℃]上昇させた。

問5　気体に加えられた熱量を求めよ。

問6　気体のもっている内部エネルギーの増加量を求めよ。

問7　加熱中に気体がした仕事を求めよ。

問8　気体定数を求めよ。

問9　加熱による気体の体積の増加量を求めよ。

化 学

問題

28年度

第Ⅰ期

必要があれば次の原子量を用いよ。H＝1.00　C＝12.0　N＝14.0　O＝16.0　Na＝23.0　S＝32.0　Cl＝35.5　K＝39.0　Ar＝40.0　Cr＝52.0　Br＝80.0　Ag＝108

(1) 次の<実験>について，問1～問6に答えよ。

<実験>

① (a)クロム酸カリウムを純水に溶かし，黄色の水溶液Aを得た。

② 水溶液Aを10.0 mL取り，そこに硝酸銀飽和水溶液を加えると(b)沈殿Bが生じた。さらに硝酸銀飽和水溶液を，新たな沈殿が生じなくなるまで加えた。ろ過してすべての沈殿を集め，乾燥させ2.49 gの粉末を得た。

③ 水溶液Aを10.0 mL取り，(c)硫酸を加え酸性にした後，過酸化水素水を加えると(d)気体Cが発生した。気体Cの発生がなくなるまで過酸化水素水を加えた。

問1　下線部(a)について，化学式で記せ。

問2　下線部(b)について，沈殿Bの色と化学式を記せ。

問3　②の結果から，水溶液A中のクロム酸イオンのモル濃度を有効数字3桁で記せ。計算も残すこと。

問4　下線部(c)について，水溶液は何色に変化したか記せ。またその変化をイオン反応式で記せ。

問5　下線部(d)について，発生した気体Cを化学式で記せ。

問6　③の実験で発生した気体Cの質量を有効数字3桁で記せ。計算も残すこと。

(2) 次の問1～問7に答えよ。

問1 X[g]のマグネシウムを酸化物にすると，Y[g]になった。酸素の原子量を16として，マグネシウムの原子量をXとYを使った式で記せ。

問2 下の①～③の現象について，日常生活でみられる例を1つずつ簡潔に記せ。

① 沸点上昇　② 凝固点降下　③ 浸透

問3 下の①～③はコロイド溶液にみられる現象である。それぞれの現象を何というか記せ。

① デンプン水溶液に強い光を当てると，光の通路が見える。

② 濃いセッケン水に多量の食塩を加えると，セッケンが析出する。

③ 泥水にミョウバンを少量加えると透明になる。

問4 アルゴンと窒素の混合気体がある。標準状態で，この混合気体の密度は酸素と同じだった。この混合気体中のアルゴンの占める割合（%)を有効数字2桁で記せ。計算も残すこと。

問5 (a)過酸化水素と二酸化硫黄を反応させると，二酸化硫黄は還元剤としてはたらく。しかし(b)硫化水素と二酸化硫黄を反応させると，二酸化硫黄は酸化剤としてはたらく。下線部(a)と(b)の反応での二酸化硫黄のはたらきを，それぞれ電子を含むイオン反応式で記せ。

問6 アンモニア分子の電子式を記せ。またアンモニア分子の形状を示し，極性分子か無極性分子か記せ。

問7 タンパク質の呈色反応で，側鎖にベンゼン環をもつアミノ酸が含まれているとみられる反応はどれか，下の①～④から1つ選び番号で記せ。

①酢酸鉛(II)との反応

②ビウレット反応

③ニンヒドリン反応

④キサントプロテイン反応

(3) 次の文章を読み，問 1～問 5 に答えよ。

組成式が C_2H_3O である化合物 A がある。化合物 A は水に溶けて，その溶液は弱い酸性を示した。化合物 A の水溶液に炭酸水素ナトリウムを加えると，二酸化炭素が発生した。このことから化合物 A は(　1　)をもつことがわかる。

(a)43 mg の化合物 A を溶解した水溶液を 0.10 mol/L の水酸化ナトリウム水溶液で中和滴定したところ，5.0 mL を要した。また，化合物 A に臭素水を加えると，臭素の色が消えた。

1 分子の化合物 A 中に含まれる(　1　) の数を n とする。$n=1$ のとき，化合物 A の炭化水素基は(　2　)と表すことができ，この炭化水素基に含まれる二重結合の数は(　3　)個であると考えられる。同様に，$n=2$ のとき，化合物 A の炭化水素基は(　4　)となり，この炭化水素基に含まれる二重結合の数は(　5　)個であると考えられる。

43 mg の化合物 A に臭素をじゅうぶん反応させた後，生成物の質量を測定したところ，123 mg であった。この結果から n の値は(　6　)である。また，化合物 A にはメチル基が 1 つあり，幾何異性体(シス-トランス異性体)をもつことがわかった。

問 1　(　1　)に該当する官能基の名称を記せ。

問 2　(　2　)(　4　)に化学式を，(　3　)(　5　)(　6　)に数値を記せ。

問 3　下線部(a)の結果から，(　1　)の数を n として化合物 A の分子量を n を用いて記せ。計算も残すこと。

問 4　化合物 A の構造式を記せ。

問 5　化合物 A に臭素をじゅうぶん反応させた生成物の立体的な構造を記せ。

(4) 次の文章を読み，問１～問７に答えよ。

糖類は，一般式 $C_m(H_2O)_n$ で表される。加水分解によって，それ以上簡単な糖にならない単糖類と，１分子の糖から加水分解によって２分子の単糖を生じる二糖類，多数の単糖を生じる多糖類に分けられる。主な糖類には，(a)グルコース，フルクトース，ラクトース，マルトース，スクロースなどがある。多糖であるデンプンは，酵素Ａによってマルトースに加水分解され，さらに酵素Ｂによってグルコースへと加水分解される。デンプンには，(b)水に溶けにくい成分と(c)水に可溶な成分の２種類がある。

問１　下線部(ａ)について，単糖類と二糖類に分け，下の表の①～⑩に該当する語句あるいは分子式を記入し，表を完成せよ。表中の①～③には（フルクトース，ラクトース，スクロース）から，⑨と⑩は（果実，牛乳）から選んで記せ。

分類	名称	分子式	加水分解生成物	還元性の有無	主な所在
単糖類	グルコース	$C_6H_{12}O_6$	―	⑦	動植物の体内
	①		―	ある	⑨
二糖類	②	④	⑤	⑧	サトウキビ
	マルトース		グルコース(2分子)	ある	水あめ
	③		⑥	ある	⑩

問２　酵素Ａと酵素Ｂの名称をそれぞれ記せ。

問３　下線部(ｂ)について，その成分の名称を記せ。

問４　下線部(ｃ)について，その成分の名称を記せ。

問５　下線部(ｂ)と下線部(ｃ)について，もち米に多いのはどちらの成分か，(ｂ)または(ｃ)で記せ。

問６　デンプンが酵素Ａによってマルトースに加水分解される反応を化学反応式で記せ。ただし，デンプンの分子式は $(C_6H_{10}O_5)_n$ とする。

問７　8.1ｇのデンプンを酵素Ａで完全に加水分解すると，何ｇのマルトースが得られるか有効数字２桁で記せ。計算も残すこと。

生 物

問題

28年度

第Ⅰ期

(1) 次の文を読み，問い（問１～１２）に答えよ。

バフンウニの受精と初期発生に関する次の実験を行った（図 1)。

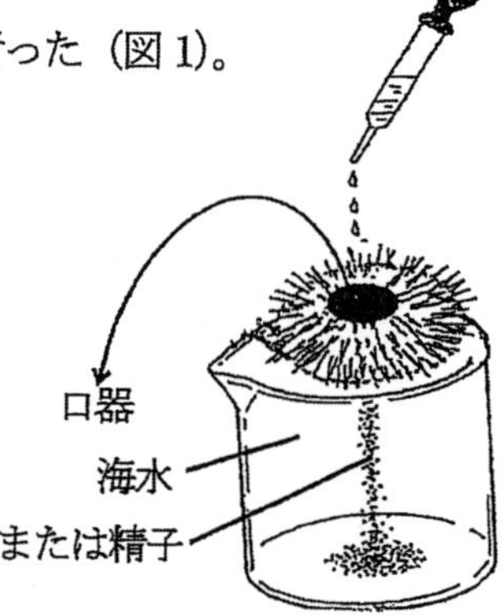

図１

① いくつかのビーカーに海水を満たし,それぞれに口器を取り除いたウニを，生殖孔を下にしてビーカーの上に置く。

② 0.5mol/L の A ある溶液を，ごく少量，口器を取り除いたところに，ピペットで滴下する。

③ B 生殖孔から卵または精子が海水中に放出される。

④ 放精，放卵が終わったらウニを取り除く。

⑤ 卵がビーカーの底に沈んだら静かに上澄み液を捨て，新しい海水を注ぐ。

⑥ ⑤を２度行う。

⑦ 精子がビーカーの底に沈んだらビーカーの底付近から精子を含む海水をスポイトで吸い取り，海水の入った別の大きなビーカーに移して，精子懸濁液とする。

⑧ ⑥で得た未受精卵の入ったビーカーに⑦で得た精子懸濁液を微量加え，受精から発生の様子を顕微鏡で観察する。

問１ 分類上，ウニと同じ「門」の動物はどれか。a ～ e より１つ選び，記号で答えよ。

a ヒドラ　b クシクラゲ　c ヒトデ　d ミジンコ　e ホヤ

問２ 下線Ａの「ある溶液」とは何か。a ～ e より１つ選び，記号で答えよ。

a 塩化ナトリウム　b 塩化カリウム　c 塩化マグネシウム
d 炭酸水素ナトリウム　e 塩化カルシウム

問3　下線Bのウニの生殖孔は口器の歯と同じ数だけ存在する。これは何個か。

問4　⑤の操作を行うのはなぜか。20 字以内で記せ。

問5　ウニには多精拒否のしくみが2つある。その1つが，卵の細胞膜に精子が接すると，イオンの透過によって卵細胞膜の膜電位が変化することである。受精前後の卵の膜電位の変化を正しく示しているのはどれか。図2のa ～ e より1つ選び，記号で答えよ。図中の ▼ は精子を卵に加えた時を，↔ は 10 秒の長さを示す。

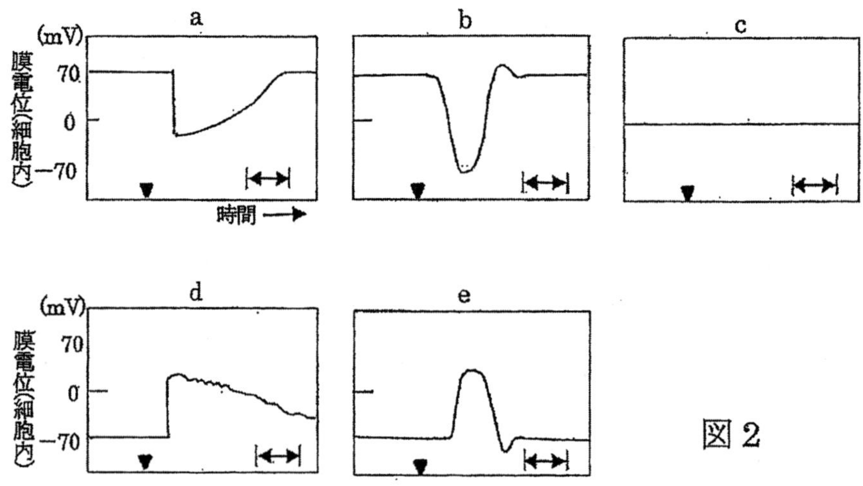

図2

問6　「細胞膜のイオンの透過性の変化」以外の多精拒否のしくみを 10 字以内で記せ。

問7　ウニの卵黄の分布と，8細胞になるまでの卵割のしかたはどれか。
a ～ c よりそれぞれ1つ選び，記号で答えよ。

【卵黄の分布】　a　等黄卵　b　端黄卵　c　心黄卵

【卵割のしかた】　a　不等割　b　表割　c　等割

問８　系統分類上，発生過程でウニと同様な口と肛門のできかたをする動物を何と呼ぶか。漢字４字で記せ。

問９　ウニの発生で，ふ化が起こる時期の胚の名称を記せ。

問１０　海水温 15℃ のビーカー内で，最適な状態を保って発生させた場合，バフンウニが初期の幼生になるのは受精してからおおよそ何日か。a 〜 e より１つ選び，記号で答えよ。

a　3 日　　b　10 日　　c　17 日　　d　24 日　　e　30 日

問１１　ウニの発生で，変態して成体となる直前の幼生の名称を記せ。

問１２　⑧のビーカー内の発生過程を８細胞胚まで逐次顕微鏡観察して，ミクロメーターで胚全体の直径を測定し，その平均値をとった（図 3）。どのグラフになったか。a 〜 e より１つ選び，記号で答えよ。

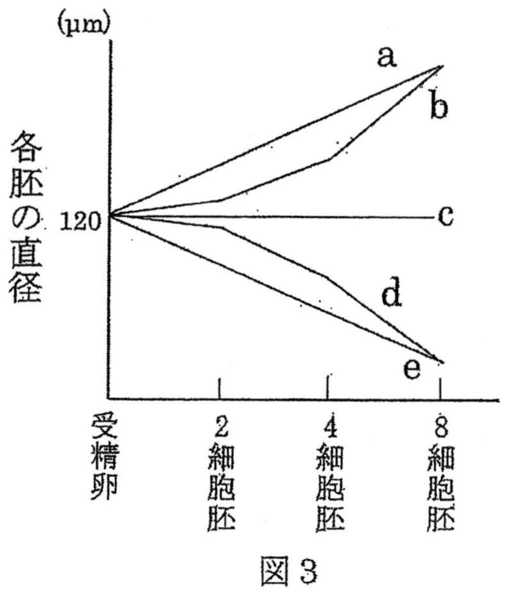

図 3

(2) ミトコンドリアと呼吸に関する問い（問1～8）に答えよ。

問1 光学顕微鏡観察において，ミトコンドリアを青緑色に生体染色するためによく用いられる色素はどれか。1つ選び，番号で答えよ。
(1)ヘマトキシリン (2)メチレンブルー (3)ヤヌスグリーン
(4)メチルグリーン (5)酢酸オルセイン

問2 クエン酸回路から電子を受け取るNAD^+の構成成分となっている塩基はどれか。1つ選び，番号で答えよ。
(1)アデニン (2)グアニン (3)シトシン (4)チミン (5)ウラシル

問3 電子伝達系に受け渡される電子は何に由来するか。1つ選び，番号で答えよ。
(1)水 (2)酸素 (3)二酸化炭素 (4)ピルビン酸 (5)ATP

問4 電子伝達系に受け渡される電子を最終的に受け取るのは何か。1つ選び，番号で答えよ。
(1)酸素 (2)二酸化炭素 (3)ATP (4)ADP (5)クエン酸

問5 ATP合成酵素が存在するのはどこか。1つ選び，番号で答えよ。
(1)内膜 (2)外膜 (3)膜間腔 (4)ミトコンドリア基質 (5)細胞質基質

問6 脂肪が呼吸基質となった時，最終的に分解されて生じたグリセリンが入る呼吸経路はどれか。1つ選び，番号で答えよ。
(1)解糖系 (2)クエン酸回路 (3)カルビン・ベンソン回路
(4)オルニチン回路 (5)電子伝達系

問7 細胞内共生説において，ミトコンドリアの起源として考えられているのはどれか。1つ選び，番号で答えよ。
(1)好気性細菌 (2)嫌気性細菌 (3)光合成細菌
(4)高度好塩菌 (5)メタン菌

問8 ミトコンドリアの遺伝様式（親から子にどのように受け継がれるのか）を，12字以内で説明せよ。

(3) 次の文を読み，問い（問1～7）に答えよ。

人体は細菌・ウイルスなどの病原体の侵入を防ぐしくみをもっている。体内においては，侵入した病原体やその感染細胞，更にはがん細胞などの変異した細胞を排除するしくみがある。これらを免疫と呼んでいる。体内に病原体などの異物（抗原）が侵入すると，（　ア　）や（　イ　）が抗原を取り込んで分解し，その分解産物を細胞の表面に出して，抗原情報を（　ウ　）に提示する。抗原提示能力は（　ア　）が（　イ　）を上回っている。抗原提示を受けて活性化した（　ウ　）はB細胞の活性化を促し，その結果大量に(1)抗体（IgG）がつくられ，抗体が結合した抗原は（　イ　）や好中球の食作用によって効果的に排除される。

一方，ウイルスなどの細胞内感染体の情報も（　ア　）によって（　ウ　）に提示され，結果として（　エ　）が活性化され，感染細胞は（　エ　）の直接攻撃をうけて排除される。しかし，(2)HIV 感染により，(3)エイズを発症すると免疫機能が極端に低下して，さまざまな感染症やがんにかかりやすくなる。

問1　文中の（　ア　）～（　エ　）に適する細胞の名称を記せ。

問2　獲得免疫は，リンパ球の働きの違いから，B細胞が関与する免疫と（　エ　）が関与する免疫に分けられる。それぞれの免疫の名称を記せ。

問3　脊椎動物の有核細胞表面には，個体に特有な膜タンパク質が存在し，自己と非自己を判断する目印となっている。この個体に特有な膜タンパク質を何というか。（アルファベットで答えても良い）

問4　下線(1)の抗体（IgG）について，正しいのはどれか。すべて選び，記号で答えよ。

a　抗体は，免疫アルブミンという名のタンパク質分子である。

b　抗体分子には，抗原との結合部位が 2 か所存在する。

c　抗体分子の構造はＬ字形をしている。

d　抗体分子の可変部のアミノ酸配列は，抗体の種類によって異なる。

e　1つのＢ細胞がつくる抗体は，何種類もの可変部が存在する。

問5　予防接種をすると，その病気にかかりにくくなる。これは二次応答が起こるためである。下図の 0〜40 日までのグラフは，ある抗原（抗原Ｘ）接種後の抗体（抗Ｘ抗体）の産生量の一次応答を示す。

①　抗原Ｘの接種 40 日後に，抗原Ｘを再度接種した場合の抗Ｘ抗体の産生量を示すグラフはどれか。ａ 〜 ｅより１つ選び，記号で答えよ。

②　抗原Ｘの接種 40 日後に，抗原性の異なる抗原Ｙを接種した場合の抗Ｘ抗体の産生量を示すグラフはどれか。ａ 〜 ｅより１つ選び，記号で答えよ。

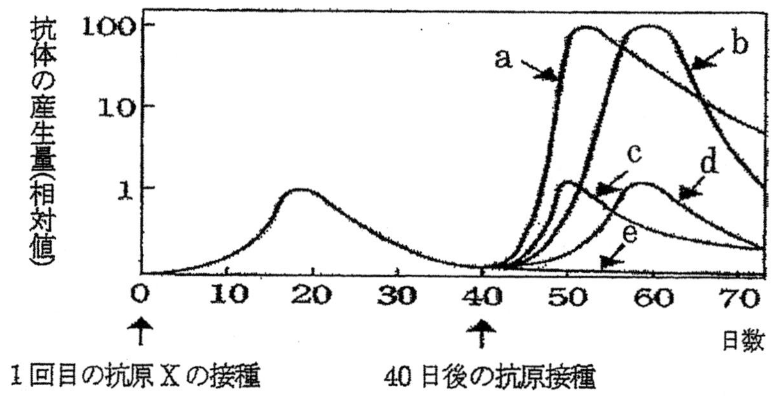

問6　下線(2)の HIV が感染する細胞名を記せ。

また，HIV に存在する RNA から DNA を合成する酵素名を記せ。

問7　下線(3)のエイズ対策におけるワクチンによる予防は，現在まで成功していない。この理由を HIV の性質から 30 字以内で記せ。

(4) 次の各問い（問１，２）に答えよ。

問１　下の①～⑩にあげた器官・組織・細胞について，分泌の様式が外分泌の場合はA，内分泌の場合はBを記入せよ。

①甲状腺　②胃腺　③副甲状腺　④卵巣　⑤セクレチン分泌細胞
⑥唾液腺　⑦汗腺　⑧脳下垂体　⑨涙腺　⑩すい臓A細胞

問２　下の①～⑩にあげた器官・組織・細胞について，外胚葉性のものはA，中胚葉性のものはB，内胚葉性のものはCを記入せよ。

①皮膚の表皮　②眼の角膜　③食道の上皮　④腎臓の尿細管上皮
⑤脊椎骨　⑥骨格筋　⑦胃の上皮　⑧十二指腸の筋肉
⑨脳の血管　⑩脊髄の神経細胞

(5) 次の①～③の下線部の現象が起きた原因，または理由を説明せよ。なお，図は用いないこと。

①　酵母菌をグルコースで培養するとき，じゅうぶんな酸素を与えたところ，酸素がない時と比べて<u>エタノールの生産量が減少した</u>。

②　成長しつつある植物の頂芽（茎の先端の芽）を切り取ったところ，<u>下方の側芽が成長を始めた</u>。

③　3%過酸化水素水に新鮮な肝臓片を加えたところ急速に気泡（酸素）が発生した。一方，3%過酸化水素水に加熱処理した肝臓を加えたところ<u>気泡の発生は起こらなかった</u>。

英 語

問題

28年度

第Ⅱ期

〔Ⅰ〕 次の（1）と（2）の語の中で、下線部の発音が他の語と異なるものを一つ選び、記号で答えなさい。

（1）ア house　　イ town　　ウ fountain　　エ broad

（2）ア chemistry　　イ reach　　ウ teach　　エ choke

〔Ⅱ〕 次の（1）～（3）の語で、第一アクセント（最も強く発音するところ）の部分を選び、記号で答えなさい。

（1）mi-nor-i-ty（ア イ ウ エ）　　（2）con-cise（ア イ）　　（3）stand-ard（ア イ）

〔Ⅲ〕 次の（1）～（5）の各文の（　　）内に入る最も適切な語句を、それぞれア～エから選び、記号で答えなさい。

（1）Do you think (　　) likely to be rain this afternoon?

ア its　　イ there's　　ウ it　　エ there're

（2）They had a long discussion and came to (　　) the same opinion.

ア more or less　　イ more and more　　ウ no more than　　エ no less than

（3）It (　　) to me that I should seek my parents' advice.

ア happened　　イ hit　　ウ occurred　　エ joined

（4）Would you mind (　　) my phone here?

ア use　　イ to use　　ウ my using　　エ to using

（5）My mother (　　) herself while using a kitchen knife.

ア injured　　イ injured to　　ウ injured on　　エ injuring to

〔IV〕 次の各文の（　）内の単語を並べかえて、それぞれの日本文と同じ意味の英文を作りなさい。答えは（　）内の<u>三番目</u>と<u>五番目</u>にくる単語の<u>記号</u>を書くこと。

（1）彼女の仕事はかなりの時間を他の人と過ごすことが求められる。

Her job (ア quite イ involves ウ lot エ spending オ a) of time with other people.

（2）天候が悪く、彼らはやむを得ず計画を変更した。

The bad weather (ア them イ their ウ forced エ change オ to カ plan).

（3）実験室内の実験は実際の世の中で起こることを示すものでは必ずしもない。

Laboratory tests are not always (ア a イ what ウ good エ to オ is カ guide) happening in the world.

（4）彼女はその曲がプロのオーケストラによって演奏されるのを聴くことができる。

She can (ア hear イ played ウ professional エ by オ it カ a) orchestra.

（5）良識のある人なら誰でも同じことをしただろう。

(注) 文頭にくる単語も小文字になっている。

(ア anyone イ good ウ it エ seems オ that カ with) sense would have done the same thing.

〔V〕 次の英文を読み、各問いに答えなさい。

Chemistry is the science that deals with the properties, composition, and structure of substances (defined as elements and compounds), the transformations they undergo, and the energy that is released or absorbed during these processes. <u>Every substance, whether naturally occurring or artificially produced, consists of one or more of the hundred-odd species of atoms that have been identified as elements.</u> Although these atoms, in turn, are composed of more elementary particles, they are the basic building blocks of chemical substances; there is no quantity of oxygen, mercury, or gold, for example, smaller than an atom of that substance. Chemistry, therefore, is concerned not with the subatomic domain but with the properties of atoms and the laws governing their combinations and how the knowledge of these (　　) can be used to achieve specific purposes.

(注) -odd: a little more than
domain: a field of knowledge or activity

問1 下線部を和訳しなさい。

問2 文中の (　　) 内に入る最も適切な英語一語を書きなさい。ただし、この一語は本文中に存在する。

〔VI〕 次の英文を読み、各問いに答えなさい。

A study (1) out by the World Health Organization (WHO) says that in the year 2004 passive smoking killed over 600,000 people around the world. A quarter of them were children. There are 1.2 billion smokers worldwide. They are not only risking their own lives, but the lives of non-smokers as well. Both active and passive smoking kill almost 6 million people a year.

The report says that passive smoking (2) to almost four hundred thousand deaths from heart diseases, 150,000 from respiratory infections and thousands from asthma and lung cancer.

Children are the group that is hardest (3) by passive smoking. But while in Europe only 71 died because of second-hand smoke, over 40,000 were killed in Africa. A few months ago a report released in the US showed that more than half of American children between the ages of 3 and 11 had particles in their blood that came from passive smoking.

Most adults who smoke do so at home and in front of their children. Children whose parents smoke also have a higher risk of infections and other diseases like pneumonia and bronchitis.

About a third of all adults and 40% of all children worldwide are exposed to passive smoking on a regular basis. Experts say that banning (4) in public places can help cut health care costs and lower the number of people who die through passive smoking. Studies show that strict anti-smoking laws in bars and restaurants can massively lower exposure to smoke. ①Such laws can also help people quit smoking.

The report comes to the ②[more be to conclusion needs done that] to protect non-smokers at their place of work and on public transport. Right now only 7% of the world's population (5) in areas with strict anti-smoking laws.

[注] respiratory infection 呼吸器系感染症　asthma ぜんそく　lung cancer 肺がん
pneumonia 肺炎　bronchitis 気管支炎

問１　(１) ～ (５) に入る語を下から選び、必要に応じて適切な形に直して書きなさい。ただし、直す必要がない場合にはそのまま書くこと。

hit　　lead　　live　　carry　　smoke

問２　下線部①の具体的な内容を**日本語で**答えなさい。

問３　下線部②の［　］内の語を意味が通るように並べかえて書きなさい。

問４　本文中で passive smoking とほぼ同じ意味で使われている語句を抜き出して書きなさい。

問５　本文の内容に合うように、次の質問に**日本語で**答えなさい。

(１) How many children were killed by passive smoking according to the study by the WHO in 2004?

(２) Why is passive smoking bad for non-smokers?

(３) How can we reduce the cost of health care or lower the number of people who die because of passive smoking?

〔VII〕次の日本文を英語にしなさい。

忙しくて読書をする時間がないと文句を言う人が多いが、その気になれば時間は作れるはずだ。

数 学

問題

28年度

第Ⅱ期

1 次の [　　] に適する数または式を求めよ．

(1) 連立方程式

$$\begin{cases} xy^3 = 1 \\ \log_2 x - (\log_2 y)^2 = 2 \end{cases}$$

の解 (x, y) は [（ア）] と [（イ）] である．ただし，[（ア）]，[（イ）] の順序は問わない．

(2) $P(x)$ は x の 2 次式で，式

$$(2x+1)\,P(x^2) = \left(2x^3 + \frac{1}{2}\right)(P(x)+7) - \frac{19}{2}x - \frac{11}{2}$$

は x についての恒等式になっている．このとき，$P(x) =$ [（ウ）] である．また，整式 $(x+3)P(x)$ を $2x-3$ で割ったときの余りは [（エ）] である．

(3) a, b は整数とする．式 $ab + 5a - 3b = 3$ をみたす (a, b) の組は全部で [（オ）] 個ある．また，a, b がともに自然数，かつ $a < b$ である組は $(a, b) =$ [（カ）] である．

(4) 三角形 ABC において，$AB = 4$，$AC = 2$，$\angle BAC = \theta$ とする．また，三角形 BCD が $\angle BCD = 90°$，$BC = CD$ となるように，点 D を辺 BC に関して点 A とは反対側にとる．このとき，辺 BC の長さを θ を用いて表すと，$BC =$ ［(キ)］である．また，三角形 BCD と三角形 ABC の面積をそれぞれ $S_1(\theta)$，$S_2(\theta)$ とするとき，面積の差 $S(\theta) = S_1(\theta) - S_2(\theta)$ の最小値は［(ク)］である．

(5) 1，2，3 の数字が書かれたカードがそれぞれ 1 枚，2 枚，3 枚，計 6 枚ある．この 6 枚のカードから 1 枚のカードを無作為に引き，引かれたカードに書かれている数の回数だけサイコロを投げる．このとき，サイコロの 1 の目がちょうど 2 回出る確率は［(ケ)］である．また，サイコロの出た目の最大値が 2 である確率は［(コ)］である．ただし，サイコロはどの目も同じ程度出ることが期待できるものとする．

2 数列 $\{a_n\}$, $\{b_n\}$ を $\left(4+\sqrt{3}\right)^n = a_n + b_n\sqrt{3}$ $(n = 1, 2, 3, \cdots\cdots)$ と定める．ただし，a_n，b_n は有理数とする．以下の各設問に答えよ．

(1) a_3，b_3 の値を求めよ．

(2) a_{n+1}，b_{n+1} を a_n，b_n を用いて表せ．

(3) 数列 $\{c_n\}$ を $c_n = a_n - b_n\sqrt{3}$ $(n = 1, 2, 3, \cdots\cdots)$ と定める．
数列 $\{c_n\}$ の一般項 c_n を求めよ．

(4) 数列 $\{a_n\}$, $\{b_n\}$ の一般項 a_n，b_n を求めよ．

3 2 つの曲線 C_1, C_2 を $C_1 : y = f(x) = \frac{1}{3}x^3 - 2x^2 + 2x + \frac{7}{3}$,
$C_2 : y = -x^2 + ax + b$ とし, 点 P を曲線 C_1 上の点 $(2, f(2))$ とする.
以下の各設問に答えよ.

(1) 曲線 C_1 上の点 P における接線 ℓ の式を求めよ.

曲線 C_2 も点 P を通り, 点 P における接線は (1) で求めた接線 ℓ と一致する.

(2) a, b の値を求めよ.

(3) 2 つの曲線 C_1 と C_2 の共有点で, 点 P と異なる点の座標を求めよ.
また, 曲線 C_1 と C_2 で囲まれる部分の面積を求めよ.

物 理

問題

28年度

第Ⅱ期

(1) 以下の設問に答えよ。

問１ シリンダーとピストンからなる容器内に，物質量 n[mol]，圧力 p[Pa]，体積 V[m^3]の単原子分子理想気体を入れて，ピストンを引いて気体を膨張させたところ，この膨張の間に外部から気体に熱 Q[J] が入った。この膨張で，気体がピストンにした仕事を W[J]（$W > Q$）とする。また，気体定数を R[J/(mol・K)]とし，アボガドロ定数を N[1/mol]とする。

（i）気体の分子数を求めよ。

（ii）膨張前の，気体の温度を求めよ。

（iii）気体の内部エネルギーの減少分を求めよ。

（iv）気体の温度下降を求めよ。

（v）この膨張で，気体の圧力はどのように変化したか。（ア．大きくなった イ．変わらない ウ．小さくなった）から選び，記号で答えよ。

問２ 以下の①～⑤に入る適切な語句を，選択肢から１つずつ選び，記号で答えよ。同じ記号を２回以上選んでもよい。

原子核は＿①＿と＿②＿から構成され，原子の種類（元素）は＿②＿の数によって決まる。＿①＿と＿②＿の数の和を＿③＿といい，同一の元素の原子であっても＿③＿の異なる原子を，互いに＿④＿であるという。＿④＿は化学的性質が＿⑤＿。

選択肢

ア．分子　イ．原子　ウ．陽子　エ．中性子　オ．光子
カ．電子　キ．原子番号　ク．質量数　ケ．最外殻電子数
コ．振動数　サ．同素体　シ．同位体　ス．同位相
セ．大きく異なる　ソ．ほぼ同じである

(2) 水平でまっすぐな線路に対して大きさαの一定の加速度で列車が運動している。この列車内で，水平な床からの高さHの位置から質量mの小球を自由落下させたところ，小球は高さhまではね上がり，その後も床との衝突を繰り返した。重力加速度の大きさを g とし，床と小球との間の摩擦や空気抵抗を無視して以下の設問に答えよ。ただし，以下の設問中の加速度などはいずれも列車に対しての量である。

問１　小球に働く重力の大きさを求めよ。

問２　小球に働く慣性力の大きさを求めよ。

問３　自由落下中の小球の加速度の大きさを求めよ。

問４　小球が最初に床と衝突する直前の速度の，床に垂直な成分の大きさを求めよ。

問５　小球が最初に床と衝突した直後の速度の，床に平行な成分の大きさを求めよ。

問６　小球と床との間のはね返り係数を求めよ。

問７　小球が最初に床と衝突してから２回目に衝突するまでの時間を求めよ。

問８　小球が２回目に床と衝突する直前の速度が床となす角度の正接(tan)を求めよ。

問９　小球が最初に床と衝突した位置と２回目に衝突した位置との間の距離を求めよ。

問 10　小球が床とのn 回目の衝突をした後に到達する最高点の高さを求めよ。

(3) 下図のように，磁束密度の強さ B の鉛直上向きの一様な磁場（磁界）中に，金属製のレール２本を距離 L だけ離して同一水平面内に平行に置き，レールに電気抵抗 R の抵抗器，静電容量 C のコンデンサー，スイッチをつなぐ。さらに，２本のレールの上に金属棒をレールに垂直に渡す。レールは充分長く，レールと金属棒との間の摩擦や，レール・金属棒・導線の電気抵抗は無視できるものとする。

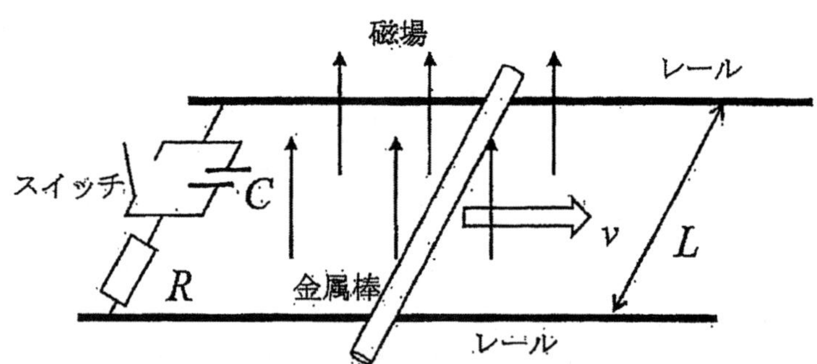

スイッチを閉じた状態で，図の矢印（⟹）の向きに金属棒をレールと垂直な状態を保ったまま一定の速さ v で動かしている場合を考える。以下の設問に答えよ。

問１　抵抗器にかかっている電圧を求めよ。

問２　抵抗器に流れている電流の強さを求めよ。

問３　金属棒を一定の速さで動かすために必要な外力の大きさを求めよ。

問４　問３の外力が金属棒にする仕事の仕事率を求めよ。

問５　時間 Δt の間に抵抗器で発生する熱量を求めよ。

金属棒を一定の速さ v で動かし続けながら，スイッチを開いた。以下の設問に答えよ。

問６　スイッチを開いた直後に，抵抗器に流れる電流を求めよ。

問７　スイッチを開いてから充分に時間が経った後の，金属棒を一定の速さで動かすために必要な外力の大きさを求めよ。

問８　スイッチを開いてから充分に時間が経った後の，コンデンサーに蓄えられている電気量を求めよ。

問９　スイッチを開いてから充分に時間が経った後の，コンデンサーに蓄えられているエネルギーを求めよ。

(4) それぞれ屈折率n_A，n_B（$n_A < n_B$）のガラスでつくられた2つの直方体A，Bを重ねて，空気中におき，空気中での波長λの単色光を入射させた。光の通る道筋はすべて紙面内にあるものとする。空気中での光速をc，空気の屈折率を1として設問に答えよ。

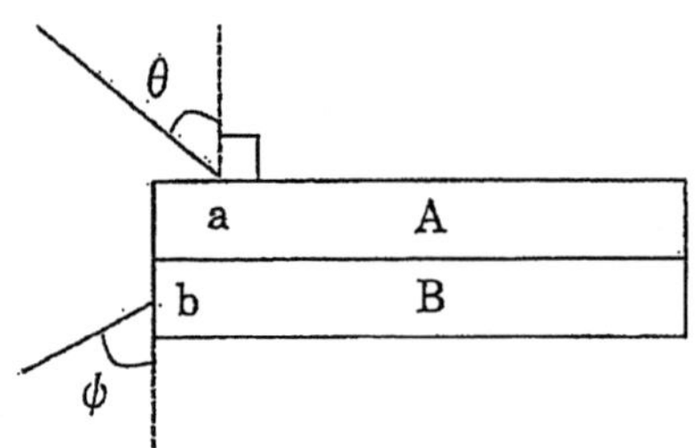

図のように，入射角θでa点から光を入射したところ，光はA，Bを通過した。境界面での反射は無視する。

問1　A中での光の振動数を求めよ。

問2　A中での光の波長を求めよ。

問3　a点での屈折角をτとするとき，θとτの関係を式で書け。

問4　a点から光が通った道筋の概略を解答欄の枠線に達するまで描け。定規等を使う必要はないが，角度の大小関係は判定できるように描くこと。

図のように，入射角（$90^\circ - \phi$）でb点から光を入射した。

問5　入射した光がAとBとの境界面で全反射するとき，ϕが満たす条件を式で書け。

問6　入射した光がAとBとの境界面を通過し，Aと空気との境界面で全反射するとき，ϕが満たす条件を式で書け。

化 学

問題

28年度

第Ⅱ期

必要があれば次の原子量を用いよ。 H = 1.00 C = 12.0 N = 14.0 O = 16.0
Na = 23.0 Si = 28.0 S = 32.0 Fe = 56.0 Cu = 63.5 Br = 80.0 Pb = 207
ファラデー定数は，9.65×10^4 C/mol とする。

(1) 次の<実験>について，問１～問５に答えよ。

<実験>

① 0.100 mol/L の水酸化ナトリウム水溶液を調整した。

② この水酸化ナトリウム水溶液をビーカーにとり，直流電源と２本の白金電極を用いて電気分解の装置を作った。

③ ②の装置を使って，0.150 A で 9.65×10^2 秒間電気分解した。

④ (a)直流電源の正極に接続した電極と，(b)直流電源の負極に接続した電極から，(c)気体が発生した。

⑤ 別のビーカーに，直流電源と２本の白金電極を準備し，電極の間を陽イオン交換膜で仕切り，２つの電極室に分けた。どちらの電極室にも①の水酸化ナトリウム水溶液を 100 mL ずつ入れた。

⑥ ⑤の装置を使って，0.100 A で 1.93×10^3 秒間電気分解した。

問１　下線部(ａ)および下線部(ｂ)の電極を，それぞれ何と呼ぶか記せ。

問２　下線部(ｃ)について，それぞれの電極から発生した気体を化学式で記せ。

問３　④で，両極から発生する気体の体積の和は，標準状態で何 mL か，有効数字３桁で記せ。計算も示すこと。

問４　⑥で，通電に伴って水酸化ナトリウムが濃縮されるのは，どちらの電極がある側か，問１で答えた呼び方で記せ。

問５　⑥の結果，濃縮された側の水酸化ナトリウム水溶液のモル濃度を有効数字３桁で記せ。計算も示すこと。ただし，イオンの移動，電気分解や蒸発などによる水酸化ナトリウム水溶液の体積の変化はないものとする。

(2) 次の問１～問７に答えよ。

問１ 次の文章中の（ ア ）～（ オ ）に適切な語あるいはイオン式を記せ。

「共有結合に関与していない電子の対である（ ア ）をもっているアンモニア分子は，金属イオンと錯イオンを形成する。アンモニア分子とコバルト(III)イオンとの間で形成される錯イオンは，アンモニア分子を（ イ ）として，（ ウ ）は6である。この錯イオンの名称は（ エ ）であり，イオン式は（ オ ）である。」

問２ 硝酸は，工業的にはオストワルト法で製造される。この反応は，以下の①～③の反応からなっている。①～③の反応をそれぞれ化学反応式で記せ。

① 白金を触媒として約 800℃で，アンモニアを酸化し，一酸化窒素をつくる。

② 一酸化窒素を空気中で酸化し，二酸化窒素をつくる。

③ 二酸化窒素を水と反応させて硝酸をつくる。

問３ 問２のオストワルト法では，アンモニア 100g 当たり理論的に何 g の硝酸が得られるか有効数字３桁で記せ。計算も示すこと。

問４ 鉄やアルミニウムは，濃硝酸には溶けない。その理由を記せ。

問５ 水晶は何と何からなる化合物か。それぞれ元素記号で記せ。

問６ A[g]の金属 X が酸化されて酸化物 X_2O_3 が B[g]生じた。酸素の原子量を 16 として，金属 X の原子量を A と B を使った式で記せ。

問７ 問６で，金属 X として，鉄とアルミニウムを考えたとき，X_2O_3 を生成しやすい金属はどちらか元素記号で記せ。また，その理由を記せ。

(3) 次の文章を読み，問１～問６に答えよ。

炭素，水素，酸素からなる化合物Ａ 20.0 mg を(a)完全燃焼させたところ二酸化炭素 52.8 mg と水 21.6 mg を生じた。また化合物Ａの分子量を測定すると 100 であった。化合物Ａは光学異性体が存在し，ヨードホルム反応には活性を示すが，フェーリング液を還元しない。また，化合物Ａにナトリウムを加えても水素は発生しない。

化合物Ｂは化合物Ａと同じ分子式で，６つの炭素からなる環をもち(b)ナトリウムを加えると水素が発生する。化合物Ｂを濃硫酸と加熱すると，分子式 C_6H_{10} で表される化合物Ｃと，分子式 $C_{12}H_{22}O$ で表される化合物Ｄとが生じた。

問１　化合物Ａの分子式を求めよ。求めた過程も示すこと。

問２　下線部(ａ)の完全燃焼を化学反応式で記せ。

問３　化合物Ａの構造式を記せ。不斉炭素原子には＊印をつけること。

問４　下線部(ｂ)はどのような官能基をもつためか，その官能基の名称を記せ。

問５　化合物Ｂ，化合物Ｃおよび化合物Ｄの一般名をそれぞれ記せ。

問６　化合物Ｂ，化合物Ｃおよび化合物Ｄの構造式をそれぞれ記せ。

(4) 次の文章を読み，問１～問７に答えよ。

アミノ酸の分子間では，脱水縮合し（ ア ）結合であるペプチド結合を形成する。(a)アミノ酸２分子が縮合してできたものを（ イ ），(b)多数のアミノ酸分子が縮合してできたものを（ ウ ）という。この（ ウ ）がタンパク質である。加水分解すると，アミノ酸だけを生じるタンパク質を（ エ ）タンパク質という。タンパク質はその形状からも分類され，（ ウ ）鎖が丸まった形状のものを（ オ ）タンパク質，（ ウ ）鎖が束状の形状のものを（ カ ）タンパク質という。毛髪は（ カ ）タンパク質であるケラチンからなり，分子のところどころが(c)-S-S-結合で結ばれ，一定の形を保っている。毛髪のパーマは，化学薬品によるタンパク質の（ キ ）を利用している。毛髪の-S-S-結合を(d)チオグリコール酸アンモニウムやNa_2SO_3などによって切断し，毛髪を変形させた後，(e)$NaBrO_3$などを作用させて，もとの結合と異なる位置で-S-S-結合を再び形成させることでパーマがかかる。

問１　（ ア ）～（ キ ）に適切な語を記せ。

問２　下線部(a)について，グリシンのカルボキシ基とアラニンのアミノ基が縮合して生じた化合物の構造式を記せ。

問３　下線部(b)について，グリシン５分子，アラニン７分子，フェニルアラニン４分子からなる化合物の分子量を記せ。ただし，グリシン，アラニン，フェニルアラニンの分子量はそれぞれ75, 89, 165とする。

問４　下線部(c)について，この結合の名称を記せ。

問５　下線部(c)について，この結合が生じるアミノ酸の名称を記せ。

問６　下線部(d)について，これらの物質が-S-S-結合を切断する反応の名称を記せ。

問７　下線部(e)のような物質が，下線部(d)のような物質によって切断された-S-S-結合を再形成する反応の名称を記せ。

生 物

問題

28年度

第Ⅱ期

(1) 次の文を読み，問い（問 1～4）に答えよ。

常染色体遺伝子の中には，男性と女性で異なる発現を示すものがあり，一方の性では優性，他方の性では劣性となる遺伝子は従性遺伝子として知られている。ヒトの脱毛症には，いろいろな原因があると言われているが，ある種の脱毛症は遺伝的なもので，男性では優性に，女性では劣性にはたらく一対の対立遺伝子が関与している。正常頭髪の遺伝子を H^1，脱毛症の遺伝子を H^2 とすると，H^1H^2 の表現型は，女性では正常頭髪で男性では脱毛症となり，H^2H^2 の表現型は，男女とも脱毛症となる。

問 1　男性Ａは正常頭髪で，女性Ｂは脱毛症である。ＡとＢが結婚したとき，息子および娘が，それぞれ脱毛症になる確率（%）を求めよ。

問 2　男性Ｃは脱毛症で，父と母は正常頭髪である。女性Ｄは正常頭髪で，父は正常頭髪で母は脱毛症である。ＣとＤが結婚したとき，息子および娘が，それぞれ脱毛症になる確率（%）を求めよ。

問 3　ある集団の H^1 遺伝子の頻度を調べたところ 80% であった。その集団の男性と女性が，それぞれ脱毛症の表現型になる確率（%）を求めよ。

問 4　個体発生において，毛と同じ胚葉起源をもつものを下記の①～⑥より<u>すべて</u>選び，番号で答えよ。

①つめ　②表皮　③水晶体　④甲状腺　⑤心臓　⑥肺

(2) 次の①～⑮の各文中の下線部ア～ウの１つに誤りがある。その記号と誤りを訂正した適切な語を記せ。

①染色体は，DNA と$_ア$ヌクレインと呼ばれる$_イ$タンパク質からできており，酢酸カーミンで$_ウ$赤色に染まる。

②植物の細胞内において，細胞小器官が一定の方向に動いて見える$_ア$原形質流動は，$_イ$チューブリンと$_ウ$ミオシンの相互作用で起こる。

③細胞が自己の細胞質や細胞小器官の一部を取り囲む小胞をつくり，これを$_ア$リソソームが合成した$_イ$酵素によって分解する現象を$_ウ$オートファジーという。

④細胞接着の一つである$_ア$デスモゾームは，$_イ$キネシンと呼ばれる細胞膜に存在する$_ウ$タンパク質を介して，隣接する同種の細胞どうしを接着する。

⑤ポリペプチドにみられるジグザグ状やらせん状の構造は$_ア$三次構造と呼ばれ，ポリペプチドはさらに$_イ$システインの側鎖間につくられる$_ウ$S - S 結合などによって複雑に折りたたまれることで，特有な立体構造となる。

⑥細胞膜に存在するチャネルは$_ア$リン脂質で形成されており，たとえばK^+はカリウムチャネルを通って$_イ$細胞外に$_ウ$受動輸送される。

⑦PCR 法は試験管内で特定の DNA 領域を多量に増やす方法であり，目的とする DNA 領域の２本のヌクレオチド鎖の$_ア$3’ 端に結合するように人工的に合成した$_イ$RNA プライマーや耐熱性の$_ウ$DNA ポリメラーゼを用いる。

⑧神経系のシナプスで放出される$_ア$神経伝達物質やホルモン，抗体のように，$_イ$受容体と特異的に結合する化学物質を総称して$_ウ$基質という。

⑨筋肉の細胞には，ア高エネルギーリン酸結合をもったイクレアチニンと呼ばれる物質が，ウATPの5倍量も存在し，筋収縮に必要なエネルギーを補っている。

⑩骨格筋の収縮時，アT管から放出されたイCa^{2+}は，ウトロポニンと結合する。

⑪酵素が働くと，化学反応を開始するのに必要なア自由エネルギーが少なくてすみ，化学反応が起こり易くなる。酵素が高温でイ失活するのはウ酵素タンパク質の立体構造が変化して，基質と結合できなくなるからである。

⑫リボソームで細胞外へと分泌されるタンパク質のア翻訳が開始され，特異なアミノ酸配列からなるイシグナル配列が合成されると，これをSRP（シグナル識別粒子）と呼ばれる特殊なタンパク質が認識して，リボソームをウゴルジ体膜に結合させる。

⑬大腸菌のラクトースオペロンでは，培地にグルコースがあり，ラクトースがない場合は，アリプレッサーと呼ばれる調節タンパク質がイオペレーターに結合して，ウDNAポリメラーゼの働きを阻害している。

⑭細胞周期には，細胞周期を制御するいくつかのチェックポイントが存在する。アM期チェックポイントでは，細胞が分裂するかしないかの決定がなされ，イDNAに損傷はないか，分裂に必要な物質が細胞内に充分蓄積されているか，などがチェックされる。条件が整うと，細胞はウS期に移行する。

⑮体のア回転などの動きは，イ中耳にある平衡受容器であるウ半規管で受容される。

(3) 次の文を読み，問い（問1～9）に答えよ。

哺乳類の恒常性の維持にはホルモンと神経系が大きく関わっている。ホルモンにはペプチドホルモン（タンパク質系ホルモン）と（　ア　）ホルモンがある。①ペプチドホルモンは細胞膜を通過できないため，細胞膜に存在する受容体タンパク質と結合して細胞を活性化し，Gタンパク質などの調節タンパク質を介して細胞内の生体反応を変化させる。多くのホルモンは特定の受容体と高い親和性をもっているため，②特定の細胞に作用する。しかし，甲状腺ホルモンの受容体は多くの細胞に存在する。この甲状腺ホルモンの血液中濃度が高い異常値を示すのがバセドウ病である。バセドウ病は，甲状腺が腫れて大きくなること，脈が速くなること，眼球が出てくることが3大徴候となっている。このバセドウ病は③甲状腺刺激ホルモン受容体と結合する抗体が血液中に多量に存在するために起こる。

問1　文中の（　ア　）にあてはまる語を記せ。

問2　（　ア　）ホルモンの受容体は細胞のどこに存在するか。a ～ e から2つ選び，記号で答えよ。

a 細胞膜　b リソソーム　c 細胞質基質　d ゴルジ体　e 核内

問3　（　ア　）ホルモンを分泌するのはどれか。a ～ e から2つ選び，記号で答えよ。

a 甲状腺　b 副腎皮質　c 副腎髄質　d すい臓　e 精巣

問4　下線部①の，ペプチドホルモンが細胞膜を通過できない理由を10字以内で記せ。

問5　下線部②の，特定の細胞を総称して何というか。

問6　下線部③の，甲状腺刺激ホルモンを分泌する内分泌腺の名称を記せ。

問７　バセドウ病の原因となる甲状腺から分泌されるホルモンの具体的な名称を記せ。

問８　問７のホルモンの主な作用を 10 字以内で記せ。

問９　バセドウ病のように，自分のもっている成分に対する抗体ができたり，自分の組織（細胞）をリンパ球が攻撃したりすることで起こる疾患を何というか。

(4) 次の文を読み，問い（問１～９）に答えよ。

生物に必要なエネルギーのほとんどは，ATP を分解することによって得られる。一方，ATP は呼吸による有機物の分解反応で得たエネルギーで合成される。

図１はグルコースが呼吸基質となった場合の好気呼吸と嫌気呼吸の模式図である。

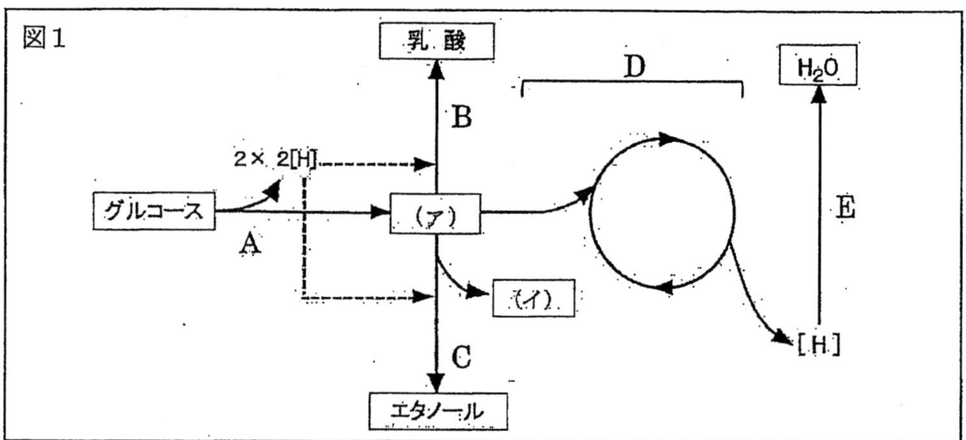

問１　(ア)の物質名を答えよ。

問２　(イ)の物質名を答えよ。

問３　グルコース → (ア) → 乳酸 の過程は何と呼ばれるか。

問４　グルコース → (ア) → エタノール の過程は何と呼ばれるか。

問５　ミトコンドリアで行われるのはどれか。A～E からすべて選び，記号で答えよ。

問６　最も多くのATPを生成する過程はどれか。A～E から１つ選び，記号で答えよ。また，その過程の名称を記せ。

問７　D の反応経路では，CO_2が放出される。このように，有機酸のカルボキシ基から CO_2 を切り離して放出するときに働く酵素を，一般に何というか。

問８　好気呼吸の過程で，生じた電子を最終的に受け取るのはどれか。a ～ e から１つ選び，記号で答えよ。

a　CoA　　b　酸素　　c　クエン酸　　d　NAD^+　　e　ADP

問９　透過型電子顕微鏡で観察されるミトコンドリアの模式図を描き，次の５つの名称を，指示線を用いて図中に記入せよ。

【 外膜，内膜，膜間腔，クリステ，マトリックス（基質） 】

(5) 次の問い（問１～問５）に答えよ。原子量はC＝12，H＝1，O＝16とする。

問１　ヒト11番染色体のDNAの長さをcm単位で記せ。ヒト11番染色体のDNAに含まれる塩基の総数を270,000,000個，DNA二重らせんにおける10塩基対の長さを3.4nmとして考えよ。

問２　グルコースの分子式は$C_6H_{12}O_6$である。マルトース（二糖類）の分子量を記せ。

問３　90gのグルコースが好気呼吸で完全酸化される過程において，クエン酸回路で生成される二酸化炭素の量（g）を記せ。

問４　リボースの分子式は$C_5H_{10}O_5$である。デオキシリボースの分子量を記せ。

問５　グリセリンの分子式は$C_3H_8O_3$である。グリセリン１分子に３分子のパルミチン酸$C_{16}H_{32}O_2$が結合した中性脂肪の分子式$C_XH_YO_Z$におけるX，Y，Zの値を記せ。

英 語

解答

28年度

I 期

I

〔解答〕

(1) エ　(2) ウ

〔出題者が求めたポイント〕

発音の異同の問題

II

〔解答〕

(1) イ　(2) ア　(3) イ

〔出題者が求めたポイント〕

アクセント問題

III

〔解答〕

(1) ア　(2) ウ　(3) エ　(4) イ　(5) ア

〔出題者が求めたポイント〕

短文の空所補充

［英文の意味と解法のヒント］

(1) 何かが私の頭に触れるのを感じた。
　feel ～原形「～が…するのを感じる」

(2) 彼にはよくあることだが、彼は月曜日に学校に遅れる。
　As is often the case with ～「～によくあることだが」

(3) 弟はテレビがついている間に眠ってしまった。
　後ろが節なので接続詞が適切

(4)「河童」は想像上の動物だ。
　ア. 想像する　イ. 想像上の　ウ. 想像できる　エ. イメージ

(5) 電車は 20 分遅れで着いた。
　behind time「時間に遅れて」

IV

〔解答〕

(1) 3 番目　ウ　　5 番目　オ
(2) 3 番目　ア　　5 番目　エ
(3) 3 番目　ア　　5 番目　カ
(4) 3 番目　オ　　5 番目　ウ
(5) 3 番目　カ　　5 番目　エ

〔出題者が求めたポイント〕

整序英作文

［完成した英文］

(1) I cannot imagine you being unfair to anyone.

(2) I sincerely apologize for not having written you for such a long time.

(3) Exercise will not only lower blood pressure but possibly protect against heart attacks.

(4) Within a generation, flight has become the method used by many travelers.

(5) She was reminded of the place where she met him.

V

〔解答〕

問 1.「137 億年前の宇宙の創造の最初の数分間に起こった出来事が、銀河や星や惑星の誕生、生存、死に重大な影響を与えたことがわかっている。」

問 2. life

〔出題者が求めたポイント〕

長文の部分和訳と空所補充

〔全訳〕

宇宙は、地球と、よって人類もその一部である、物質とエネルギーの天体系全体のことである。社会が地球と太陽と月を主要な創造物とし、宇宙の他のものはほとんどつけたしで作られたと想像して以来、人類ははるかな長い道を歩んできた。今日では地球が、想像もできないほど広大な宇宙のなかの小さな岩のボールにすぎないこと、そして太陽系の誕生はおそらく、すでに成熟した宇宙を背景として起こった多くの出来事のうちのひとつにすぎないことが知られている。この自己卑下的な教訓は、注目すべき事実、宇宙で最も小さい粒子に豊かで高貴な運命を授けるような事実を明らかにしてきた。137 億年前の宇宙の創造の最初の数分間に起こった出来事が、銀河や星や惑星の誕生、生存、死に重大な影響を与えたことがわかっている。実際、最初のビッグバンで宇宙の物質が作られたことから、生命の基礎として使える原子が地球の上に集まったことまで、一本の線を引くことができる。このような世界観に本来備わっている調和には、大きな哲学的美的魅力がある。そしてそれが、人々の宇宙への興味がずっと持続してきた理由の説明になっているのかもしれない。

VI

〔解答〕

問 1. (1) エ　(2) ウ　(3) ア　(4) イ

問 2. ① in　② For　③ to

問 3. disappeared

問 4. 高さ 5 メートルでゾウ 3 頭分の大きさがあった。

問 5. land

問 6. (1) 恐竜がもっとも大きい生き物だった。
　(2) 木の葉や植物を食べる主な競争相手であった恐竜が絶滅して、哺乳類の食料が増えたから。

〔出題者が求めたポイント〕

長文の総合問題

〔全訳〕

恐竜の時代が終わった約 6500 万年前、哺乳類は地球を歩き回る最大の動物になった。しかし、サイとゾウは今よりもはるかに大きかった。巨大な哺乳類では重さが 17 トン近くあった。私たちの時代の最大の哺乳類はアフリカゾウだが、比べると約 6.5 トンしかない。

恐竜が歩き回っていたとき、哺乳類は 1 億 5000 万年以上の間同じ小ささのままでいた小さな生き物だった。雑誌サイエンスは、恐竜が絶滅した後に哺乳類はしだいに大きくなったが、やがて成長をやめたと言っている。

1990 年代にフランスのチームが、イラン、アフガニスタン、パキスタンの間の地域であるバルキスタンで、先史時代の化石を発見した。化石は絶滅した角のないサイ、4000 万年前に生きていたバルキテリウムのものだった。これは高さ 5 メートルでゾウ 3 頭分の大きさがあった。

科学者たちは哺乳類がどのようにしてそんなに大きくなったのかよくわかっていない。恐竜の時代の間、哺乳類はしばしば食料を求めて闘わなければならず、自身が巨大爬虫類の食料にもならなければならなかった。恐竜が姿を消すと、木の葉や植物を食べる主要な競争相手も消えた。哺乳類は初めて、食べるための食料を豊富に手に入れたのだ。

哺乳類がどうして大きくなるのをやめたのかはいまだ謎である。一説によると、大陸が小さくなり、彼らの生息できる土地が十分でなくなったからだという。他の専門家によると、気候が寒くなったことで恐竜は死んだ。哺乳類は寒冷気候の中でもっともよく成長する。動物は大きい方が熱をよく蓄えられるからである。

Ⅶ

〔解答例〕

(1) There were very few people who participated in the party.
(別解)
Very few people participated in the party.

(2) He had never been to Tokyo until he became 18 years old.

(3) I found it difficult to finish the (task 又は job) by Friday.

Ⅱ 期

Ⅰ

〔解答〕

(1) エ　(2) ア

〔出題者が求めたポイント〕

発音の異同の問題

Ⅱ

〔解答〕

(1) イ　(2) イ　(3) ア

〔出題者が求めたポイント〕

アクセント問題

Ⅲ

〔解答〕

(1) イ　(2) ア　(3) ウ　(4) ウ　(5) ア

〔出題者が求めたポイント〕

短文の空所補充

[英文の意味と解法のヒント]

(1) 今日の午後雨が降りそうだと思いますか。
「～しそうだ」は be likely to ～

(2) 彼らは長いこと議論して、だいたい同じ意見になった。
more or less「多かれ少なかれ」

(3) 私は両親のアドバイスに従うべきだとふと思った。
It occurred to me that ～「～だとふと思う」

(4) ここで携帯電話を使ってもいいですか。
Would you mind my ～ ing ... ?「(私が)～してもいいですか」

(5) 母はキッチンナイフを使っている時にけがをした。
injure oneself で「けがをする」

Ⅳ

〔解答〕

(1) 3 番目　ア　5 番目　ウ
(2) 3 番目　オ　5 番目　イ
(3) 3 番目　カ　5 番目　イ
(4) 3 番目　イ　5 番目　カ
(5) 3 番目　オ　5 番目　カ

〔出題者が求めたポイント〕

整序英作文

[完成した英文]

(1) Her job involves spending quite a lot of time with other people.

(2) The bad weather forced them to change their plan.

(3) Laboratory tests are not always a good guide to what is happening in the world.

(4) She can hear it played by a professional orchestra.

(5) It seems that anyone with good sense would have done the same thing.

V

〔解答〕

問 1.「天然のものであれ人工的に作られたものであれ、すべての物質は、元素と認定されてきた 100 種類あまりの原子うちの、ひとつあるいはそれ以上から成り立っている。」

問 2. properties

〔出題者が求めたポイント〕

長文の部分和訳と空所補充

〔全訳〕

化学は、(元素そして化合物と定義される)物質の特性や組成や構造、それらが起こす変化、そしてこのような過程の間に放出あるいは吸収されるエネルギーを取り扱う化学である。天然のものであれ人工的に作られたものであれ、すべての物質は、元素と認定されてきた 100 種類あまりの原子うちの、ひとつあるいはそれ以上から成り立っている。これらの原子は、もっと基本の素粒子から成ってはいるけれども、化学物質の基礎になる基本構成要素である。その物質の原子よりも小さい量の、たとえば酸素、水素、金などはない。よって、化学は原子内の領域に関係しているだけでなく、原子の特性、原子どうしの結合を統制する法則、そしてこれらの特性についての知識が特定の目的を達成するのにどのように使えるかに関係している。

VI

〔解答〕

問 1. (1) carried (2) leads (3) hit (4) smoking (5) lives

問 2. バーやレストランでの喫煙を厳しく禁止する法律

問 3. conclusion that more needs to be done

問 4. second-hand smoke

問 5. (1) 15 万人

(2) 受動喫煙によって心臓病、呼吸器疾患、喘息、肺がんなどにかかる確率が高くなるから。

(3) 公共の場所での喫煙を禁止することによって、医療費を減らしたり受動喫煙で死ぬ人々の数を減らしたりできるようになる。

〔出題者が求めたポイント〕

長文の総合問題

[設問の意味]

問 5. (1) 2004 年に WHO によってなされた研究によると、何人の子どもたちが受動喫煙で死んだのか。(第 1 段落参照。60 万の 4 分の 1)

(2) 受動喫煙はなぜ非喫煙者にとって悪いのか。(第 2 段落参照)

(3) 私たちはどのようにして医療費を減らし、受動喫煙のせいで死ぬ人の数を減らすことができるか。(第 5 段落参照)

〔全訳〕

世界保健機関(WHO)が行った調査研究によると、2004 年には受動喫煙によって世界で 60 万を越える人々が死んだ。その 4 分の 1 は子どもたちであった。世界には 12 億の喫煙者がいる。彼らは自分の命だけでなく、非喫煙者の命をも危険にさらしているのである。能動と受動、両方の喫煙は、年間およそ 600 万の人々を死に追いやっている。

受動喫煙によって、およそ 40 万人が心臓病で、15 万人が呼吸器系感染症で、そして数千人が喘息や肺がんで死んでいると報告書は言っている。

子どもたちが、受動喫煙でもっともひどく被害を受けているグループである。しかし、ヨーロッパでは二次喫煙での死亡がわずか 71 人であるのに、アフリカでは 4 万を越える子どもたちが死んでいる。数カ月前にアメリカで出された報告書で、アメリカの 3 歳から 11 歳までの子どもたちの半分以上は、受動喫煙から来た粒子が血液中にあるとわかった。

タバコを吸うほとんどの大人は、家庭や子どもたちの前で吸う。タバコを吸う両親を持つ子どもたちはまた、肺炎や気管支炎のような病気のリスクも高い。

世界のすべての大人のおよそ 3 分の 1 とすべての子どもたちの 40% は、日常的に受動喫煙にさらされている。公共の場所で喫煙を禁止することが、医療費を削減し受動喫煙で死ぬ人の数を減らすのに有効だろうと専門家は言う。バーやレストランでの厳しい喫煙禁止法によって、喫煙にさらされるのを大幅に減らすことができることを研究が示している。そのような法律はまた、人々が喫煙をやめるのにも役立つ。

報告書は、仕事場や公共交通機関で非喫煙者を守るためにはもっと多くのことがなされなければならないと結論づけている。現在、厳しい喫煙禁止法のある地域に住んでいるのは世界の人口のわずか 7% しかいない。

VII

〔解答例〕

Though many people complain that they are too busy to have time to read books, they ought to be able to make time if they put their minds to it.

(別解)

ought to → should

if they put their minds to it → if they really want to

〔出題者が求めたポイント〕

和文英訳

数 学

解答

28年度

I 期

1

〔解答〕

(1)(ア) $\frac{1}{a}<x<2$ (イ) $x<\frac{1}{a}$, $2<x$

(2)(ウ) $-\frac{\sqrt{7}}{2}$ (エ) $-\frac{11}{6}$

(3)(オ) $2n+1$ (カ) -100

(4)(キ) $\frac{35}{216}$ (ク) $\frac{1}{3}$ (5)(ケ) $-\frac{1}{2}$ (コ) $\frac{5}{2}$

〔出題者が求めたポイント〕

(1) 2次不等式

与式の左辺を因数分解して，両辺を a でわる。a の範囲より正負，大小を判断する。

(2) 三角関数

与式の両辺を2乗して，$\sin\theta\cos\theta$の値を求める。

$(\cos\theta-\sin\theta)^2$ を求め，正負を判断する。

$\sin^3\theta+\cos^3\theta$

$=(\sin\theta+\cos\theta)(\sin^2\theta-\sin\theta\cos\theta+\cos^2\theta)$

(3) 数列

$T_n=a_1+2a_2+3a_3+\cdots\cdots+na_n$ とすると，

$na_n=T_n-T_{n-1}$

$\cos\frac{k\pi}{2}$ は，1，0，-1，0 が順番になるので，

$S_m=\sum_{k=1}^{4}a_{4(m-1)+k}$ として，$\sum_{m=1}^{25}S_m$ を求める。

(4) 確率

サイコロを投げたとき，出た目が小さい順に a，b，c とする。$abc<10$，$abc=10m$ となる場合の数えて p だとしたら確率は，$\frac{p}{6^3}$

(5) y に $x-1$ を代入し平方完成する。

$(x+a)^2+(y-b)^2-c$ の形にして，$y=x-1$ と $(-a,\ b)$の距離 $-c$ が最小値となる。

点$(x_0,\ y_0)$と直線 $ax+by+c=0$ との距離は，

$\frac{|ax_0+by_0+c|}{\sqrt{a^2+b^2}}$

〔解答のプロセス〕

(1) $(ax-1)(x-2)>0$

$a<0$ のとき，$\left(x-\frac{1}{a}\right)(x-2)<0$

従って，$\frac{1}{a}<x<2$

$a>1$ のとき，$\left(x-\frac{1}{a}\right)(x-2)>0$

従って，$x<\frac{1}{a}$，$2<x$

(2) $\cos^2\theta+2\sin\theta\cos\theta+\sin^2\theta=\frac{1}{4}$ より

$\sin\theta\cos\theta=\frac{1}{2}\left(\frac{1}{4}-1\right)=-\frac{3}{8}$

$(\cos\theta-\sin\theta)^2=1-2\sin\theta\cos\theta=1+\frac{3}{4}=\frac{7}{4}$

θ の範囲では，$\cos\theta<0$，$\sin\theta>0$ より

$\cos\theta-\sin\theta=-\frac{\sqrt{7}}{2}$

$$\frac{\sin^2\theta}{\cos\theta}+\frac{\cos^2\theta}{\sin\theta}=\frac{\sin^3\theta+\cos^3\theta}{\sin\theta\cos\theta}$$

$$=\frac{(\sin\theta+\cos\theta)(\sin^2\theta-\sin\theta\cos\theta+\cos^2\theta)}{\sin\theta\cos\theta}$$

$$=\frac{\frac{1}{2}\left(1+\frac{3}{8}\right)}{-\frac{3}{8}}=-\frac{8+3}{6}=-\frac{11}{6}$$

(3) $na_n=\frac{1}{6}n(n+1)(4n+5)-\frac{1}{6}(n-1)n(4n+1)$

$a_n=\frac{1}{6}(4n^2+9n+5-4n^2+3n+1)=2n+1$

$n=4(m-1)+l$ $(l=1,\ 2,\ 3,\ 4)$とする。

$\cos\frac{4(m-1)+l}{2}\pi=\cos\left\{2(m-1)\pi+\frac{l}{2}\pi\right\}$ より，

l	1	2	3	4
値	1	0	-1	0

$a_{4(m-1)+l}=8(m-1)+2l+1=8m+2l-7$

$S_m=\sum_{l=1}^{4}a_{4(m-1)+l}=8m+2-7-8m-6+7=-4$

$\sum_{k=1}^{100}a_k\cos\frac{k\pi}{2}=\sum_{m=1}^{25}(-4)=-100$

(4) サイコロを投げた出た目が小さい順に a, b, c とする。

$abc<10$ のとき，

a	1	1	1	1	1	2
b	1	1	2	2	3	2
c	1	2～6	2	3，4	3	2

これを，1，2，3回目の数字に並べるのは，

${}_3C_3+5\cdot{}_3C_2+{}_3C_2+2\cdot3!+{}_3C_2+{}_3C_3$

$=1+15+3+12+3+1=35$

確率は，$\frac{35}{6^3}=\frac{35}{216}$

$abc=10m$ となる場合。

5と奇数{1，3}と偶数{2，4，6}とに分ける。

5と奇と偶が1つずつのとき，選ぶ。${}_2C_1\cdot{}_3C_1=6$

並べる。$3!=6$ よって，$6\times6=36$

5と異なる偶が2つのとき，選ぶ。${}_3C_2=3$

並べる。$3!=6$ よって，$3\times6=18$

5と同じ偶が2つのとき，選ぶ。${}_3C_1=3$

並べる。${}_3C_2=3$ よって $3\times3=9$

5 が 2 つと偶が 1 つのとき，選ぶ ${}_3C_1=3$
並べる。${}_3C_2=3$　よって　$3\times3=9$
確率は，$\dfrac{36+18+9+9}{216}=\dfrac{72}{216}=\dfrac{1}{3}$

(5)　$y-\dfrac{1}{2}x^2\leqq-\dfrac{1}{2}x^2+x-1=-\dfrac{1}{2}(x^2-2x)-1$

$=-\dfrac{1}{2}(x-1)^2-\dfrac{1}{2}$　　∴　最大値 $-\dfrac{1}{2}$

$x-y-1\geqq0$
$x^2+2x+y^2-6y=(x+1)^2+(y-3)^2-10$
$(-1,\ 3)$ と直線 $x-y-1=0$ の距離は，
$\dfrac{|-1-3-1|}{\sqrt{1^2+(-1)^2}}=\dfrac{5}{\sqrt{2}}$
最小値は，$\left(\dfrac{5}{\sqrt{2}}\right)^2-10=\dfrac{25}{2}-10=\dfrac{5}{2}$

2

〔解答〕

(1)　$\overrightarrow{OC}=(1-\alpha)\overrightarrow{OA}+\alpha\overrightarrow{OB}$

$\overrightarrow{AD}=-\overrightarrow{OA}+\dfrac{5}{8}\overrightarrow{OB}$

(2)　$\dfrac{5}{11}$　　(3)　$\overrightarrow{OE}=\dfrac{5}{21}\overrightarrow{OA}+\dfrac{10}{21}\overrightarrow{OB}$

〔出題者が求めたポイント〕

(1)　線分 AB を $m:n$ の比に内分する点を C とすると，
$\overrightarrow{OC}=\dfrac{n}{m+n}\overrightarrow{OA}+\dfrac{m}{m+n}\overrightarrow{OB}$
∠A の 2 等分線が AD なので，OD : DB＝OA : AB
(2)　$\overrightarrow{DF}=k\overrightarrow{DC}$ とし，$\overrightarrow{OA}$，$\overrightarrow{OB}$ の式に変形し，
$\overrightarrow{OF}=2\overrightarrow{OA}$ となるように，α，k を求める。
(3)　$\overrightarrow{OE}=t\overrightarrow{OC}$，$\overrightarrow{AE}=s\overrightarrow{AD}$ とし，$\overrightarrow{OA}$，$\overrightarrow{OB}$ の式に変形し，未定係数法で t，s を求める。

〔解答のプロセス〕

(1)　$\overrightarrow{OC}=(1-\alpha)\overrightarrow{OA}+\alpha\overrightarrow{OB}$

$\overrightarrow{OD}=\dfrac{5}{8}\overrightarrow{OB}$,

$\overrightarrow{AD}=\overrightarrow{OD}-\overrightarrow{OA}=-\overrightarrow{OA}+\dfrac{5}{8}\overrightarrow{OB}$

(2)　$\overrightarrow{DC}=\overrightarrow{OC}-\overrightarrow{OD}=(1-\alpha)\overrightarrow{OA}+\left(\alpha-\dfrac{5}{8}\right)\overrightarrow{OB}$

$\overrightarrow{DF}=k\overrightarrow{DC}$ とする。$\overrightarrow{OF}=\overrightarrow{OD}+k\overrightarrow{DC}$

$\overrightarrow{OF}=k(1-\alpha)\overrightarrow{OA}+\left\{\dfrac{5}{8}+k\left(\alpha-\dfrac{5}{8}\right)\right\}\overrightarrow{OB}$

よって，$k(1-\alpha)=2$，$\dfrac{5}{8}+k\left(\alpha-\dfrac{5}{8}\right)=0$

$k\alpha=k-2$，$k\alpha=\dfrac{5}{8}k-\dfrac{5}{8}$　より　$k=\dfrac{11}{3}$

$\dfrac{11}{3}\alpha=\dfrac{11}{3}-2$　より　$\alpha=\dfrac{5}{11}$

(3)　$\overrightarrow{OC}=\dfrac{1}{3}\overrightarrow{OA}+\dfrac{2}{3}\overrightarrow{OB}$

$\overrightarrow{OE}=t\overrightarrow{OC}$，$\overrightarrow{AE}=s\overrightarrow{AD}$ とする。

$\overrightarrow{OE}=\dfrac{1}{3}t\overrightarrow{OA}+\dfrac{2}{3}t\overrightarrow{OB}$

$\overrightarrow{OE}-\overrightarrow{OA}=s(\overrightarrow{OD}-\overrightarrow{OA})$

$\overrightarrow{OE}=(1-s)\overrightarrow{OA}+\dfrac{5}{8}s\overrightarrow{OB}$

$\overrightarrow{OA}\not\parallel\overrightarrow{OB}$ より　$\dfrac{1}{3}t=1-s$，$\dfrac{2}{3}t=\dfrac{5}{8}s$

よって，$s=\dfrac{16}{21}$，$t=\dfrac{15}{21}=\dfrac{5}{7}$

従って，$\overrightarrow{OE}=\dfrac{5}{21}\overrightarrow{OA}+\dfrac{10}{21}\overrightarrow{OB}$

3

〔解答〕

(1)　$a=-7$，$b=8$

(2)　$-\dfrac{17}{4}<m<8$，$8<m$　　(3)　$-\dfrac{26}{9}$

〔出題者が求めたポイント〕

微分積分

(1)　$f'(4)=0$，$f(4)=16$　で連立させる。
(2)　$f(x)-mx=xg(x)$ とすると，
$g(x)=0$ の解が異なる 2 実数解より $D>0$
$g(0)=0$ となる m は除外する。
(3)　$g(x)=0$ の解を α，β とする。
$\displaystyle\int_0^{\alpha}xg(x)dx=\int_{\alpha}^{\beta}\{-xg(x)\}dx$

〔解答のプロセス〕

(1)　$f'(x)=3x^2+2ax+b$
$(f'(4)=)\ 48+8a+b=0$　　∴　$b=-8a-48$
$(f(4)=)\ 64+16a+4b=-16$
$64+16a-32a-192=-16$　より　$a=-7$
$b=56-48=8$

(2)　$f(x)=x^3-7x^2+8x$
$x^3-7x^2+8x=mx$
$x\{x^2-7x+(8-m)\}=0$
$(D=)\ 49-4(8-m)>0$　より　$m>-\dfrac{17}{4}$
$8-m\neq0$　より　$m\neq8$
従って，$-\dfrac{17}{4}<m<8$，$8<m$

(3)　$x^2-7x+8-m=0$ の解を α，β $(\alpha<\beta)$ とする。
$\alpha=\dfrac{7-\sqrt{4m+17}}{2}$，$\beta=\dfrac{7+\sqrt{4m+17}}{2}$

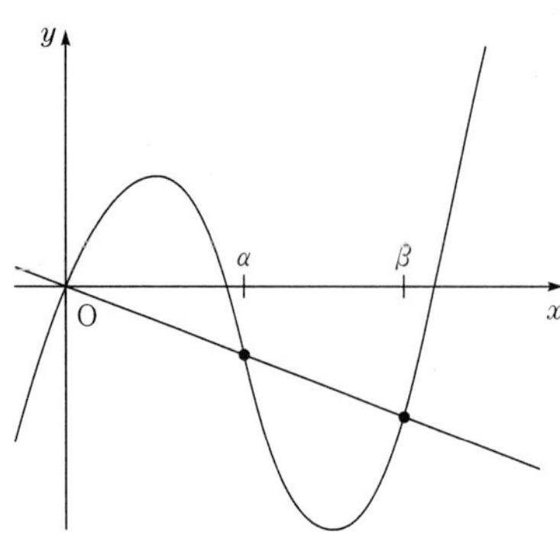

$$\int_0^{\alpha}\{x^3-(\alpha+\beta)x^2+\alpha\beta x\}dx$$
$$=\left[\frac{1}{4}x^4-\frac{\alpha+\beta}{3}x^3+\frac{\alpha\beta}{2}x^2\right]_0^{\alpha}$$
$$=\frac{1}{4}\alpha^4-\frac{\alpha+\beta}{3}\alpha^3+\frac{\alpha\beta}{2}\alpha^2$$
$$\int_{\alpha}^{\beta}\{-x^3+(\alpha+\beta)x^2-\alpha\beta x\}dx$$
$$=\left[-\frac{1}{4}x^4+\frac{\alpha+\beta}{3}x^3-\frac{\alpha\beta}{2}x^2\right]_{\alpha}^{\beta}$$
$$=-\frac{1}{4}\beta^4+\frac{\alpha+\beta}{3}\beta^3-\frac{\alpha\beta}{2}\beta^2+\frac{1}{4}\alpha^4-\frac{\alpha+\beta}{3}\alpha^3+\frac{\alpha\beta}{2}\alpha^2$$
$$=\frac{1}{4}\alpha^4-\frac{\alpha+\beta}{3}\alpha^3+\frac{\alpha\beta}{2}\alpha^2$$
$$-\frac{1}{4}\beta^4+\frac{\alpha+\beta}{3}\beta^3-\frac{\alpha\beta}{2}\beta^2=0$$
$$-\frac{1}{12}\beta^3(3\beta-4\alpha-4\beta+6\alpha)=0$$
$-\frac{1}{12}\beta^3(-\beta+2\alpha)=0$　$\beta\neq0$ より　$-\beta+2\alpha=0$

$$\frac{-7-\sqrt{4m+17}}{2}+\frac{14-2\sqrt{4m+17}}{2}=0$$
$7-3\sqrt{4m+17}=0$　より

$\sqrt{4m+17}=\frac{7}{3}$

$4m+17=\frac{49}{9}$　従って，$m=-\frac{26}{9}$

Ⅱ　期

1

〔解答〕

(1)(ア)　$\left(8,\ \frac{1}{2}\right)$　(イ)　$\left(64,\ \frac{1}{4}\right)$　(ア)(イ)は逆も可

(2)(ウ)　$6x^2+3x-4$　(エ)　63　(3)(オ)　12

(カ)　(2, 7)

(4)(キ)　$\sqrt{20-16\cos\theta}$　(ク)　$10-4\sqrt{5}$

(5)(ケ)　$\frac{19}{432}$　(コ)　$\frac{31}{432}$

〔出題者が求めたポイント〕

(1)　対数関数

$xy^3=1$ の両辺の底が2の対数にとり，$\log_2 x$ を $\log_2 y$ で表わして，代入する。

(2)　剰余の定理

恒等式に，$x=0$, 1, -1 を代入し，$P(0)$, $P(1)$, $P(-1)$ の値を求める。

$P(x)=ax^2+bx+c$ として，$P(0)$, $P(1)$, $P(-1)$ の値から連立方程式で，a, b, c を求める。

$(x+3)P(x)$ に $x=\frac{3}{2}$ を代入する。

(3)　整数

n, m が自然数で，a, b が素因数のとき，a^nb^m となるとき，＋，－を含めると約数の個数は，

$2(n+1)(m+1)$

$a-3>-3$, $b+5>5$ となるもので，$a<b$ となるものを答える。

(4)　三角関数

$\mathrm{BC}^2=\mathrm{AB}^2+\mathrm{AC}^2-2\cdot\mathrm{AB}\cdot\mathrm{AC}\cos\angle\mathrm{BAC}$

$S_1(\theta)=\frac{1}{2}\mathrm{BC}^2$, $S_2(\theta)=\frac{1}{2}\mathrm{AB}\cdot\mathrm{AC}\sin\angle\mathrm{BAC}$

$\sqrt{a^2+b^2}=r$, $\frac{a}{r}=\cos\alpha$, $\frac{b}{r}=\sin\alpha$ のとき，

$a\sin\theta+b\cos\theta=r\sin(\theta+\alpha)$

(5)　確率

カードが2か3で，1の目が2回でる確率を求め和を求める。引いたカードが1, 2, 3のときに分けて考える。n 回サイコロを投げて最大値が2となるのは，n 回で1, 2がでる場合ですべてが1の場合を除くので，

$\left(\frac{2}{6}\right)^n-\left(\frac{1}{6}\right)^n$

〔解答のプロセス〕

(1)　$\log_2 xy^3=\log_2 1$　より　$\log_2 x+3\log_2 y=0$

よって，$\log_2 x=-3\log_2 y$　を下の式に代入，

$(\log_2 y)^2+3\log_2 y+2=0$

$(\log_2 y+1)(\log_2 y+2)=0$　　∴　$\log_2 y=-1$, -2

$\log_2 y=-1$ のとき，$y=2^{-1}=\frac{1}{2}$, $x=8$

$\log_2 y=-2$ のとき，$y=2^{-2}=\frac{1}{4}$, $x=64$

従って，$(x,\ y)=\left(8,\ \frac{1}{2}\right)$, $\left(64,\ \frac{1}{4}\right)$

(2) $x=0$ のとき，

$1\cdot P(0)=\dfrac{1}{2}(P(0)+7)-\dfrac{11}{2}$

よって，$P(0)=-4$

$x=1$ のとき，

$3\cdot P(1)=\dfrac{5}{2}(P(1)+7)-\dfrac{30}{2}$

よって，$P(1)=5$

$x=-1$ のとき，

$-1\cdot P(1)=-\dfrac{3}{2}(P(-1)+7)+\dfrac{8}{2}$

よって，$P(-1)=-1$

$P(x)=ax^2+bx+c$ とする。

$c=-4,\ a+b+c=5,\ a-b+c=-1$

より　$a=6,\ b=3$

$P(x)=6x^2+3x-4$

$(x+3)(6x^2+3x-4)$

$x=\dfrac{3}{2}$ のとき，$\dfrac{9}{2}\left(\dfrac{27}{2}+\dfrac{9}{2}-4\right)=63$

(3) $(a-3)(b+5)=-12=-2^2\times 3^1$

12の約数の個数は，$(2+1)\times(1+1)=6$

正，負の場合があるので，$2\times 6=12$

$a-3>-3,\ b+5>5$ とすると，

$(a-3,\ b+5)=(-2,\ 6),\ (-1,\ 12)$

よって，$(a,\ b)=(1,\ 1),\ (2,\ 7)$

$a<b$　であるのは，$(a,\ b)=(2,\ 7)$

(4) $BC^2=4^2+2^2-2\cdot 4\cdot 2\cos\theta$

従って，$BC=\sqrt{20-16\cos\theta}$

$S_1(\theta)=\dfrac{1}{2}(20-16\cos\theta)=10-8\cos\theta$

$S_2(\theta)=\dfrac{1}{2}4\cdot 2\sin\theta=4\sin\theta$

$S(\theta)=10-8\cos\theta-4\sin\theta$

$\sqrt{8^2+4^2}=4\sqrt{5}$，$\dfrac{1}{\sqrt{5}}=\cos\alpha$，$\dfrac{2}{\sqrt{5}}=\sin\alpha$のとき，

$S(\theta)=10-4\sqrt{5}\sin(\theta+\alpha)$

最小値は，$\theta+\alpha=90^\circ$ のとき，$10-4\sqrt{5}$

(5) カードが2，サイコロが1の目が2回でる。

$\dfrac{2}{6}\times\left(\dfrac{1}{6}\right)^2=\dfrac{2}{214}=\dfrac{1}{108}$

カードが3，サイコロが3回のうち2回1の目が出る。

$\dfrac{3}{6}\times{}_3C_2\left(\dfrac{1}{6}\right)^2\left(\dfrac{5}{6}\right)=\dfrac{45}{1296}=\dfrac{5}{144}$

$\dfrac{1}{108}+\dfrac{5}{144}=\dfrac{4+15}{432}=\dfrac{19}{432}$

カード1，サイコロが2

$\dfrac{1}{6}\times\dfrac{1}{6}=\dfrac{1}{36}$

カード2，サイコロの最大値が2

$\dfrac{2}{6}\times\left\{\left(\dfrac{2}{6}\right)^2-\left(\dfrac{1}{6}\right)^2\right\}=\dfrac{6}{216}=\dfrac{1}{36}$

カード3，サイコロの最大値が2

$\dfrac{3}{6}\times\left\{\left(\dfrac{2}{6}\right)^3-\left(\dfrac{1}{6}\right)^3\right\}=\dfrac{1}{2}\times\dfrac{7}{216}=\dfrac{7}{432}$

$\dfrac{1}{36}+\dfrac{1}{36}+\dfrac{7}{432}=\dfrac{31}{432}$

2

〔解答〕

(1) $a_3=100,\ b_3=51$

(2) $a_{n+1}=4a_n+3b_n,\ b_{n+1}=a_n+4b_n$

(3) $c_n=(4-\sqrt{3})^n$

(4) $a_n=\dfrac{(4+\sqrt{3})^n+(4-\sqrt{3})^n}{2}$

$b_n=\dfrac{(4+\sqrt{3})^n-(4-\sqrt{3})^n}{2\sqrt{3}}$

〔出題者が求めたポイント〕

数列

(1) $(x+y)^3=x^3+3x^2y+3xy^2+y^3$

(2) $(4+\sqrt{3})(a_n+b_n\sqrt{3})$ を計算する。

(3) (2)の a_{n+1}，b_{n+1}，a_n，b_n の関係式から，

$a_{n+1}-b_{n+1}\sqrt{3}=r(a_n-b_n\sqrt{3})$ で r を求める。

$a_n-b_n\sqrt{3}=r^{n-1}(a_1-b_1\sqrt{3})$

(4) $2a_n=(a_n+b_n\sqrt{3})+(a_n-b_n\sqrt{3})$

$2\sqrt{3}\,b_n=(a_n+b_n\sqrt{3})-(a_n-b_n\sqrt{3})$

〔解答のプロセス〕

(1) $(4+\sqrt{3})^3=4^3+3\cdot 4^2\cdot\sqrt{3}+3\cdot 4(\sqrt{3})^2+(\sqrt{3})^3$

$=64+48\sqrt{3}+36+3\sqrt{3}=100+51\sqrt{3}$

$a_3=100,\ b_3=51$

(2) $a_{n+1}+b_{n+1}\sqrt{3}=(4+\sqrt{3})(a_n+b_n\sqrt{3})$

$=(4a_n+3b_n)+(a_n+4b_n)\sqrt{3}$

$a_{n+1}=4a_n+3b_n,\ b_{n+1}=a_n+4b_n$

(3) $c_1=a_1-b_1\sqrt{3}=4-\sqrt{3}$

$c_{n+1}=a_{n+1}-b_{n+1}\sqrt{3}$

$=4a_n+3b_n-a_n\sqrt{3}-4b_n\sqrt{3}$

$=(4-\sqrt{3})a_n-\sqrt{3}(4-\sqrt{3})b_n$

$=(4-\sqrt{3})(a_n-\sqrt{3}\,b_n)=(4-\sqrt{3})c_n$

よって，$c_{n+1}=(4-\sqrt{3})c_n$

$c_n=(4-\sqrt{3})^{n-1}(4-\sqrt{3})=(4-\sqrt{3})^n$

(4) $2a_n=(a_n+b_n\sqrt{3})+(a_n-b_n\sqrt{3})$

$=(4+\sqrt{3})^n+(4-\sqrt{3})^n$

従って，$a_n=\dfrac{(4+\sqrt{3})^n+(4-\sqrt{3})^n}{2}$

$2\sqrt{3}\,b_n=(a_n+b_n\sqrt{3})-(a_n-b_n\sqrt{3})$

$=(4+\sqrt{3})^n-(4-\sqrt{3})^n$

従って，$b_n=\dfrac{(4+\sqrt{3})^n-(4-\sqrt{3})^n}{2\sqrt{3}}$

3

〔解答〕

(1) $y=-2x+5$　　(2) $a=2,\ b=1$

(3) $(-1,\ -2)$，$\dfrac{9}{4}$

〔出題者が求めたポイント〕

微分積分

(1) $y=f(x)$の上の$x=t$における接線の方程式は，

$y=f'(t)(x-t)+f(t)$

(2) $C_2 : y=g(x)$とする。

$g'(2)=f'(2)$，$g(2)=f(2)$

(3) $f(x)=g(x)$を解き，定積分で面積を求める。

〔解答のプロセス〕

(1) $f'(x)=x^2-4x+2$，$f'(2)=4-8+2=-2$

$f(2)=\dfrac{8}{3}-8+4+\dfrac{7}{3}=1$

$y=-2(x-2)+1=-2x+5$

従って，$l : y=-2x+5$

(2) $g(x)=-x^2+ax+b$　とする。

$g'(x)=-2x+a$

$(g'(2)=)-4+a=-2$　より　$a=2$

$(g(2)=)-4+2a+b=1$　より　$b=1$

よって，$g(x)=-x^2+2x+1$

(3) $\dfrac{1}{3}x^3-2x^2+2x+\dfrac{7}{3}=-x^2+2x+1$　より

$x^3-3x^2+4=0$

$(x+1)(x-2)^2=0$　よって，$x=-1$，2

$x=-1$のとき，$y=-2$　従って，$(-1,\ -2)$

$$\frac{1}{3}x^3-2x^2+2x+\frac{7}{3}-(-x^2+2x+1)$$

$$=\frac{1}{3}x^3-x^2+\frac{4}{3}$$

$$\int_{-1}^{2}\left(\frac{1}{3}x^3-x^2+\frac{4}{3}\right)dx=\left[\frac{1}{12}x^4-\frac{1}{3}x^3+\frac{4}{3}x\right]_{-1}^{2}$$

$$=\frac{4}{3}-\left(-\frac{11}{12}\right)=\frac{27}{12}=\frac{9}{4}$$

物 理

解答

28年度

I 期

1

〔出題者が求めたポイント〕

ドップラー効果，放射線の基本

〔解答のプロセス〕

問1 (i) $\lambda=\dfrac{V}{f_A}$

(ii) $(f_B-f_A)\Delta t$

(iii) $\lambda'=\dfrac{V-s}{f_B}$

(iv) $f'=\dfrac{V}{\lambda'}=\dfrac{V}{V-s}f_B$ …(答)

問2 ① エ ② オ ③ ケ ④ ソ
⑤ セ ⑥ サ

2

〔出題者が求めたポイント〕

ばねの合成定数，$F=kx$ の F はばねの両端の力，2物体のバネ振動

〔解答のプロセス〕

問1 $x=\dfrac{F}{k}$

問2 ばねの長さを$\dfrac{1}{2}$にするとばね定数は $2k$

$x=\dfrac{F}{2k}$ …(答)

問3 $2k$

問4 S の弾性力は $k\Delta l$ より T_1 を引く力は $\dfrac{1}{2}k\Delta l$

$\dfrac{1}{2}k\Delta l=2kx$ より $x=\dfrac{\Delta l}{4}$ …(答)

(別解) T_1，T_2 の合成ばね定数は $2k+2k=4k$

$k\Delta l=4k\cdot x$ より $x=\dfrac{\Delta l}{4}$

問5 $\left(\dfrac{1}{k}+\dfrac{1}{4k}\right)^{-1}=\dfrac{4k}{5}$ …(答)

問6 運動方程式 $M_Aa_A=k\Delta L$

$\therefore\ a_A=\dfrac{k\Delta L}{M_A}$ …(答)

問7 ばねが自然長に戻ったとき A，B の速さは最大
運動量保存より $M_Av_A=M_Bv_B$
力学的エネルギー保存より

$\dfrac{1}{2}k(\Delta L)^2=\dfrac{1}{2}M_Av_A{}^2+\dfrac{1}{2}M_Bv_B{}^2$

$\therefore\ v_A=\Delta L\sqrt{\dfrac{M_Bk}{M_A(M_A+M_B)}}$ …(答)

問8 最も短くなったとき A，B は静止
力学的エネルギー保存より $L-\Delta L$ …(答)

問9 A，B の重心から見ると，重心は動かず，重心を中心とした単振動となる。A は自然長 $\dfrac{MB}{M_A+M_B}L$ のバネにつながっていると考える。このとき，ばね定数は $\dfrac{M_A+M_B}{M_B}k$ となるから

$\dfrac{M_A+M_B}{M_B}k=M_Aw^2 \qquad \therefore\ w=\sqrt{\dfrac{(M_A+M_B)k}{M_A\cdot M_B}}$

よって $A=\dfrac{v_A}{w}=\dfrac{M_B\Delta L}{M_A+M_B}$ …(答)

(別解)

$M_Av_A=M_Bv_B$ より $v_A:v_B=M_B:M_A$
ばねが自然長に戻ったときの A，B の床に対する変位の大きさ l_A，l_B は $l_A:l_B=M_B:M_A$

よって，$l_A=\Delta L\times\dfrac{M_B}{M_A+M_B}$

問10 $T_A=\dfrac{2\pi}{w}=2\pi\sqrt{\dfrac{M_A\cdot M_B}{(M_A+M_B)k}}$ …(答)

3

〔出題者が求めたポイント〕

電場内の荷電粒子の運動，コンデンサーの極板間隔の変化

〔解答のプロセス〕

問1 $V=\dfrac{Q}{c}$ 　Aの方が電位が高いので，$-\dfrac{Q}{c}$ …(答)

問2 $E=\dfrac{V}{d}=\dfrac{Q}{cd}$

問3 $F=qE=\dfrac{Qq}{cd}$

問4 電場からされる仕事 $F\cdot x=\dfrac{Qq}{cd}\times\dfrac{d}{2}$

求める速さを V とすれば $\dfrac{1}{2}mV^2=\dfrac{1}{2}mv^2+\dfrac{Qqd}{2cd}$

$\therefore\ V=\sqrt{v^2+\dfrac{Qq}{mc}}$ …(答)

(別解)

y 方向の運動方程式は，$ma=qE$

$\therefore\ a=\dfrac{Qq}{mcd}$

$v_y{}^2-0=2\times a\times\dfrac{d}{2}$

$\therefore\ v_y=\sqrt{\dfrac{Qq}{mc}}$

$V=\sqrt{v_x{}^2+v_y{}^2}=\sqrt{v^2+\dfrac{Qq}{mc}}$

問5 $-y$ 方向の加速度 $a=\dfrac{Qq}{mcd}$

$$v_y^2=2\times\left(\frac{Qq}{mcd}\right)\frac{d}{2} \qquad \therefore\ v_y=\sqrt{\frac{Qq}{mc}}$$

$$\tan\theta=\frac{v_y}{v}=\frac{1}{v}\sqrt{\frac{Qq}{mc}}$$ …(答)

問 6 $c'=\dfrac{d}{d+\Delta d}c$

問 7 $E=\dfrac{Q}{cd}$ …(答) $F=\dfrac{Q}{\varepsilon_0 s}$ なので，Q が一定の時，d によらない。

問 8 $\Delta U=\dfrac{Q^2}{2c'}-\dfrac{Q^2}{2c}=\dfrac{Q^2\Delta d}{2cd}$ …(答)

問 9 $F=\dfrac{\Delta U}{\Delta d}=\dfrac{Q^2}{2cd}$ …(答)

4

〔出題者が求めたポイント〕

気体の定積，定圧変化

〔解答のプロセス〕

Ⅰ 問 1 nA 問 2 $Q=nC_V\Delta T$〔J〕

問 3 $\Delta U=nC_V\Delta T$

問 4 ヘリウム分子

理由 分子の 2 乗平均速度は分子量 M を用いて

$$\sqrt{\overline{v}^2}=\sqrt{\frac{3R}{M\times10^{-3}}T}$$ で表されるから

Ⅱ 問 5 $Q=nC_p\Delta T$

問 6 $\Delta U=nC_V\Delta T$

問 7 熱力学第 1 法則より

$W=Q-\Delta U=n(C_p-C_v)\Delta T$ …(答)

問 8 $W=P\Delta V=n(C_p-C_v)\Delta T$ より

$R=C_p-C_v$ …(答)

問 9 問 8 より $\Delta V=\dfrac{n(C_p-C_V)\Delta T}{P}$ …(答)

Ⅱ 期

1

〔出題者が求めたポイント〕

気体の法則，原子の基本

〔解答のプロセス〕

問1 (i) nN

(ii) 気体の状態方程式より $T=\dfrac{PV}{nR}(\mathrm{K})$ …(答)

(iii) 熱力学第1法則より $\Delta U=Q-W$ …(答)

(iv) $\Delta U=\dfrac{3}{2}nR\Delta T$ より

$$\Delta T=\frac{2\Delta U}{3nR}=\frac{2(Q-W)}{3nR}(\mathrm{K}) \quad \cdots(答)$$

(v) ウ …(答)

$\dfrac{PV}{T}=$一定 より，$\dfrac{PV}{T}=\dfrac{P'(V+\Delta V)}{T+\Delta T}$

$V+\Delta V>V$

iv)より $\Delta T<0$ なので

$T+\Delta T<T$

$\therefore\ P'<P$

問2 ① エ ② ウ ③ ク

④ シ ⑤ ソ

2

〔出題者が求めたポイント〕

重力と慣性力の合力である見かけの重力で落下する。

〔解答のプロセス〕

問1 mg

問2 ma

問3 $\sqrt{\alpha^2+g^2}$

問4 $v_1{}^2=2gH \quad \therefore\ v_1=\sqrt{2gH}$ …(答)

問5 衝突するまでの時間 $t_1=\sqrt{\dfrac{2H}{g}}$

$\therefore\ \alpha\sqrt{\dfrac{2H}{g}}$ …(答)

問6 力学的エネルギー保存則より，衝突後について，$\dfrac{1}{2}mv_2{}^2=mgh$ となる。衝突直後の鉛直方向の速さ

$v_2=\sqrt{2gh}$ …(答)

$e=\dfrac{v_2}{v_1}=\sqrt{\dfrac{h}{H}}$ …(答)

問7 $t_2=2\times\dfrac{v_2}{g}=2\sqrt{\dfrac{2h}{g}}$ …(答)

問8 2回目に衝突直前の水平方向の速さは

$$\alpha(t_1+t_2)=\alpha\left(\sqrt{\frac{2H}{g}}+2\sqrt{\frac{2h}{g}}\right)$$

$$\therefore\ \tan\theta=\frac{\sqrt{2gh}}{\alpha\left(\sqrt{\dfrac{2H}{g}}+2\sqrt{\dfrac{2h}{g}}\right)}=\frac{g}{\alpha}\left(\frac{1}{2}+\sqrt{\frac{h}{H}}\right)$$

問9 $\alpha\sqrt{\dfrac{2H}{g}}\times t_2+\dfrac{1}{2}\alpha t_2{}^2=\dfrac{4\alpha}{g}(\sqrt{Hh}+h)$ …(答)

問10 n回目の衝突直後の速さは

$$v_n=e^n\sqrt{2gH}=\left(\sqrt{\frac{h}{H}}\right)^n\sqrt{2gh}$$

$0-v_n{}^2=-2gH_n$ より

$$H_n=\frac{v_n{}^2}{2g}=\frac{\left(\sqrt{\dfrac{h}{H}}\right)^{2n}\times 2gH}{2g}=\frac{h^n}{H^{n-1}} \quad \cdots(答)$$

3

〔出題者が求めたポイント〕

磁場から力を受ける運動，コンデンサー

〔解答のプロセス〕

今，コンデンサーは無視できる。金属棒には，誘導起電力 vBL が生じ，抵抗器の電圧に等しい。

問1 $V=vBL$

問2 $I=\dfrac{V}{R}=\dfrac{vBL}{R}$ …(答)

問3 $F=IBL=\dfrac{vB^2L^2}{R}$ …(答)

磁場からの力と外力がつりあって一定の速さになる。

問4 $P=Fv=\dfrac{v^2B^2L^2}{R}$ …(答)

(電圧1Vに等しい)

問5 $Q=I^2R\Delta t=\left(\dfrac{vBL}{R}\right)^2R\Delta t=\dfrac{v^2B^2L^2}{R}\Delta t$ …(答)

または $P\Delta t$ と考えてもよい。

問6 直後のコンデンサーは導線と見なせる。

$I=\dfrac{vBL}{R}$ …(答)

問7 十分に時間がたつとコンデンサーの充電は完了するので，回路に電流は流れず力は働かない。

外力は0 …(答)

問8 $Q=CV=CvBL$ …(答)

問9 $\dfrac{1}{2}CV^2=\dfrac{1}{2}Cv^2B^2L^2$ …(答)

4

〔出題者が求めたポイント〕

光の屈折，全反射の条件

〔解答のプロセス〕

問1 振動数は媒質によって変化しない。

$$f=\frac{c}{\lambda} \quad \cdots(答)$$

問 2　$\lambda_A=\dfrac{\lambda}{n_A}$

問 3　屈折の法則より　$\sin\theta=n_A\sin\tau$　…(答)

問 4

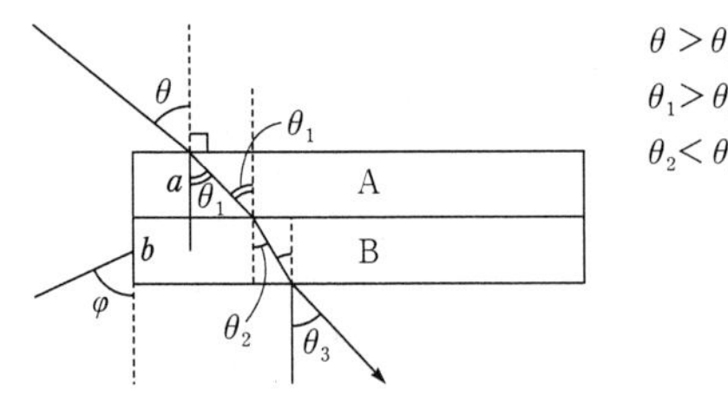

問 5　b 点における屈折の法則は，屈折角を i として

$$1\times\sin(90°-\phi)=n_B\sin i \quad \cdots\cdots①$$

A と B の境界面で全反射が起こる条件は

$$n_B\sin(90°-i)\geqq n_A \quad \cdots\cdots②$$

①, ②より, i を消去して　$\cos\phi\leqq\sqrt{n_B{}^2-n_A{}^2}$　…(答)

問 6　A と B における屈折の法則は，屈折角を r として

$$n_B\sin(90°-i)=n_A\sin r \quad \cdots\cdots③$$

A と空気の境界面で全反射が起こる条件は

$$n_A\sin r\geqq 1 \quad \cdots\cdots④$$

①, ③, ④より，i を消去して

$$\cos\phi\leqq\sqrt{n_B{}^2-1}$$

問 5 の条件も考えて, A, B 面で全反射しないためには,

$$\cos\phi>\sqrt{n\mathrm{B}^2-n\mathrm{A}^2}$$

$$\sqrt{n_B{}^2-n_A{}^2}<\cos\phi\leqq\sqrt{n_B{}^2-1} \quad \cdots(答)$$

化 学

解答

28年度

Ⅰ期試験

1

〔解答〕

問 1 K_2CrO_4

問 2 赤

問 3 Ag_2CrO_4 の式量は 332 なので，

$$\frac{2.49}{332} \div \frac{10.0}{1000} = 0.750(\text{mol/L})$$

問 4 赤褐色

問 5 O_2

問 6 過酸化水素と反応するのはクロム酸イオンから変化して生じる二クロム酸イオンで，その半反応式は

$$Cr_2O_7^{2-} + 14H^+ + 6e^- \longrightarrow 2Cr^{3+} + 7H_2O$$

過酸化水素は還元剤として働くので，過酸化水素水と反応した二クロム酸カリウムの濃度が $0.750 \div 2 = 0.375$ (mol/L)であるので，反応した過酸化水素を m[mol]とすれば，$H_2O_2 \longrightarrow O_2 + 2H^+ + 2e^-$ より

$$0.375 \times \frac{10.0}{1000} \times 6 = m \times 2$$

$$m = 0.01125$$

反応した過酸化水素 1 mol から酸素は 1 mol 発生するので，酸素 0.01125 mol を質量に換算して，

$$0.01125 \times 32 = 0.36(\text{g})$$

2

〔解答〕

問 1 $\dfrac{16X}{Y-X}$

問 2 ① 電子レンジで温める際，牛乳は沸点上昇により比較的突沸しにくい。

② 積もった雪に，融雪剤として塩化カルシウムをまくと解けやすくなる。

③ 海水に外部から浸透圧以上の圧力を与えて溶媒のみを取り出す逆浸透が実用化されている。

問 3 ① チンダル現象

② 塩析

③ 凝析

問 4 アルゴンの示す割合を x% とすると，密度が同じとき，みかけの分子量も同じになるので，

$$40 \times \frac{x}{100} + 28 \times \frac{100-x}{100} = 32$$

$$x = 33.333\cdots$$

よって，33%

問 5 (*a*) $SO_2 + 2H_2O \longrightarrow SO_4^{2-} + 4H^+ + 2e^-$

(*b*) $SO_2 + 4H^+ + 4e^- \longrightarrow S + 2H_2O$

問 6 H:N̈:H（下に H，N上に非共有電子対）　H–N(–H)–H（三角錐型）　極性分子

問 7 ④

〔解答のプロセス〕

問 1 Mg を酸化物とすると，MgO となるので，Mg の原子量を M とすれば，

$$\frac{X}{M} = \frac{Y}{M+16}$$

これを M について解けばよい。

問 2 ① 他にも，「パスタを茹でる際に塩を加える」というのもあるが，沸点上昇度が誤差の範囲であるとするものもあるので注意。

② 他にも，不凍液(溶質を溶かして寒冷地でも凍らないようにしたもの)がある。

③ 他にも，人工透析なども該当する。

問 3 ②・③ 「少量」「多量」という単語に注目。電解質を「少量」加えるのは疎水コロイドであり，「凝析」と呼ばれる。「多量」に加えるのは親水コロイドで，「塩析」。

問 6 アンモニアは三角錐型(正三角錐＝正四面体型ではない)なので，窒素－水素の結合の極性が打ち消されず，分子全体でも極性を持つ，極性分子となる。

問 7 ① 酢酸塩(Ⅱ)と反応するのは硫黄原子を持ったシステインなど。

② ペプチド結合を 2 つ以上もった，トリペプチド以上のペプチドで反応する。

③ ニンヒドリン反応はアミノ酸の検出に用いる。

④ 正解。チロシンなどが反応。

3

〔解答〕

問 1 カルボキシ基

問 2 (2) C_3H_5　(3) 1

(4) C_6H_{10}　(5) 1

(6) 1

問 3 A の分子量を M とすると，

$$\frac{0.043}{M} \times n = 0.10 \times 0.005 \times 1$$

$$M = 86n$$

問 4 CH_3(H)C=C(COOH)(H)　or　CH_3(H)C=C(H)(COOH)

問 5 立体構造式：CH_3，H，Br が結合した C と，Br，H，COOH が結合した C の C–C 結合（Br は破線，H はくさび）

〔解答のプロセス〕

問 2 (6) カルボキシ基 n 個であるとき，酸素原子は最低でも $2n$ 個必要であるから，A の分子式は $C_{4n}H_{6n}O_{2n}$ である。

さらに，ここから炭化水素基に含まれる原子を数えると，$C_{3n}H_{5n}$ となる。

ここで，この炭化水素基に二重結合がないとき，Hの数は$2\times 3n+2-n=5n+2$であり実際の分子式より水素が二個多いことが分かる。すなわち，二重結合の数はカルボキシ基の数によらず1である。

ここから43 mgのAに付加する臭素の質量より，

$$\frac{0.043}{86n}\times 1\times 160=\frac{123-43}{1000}$$

$n=1$

※　問3の解答中の分子量を使っています。

問3　Aのもつカルボキシ基の数と，反応した水酸化ナトリウムの数が等しいことから式を立てる。

問4　Aにはシス－トランス異性体があるとされているが，どちらかとまでは書かれていないので，文章だけではシス体かトランス体かは判断できない。

4

〔解答〕

問1　①　フルクトース　　②　スクロース
③　ラクトース　　④　$C_{12}H_{22}O_{11}$
⑤　グルコース＋フルクトース
⑥　グルコース＋ガラクトース
⑦　ある　　⑧　なし
⑨　果実　　⑩　牛乳

問2　A　アミラーゼ　　B　マルターゼ

問3　(b)　アミロペクチン

問4　(c)　アミロース

問5　(b)

問6　$(C_6H_{10}O_5)_n+\frac{n}{2}H_2O \longrightarrow \frac{n}{2}C_{12}H_{22}O_{11}$

問7　$\frac{8.1}{162n}\times\frac{n}{2}\times 342=8.55$

よって，8.6 g

Ⅱ期試験

1

〔解答〕

問1　(a)　陽極　　(b)　陰極

問2　(a)　O_2　　(b)　H_2

問3　$0.150\times 9.65\times 10^2=x\times 9.65\times 10^4$

$x=1.50\times 10^{-3}$(mol)

流れたe^-は1.50×10^{-3} molで生成する気体はそれぞれ

$H_2\cdots 1.50\times 10^{-3}\times\frac{1}{2}$ mol

$O_2\cdots 1.50\times 10^{-3}\times\frac{1}{4}$ mol

$\therefore\ 1.50\times 10^{-3}\times\frac{1}{2}\times 22.4+1.50\times 10^{-3}\times\frac{1}{4}\times 22.4$

$=25.2\times 10^{-3}$(L)

$\therefore$ <u>25.2 mL</u>

問4　陰極

問5　元々いたNaOHは，$0.100\times\frac{100}{1000}=0.01$ mol

流れたe^-をx[mol]とすると，

$0.100\times 1.93\times 10^3=x\times 9.65\times 10^4$

$x=2.0\times 10^{-3}$[mol]

生成するOH^-はe^-と等モルなので，2.0×10^{-3} mol

ゆえに，$\frac{2.0\times 10^{-3}+10\times 10^{-3}\text{(mol)}}{0.1\text{(L)}}=0.120$(mol/L)

〔解答のプロセス〕

問2　陽極・陰極での反応はそれぞれ

(陽極)　$4OH^- \longrightarrow O_2+2H_2O+4e^-$

(陰極)　$2H_2O+2e^- \longrightarrow H_2+2OH^-$

であるので，それぞれO_2やH_2が発生する。

問4　陽イオン交換膜で仕切った場合でも起こる反応は変わらない。濃度が高くなるのはOH^-を生成する陰極側である。

2

〔解答〕

問1　(ア)　非共有電子対　　(イ)　配位子
(ウ)　配位数
(エ)　ヘキサアンミンコバルト(Ⅲ)イオン
(オ)　$[Co(NH_3)_6]^{3+}$

問2　①　$4NH_3+5O_2 \longrightarrow 4NO+6H_2O$
②　$2NO+O_2 \longrightarrow 2NO_2$
③　$3NO_2+H_2O \longrightarrow 2HNO_3+NO$

問3　問2の式を全て合わせて，

$NH_3+2O_2 \longrightarrow HNO_3+H_2O$

収率が100%であれば，1 molのアンモニアから1 molの硝酸が得られるので

$\frac{100}{17}\times 63=370.6\cdots$　　$\therefore$ <u>371 g</u>

問4　表面にち密な酸化物の膜が作られるから，

問5　SiとO

問6 $\dfrac{48A}{B-2A}$

問7 アルミニウム

理由 鉄よりアルミニウムの方がイオン化傾向が大きいから

〔解答のプロセス〕

問1 コバルトの錯体はなじみが薄いが法則に則って考えればよい。アンモニアの配位子が6つで，コバルトは3価なので化学式は$[Co(NH_3)_6]^{3+}$，名称はヘキサアンミンコバルト(Ⅲ)イオンである。

問4 不動態について述べればよい。

問6 X の原子量を M とすると

$$\frac{A}{M}=\frac{B}{2M+48}$$

M について解いて $M=\dfrac{48A}{B-2A}$

問7 「問6で……」とあるが，問6は全く関係ない。

3

〔解答〕

問1 $C:52.8\times\dfrac{12}{44}=14.4\ \mathrm{mg}$

$H:21.6\times\dfrac{2}{18}=2.4\ \mathrm{mg}$

$O:20.0-(14.4+2.4)=3.2\ \mathrm{mg}$

$C:H:O$

$=\dfrac{14.4}{12}:\dfrac{2.4}{1}:\dfrac{3.2}{16}$

$=6:12:1$

∴ A の組成式は $C_6H_{12}O$

分子式はこの整数倍で，分子量が100であることから，A は $\underline{C_6H_{12}O}$

問2 $C_6H_{12}O+\dfrac{17}{2}O_2\longrightarrow 6CO_2+6H_2O$

問3

```
          CH3
          |
CH3CH2-*C-C-CH3
          |  ||
          H  O
```

問4 ヒドロキシ基

問5 B シクロヘキサノール

C シクロヘキセン

D ジクロヘキシルエーテル

問6 B C D

```
B
       OH
       |
      CH
    /    \
 CH2      CH2
  |        |
 CH2      CH2
    \    /
     CH2

C
      CH
    /    \\
 CH2      CH2
  |        |
 CH2      CH2
    \    /
     CH2

D
     CH2
    /    \
 CH2      CH2
  |        |
 CH2      CH2
    \    /
      CH
      |
      O
      |
      CH
    /    \
 CH2      CH2
  |        |
 CH2      CH2
    \    /
     CH2
```

〔解答のプロセス〕

問3 ヨードホルム反応をする構造は2種あるが，ナトリウムを加えても反応しないことから，以下の構造とわかる。

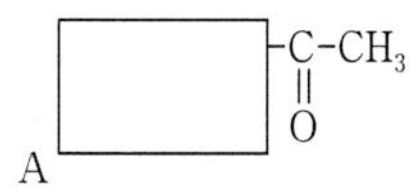

左の炭化水素基には C_4H_9 が入っており，このうち，不斉炭素原子を有するものを答えればよい。

問5，6 ヒドロキシ基をもつ B を濃硫酸と加熱すると，脱水反応が分子内で進んだ場合と分子間で進んだ場合で生成物が異なる。

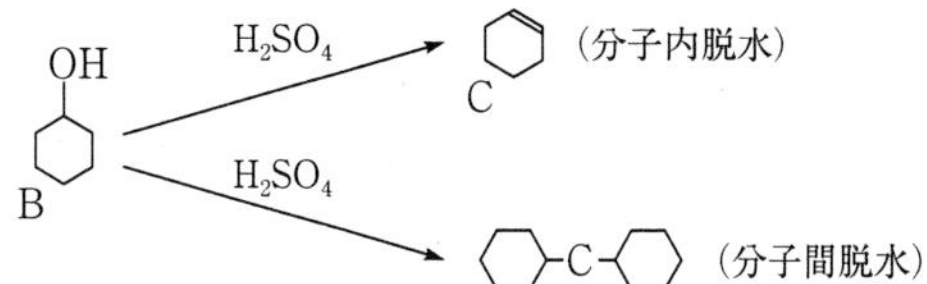

4

〔解答〕

問1 (ア) アミド (イ) ジペプチド

(ウ) ポリペプチド (エ) 単純

(オ) 球状 (カ) 繊維状 (キ) 変性

問2

```
              H
              |
H2N-CH-C-N-CH-COOH
    |  ||   |
    H  O    CH3
```

問3 1388

問4 ジスルフィド結合

問5 システィン

問6 還元反応

問7 酸化反応

〔解答のプロセス〕

問3 グリシン5分子，アラミン7分子，フェニルアラミン4分子の会計16分子を結合させると外れる H_2O 分子は15分子

ゆえに

$75\times5+89\times7+165\times4-18\times15=1388$

問6，7 この反応の「名称」は，一般的な名称ではなく入試レベルで出す解答としては存在しない。

生 物

解答

28年度

Ⅰ 期

1

〔解答〕

問1. c　　問2. b　　問3. 5個

問4. ②で滴下された溶液の影響をなくすため(18字)

問5. d　　問6. 受精膜を形成する(8字)

問7.【卵黄の分布】a　　【卵割のしかた】c

問8. 新口動物　　問9. 胞胚期　　問10. a

問11. プルテウス幼生　　問12. c

〔出題者が求めたポイント〕

出題分野：生殖法、発生の仕組み

問1. aヒドラは刺胞動物門、bクシクラゲは有櫛動物門、cヒトデはキョク皮動物門、dミジンコは節足動物門、eホヤは脊索動物門である。ウニはキョク皮動物門であるからcを選ぶ。

問2. 人工的なウニの放精・放卵には、KCl溶液の他、塩化アセチルコリン溶液が用いられる。

問3. ウニを含むキョク皮動物門の体制は基本的に五放射相称の体制であり、生殖孔や歯、卵巣や精巣はそれぞれ5つある。

問5・6. 細胞膜に精子が到達すると、膜電位が変化する。膜電位が変化している間は他の精子が進入できない。これを速い多精拒否といい2～3秒で膜電位の変化が完了し、この状態が数十秒続く。遅い多精拒否は精子進入点から数十秒で卵表層全域に伝播する受精波(カルシウムイオンの放出、表層顆粒の崩壊)、それによって引き起こされる膜表層の変化、受精膜の形成である。

問11. バフンウニの発生は水温15℃の場合、およそ70時間でプリズム型幼生に、120時間でプルテウス幼生になる。プルテウス幼生は餌をとりながら成長し、大きくなると共に腕の数を4→6→8と増やし、8腕期のプルテウス幼生は最後に変態して稚ウニになる。変態完了までおよそ40日である。

問12. この間は、受精膜内部で行われており、内部に空洞(卵割腔)も形成されないから割球の大きさは小さくなるが胚の大きさは変わらない。

2

〔解答〕

問1. (3)　　問2. (1)　　問3. (4)　　問4. (1)

問5. (1)　　問6. (1)

問7. (1)　　問8. 母親からの細胞質遺伝(10字)

〔出題者が求めたポイント〕

出題分野：細胞の構造と働き、好気呼吸、遺伝

問1. ヤヌスグリーンは細胞膜を透過することができ、細胞中の還元酵素などにより無色の物質に還元されるが、ミトコンドリアではシトクロムc酸化酵素により酸化されるため、緑色を発したままになる。なお、選択肢ではヤヌスグリーン以外は生体染色に不向きな染色液である。

問2. NADはニコチンアミドアデニンジヌクレオチドの略である。

問3. 電子伝達系に渡される電子は、解糖系やクエン酸回路から供給される。選択肢にある物質のうち、ピルビン酸はクエン酸回路での電子供給源となる。

問4. ミトコンドリアの電子伝達系では最終的に電子を受け取るのは酸素である。

問5. 膜間腔のプロトンは濃度勾配により内膜上のATP合成酵素を通ってマトリックスへ移動する。このエネルギーを利用してATP合成酵素はATPを合成する。

問6. 脂肪は脂肪酸とグリセリンに分解された後、グリセリンは解糖系へ、脂肪酸はクエン酸回路へ渡され利用される。

問7. マーグリスの細胞内共生説などでよく知られる。

3

〔解答〕

問1. (ア)樹状細胞　　(イ)マクロファージ
(ウ)ヘルパーT細胞　　(エ)キラーT細胞

問2.【B細胞が関与する免疫】体液性免疫
【(エ)が関与する免疫】細胞性免疫

問3. MHC(主要組織適合抗原複合体)

問4. b、d　　問5. ①a　　②d

問6.【感染する細胞名】ヘルパーT細胞
【酵素名】逆転写酵素

問7. 変異の速度が速いことに加え、動物実験ができないため(25字)

〔出題者が求めたポイント〕

出題分野：免疫

問1. 様々な抗原提示能力を持つ細胞(抗原提示細胞)のうち、ナイーブT細胞(何もしないT細胞)をエフェクターT細胞(活発に活動するT細胞)に活性化できるのは樹状細胞だけであり、樹状細胞はもっとも強力な抗原提示能力を持つ。エフェクターT細胞の活動様式によって、キラーT細胞などの区別がある。

問2. B細胞によって産生される抗体を中心とした免疫を体液性免疫、T細胞、とくにキラーT細胞(細胞障害性T細胞)による細胞破壊を中心とした免疫を細胞性免疫という。

問3. 個体に特有な自己成分を提示する膜タンパク質をMHC(主要組織適合抗原複合体)という。遺伝子として扱い、MHC(主要組織適合遺伝子複合体)とすることもある。遺伝子としてする場合は、発現したタンパク質をMHC分子やMHCタンパク質という。

問4. IgG抗体には結合部位が2カ所ある。結合部位がもっと多い抗体もある。「抗体の可変部のアミノ酸配列は抗体の種類によって異なる。」の抗体の種類は、麻疹の抗体、マムシ毒の抗体などのように解釈して解答した。a免疫アルブミンは誤りで免疫グロブリンであ

る。c L字型の抗体はない。e 1つのB細胞が作る抗体は1種類である。

問5. ①免疫の二次応答のグラフを選ぶ。②抗原Yを初めての抗原と考え、免疫の一次応答のグラフと同じものを選ぶ。

問7. HIVは1日に100億個にも増えることができ、1万個に1個の割合で突然変異を起こすといわれる程変異を起こしやすい。さらにヒトにしか感染しないウイルスであるので、サルなどのヒトに近い動物を使っても十分効果を確認することができないことも理由の1つである。

4

〔解答〕

問1. ①B ②A ③B ④B ⑤B ⑥A
⑦A ⑧B ⑨A ⑩B

問2. ①A ②A ③C ④B ⑤B ⑥B
⑦C ⑧B ⑨B ⑩A

〔出題者が求めたポイント〕

出題分野：ホルモン、発生

問1. ホルモンを分泌する内分泌腺とその他の外分泌腺を区別できれば良い。⑤のセクレチンは最初に発見されたホルモンの1つ。消化管ホルモンとも呼ばれるホルモン群に属する。

問2. 胚葉と分化に関する知識を確認するもの。

5

〔解答〕

①呼吸が行われ、アルコール発酵の割合が減少したため。

②側芽の成長を抑制していた、頂芽で形成されたオーキシンがなくなったため

③加熱処理により、肝臓片内のカタラーゼが熱変性を起こし失活したため

〔出題者が求めたポイント〕

出題分野：ホルモン、発生

①酵母菌は酸素があると呼吸を行い、酸素が不足するとアルコール発酵も行い、まったく酸素のない状況下ではアルコール発酵のみを行う。

②茎の先端にある頂芽で形成されるオーキシンによって側芽の成長が抑えられている。そのため頂芽の成長が、側芽の成長よりも優先される。この性質を頂芽優勢という。

③酵素の主成分であるタンパク質は熱変性を受けやすく、熱変性により酵素が失活する。

Ⅱ 期

1

〔解答〕

問1. 息子：100% 娘：0%
問2. 息子：75% 娘：25%
問3. 男性：36% 女性：4%
問4. ①, ②, ③

〔出題者が求めたポイント〕

出題分野：遺伝, 発生

問1. 男性A【正常(H^1H^1)】, 女性B【脱毛症(H^2H^2)】の間にできる子の遺伝子型は, (H^1H^2)である。この遺伝子型の場合, 男性はすべて脱毛症, 女性はすべて正常頭髪になる。

問2. まず, 男性Cの遺伝子型を求める。
父【正常(H^1H^1)】 × 母【正常(H^1H^2)】
→ 男性C【脱毛(H^1H^2)】
次に女性Dの遺伝子型を求める。
父【正常(H^1H^1)】 × 母【脱毛(H^2H^2)】
→ 女性D【正常(H^1H^2)】
CとDの結婚を考えると
男性C【脱毛(H^1H^2)】 × 女性D【正常(H^1H^2)】

	H^1	H^2
H^1	H^1H^1	H^1H^2
H^2	H^1H^2	H^2H^2

上記より, 脱毛症となる確率は, 息子の場合は75%, 娘の場合は25%となる。

問3. ある集団の持つH遺伝子の割合は,「$H^1:H^2=$ 80%：20%＝4：1」である。そこで碁盤法を用いると次のように確率が求められる。

	$4H^1$	$1H^2$
$4H^1$	$16H^1H^1$	$4H^1H^2$
$1H^2$	$4H^1H^2$	$1H^2H^2$

男性の場合16／25が正常, 9／25 → 36%が脱毛症となる。
女性の場合24／25が正常, 1／25 → 4%が脱毛症となる。

問4. 毛は外胚葉起源で, ①つめ, ②表皮, ③水晶体も外胚葉起源である。④甲状腺と⑥肺は内胚葉起源, ⑤心臓は中胚葉起源である。

2

〔解答〕

① ア：ヌクレイン → ヒストン
② イ：チューブリン → アクチン
③ ア：リソソーム → リボソーム
④ イ：キネシン → カドヘリン
⑤ ア：三次構造 → 二次構造
⑥ ア：リン脂質 → タンパク質
⑦ イ：RNAプライマー → DNAプライマー
⑧ ウ：基質 → リガンド
⑨ イ：クレアチニン → クレアチンリン酸
⑩ ア：T管 → 筋小胞体
⑪ ア：自由 → 活性化
⑫ ウ：コルジ体 → 小胞体
⑬ ウ：DNAポリメラーゼ → RNAポリメラーゼ
⑭ ア：M期 → G_1期
⑮ イ：中耳 → 内耳

〔出題者が求めたポイント〕

出題分野：細胞の構造と働き, 細胞膜, 体細胞分裂, DNA, バイオテクノロジー, タンパク質, 筋収縮, 受容器と効果器,

①ヌクレインはミーシャにより発見された物質で, 現在ではDNAとして知られる。
②チューブリンは真核生物の細胞内にあるタンパク質で, 微小管や中心体の成分である。
③酵素(タンパク質)を合成するのはリボソームである。「細胞が・・・囲む小胞をつくり,」の小胞をオートファゴソームといい, オートファゴソームに様々な酵素を含んだリソソームが融合して分解する現象をオートファジーという。
④デスモゾームは接着斑とも呼ばれ, デスモグレインという膜貫通タンパク質によって細胞どうしを接着する。同様の働きをデスモコリンも持つ。デスモグレイン, デスモコリンともにカドヘリンの一種である。
⑤タンパク質のジグザグやらせん状の構造は二次構造である。
⑥チャネルは膜貫通タンパク質の一種。
⑦PCR法で用いられる人工的なプライマーはDNAプライマーである。RNAプライマーはDNAが複製するときに生じる。
⑧特定の受容体に特異的に結合する物質をリガンドという。
⑨クレアチンリン酸の代謝産物がクレアチニンで, 尿として排泄される。
⑩筋細胞に伝達された興奮はT管から入り込み, 筋小胞体に伝達され, 筋小胞体からカルシウムイオンが放出される。
⑫特異なアミノ酸からなるシグナル配列をSRPと呼ばれる特殊なタンパク質が認識して, リボソームを小胞体に結合させる。このようにしてリボソームが多数結合した小胞体を粗面小胞体という。
⑬転写はRNAポリメラーゼの働きである。
⑭細胞分裂の周期にはG_1, S, G_2, M(分裂期)の4つの段階があり, DNAが損傷されずに問題なく分裂を進めるために, G_1／S, S期, G_2／M, M期にそれぞれチェックポイントが存在する。G_1期のG_1／Sチェックポイントでは「分裂に必要な物質が細胞内に充分蓄積されているか, DNAの修復は完了したか」などが

チェックされS期へと進む。

3

〔解答〕

問 1. ステロイド
問 2. c, e　問 3. b, e
問 4. 極性があるため(7 字)
問 5. 標的細胞
問 6. 脳下垂体前葉
問 7. チロキシン
問 8. 細胞の代謝を促進する(10 字)
問 9. 自己免疫疾患

〔出題者が求めたポイント〕

出題分野：細胞膜, ホルモン, 免疫

問 2. 細胞膜を透過できないペプチドホルモンの受容体は細胞膜にあり, 透過できるステロイドホルモンの受容体は核内や細胞質基質にある。

問 4. 細胞膜の選択的透過性は, リン脂質膜の中層部が疎水性のため, 疎水性(非極性)分子は脂質二重層に溶け込んで容易に膜を通過することができるが, イオンや水, 親水性(極性)分子は通過しにくい。つまり, 酸素や二酸化炭素, ステロイドホルモンなどの非極性分子は容易に細胞膜を通過するが, ペプチドホルモンやグルコースなどのように極性分子は容易に透過できない。

問 9. 免疫寛容の破綻により自分自身の正常な細胞や組織に対して過剰に反応し攻撃を加えてしまう疾患の総称を自己免疫疾患という。膠原病をはじめ多くの疾患が知られる。

4

〔解答〕

問 1. ピルビン酸
問 2. 二酸化炭素
問 3. 乳酸発酵
問 4. アルコール発酵
問 5. D, E
問 6. E, 電子伝達系
問 7. デカルボキシラーゼ
問 8. b
問 9.

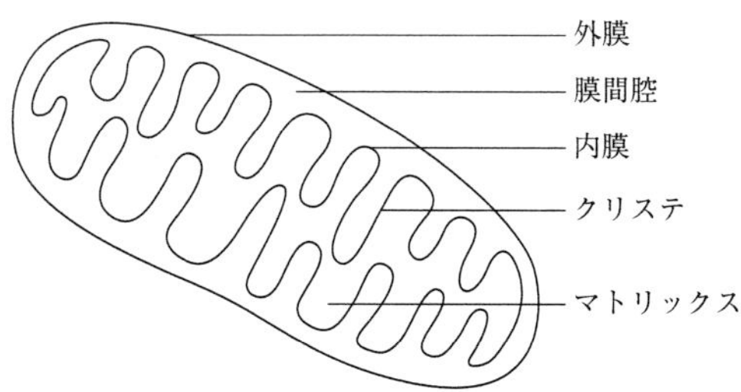

〔出題者が求めたポイント〕

出題分野：好気呼吸・発酵

問 5. D はクエン酸回路, E は電子伝達系

問 7. 一般にデカルボキシラーゼ(脱炭酸酵素)という。クエン酸回路ではデヒドロゲナーゼ(脱水素酵素)がデカルボキシラーゼの役割を兼ねている。

5

〔解答〕

問 1. 染色体の長さ：4.59cm
問 2. 分子量：342
問 3. 二酸化炭素の質量：132 g
問 4. 分子量：134
問 5. X：51, Y：98, Z：6

〔出題者が求めたポイント〕

出題分野：DNA, 好気呼吸, 計算

問 1. 塩基の総数の半分が塩基対の総数となること, 10 塩基対の長さが 3.4 nm であること, 10^7 nm が 1 cm であることを踏まえ, 次の計算式が成り立つ。

$$27 \times 10^7 \times 3.4 \times 10^{-7} / (2 \times 10) = 4.59\text{cm}$$

問 2. グルコース 2 分子が脱水縮合してマルトースになるので次式が成り立つ。

グルコースの分子量×2－水 1 分子の分子量
$= 180 \times 2 - 18 = 342$

問 3. 光合成の反応式より, 1 モル(180 g)のグルコースから, 6 モル(6×44 g)の二酸化炭素が生じるので, 90 g のグルコースから生じる二酸化炭素の質量は, 次式で求められる。

$$6 \times 44 / 2 = 132\text{ g}$$

問 4. デオキシリボースの「デオキシ」の意味は, 「酸素がない」とか「酸素を取る」なので, リボース($C_5H_{10}O_5$)から酸素を 1 原子除いたものがデオキシリボース($C_5H_{10}O_4$)である。したがって, 次式で求められる。

$$5 \times 12 + 10 \times 1 + 4 \times 16 = 134$$

問 5. グリセリン($C_3H_8O_5$)1 分子とパルチミン酸($C_{16}H_{32}O_2$)3 分子が 3 カ所で脱水縮合するので, 次式が成り立つ。

X＝C の数＝$3 + 16 \times 3 = 51$
Y＝H の数＝$8 + 32 \times 3 - 2 \times 3 = 98$
Z＝O の数＝$3 + 2 \times 3 - 1 \times 3 = 6$

平成27年度

問　題　と　解　答

英 語

問題

27年度

第 I 期

〔 I 〕 次の(1)と(2)の語の中で、下線部の発音が他の語と異なるものを一つ選び、記号で答えなさい。

(1) ア owner　イ cow　ウ tower　エ howl

(2) ア Switzerland　イ swallow　ウ swirl　エ sword

〔 II 〕 次の(1)～(3)の語で、第一アクセント（最も強く発音するところ）の部分を選び、記号で答えなさい。

(1) rec-i-pe（ア イ ウ）　(2) des-ert（ア イ）　(3) um-pire（ア イ）

〔 III 〕 次の(1)～(5)の各文の(　　)内に入る最も適当な語句を、それぞれア～エから選び、記号で答えなさい。

(1) (　　) arriving at the station, she called her mother at home.

ア To　イ For　ウ From　エ On

(2) He is a man of his (　　), so I can trust him.

ア word　イ voice　ウ feeling　エ appearance

(3) He was (　　) far the strongest boxer at that time.

ア as　イ above　ウ from　エ by

(4) The man was so kind (　　) show me the way to the post office.

ア as to　イ enough to　ウ that　エ then

(5) She opened the windows to (　　) in the fresh air.

ア enter　イ make　ウ let　エ come

〔IV〕 (　　) 内の単語を並べかえてそれぞれ意味の通る文を作りなさい。答えは、(　　)内の三番目と五番目にくる単語の記号を記入しなさい。

(1) The region (ア country's　イ over　ウ has　エ half　オ the　カ produced) wheat crop this year.

(2) He lived alone, (ア three　イ keeping　ウ his　エ close　オ with　カ contact) grown-up sons.

(3) Is this (ア expect　イ rational　ウ to　エ of　オ thing　カ a) your partner?

(4) You can find out (ア whether　イ prepared　ウ are　エ to　オ they　カ share) the cost of the flowers with you.

(5) It really is best (ア without　イ if　ウ any　エ to　オ manage　カ medication) you possibly can.

〔V〕 次の英文を読み、各問いに答えなさい。

Research and development, a phrase unheard of in the early part of the 20th century, has since become a universal watchword in industrialized nations. The concept of research is as old as science; the concept of the intimate relationship between research and subsequent development, however, was not generally recognized until the 1950s. Research and development is the beginning of most systems of industrial production. The innovations that result in new products and new processes usually have their roots in research and have followed a path from laboratory idea, through pilot or prototype production and manufacturing start-up, to full-scale production and market introduction. The foundation of any innovation is an invention. Indeed, an innovation might be defined as the application of an invention to a significant market need.

Inventions come from research—careful, focused, sustained inquiry, frequently trial and error. Research can be either basic or applied, a distinction that was established in the first half of the 20th century.

Basic research is defined as the work of scientists and others who pursue their investigations without conscious goals, other than the desire to unravel the secrets of nature. In modern programs of industrial research and development, basic research (sometimes called pure research) is usually not entirely "pure"; it is commonly directed toward a generalized (　　), such as the investigation of a frontier of technology that promises to address the problems of a given industry. An example of this is the research being done on gene splicing or cloning in pharmaceutical company laboratories.

<u>Applied research carries the findings of basic research to a point where they can be exploited to meet a specific need, while the development stage of research and development includes the steps necessary to bring a new product or process into production.</u> In Europe, the United States, and Japan the unified concept of research and development has been an integral part of economic planning, both by government and by private industry.

(注) subsequent: following
unravel: to make something clear
pharmaceutical: of or connected with the industrial production of medicine
exploit: to use or develop something fully
integral: essential

問１　下線部を和訳しなさい。

問２　文中の（　　）内に入る最も適切な**英語一語**を書きなさい。ただし、この一語は本文中に存在する。

〔VI〕 次の英文を読み、各問いに答えなさい。

Dogs are known (1) their sense of smell. They can find ①[miss] people and things like bombs and illegal drugs. Now a study suggests that the animal known as man's best friend can even find bladder cancer.

Cancer cells are thought to produce chemicals (2) unusual odors. Researchers think dogs have the ability to smell these odors, even in very small amounts, in urine. The sense of smell in dogs is thousands of times better than in humans. The study follows reports of cases where, for example, a dog showed great interest in a growth on the leg of its owner. The mole was later found to be skin cancer. Carolyn Willis ②[lead] a team of researchers at Amersham Hospital in England. They trained different kinds of dogs for the experiment. The study involved urine collected from bladder cancer patients, from people with other diseases and from healthy people. Each dog was tested eight times. In each test there were seven samples for the dogs to smell. The dog was supposed to (A) signal the one from a bladder cancer patient by lying down next to it. Two cocker spaniels were correct fifty-six percent of the time. But the scientists reported an average ③[succeed] rate of forty-one percent. As a group, the study found that the dogs chose the correct sample twenty-two out of fifty-four times. That is almost three times more often than would be expected (3) chance alone.

The British Medical Journal published the research. In all, thirty-six bladder cancer patients and one hundred eight other people took part. During training, all the dogs reportedly even identified a cancer in a person who had tested healthy (4) the study. Doctors found a growth on the person's right kidney. Carolyn Willis says dogs could help scientists identify the compounds ④[produce] by bladder cancer. That information could then be used to develop machines to test for the chemicals.

Now, doctors must remove tissue from the bladder to test for cancer. The team also plans to use (B)[ア markers イ help ウ dogs エ other オ identify カ for キ to] kinds of cancer.

Bladder cancer is the ninth most common cancer worldwide. The International Agency for Research (5) Cancer says this disease kills more than one hundred thousand people each year. Doctors say cigarette smoking is the leading cause of bladder cancer.

(注) bladder cancer 膀胱がん　cell 細胞　odor におい　urine 尿
mole あざ　tissue 組織

問1 文中の (1) ~ (5) に入る最も適切な語を下から選び、記号で答えなさい。

ア like　イ with　ウ against　エ on　オ for
カ before　キ by　ク to

問2 下線部①~④の語を文の内容に合うように適切な形に直しなさい。

問3 下線部(A)signal の具体的な方法を日本語で答えなさい。

問4 下線部(B)の語を意味がとおるように並べかえ、記号で答えなさい。

問5 Explain in English how dogs can find a patient with bladder cancer. You have to use the following words in your explanation.

[words] patient　chemicals　odors

〔Ⅶ〕次の日本文を英語にしなさい。

(1) 東京で生活することがどんな感じなのか、私には全く見当がつかない。

(2) 運転中に携帯電話(cell phone)を使うのは法律違反です。

(3) その報告書によると、日本の人口は 2050 年には 9700 万人(97 million) くらいになるそうです。

数 学

問題

27年度

第Ⅰ期

1 次の □ に適する数または式を求めよ.

(1) $a=\sqrt{3}+\sqrt{7}$, $b=\sqrt{3}-\sqrt{7}$ であるとき,

$\dfrac{b}{a}-\dfrac{a}{b}=$ (ア) ， $\dfrac{a^3-a^2b+ab^2-b^3}{a^3b+ab^3}=$ (イ)

である.

(2) $0 \leqq \theta < 2\pi$ とする. 不等式 $\sin\theta > \cos\dfrac{3}{10}\pi$ を満たす θ の値の範囲は (ウ) である. また, 方程式 $\sin 2\theta = \sin\left(\theta+\dfrac{3}{10}\pi\right)$ を満たす θ は全部で (エ) 個あり, そのうち最大の θ の値は $\theta=$ (オ) である.

(3) 数列 $\{a_n\}$ は $a_1 = \dfrac{15}{8}$，$5a_{n+1} = 4a_n - \dfrac{1}{8}$ ($n = 1, 2, 3, \cdots\cdots$) で定義される．このとき，数列 $\{a_n\}$ の一般項は $a_n =$ （カ） であり，初項から第 n 項までの和は $S_n =$ （キ） である．また，和 S_n を最大とする n は $n =$ （ク） である．ただし，$\log_{10} 2 = 0.3010$ とする．

(4) 正八角形の 3 つの頂点を結んでできる三角形のうち，鈍角三角形は全部で （ケ） 個ある．また，三角形のどの辺も正八角形の辺と共有しない三角形は全部で （コ） 個ある．

2 鋭角三角形 OAB は $\mathrm{OA}=2$, $\mathrm{OB}=3$ で，その面積は $2\sqrt{2}$ である．この三角形の頂点 O から辺 AB に下した垂線を OC，辺 OA に関して点 C と対称な点を D，辺 OB に関して点 C と対称な点を E とする．

(1) 辺 AB の長さを求めよ．また，内積 $\overrightarrow{\mathrm{OA}}\cdot\overrightarrow{\mathrm{OB}}$ を求めよ．

(2) ベクトル $\overrightarrow{\mathrm{OC}}$ と $\overrightarrow{\mathrm{OD}}$ をベクトル $\overrightarrow{\mathrm{OA}}$, $\overrightarrow{\mathrm{OB}}$ を用いて表せ．

(3) 三角形 ODE の面積を求めよ．

3 放物線 $C : y = x^2$ 上の相異なる 2 点 A $(a,\ a^2)$，B における接線をそれぞれ ℓ_1，ℓ_2 とし，2 つの接線 ℓ_1 と ℓ_2 の交点を D とする．ただし，$a > 0$ で，点 D は直線 $y = -1$ 上にある．$\angle \mathrm{ADB} = \theta$ とし，以下の各設問に答えよ．

(1) 放物線 C と接線 ℓ_1 および 直線 $x = a + 2$ で囲まれる図形の面積を求めよ．

(2) 点 B と D の座標を a を用いて表せ．

(3) $\tan\theta = 2$ であるときの a の値をすべて求めよ．

物 理

問題

27年度

第Ⅰ期

（1） 以下の設問に答えよ。

問１　次の量のＳＩにおける単位をｍ（メートル），kg（キログラム），ｓ（秒），Ａ（アンペア）を用いて例のように表せ。単位がつかない場合は「なし」と書くこと。

例：　速さ　　答 $\mathrm{m \cdot s^{-1}}$

（ｉ）仕事率

（ii）ローレンツ力

（iii）（円運動の）周期

問２　大きさや色，形など見かけが同じで質量だけが異なる２物体がある。無重力状態で，２物体の質量のどちらが大きいかを知るためにはどのような実験をしたらよいか。簡単に説明せよ。

問３　セ氏温度 27℃，圧力 1.00×10^5 Pa，物質量 2.00 mol の単原子分子理想気体がある。気体定数を 8.31 J/(mol·K)，アボガドロ定数を 6.02×10^{23} /mol として以下の設問に答えよ。

（ｉ）分子数を求めよ。

（ii）体積を求めよ。

（iii）内部エネルギーを求めよ。

（iv）圧力を一定に保ちながら，体積が最初の２倍になるまで膨張させた。膨張後のセ氏温度を求めよ。

（ｖ）（iv）の膨張中に気体がした仕事を求めよ。

（vi）「理想気体の内部エネルギー」とはどのようなエネルギーか。「分子」という言葉を使って簡単に説明せよ。

(2) 下図のように，水平な床に質量M_Bの物体Bが置いてあり，その上に質量M_Aの物体Aが置いてある。物体Aの大きさ，床と物体B下面との間の摩擦は無視できるものとする。また，物体A下面と物体B上面との間の動摩擦係数をμ，重力加速度の大きさをgとし，問題文中の速さはすべて床に対する速さとする。

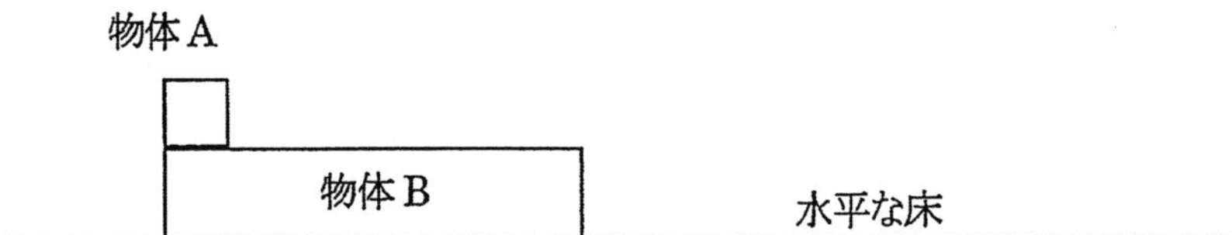

最初，物体A, Bはどちらも床に対し静止していた。以下の設問に答えよ。

問1　物体Bに働く重力の大きさを求めよ。
問2　床から物体Bに働く垂直抗力の大きさを求めよ。

次に，物体Aを左から叩いたところ，物体Aは速さvで水平右向きに物体B上を動き出した。物体Aが動き出した瞬間から，物体Bは速さ0から徐々に速さが増していき，物体Aは速さvから徐々に速さが減少していった。その後しばらくして，物体Aと物体Bの速さは同じになった。以下の設問に答えよ。

問3　物体A, Bの速さが同じになるまでの，物体Aに働く摩擦力の大きさを求めよ。
問4　物体A, Bの速さが同じになるまでの，物体Bの加速度の大きさを求めよ。
問5　物体A, Bの速さが同じになった後の，物体A, Bの速さを求めよ。
問6　物体A, Bが動き始めてから，速さが同じになるまでの時間を求めよ。
問7　摩擦により発生した熱量を求めよ。

(3) 極板の面積 S_1，極板間の距離 d_1，電気容量 C の平行板コンデンサーＰ$_1$ と，極板の面積 S_2，極板間の距離 d_2 の平行板コンデンサーＰ$_2$ がある。この２つのコンデンサーをそれぞれ図のように起電力 E の電池に接続した。極板間の電場は一様であるものと仮定する。また，極板間の電場の強さは極板に蓄えられている電気量の面密度（＝電気量／面積）に比例し，極板間の距離には依存しないものと仮定する。以下の設問に答えよ。

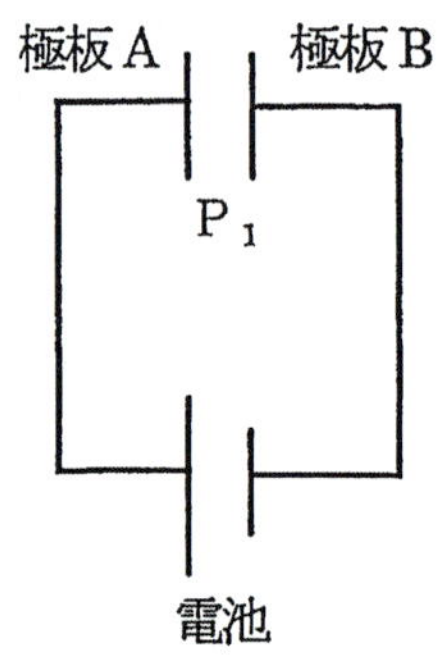

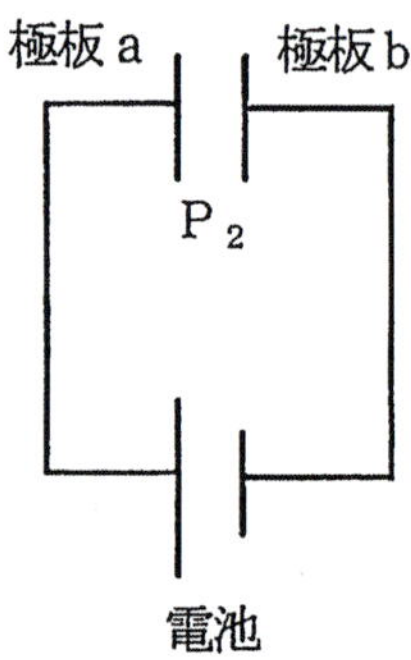

問１　Ｐ$_1$ の極板Ａに蓄えられている電気量を求めよ。

問２　Ｐ$_1$ に蓄えられている静電エネルギーを求めよ。

問３　小さな正の電気量ｑをもった帯電体がＰ$_1$ の極板Ｂ上に置かれている。これに外から力を加え，ゆっくりと極板ＢからＡに移動させた。この帯電体がもっている静電気力による位置エネルギーの増加量を求めよ。

問４　問３で外から加えた力の大きさを求めよ。

問５　Ｐ$_1$ の極板間の電場の強さを求めよ。

問６　Ｐ$_2$ の極板間で，問３の帯電体を極板ｂからａにゆっくりと移動させるのに必要となる，外から加える力の大きさを求めよ。

問７　Ｐ$_2$ の極板間の電場の強さを求めよ。

問８　Ｐ$_2$ の極板ａに蓄えられている電気量の面密度を求めよ。

問９　Ｐ$_2$ の極板ａに蓄えられている電気量を求めよ。

問10　Ｐ$_2$ の電気容量を求めよ。

(4) 下図のように，床に質量の無視できるばね（自然長L，ばね定数k）を鉛直方向に設置し，ばねの鉛直上方で床からの高さhの位置に，レコーダーと振動数fの音を出しているブザー（質量m）を用意した。時刻0に初速0でブザーを落下させたところ，ばねによって鉛直上方にはね返された。レコーダーは，この間にブザーから出た音を記録した。

ブザーがばねに触れてから離れるまでのブザーの運動は単振動と見なしてよいものとする。また，ブザーやレコーダーの大きさや空気抵抗は無視できるものとし，音速をV，重力加速度の大きさをgとする。以下の設問に答えよ。

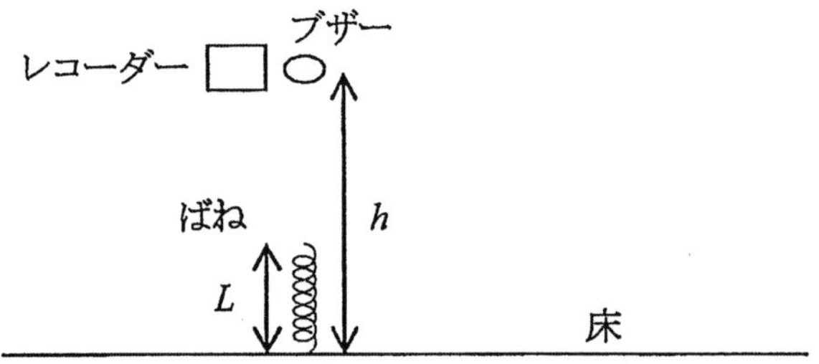

問1　ブザーが静止している時に，ブザーから出る音の波長を求めよ。

問2　ばねに衝突する直前の，ブザーの速さを求めよ。

以下では，問2の答をuとせよ。

問3　レコーダーが記録する最も低い音の振動数を求めよ。

問4　レコーダーが最も低い音を記録する時刻を求めよ。

問5　レコーダーが記録する最も高い音の振動数を求めよ。

問6　レコーダーが最も高い音を記録する時刻を求めよ。

化　学

問題

27年度

第Ⅰ期

必要があれば次の原子量を用いよ。H = 1.00　C = 12.0　N = 14.0　O = 16.0 Na = 23.0　S = 32.0　Cl = 35.5　Fe = 56.0　Cu = 63.5　Ag = 108

＊(1)～(3)は全員が，(4)(5)はいずれかを選択し解答用紙に○印を付け，解答せよ。

(1)　次の＜実験＞について，問１～問６に答えよ。

＜実験＞

①　塩化ナトリウムに濃硫酸を加え加熱すると，気体が発生した。

②　発生したすべての(a)気体を捕集し，(b)純水に溶解し１Ｌの水溶液とした。

③　この水溶液の 25℃での pH を測定したところ，2.0 だった。

④　この水溶液を Ag^{+}，Cu^{2+}，Fe^{3+}の３種類のイオンを含む水溶液に滴下すると(c)沈殿を生じた。

⑤　沈殿が生成し終わるまで滴下した後，ろ過して，そのろ液に硫化水素を通じると(d)沈殿を生じた。

⑥　沈殿を完了させた後，再度ろ過して，ろ液を得た。

問１　①の反応を化学反応式で記せ。

問２　下線部(ａ)について，適切な捕集方法を記せ。

問３　③の結果から，下線部(ｂ)の水溶液を得るためには，塩化ナトリウムが何ｇ必要か記せ。計算も残すこと。ただし水溶液に溶けている物質の電離度を１とする。

問４　下線部(ｃ)および(ｄ)の沈殿の色をそれぞれ記せ。またそれぞれの沈殿を化学式で記せ。

問５　下線部(ｃ)の沈殿を 4.25g 得るのに必要な①の反応で生じる気体の体積は標準状態で何Ｌか有効数字２桁で記せ。計算も残すこと。ただし気体は理想気体で，生じた気体はすべて溶解しており，３種類のイオンは十分含まれているとする。

問６　⑥のろ液に残っているイオンを沈殿させるためにはどのような操作をすればよいか記せ。またそのとき生じる沈殿を化学式で記せ。

(2) 次の問1～問6に答えよ。

問1 炭酸水素イオン1個に含まれる電子数を記せ。

問2 ①～③の下線部は，(A)元素の意味で使われているのか，(B)単体の意味で使われているのか，それぞれ記号AまたはBで記せ。

① カルシウムは歯の主成分の一つである。

② 空気には，酸素，窒素，アルゴンなどが含まれている。

③ 地球の地殻中の約45%（質量%）は酸素である。

問3 ①～④の反応のうち，酸化還元反応を2つ選び，番号と化学反応式を記せ。

① 硝酸銀水溶液にアンモニア水を加えると，褐色の沈殿を生じる。

② 硫化水素水溶液に二酸化硫黄を通じると白色沈殿を生じる。

③ 水酸化カルシウム水溶液に二酸化炭素を吹き込むと白濁する。

④ ヨウ化カリウム水溶液に過酸化水素水を加えると褐色になる。

問4 ハロゲンについて①～③に答えよ。

① ある単体は水と激しく反応する。この反応を化学反応式で記せ。

② ある単体は水には溶けにくいが，ヨウ化カリウムを加えるとよく溶ける。下線部の反応を化学反応式で記せ。

③ ハロゲン化銀であるAgClは，アンモニア水によく溶ける。この反応を化学反応式で記せ。

問5 純度100%の濃硫酸95.2gを，水に加えて500mLの希硫酸とした（比重1.12）。この希硫酸の質量パーセント濃度およびモル濃度をそれぞれ有効数字3桁で記せ。

問6 ①～③について，それぞれの反応に触媒として用いられる物質を化学式で記せ。

① 硝酸を合成するためアンモニアを一酸化窒素に酸化する。

② 硫酸を合成するため二酸化硫黄を三酸化硫黄に酸化する。

③ 一酸化炭素と水素からメタノールを合成する。

(3) 次の文章を読み，問1～問6に答えよ。

アニリン，サリチル酸，トルエン，フェノールをジエチルエーテルに溶かした混合エーテル溶液がある。この混合エーテル溶液を用いて実験１～実験４の操作を行って化合物を分離した。

(実験１) 混合エーテル溶液に塩酸を加え，よく振り静置した後，水層とエーテル層に分離した。(a)水層に水酸化ナトリウム水溶液を加えると，化合物Ａが遊離した。

(実験２) 実験１のエーテル層に水酸化ナトリウム水溶液を加え，よく振り静置した後，水層とエーテル層に分離した。エーテル層には化合物Ｂが含まれていた。

(実験３) (b)実験２の水層に二酸化炭素を十分に通じ，エーテルを加え，よく振り静置した後，水層とエーテル層に分離した。エーテル層には化合物Ｃが含まれていた。

(実験４) (c)実験３の水層に塩酸を加えると，化合物Ｄが遊離した。

問１ この分離の実験に使用するガラス器具の名称を記せ。

問２ アニリンおよびフェノールの呈色反応に用いる物質の名称をそれぞれ記せ。

問３ 下線部(ａ)および(ｃ)の反応をベンゼン環を用いて化学反応式で記せ。

問４ サリチル酸からアセチルサリチル酸を合成する方法をベンゼン環を用いて化学反応式で記せ。

問５ 化合物Ａ～Ｄを構造式で記せ。

問６ 下線部(ｂ)の操作で化合物ＣとＤが分離できる理由を簡単に記せ。

(4) (選択) 次の文章を読み，問１～問５に答えよ。

生物にとって重要な生体高分子は（　ア　）と（　イ　）である。（　ア　）のなかには，酵素としてはたらくものもある。また（　イ　）は遺伝子の本体である。（　ア　）は種々のアミノ酸が縮合重合して生じる。アミノ酸は分子中に酸性の（　ウ　）基と塩基性の（　エ　）基をもっており，(a)<u>これらの２種の基が同じ炭素原子に結合している</u>。アミノ酸の水溶液では，陽イオン，（　オ　）イオン，陰イオンが平衡状態にあり，pH の変化によってその割合が変化する。溶液がある pH になると，これらの平衡混合物の電荷が全体として０になる。(b)<u>この pH をそのアミノ酸の（　カ　）という</u>。（　イ　）は(c)<u>４種の有機塩基</u>，糖および（　キ　）の３つからなる構成単位がつながった生体高分子である。

問１　（　ア　）～（　キ　）に適切な語を記せ。

問２　下線部(a)について，このようなアミノ酸をとくに何というか記せ。

問３　下線部(b)について，（　カ　）よりも小さいpH中ではアミノ酸は何イオンの状態となるか記せ。

問４　アミノ酸に①アルコール，あるいは②無水酢酸を作用させるとどうなるか，「〇〇基が〇〇化され〇〇としての性質を失う」というようにそれぞれ記せ。

問５　下線部(c)について，４種の有機塩基が塩基対をつくるときどのような結合をするのか，「〇〇と〇〇は〇本の，〇〇と〇〇は〇本の，それぞれ〇〇結合で塩基対をつくる」というように記せ。ただし有機塩基は，名称で記せ。

(5) (選択) 次の文章を読み，問１～問５に答えよ。

アセチレンを硫酸水銀(II)を含む希硫酸中に通じると化合物Aが生成する。化合物Aを酸化すると化合物Bになる。アセチレンと化合物Bを触媒を用いて反応させると化合物Cができる。化合物Cを付加重合させると化合物Dができ，これを水酸化ナトリウムを用いて加水分解すると化合物Eができる。(a)化合物Eを化合物Fの水溶液で処理するとビニロンという合成繊維ができる。化合物Eは分子中に多数の（ ア ）基があり，そのため（ イ ）が高く木綿に似た性質をもつ。

ここで1kg の化合物Dを完全に加水分解した。(b)生じた化合物E中に存在する（ ア ）基のうち 30%を反応させ，水に溶けないビニロンを作るのに必要な化合物Fの 40%水溶液（質量%）は（ ウ ）g である。

問１ （ ア ）と（ イ ）に適切な語を記せ。

問２ 下線部(a)の処理を何というか。また化合物Fの水溶液は何と呼ばれるか記せ。

問３ 下線部(b)で通常 30～40%が反応して使用されている。完全には反応させないのはなぜか。理由を簡単に記せ。

問４ 化合物A～Fを構造式で記せ。高分子化合物には[$\quad$]$_n$を用いよ。

問５ （ ウ ）g を有効数字3桁で答えよ。計算も残すこと。

生 物

問題

27年度

第Ⅰ期

(1) 次の文【A】【B】を読み，問い（問1～6）に答えよ。

【A】神経細胞はニューロンと呼ばれ，そのはたらきから感覚ニューロン，（ ① ），運動ニューロンの3つに大別される。ニューロンには，細胞体から伸びる多数の短い（ ② ）と，長く伸びる軸索がある。ニューロンとニューロン（あるいは効果器）との接続部は（ ③ ）と呼ばれる。興奮が軸索の末端まで到達すると，（ ④ ）が軸索内に流入し，末端にある（ ③ ）小胞の膜が軸索の膜と融合するようにはたらき，A神経伝達物質が放出される。骨格筋は運動神経に支配され，その神経と筋肉が（ ③ ）を形成する部分を神経筋接合部と呼ぶ。

問1 文中の（ ① ）～（ ③ ）に入る適切な語を記せ。

問2 文中の（ ④ ）に入るイオンを下記から選び，記号で答えよ。

ア Na^{+}　イ Ca^{2+}　ウ Mg^{2+}　エ Cl^{-}　オ K^{+}

問3 下線Aの神経伝達物質のうち，神経筋接合部で放出されるのは何か。

【B】下図は，カエルのふくらはぎの筋肉（ひ腹筋）に神経がついた神経筋標本である。この標本を用いて，神経と筋の接合部（神経筋接合部）から5.0 cm離れたところに電気刺激を与えたところ7.0 ms(ミリ秒)後に，3.0 cm離れたところを刺激すると6.2 ms後に，筋肉を直接刺激すると3.0 ms後に筋肉が収縮した。

神経に刺激を与えてから興奮が生じるまでの時間は0 msとし，解答はいずれも小数第一位まで答えよ。

問4 興奮の伝導速度（cm/ms）を求めよ。

問5 神経筋接合部で興奮が筋肉に伝達されるのに要する時間（ms）を求めよ。

問6 神経筋接合部から4.0 cm離れたところを刺激したとき，筋肉が収縮するまでに要する時間（ms）を求めよ。

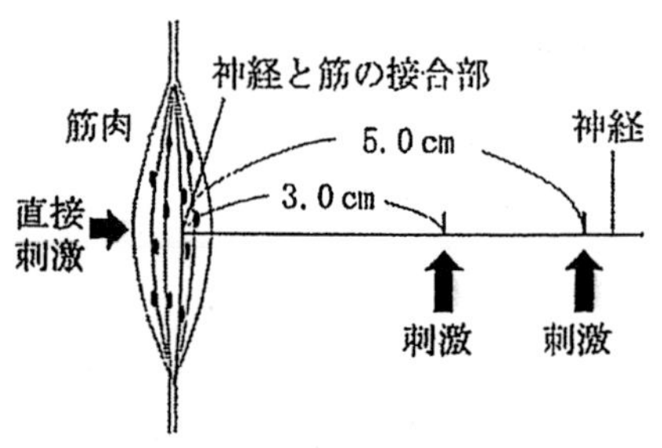

(2) 次の文を読み，問い（問１～７）に答えよ。

化学反応が起こるためには，物質は反応しやすい状態になる必要がある。酵素は，物質がこのような状態になるために必要な（　ア　）エネルギーを低めて化学反応を促進する。酵素は基質と結合して A酵素－基質複合体をつくり触媒作用を示すが，酵素が存在すれば常に一定速度で触媒作用を示すものではなく，B基質と似た構造の物質が基質といっしょに存在すると，酵素反応が阻害される場合がある。たとえば，C コハク酸脱水素酵素はコハク酸をフマル酸に変換する反応を触媒する酵素であるが，マロン酸の存在下ではフマル酸に変換する反応速度が低下する。D 一連の酵素反応の最終生成物が，反応経路の初期段階で作用する酵素にはたらいて，反応系全体の進行を調節することもある。たとえば，アミノ酸のトレオニンからイソロイシンを合成する一連の酵素反応では，最初に働く酵素トレオニンデアミナーゼはイソロイシンが蓄積してくると反応速度が低下する。

問１　文中の（　ア　）に適語を入れよ。

問２　下線部Ａについて，酵素が基質と結合する部位を何と呼ぶか。

問３　下線部Ｂのような阻害を何と呼ぶか。

問４　下線部Ｃについて，コハク酸にコハク酸脱水素酵素を作用させ，生じた反応産物であるフマル酸の量を一定時間ごとに測定したら右図（点線）のようになった。ここで，他の条件を変えずにコハク酸の濃度を２倍に増やしたらどのような結果になるか。グラフの概形を実線で記入せよ。

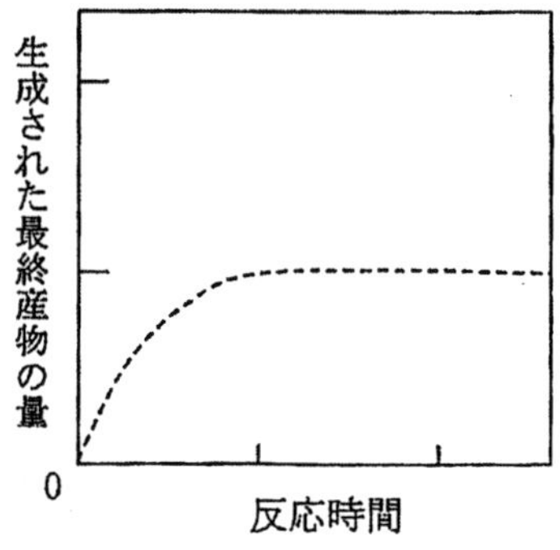

問5　コハク酸脱水素酵素について，コハク酸濃度と酵素反応の反応速度との関係を調べた結果，図の実線（イ）のようになった。反応液にマロン酸を一定量加えた場合にはどのような曲線になるか。図中の a～e から1つ選び，記号で答えよ。

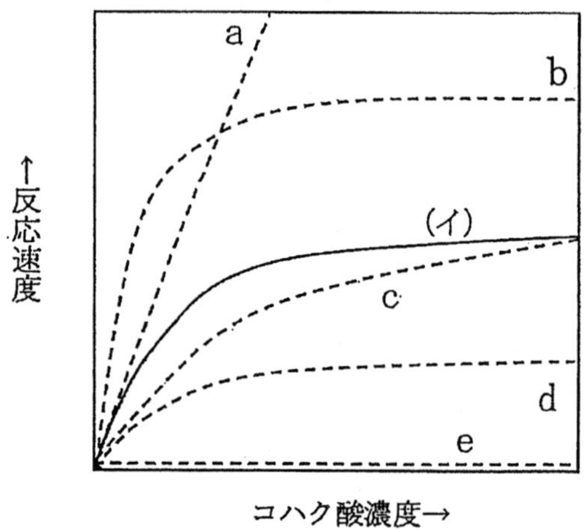

問6　下線部Dのような調節を何と呼ぶか。

問7　下線部Dについて，イソロイシンがトレオニンデアミナーゼの酵素反応の反応速度の低下をもたらす仕組みを，酵素の構造の面から 80 字以内で記せ。

(3) 次の①〜⑮の文中の（　　）内に入る適切な数字または語を，各文の下にある選択肢ア〜オの中から１つ選び，記号で答えよ。

①大腸菌の原形質をつくる成分のうち，タンパク質が占める割合はおよそ（　　）%〔質量%〕である。

ア．5　イ．15　ウ．30　エ．50　オ．70

②酵母菌の大きさは，およそ（　　）である。

ア．10nm　イ．100nm　ウ．1μm　エ．10μm　オ．100μm

③（　　）は「すべての細胞は細胞から生じる」と唱え，どの細胞も細胞分裂の結果生じたものであると主張した。

ア．フィルヒョー　イ．フック　ウ．シュライデン　エ．シュワン　オ．ブラウン

④ヒトの赤血球を蒸留水に入れると，破裂して溶血するが，等張液である（　　）%〔質量%〕の食塩水中では赤血球に変化は見られない。

ア．0.1　イ．0.5　ウ．0.9　エ．1.3　オ．1.7

⑤ヒトの女性では，出生時の卵巣内の雌性配偶子はすべて（　　）の状態にあり，思春期になるまでその状態が維持される。

ア．始原生殖細胞　イ．卵原細胞　ウ．一次卵母細胞　エ．二次卵母細胞　オ．成熟卵細胞

⑥ヒトの二次精母細胞は（　　）本の常染色体をもつ。

ア．22　イ．23　ウ．44　エ．46　オ．92

⑦ユスリカのだ腺染色体はふつうの細胞の染色体の（　　）倍の大きさがある。

ア．2〜5　イ．10〜20　ウ．30〜50　エ．100〜200　オ．500〜1000

⑧遺伝子 A と B，遺伝子 a と b がそれぞれ連鎖している個体 $AaBb$ どうしを交配したところ，次世代の表現型は[AB]：[Ab]：[aB]：[ab]＝281：19：19：81 のように分離した。このときの遺伝子 A と B，遺伝子 a と b の組換え価は（　　）%である。

ア．2.0　イ．9.5　ウ．10.0　エ．18.0　オ．20.0

⑨タンパク質が安定な立体構造をとるために形成される S-S 結合には，そのタンパク質を構成するアミノ酸の（　　）が関与する。

ア．グリシン　イ．システイン　ウ．グルタミン酸　エ．アルギニン
オ．アスパラギン酸

⑩カタラーゼという酵素は（　　）が分解される反応を促進する。

ア．ヘモグロビン　イ．グルコース　ウ．過酸化水素　エ．二酸化炭素
オ．アデノシン三リン酸

⑪ヒトの発生において，胚が子宮内膜に着床するのは受精後約（　　）日目である。

ア．3　イ．7　ウ．10　エ．14　オ．21

⑫ウニ胚の原腸は，（　　）幼生の時期に食道，胃，腸を生じる。

ア．プリズム　イ．ベリジャー　ウ．プルテウス　エ．トロコフォア
オ．オタマジャクシ

⑬腎臓でつくられる原尿量は，成人ではふつう 1 日に（　　）L ほどである。

ア．1　イ．3　ウ．7　エ．17　オ．170

⑭ヒトの 1 個の腎臓には，およそ（　　）個のネフロンが存在する。

ア．1 万　イ．10 万　ウ．100 万　エ．1000 万　オ．1 億

⑮ヒトの空腹時の血糖値は，ふつう血液 100mL 中に（　　）mg の範囲に収まっている。

ア．30～50　イ．80～100　ウ．160～180　エ．230～250　オ．320～350

(4) 次の文を読み，問い（問1～5）に答えよ。

XY型の性決定様式の哺乳動物では，雌はX染色体の片方が不活性化される。不活性化されたX染色体は$_ア$細胞周期の間期を通して$_イ$クロマチンが高度に凝縮し，遺伝子発現が抑制される。一方，不活性化されていない方のX染色体では遺伝情報が発現される。雄親由来あるいは雌親由来のどちらのX染色体が不活性化されるかの決定は胎生期のごく初期に無作為に起こり，その後の体細胞分裂を何度経てもその決定は変わらず娘細胞に引き継がれる。

雌におけるこのX染色体の不活性化現象を外見から観察できる例が三毛猫*の毛色である。猫の毛色を決める遺伝子は複数存在するが，中でも体毛を濃い茶色にするA遺伝子，その劣性遺伝子で体毛を黒くするa遺伝子および白斑模様をつくるS遺伝子は常染色体に，オレンジ色にするO遺伝子はX染色体に存在する。O遺伝子はA遺伝子およびa遺伝子を抑制する作用をもつので，O遺伝子があるとオレンジ色の毛が生じる。なお，劣性のo遺伝子はAおよびa遺伝子を抑制しない。S遺伝子があると白斑模様が入り，その劣性s遺伝子のホモ接合個体には白斑が現れない。

*三毛猫とは，オレンジ色・黒色または濃い茶色・白色の，三色の毛色の猫のこと。

問1　下線アの細胞周期の順序で正しいのはどれか。(1)～(5)から1つ選び，番号で答えよ。

(1)　G_1期　→　S期　→　G_2期　→　M期
(2)　S期　→　M期　→　G_2期　→　G_1期
(3)　G_2期　→　G_1期　→　M期　→　S期
(4)　M期　→　S期　→　G_1期　→　G_2期
(5)　G_1期　→　G_2期　→　S期　→　M期

問2　下線イのクロマチンを構成するのはどれか。(1)～(5)から2つ選び，番号で答えよ。

(1)脂質　(2)タンパク質　(3)多糖　(4)DNA　(5)RNA

問３　三毛猫になる遺伝子型はどれか。(1)〜(5)からすべて選び，番号で答えよ。

(1)*aaSSOO*　(2)*aaSsOO*　(3)*aaSSOo*　(4)*aaSsOo*　(5)*aaSsoo*

問４　三毛猫は通常雌であるが，極めてまれに雄の三毛猫が生まれてくることがある。この極めてまれな雄の三毛猫の体細胞の染色体構成を，例にならって示せ。常染色体の１組はＡ，性染色体はＸおよびＹで表すこととする。

【例】2A＋XO

問５　性染色体には，雌雄の決定とは別のはたらきをもつ遺伝子が存在し，その形質は性と深い関係をもって遺伝する。このような遺伝現象を何と呼ぶか。

(5) DNAの構造と複製に関する問い(問1～5)に答えよ。

問1 DNAに含まれているものはどれか。すべて選び，番号で答えよ。

(1)リボース (2)リン酸 (3)ウラシル (4)チミン (5)グアニン (6)アラニン

問2 ヌクレオチドについて記述した次の文中の(ア)～(ウ)に，1'から5'の適切な番号を入れよ。

DNA のヌクレオチドの糖に含まれる炭素には，酸素原子を基準に何番目の位置にあるかで1'から5'までの番号が付けられている。1つのヌクレオチドを見ると，リン酸が結合している糖の炭素の番号は(ア)で，塩基が結合している糖の炭素の番号は(イ)である。ヌクレオチドどうしが結合するときは，リン酸は1つ前のヌクレオチドの(ウ)の炭素原子に結合する。

問3 ある細菌のDNAでは，全塩基数の14%がアデニンであった。シトシンの割合を求めよ。

問4 DNAの複製は，親DNAの二本鎖それぞれが鋳型となって，新しいヌクレオチド鎖(娘鎖)が合成される。メセルソンとスタールによって証明されたこのDNAの複製様式は何と呼ばれるか。

問5 あるウイルスの二本鎖DNA分子を電子顕微鏡で観察すると，長さが102μmであった。この分子には何個の塩基対があるか。10塩基対の長さを3.4nmとして考えよ。

英 語

問題

27年度

第Ⅱ期

〔Ⅰ〕 次の(1)と(2)の語の中で、下線部の発音が他の語と異なるものを１つ選び、記号で答えなさい。

(1) ア t<u>a</u>lent　イ fant<u>a</u>stic　ウ m<u>a</u>ll　エ t<u>a</u>ckle

(2) ア soo<u>th</u>　イ too<u>th</u>　ウ brea<u>th</u>　エ <u>th</u>eory

〔Ⅱ〕 次の(1)～(3)の語で、第一アクセント（最も強く発音するところ）の部分を選び、記号で答えなさい。

(1) de-moc-ra-cy　(ア イ ウ エ)　(2) al-co-hol　(ア イ ウ)　(3) bar-ri-er　(ア イ ウ)

〔Ⅲ〕 次の(1)～(5)の各文の(　　)内に入る最も適当な語句を、それぞれア～エから選び、記号で答えなさい。

(1) This custom is (　　) important to the Japanese as to the people of other cultures.

ア as　イ for　ウ much　エ better

(2) He (　　) go to the gym every weekend.

ア was used to　イ use to　ウ used to　エ is used to

(3) We often hear it (　　) that the people in the country are hard workers.

ア say　イ said　ウ saying　エ to be said

(4) You will be late (　　) you hurry.

ア because　イ if　ウ that　エ unless

(5) A biography is (　　).

ア someone who writes an account of a person's life

イ a study of animals and plants

ウ a story showing her quality

エ an account of a person's life written by somebody else

〔IV〕(　　) 内の単語を並べかえてそれぞれ意味の通る文を作りなさい。答えは、(　　)内の**三番目**と**五番目**にくる単語の**記号**を記入しなさい。ただし、文頭に来る語も小文字になっている。

(1) The doctor must not (ア put　イ allow　ウ to　エ the　オ patient　カ be) at risk.

(2) We are looking for people (ア have　イ rather　ウ paper　エ who　オ experience　カ than) qualifications.

(3) Perhaps the most important (ア lesson　イ learned　ウ to　エ that　オ be　カ is) you simply cannot please everyone.

(4) Sightseeing is best (ア either　イ by　ウ or　エ tour　オ bus　カ done) by bicycle.

(5) Early (ア can　イ identification　ウ disease　エ a　オ prevent　カ of) death and illness.

〔V〕 次の英文を読み、各問いに答えなさい。

In 1543, as he lay on his deathbed, Copernicus finished reading the proofs of his great work; he died just as it was published. His *Six Books Concerning the Revolutions of the Heavenly Orbs* was the opening shot in a revolution whose consequences were greater than those of any other intellectual event in the history of mankind. <u>The scientific revolution radically altered the conditions of thought and of material existence in which the human race lives, and its effects are not yet exhausted.</u>

All this was caused by Copernicus' daring in placing the Sun, not the Earth, at the centre of the cosmos. Copernicus actually cited Hermes Trismegistos to justify this idea, and his language was thoroughly Platonic. But he meant his work as a serious work in astronomy, not philosophy, so he set out to justify it observationally and mathematically. The results were impressive. At one stroke, Copernicus reduced a complexity verging on chaos to elegant simplicity. The apparent back-and-forth movements of the planets, which required prodigious ingenuity to accommodate within the Ptolemaic system, could be accounted for just in terms of the Earth's own orbital motion added to or subtracted from the motions of the planets. Variation in planetary brightness was also explained by this combination of motions. The fact that Mercury and Venus were never found opposite the Sun in the sky Copernicus explained by placing their orbits closer to the Sun than that of the Earth. Indeed, Copernicus was able to place the planets in order of their distances from the Sun by considering their speeds and thus to construct a system of the (　　), something that had eluded Ptolemy. This system had a simplicity, coherence, and aesthetic charm that made it irresistible to those who felt that God was the supreme artist. His was not a rigorous argument, but aesthetic considerations are not to be ignored in the history of science.

(注) proof: a test copy of printed material produced so that mistakes can be corrected
alter: to make something different
ingenuity: the talent for solving problems in a clever and original way
elude: to be not understood by somebody
irresistible: too strong to be resisted or denied

問1　下線部を和訳しなさい。

問2　文中の（　　）内に入る最も適切な**英語一語**を書きなさい。ただし、この一語は本文中に存在する。

〔VI〕 次の英文を読み、各問いに答えなさい。

When you walk through the aisles of supermarket you can see various (1) in different kinds of packages and in different colors. But why do manufacturers use certain colors and avoid others? 【A】

Everybody knows that colors are connected with certain feelings. For example, why do some people paint the walls of their rooms yellow and others pink? The same is true in stores. Producers want us to feel something when we look at their products. Green, for example, tries to show the quality of a product, how good it is for us or for our environment. It also signalizes that the product is healthier, has less fat and maybe fewer calories. Red, on the other hand is an aggressive color that is often used for packaging food. Red wants us to become hungry or thirsty. Purple is color that is very rare. It indicates that it is something special. Producers use purple to ①[of that quality something is show good]. Blue is not very often found in food packaging because there are not very many foods that have a blue color.

Colors are often associated with flavors. An orange flavored product uses an orange packaging; any other color would be unnatural. 【B】

(2) can also have different meanings in different cultures and countries. Green for example is not widely used in Egypt, maybe because the country's ②[nation] color is green. 【C】

Consumers are aware that certain foods or beverages must have certain colors. When Pepsi brought out a crystal clear cola in 1992 it thought that consumers would buy it because clear meant pure and healthy. After a few months Pepsi found out that a cola had to be dark-colored. Crystal Pepsi failed and the company pulled it out of the market. 【D】

Advertising (3) often need to look at a product through the consumer's eyes when choosing a color. The right packaging colors can truly improve the sales of a product but choosing a wrong color could end in ③[fail].

問1 文中の（ 1 ）～（ 3 ）に入る最も適切な語を下から選び、記号で答えなさい。ただし、文頭に来る語も小文字で書いてある。また、選択肢には不要なものが含まれている。

ア consumers イ colors ウ products エ professionals

問2 文中の下線部①の［ ］内の語を、意味が通るように並べかえなさい。

答えは［ ］内の部分の単語だけ書けばよい。

問3 下線部②と③の［ ］内の単語を適切な形にしなさい。

問4 次の文を本文中に入れるとしたら、どこがよいか。【A】～【D】のうちから選び、記号で答えなさい。

Chocolate and other foods with cacao in them often use brown packaging.

問5 次の質問に対する答えを日本語で書きなさい。

(1) In what situation is the color green used in stores?

(2) What happened to Crystal Pepsi after they began to sell it in 1992?

(3) Why is it important to choose the right color for the packaging of products?

〔Ⅶ〕次の日本文を英語にしなさい。

「日本が独自の文化を持っていることは事実ではあるが、私たちは他の文化を自分たちの基準でのみ判断してはならない。すべての文化は平等に扱われるべきである。」

数 学

問題

27年度

第Ⅱ期

1 次の ☐ に適する数または式を求めよ．

(1) $x > 1$ で，$x + \dfrac{1}{x} = 2\sqrt{2}$ であるとき，

$x^3 + x^2 + \dfrac{1}{x^2} + \dfrac{1}{x^3} =$ (ア) ，$x^2 - \dfrac{1}{x^2} =$ (イ)

である．

(2) m, n は正の整数で，$m \geqq n$ とする．2 次方程式 $mx^2 - 8x + n = 0$ の相異なる 2 つの解がともに有理数となる (m, n) の組は全部で (ウ) 個ある．また，これらの (m, n) の組のうち，2 次方程式の 1 つの解が $\dfrac{1}{5}$ になるのは $(m, n) =$ (エ) のときである．

(3) 点 (x, y) が直線 $2x + y = 3$ 上を動くとき，式 $4^x + 2^y$ の最小値は (オ) であり，そのときの (x, y) の組は $(x, y) =$ (カ) である．

(4) $x>0$ とし，3 つのベクトル $\overrightarrow{OA}=(5,x)$，$\overrightarrow{OB}=(3,2)$，$\overrightarrow{OC}=(x,8)$ とする．3 点 A，B，C が一つの直線上にあるのは $x=$ [(キ)] のときである．また，三角形 ABC が ∠B を直角とする直角三角形になるのは $x=$ [(ク)] のときである．

(5) 関数 $f(x)=3x^3-bx+\dfrac{3}{4}$ が極値を持つための b の値の範囲は [(ケ)] である．また，方程式 $f(x)=0$ が 3 つの実数解を持つための b の値の範囲は [(コ)] である．

2 関数 $y = (|x| - 1)(x - 3)$ のグラフを C とし，点 $(1, -4)$ を通りグラフ C に接する接線を ℓ とする．

(1) グラフ C を描け．

(2) 接線 ℓ の式を求めよ．

(3) グラフ C と接線 ℓ によって囲まれる図形の面積を求めよ．

3 正四面体 ABCD の 1 つの頂点にいる動点 P は 1 秒ごとに今いる頂点とは異なる 3 つの頂点のいずれかにそれぞれ $\frac{1}{3}$ の確率で移動する. 0 秒のとき, 動点 P は頂点 A におり, n 秒後に動点 P が頂点 A に移動している確率を a_n, 頂点 B に移動している確率を b_n とする.

(1) b_1, b_2 を求めよ.

(2) $n \geqq 2$ として, a_n, b_n を a_{n-1}, b_{n-1} を用いて表せ.

(3) a_n, b_n を n を用いて表せ.

物 理

問題

27年度

第Ⅱ期

(1) 以下の設問に答えよ。

問１ 次の量のＳＩにおける単位をｍ（メートル），kg（キログラム），s（秒），
A（アンペア）を用いて例のように表せ。単位がつかない場合は「なし」と書くこと。

例： 速さ 答 $m \cdot s^{-1}$

（ｉ）電気量

（ii）変位

（iii）（単振動の）振動数

問２ 地球を密度の一様な球体と見なし，その質量をM，半径をRとする。同様に，月の質量をm，半径をrとする。

（ｉ）地球の密度を求めよ。

（ii）地球表面上での重力加速度の大きさをgとするとき，月面上での重力加速度を求めよ。ただし，両天体の自転の影響は無視する。

（iii）重力加速度とは何か。簡単に説明せよ。

問３ 絶対温度T[K]，分子数N個の単原子分子理想気体が，容積を変化させることができる容器に封入されている。最初，気体の体積はV[m^3]であった。

アボガドロ定数をA[1/mol]，ボルツマン定数をk[J/K]とする。

（ｉ）この気体の物質量（モル数）を求めよ。

（ii）この気体の圧力を求めよ。

（iii）この気体の内部エネルギーを求めよ。

（iv）熱の出入りがないようにしながら，この気体を膨張させた。膨張後の気体の温度をT' [K]とするとき，正しいのはどれか。

（①$T>T'$ ②$T=T'$ ③$T<T'$）から選び，番号で答えよ。

(2) 下図のように，水平面 AB と EF が O を中心とする半径 R の円筒面 BCDE でつながっている。OB は鉛直線と平行である。点 B 上に質量 m の小物体を置いたところ，ゆっくりと動きだし，点 C を通過した。その後，円筒面上の点 D で小物体は円筒面から離れ，空中を通過後，水平面 EF に衝突した。

小物体に働く摩擦力や空気抵抗は無視できるものとする。重力加速度の大きさを g とし，$\angle BOC = \theta_c$ とする。以下の設問に答えよ。

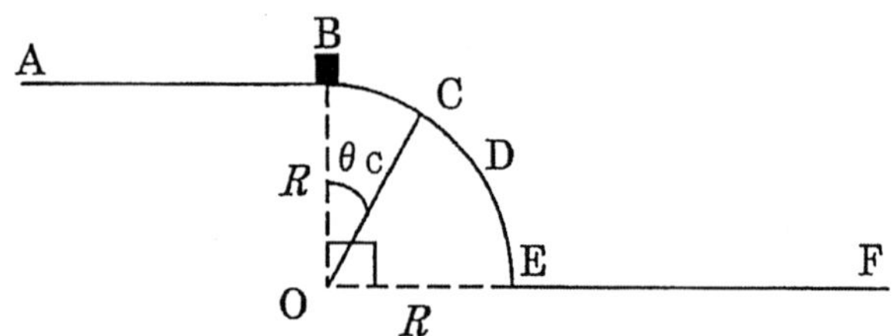

問1 小物体に働く重力の大きさを求めよ。

問2 点 C を通過する瞬間の，小物体の速さを求めよ。

問3 点 C を通過する瞬間に，小物体に働く遠心力の大きさを求めよ。

問4 点 C を通過する瞬間の，小物体の加速度の大きさを求めよ。

問5 点 C を通過する瞬間に，小物体が円筒面から受ける垂直抗力の大きさを求めよ。

問6 ∠BOD の余弦（ cos∠BOD ）を求めよ。

問7 点 D で円筒面から離れる瞬間の，小物体の速さを求めよ。

問8 水平面 EF に衝突する直前の，小物体の速さを求めよ。

(3) 自己インダクタンスLのコイル，電気抵抗rとRの２つの抵抗器，起電力Eの電池，スイッチを接続して図のような回路を作った。最初，スイッチは開いており，回路には電流が流れていなかった。コイル，電池，導線の抵抗は無視して，以下の設問に答えよ。ただし，電池の負極の電位を０とする。

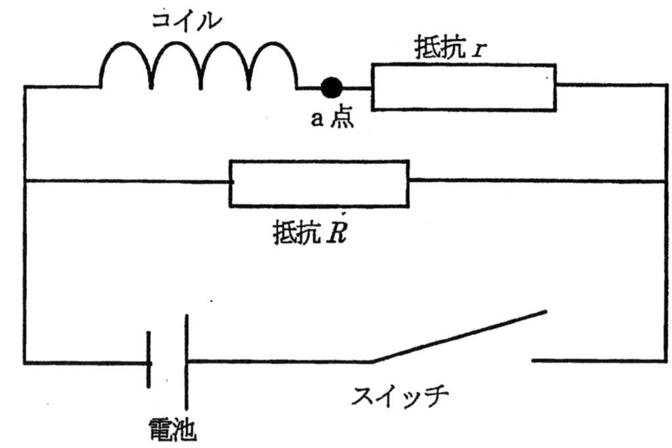

問１　最初の状態からスイッチを閉じた直後を考える。

（ｉ）ａ点の電位を求めよ。

（ⅱ）抵抗Rを流れる電流の大きさを求めよ。

問２　スイッチを閉じてからしばらく後を考える。この前後の短い時間Δt にコイルを流れる電流の大きさはΔI だけ増加した。

（ｉ）ａ点の電位を求めよ。

（ⅱ）コイルを流れる電流の大きさを求めよ。

問３　スイッチを閉じてから充分に時間がたった後を考える。

（ｉ）抵抗rを流れる電流の大きさを求めよ。

（ⅱ）抵抗Rでの消費電力を求めよ。

問４　問３の状態からスイッチを開いた直後を考える。

（ｉ）抵抗Rを流れる電流の大きさを求めよ。

（ⅱ）ａ点の電位を求めよ。

問５　問４の状態から充分に時間がたった後での，ａ点の電位を求めよ。

(4) 下図のように，平面ガラスA, B（ともに屈折率n）を水平面上に2枚重ねて，ガラスが接している点Oから距離Lの位置に厚さDの薄い紙をはさんだ。ガラスAの上方から鉛直下向きに単色光（空気中での波長λ）を入射したところ，明暗のしま模様が見えた。これは，ガラスAの下面で反射する光と，ガラスBの上面で反射する光が重なり合って，干渉が起きるからである。光がガラスAの下面で反射するとき反射の直前と直後で位相は変化しない。一方，ガラスBの上面で反射する光は反射の直前と直後で位相が逆転する（位相がπずれる）。

ガラスが接している点Oからの距離がxのガラスB上面の点を点Qとする。また，点Qを通る鉛直線上にあるガラスA下面の点を点Pとする。空気中での光の速さをc，空気の屈折率を1とする。以下の設問に答えよ。

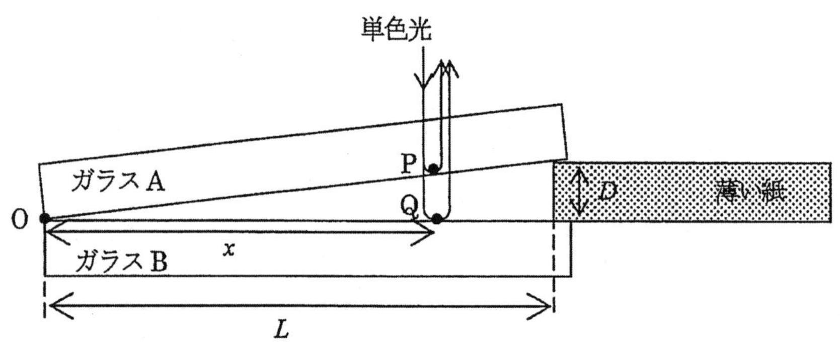

問1　空気中での単色光の振動数を求めよ。

問2　ガラス内での単色光の振動数を求めよ。

問3　ガラス内での単色光の波長を求めよ。

問4　ガラス内での単色光の速さを求めよ。

問5　PQ間の距離を求めよ。

問6　点Pで反射された光と，点Qで反射された光が重なり合って，明るくなるための条件式を，正の整数mを用いて書け。

問7　となり合う明線の間隔（しまの間隔）を求めよ。

問8　2枚のガラス板の間を屈折率n'（$n>n'>1$）の油で満たしたところ，現れる明線の間隔が変化した。油で満たした後のとなり合う明線の間隔を求めよ。

化 学

問題

27年度

第Ⅱ期

必要があれば次の原子量を用いよ。 H = 1.00 C = 12.0 N = 14.0 O = 16.0 Na = 23.0 Si = 28.0 S = 32.0 Fe = 56.0 Cu = 63.5 Br = 80.0 Pb = 207

＊(1)～(3)は全員が，(4)(5)はいずれかを選択し解答用紙に○印を付け，解答せよ。

(1) 次の<実験>について，問１～問５に答えよ。

<実験>

① 銅片の入った試験管に硫酸と過酸化水素水を加えてよくかきまぜると，銅片は溶解して溶液Ａとなった。

② 溶液Ａに水酸化ナトリウム水溶液を加えると，沈殿Ｂが生じた。

③ 分離した沈殿Ｂをガスバーナーで加熱すると，異なる色の沈殿Ｃとなった。

④ 沈殿Ｃを試験管に入れ，硫酸を加えると溶解して溶液Ｄとなった。

⑤ 溶液Ｄに亜鉛板を入れると，(a)亜鉛板の色が変化し，(b)気体が発生した。

問１ ①～④の反応をそれぞれ化学反応式で記せ。

問２ 溶液A，沈殿B，沈殿C，溶液Dについて，それぞれの色を記せ。

問３ 下線部(a)について，亜鉛板は何色から何色に変化したか記せ。

問４ 下線部(a)の反応を化学反応式で記せ。

問５ 下線部(b)ではどのような反応が起きているか，電子を含むイオン反応式で記せ。

(2) 次の問1〜問7に答えよ。

問1 陽極と陰極の両方に白金を用いて，水酸化ナトリウム水溶液を電気分解した。各電極における反応を，電子を含むイオン反応式で記せ。

問2 ある結晶格子では，単位格子となる立方体の各頂点と各面中央に，原子が存在している。この単位格子の名称を記せ。

問3 二酸化炭素が無極性分子である理由を，簡単に記せ。

問4 二酸化ケイ素を炭酸ナトリウムとともに加熱すると，ケイ酸ナトリウムが生じる。この化学反応式を記せ。

問5 問4の化学反応式から，100g のケイ酸ナトリウムを生じさせるには，炭酸ナトリウムは最低何 g 必要か，小数第1位までで記せ（小数第2位を四捨五入すること）。計算も記すこと。

問6 ある金属（元素記号 X とする）7.2g から酸化物 XO が 12g 生じた。X の原子量を記せ。計算も記すこと。

問7 硫酸銅(Ⅱ)の水に対する溶解度は，10℃で 17.0g，80℃で 56.0g である。80℃の硫酸銅(Ⅱ)の飽和水溶液 100g を 10℃に冷やすと，何 g の結晶が析出するか有効数字3桁で記せ。計算も記すこと。

(3) 次の文章を読み，問１～問５に答えよ。

炭素，水素および酸素からなる化合物Ａがある。Ａは分子量約 120 の有機化合物である。このＡを用いて次の実験１～実験４を行った。

(実験１) 4.76mg のＡを完全燃焼させたところ，二酸化炭素 13.93mg と水 2.87mg が得られた。

(実験２) (a)フェーリング液にＡを加え加熱したが反応は起きなかった。

(実験３) 水酸化ナトリウム水溶液中でＡにヨウ素を作用させると反応した。この溶液にジエチルエーテルを加えよく振った後，エーテル層とアルカリ水溶液の層に分離した。エーテル層からは黄色結晶Ｂが得られ，(b)アルカリ水溶液層に硫酸を加えると，カルボン酸Ｃが得られた。

(実験４) Ａを還元するとアルコールＤが得られ，さらにアルコールＤを脱水すると，化合物Ｅが生成した。これは合成樹脂の重要な原料である。

問１ Ａの分子式を示せ。なおその計算過程も記せ。

問２ 下線部(ａ)でフェーリング液は使用する直前に二つの液を混合するが，混合した後の溶液の色を記せ。

問３ 黄色結晶Ｂの名称を記せ。

問４ 化合物Ａ，Ｃ，Ｄ，Ｅの構造式を記せ。

問５ 下線部(ｂ)の反応を化学反応式で記せ。

(4) (選択) 次の文章を読み，問１～問６に答えよ。

二糖類には，サトウキビやビートに多く含まれる（　ア　），水あめの主成分である（　イ　），牛乳に含まれる（　ウ　）などがある。1 mol の（　イ　）を酵素 A によって完全に加水分解すると単糖である（　エ　）が 2 mol 生じる。（　ア　）は酵素 B によって加水分解され（　エ　）と（　オ　）になり，これらの単糖の等量混合物を（　カ　）という。（　ウ　）を加水分解すると（　エ　）と（　キ　）ができる。単糖類は，酵母菌の働きによって<u>アルコール発酵</u>され，エタノールと二酸化炭素になる。

問１　（　ア　）～（　キ　）に適切な語を記せ。

問２　酵素 A の名称を記せ。

問３　酵素 B の名称を記せ。

問４　（　ア　），（　イ　），（　ウ　）のうち，還元性を示さないのはどれか，その二糖類の名称を記せ。

問５　問４で答えた二糖類が還元性を示さない理由を簡単に記せ。

問６　下線部について，（　イ　）の加水分解で得られた単糖からアルコール発酵によって標準状態で 33.6L の二酸化炭素が生じた。消費された（　イ　）は何 g か有効数字３桁で記せ。計算も記すこと。

(5) (選択) 次の文章を読み，問１～問６に答えよ。

オリブ油(オリーブ油)からセッケンを作る実験を行った。ビーカーにオリブ油 5g，水酸化ナトリウム 2g，エタノール 10mL，水 10mL を加えガラス棒でかき混ぜながら沸騰水浴で約 20 分間加熱した。均一になった後，飽和塩化ナトリウム水溶液に注ぎ，浮上する白色固体をガーゼでこし取った。

セッケンは，一般に化学的には（ ア ）の（ イ ）塩と呼ばれる。

問１ (1)エタノールを加えた理由を記せ。

(2)塩化ナトリウム水溶液に注いだ理由を記せ。

問２ (ア)と(イ)に適語を記せ。

問３ セッケンのできる反応を化学反応式で記せ。ただし，炭化水素基はRとし，示性式を用いて記せ。

問４ 海水や硬水ではセッケンが使えない。その理由を陽イオンを挙げて記せ。

問５ セッケンが油汚れを落とす理由を記せ。

問６ ある植物油 100g から次のカルボン酸を得た。これらのカルボン酸に水素を完全に付加するには，標準状態で何Ｌの水素が必要か。有効数字２桁で記せ。計算も記すこと。

$C_{15}H_{31}COOH$(ﾊﾟﾙﾐﾁﾝ酸) 10g　$C_{17}H_{35}COOH$(ｽﾃｱﾘﾝ酸) 5g

$C_{17}H_{33}COOH$(ｵﾚｲﾝ酸) 75g　$C_{17}H_{31}COOH$(ﾘﾉｰﾙ酸) 10g

生 物

問題

27年度

第Ⅱ期

(1) 次の文【A】,【B】を読み，問い（問１～７）に答えよ。

【A】ヒツジの角（ツノ）の遺伝は，有角（角をもっている）が優性，無角が劣性で，この優性遺伝子 H と劣性遺伝子 h は常染色体の上に存在している。この遺伝子の発現には$_ア$生殖腺ホルモンが関与しており，HH の個体は雌雄ともに有角で，hh の個体は雌雄ともに無角だが，Hh の個体では雄は有角，雌は無角となる。

問1　HH 雄と hh 雌を交配して得られる雑種第一代(F_1)における有角の個体と無角の個体の分離比を求めよ。F_1 における雌雄は同数生まれることとする。

問２　F_1 の雌雄を交配して得られる雑種第二代(F_2)において，雄と雌それぞれについて有角の個体と無角の個体の分離比を求めよ。

問３　あるヒツジの集団における遺伝子 H の頻度を調べたところ30%であった。その集団の雄と雌が，それぞれ無角の表現型になる確率を求めよ。

問４　下線部アの生殖腺ホルモンと同じようなしくみで遺伝子発現の調節をおこなうホルモンを下記①～⑥よりすべて選び，番号で答えよ。

①鉱質コルチコイド　②生殖腺刺激ホルモン　③副腎皮質刺激ホルモン
④アドレナリン　⑤エクジソン　⑥バソプレシン

【B】ヒトの常染色体劣性遺伝病では，病因となる劣性対立遺伝子のホモ接合で発症し，正常な優性対立遺伝子と劣性対立遺伝子のヘテロ接合では保因となる。

問5　T 雄と D 子にはある常染色体劣性遺伝病（遺伝病 a とする）の発症者の兄弟がいるが，T 雄と D 子および T 雄の両親も D 子の両親も遺伝病 a を発症していない。T 雄と D 子が結婚して子供ができたとき，その子供が遺伝病 a を発症する確率はいくらか。分数で記せ。

問6　この T 雄と D 子の夫婦が 3 人の子供をもうけたとき，1 人以上の子供が遺伝病 a を発症する確率はいくらか。分数で記せ。

問7　ハーディ・ワインベルグの法則を満たすある集団で調べたところ，遺伝病 a の保因者は 200 人に 1 人の割合であった。この集団では，発症者は何人に 1 人の割合で生まれてくると考えられるか。この遺伝病 a の発症者は，子供ができないものと考えて答えよ。

(2) 次の文を読み，問い（問１～５）に答えよ。

ユキノシタの葉の表皮細胞の浸透圧と原形質分離との関係を調べるために，濃度の異なる４種類のスクロース水溶液（S，A，B，C液）を用意した。S液は標準液，A，B，C液は試験液で，標準液の浸透圧はユキノシタの葉の細胞の浸透圧に等しくしてある。図の上段に示すように，U字管の中央を半透膜で仕切り，一方の管にS液を入れ，もう一方の管にそれぞれ，A，B，C液をS液の液面と同じ高さまで入れた。しばらく放置すると，液面の高さは図の下段に示すようになった。

次に，ユキノシタの葉の表皮細胞をA，B，Cの各液に浸して，顕微鏡で観察した。

問１　原形質分離の観察にユキノシタの葉の表皮細胞がよく用いられる理由は何か。次のア～エのうちから，最も適当なものを１つ選び記号で答えよ。

ア　細胞が無色透明で顕微鏡観察しやすい。
イ　細胞が赤く染まっていて顕微鏡観察しやすい。
ウ　各細胞が非常に大きい。
エ　非常に薄い濃度でも原形質分離を起こしやすい。

問２　A液，B液，C液のうち，どの液に浸したときに原形質分離を起こすか。該当する液をすべて選び，A，B，Cの記号で答えよ。

問３　原形質分離を起こした細胞を蒸留水に入れると，水が細胞内に入ってきて，細胞はもと通りになる。このことを何というか。

問４　水分子の多くは細胞膜にある特別なチャネルを通って透過する。この水分子だけを通過させるタンパク質のチャネルを何というか。

問５ ユキノシタの葉の表皮細胞を蒸留水に浸し，しばらく放置したところ，限界原形質分離の状態と比べて細胞の体積は 1.4 倍になり細胞内の浸透圧は５気圧を示した。この細胞の限界原形質分離時における細胞内の浸透圧（気圧）を求めよ。必要な場合は，小数点以下第３位を四捨五入せよ。

図

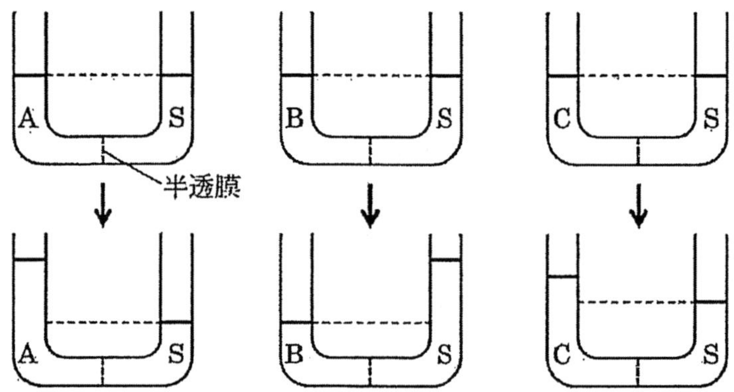

(3) 次の文を読み，問い（問１～６）に答えよ。

ヒトを含めて動物には，体内に侵入する異物を抗原として認識し，速やかに排除する免疫系が備わっている。免疫系には，食作用などの先天的な（ア）と，侵入した異物の情報にもとづいて，異物を特異的に排除する（イ）がある。（イ）には（ウ）が体液中に分泌する抗体によって異物を排除する免疫と，（エ）が A ウイルスなどに感染した細胞や非自己の細胞を B 細胞死させて異物を排除する免疫がある。

異物を取り込んだ樹状細胞や（オ）は，異物を分解して細胞外に提示する。提示された抗原は C T 細胞の細胞膜にある特殊な受容体によって認識され，抗原を認識したT細胞は増殖して（カ）と呼ばれる物質を分泌するようになる。移植片の拒絶反応は，移植された臓器の細胞表面に存在する（キ）をT細胞が異物として認識してしまうために起こる反応である。ABO 式血液型の輸血時の不適合は，赤血球表面にある凝集原（抗原）と血しょう中にある凝集素（抗体）が抗原抗体反応を起こし，D 赤血球の凝集が引き起こされるからである。

免疫反応が過敏に起こり体に不都合に働くことをアレルギーといい，花粉症もその一例である。花粉症のくしゃみや鼻水などの症状は，E 花粉に対して生産された抗体を結合した（ク）から（ケ）が放出されることによって引き起こされる。

問１　文中の（ア）～（ケ）に入る適切な語を，それぞれの語群から１つ選び番号で答えよ。

（ア）①自然免疫　②獲得免疫　③体液性免疫　④細胞性免疫　⑤化学的防御

（イ）①自然免疫　②獲得免疫　③体液性免疫　④細胞性免疫　⑤化学的防御

（ウ）①B 細胞　②T 細胞　③NK 細胞　④好中球　⑤肥満細胞

（エ）①キラーT 細胞　②ヘルパーT 細胞　③NK 細胞　④好中球　⑤B 細胞

（オ）①バクテリオファージ　②マクロファージ　③ES 細胞　④好中球　⑤神経細胞

（カ）①セクレチン　②インターロイキン　③免疫グロブリン　④プリオン　⑤ヒスタミン

（キ）①HLA　②HIV　③BCG　④PCR　⑤BSE

(ク) ①B細胞　②T細胞　③NK細胞　④脂肪細胞　⑤肥満細胞

(ケ) ①セクレチン　②インターロイキン　③免疫グロブリン　④プリオン　⑤ヒスタミン

問2　下線Aの内，AIDSの原因となるウイルスが感染するのはどれか。下記①～⑤より1つ選び，番号で答えよ。また，AIDS患者が病原性の弱い細菌やウイルスにも感染し発病することを，何感染というか。

①キラーT細胞　②ヘルパーT細胞　③NK細胞　④B細胞　⑤マクロファージ

問3　下線Bの細胞死の内,炎症を伴わないプログラムされた細胞死を何というか。

問4　下線Cの，T細胞が成熟・分化する器官を何というか。

問5　下線Dの赤血球の凝集について,(あ)～(え)の4人のABO式血液型を調べるために，各人から採血し、それぞれの血球と血清を用意した。これらの人の血球にそれぞれ抗A血清（B型標準血清）を混ぜると（あ）と（う）は血球の凝集が起こらなかったが，(い）と（え）は血球が凝集した。次にそれぞれの人の血球と血清を混ぜると表のようになった。(あ)～(え)のヒトの血液型（表現型）を記せ。

	(あ)の血清	(い)の血清	(う)の血清	(え)の血清
(あ)の血球		－	＋	＋
(い)の血球	＋		＋	＋
(う)の血球	－	－		－
(え)の血球	＋	－	＋	

＋：凝集した，－：凝集しない

問6　下線Eの花粉のように，アレルギーの原因となる抗原を一般に何というか。

(4) 次の(1)～(10)にあげた２つの用語について，その両者に共通する正しい内容のものを，それぞれ下にある(a)～(e)の中から２つ選び，記号で答えよ。

(1)真核細胞の DNA と原核細胞の DNA

(a)テロメアをもつ　(b)イントロンをもつ　(c)調節遺伝子をもつ
(d)ヒストンに巻きついている　(e)半保存的複製を行う

(2)乳酸菌と酵母菌

(a)リボソームをもつ　(b)葉緑体をもつ　(c)細胞膜をもつ
(d)核膜をもつ　(e)ゴルジ体をもつ

(3)ミトコンドリアと葉緑体

(a)クロロフィルをもつ　(b)ATP を合成する　(c)電子伝達系をもつ
(d)クエン酸回路をもつ　(e)動物細胞に存在する

(4)糖質コルチコイドとアドレナリン

(a)血糖量を増加させる　(b)ステロイドホルモンである
(c)寒冷時に分泌が促進される　(d)腎臓から分泌される
(e)脂溶性ホルモンである

(5)インスリンとグルカゴン

(a)血液中に分泌される　(b)十二指腸に分泌される　(c)酵素である
(d)肝臓で合成される　(e)すい臓で合成される

(6)エストロゲンとテストステロン

(a)水溶性である　(b)脂溶性である　(c)性ホルモンである
(d)アミノ酸で構成される　(e)甲状腺から分泌される

(7)棘皮動物と脊椎動物

(a)新口動物である　(b)脊索を形成する　(c)体節構造をもつ
(d)三胚葉動物である　(e)原体腔をもつ

(8)環形動物と軟体動物

(a)体節構造をもつ　(b)トロコフォア幼生期をもつ　(c)真体腔をもつ
(d)有羊膜類である　(e)ベリジャー幼生期をもつ

(9)ハチュウ類と両生類

(a)変温動物である　(b)2心房1心室の心臓をもつ　(c)原体腔をもつ
(d)無羊膜類である　(e)幼生はエラ呼吸を行う

(10)チンパンジーとヒト（現生人類）

(a)眼窩上隆起をもつ　(b)平爪をもつ　(c)犬歯をもつ
(d)おとがいをもつ　(e)S字状に湾曲した脊柱をもつ

(5) 次の①～⑩の各文中の下線部ア～ウの１つに誤りがある。その記号を〔　　〕内に記入し，誤りを訂正した正しい語を記せ。

①ア体細胞分裂のイ中期に見られる，同じ大きさと形をした１対の染色体をウ二価染色体という。

②１個のア一次卵母細胞からはイ４個のウ卵細胞ができる。

③カエルの卵において，ア精子が侵入した場所のイ反対側の卵表面に現れる色調の変わった部分をウ植物極という。

④アカエルの発生において，イ神経胚の後端がのびて尾のような突起ができる時期の胚をウプリズム胚という。

⑤イモリのア初期原腸胚の胞胚腔に他のイモリのイ卵黄栓を移植したところウ二次胚が形成された。

⑥対立遺伝子の優劣関係が不完全で，アヘテロ接合体に優性と劣性の中間の形質が現れる場合をイ不完全連鎖といい，この時に生じる雑種をウ中間雑種という。

⑦ABO 式血液型で，A 型の母親の遺伝子型がア*AA* の場合，生まれる子の血液型はイAB 型 かウO 型のいずれかである。

⑧目の形成では，ア水晶体が形成体となって，イ表皮からウ網膜が誘導される。

⑨目に入る光の量はア毛様体の筋肉の収縮によって変化し，イ明るい所ではウ瞳孔が縮小して目に入る光が減少する。

⑩音の振動は，ア内耳のイ耳小骨で増幅され，ウうずまき管内のリンパ液に伝わる。

英 語

解答

27年度

I 期

I

〔解答〕

(1) ア (2) エ

II

〔解答〕

(1) ア (2) ア (3) ア

III

〔解答〕

(1) エ (2) ア (3) エ (4) ア (5) ウ

[解法のヒント]

(1) 分詞構文 On ~ ing で「~するとすぐに」の意味
(2) a man of one's word「約束を守る人」
(3) by far で最上級の強調
(4) so ~ as to do「…するほど ~ だ」
(5) let in air「空気を入れる」

〔全訳〕

(1) 彼女は駅に着くとすぐ家にいる母に電話した。
(2) 彼は約束を守る男だから私は彼を信用できる。
(3) 彼はその当時とびぬけて最強のボクサーだった。
(4) その人は親切にも郵便局までの道を教えてくれた。
(5) 彼女は新鮮な空気を入れようと窓を開けた。

IV

〔解答〕

(1) 3 番目 イ 5 番目 オ
(2) 3 番目 カ 5 番目 ウ
(3) 3 番目 オ 5 番目 ア
(4) 3 番目 ウ 5 番目 エ
(5) 3 番目 ア 5 番目 カ

[完成した英文とその意味]

(1) The region has produced over half the country's wheat crop this year.
(その地域は今年、国の小麦収穫量の半分以上を生産した。)

(2) He lived alone, keeping close contact with his three grown-up sons.
(彼は成人した 3 人の息子たちと密接な連絡を取りながらひとりで暮らした。)

(3) Is this a rational thing to expect of your partner?
(これはあなたのパートナーに期待して当然のことですか。)

(4) You can find out whether they are prepared to share the cost of the flowers with you.
(あなたは、彼らが花の費用をあなたと分担する用意があるかどうかを知ることができる。)

(5) It really is best to manage without any medication if you possibly can.
(できることなら薬なしになんとかやっていければ、本当にそれが一番です。)

V

〔解答〕

問 1.「応用研究は特定のニーズに合うように利用することができる地点まで基礎研究の発見を発展させていくが、一方で研究開発の開発段階というのには、新しい製品や製法を生産にまで持っていくのに必要な段階が含まれる。」

問 2. goal

〔全訳〕

研究開発というのは 20 世紀前半には聞かれることのなかった言葉であるが、それ以降先進国においては一般的な標語になっている。研究の概念は科学と同じくらい古い。しかし、研究とそれに続く開発との密接な関係という概念は、1950 年代になるまで一般には認められていなかった。研究開発はほとんどの工業生産システムの始まりである。新しい製品や新しい製法を生み出す技術革新というのは、ふつうは研究にルーツを持ち、実験室のアイディアからパイロット生産モデル生産を経て製造開始となり、全面的な生産と市場投入になる。どんな技術革新でも基盤にあるのは発明である。実際、技術革新は、発明を巨大な市場のニーズに応用したものと定義づけられるのかもしれない。

発明は研究から来る。慎重な、的を絞った、持続する探究、試行と錯誤はしばしばである。研究は基礎的でも応用的でもあり得るが、これは 20 世紀前半に確立された特徴である。

基礎研究は、自然の秘密を解明したいという以外の目的意識はなく研究を進める、科学者などの仕事と定義づけられる。現代の産業研究開発のプログラムにおいては、基礎研究は(純粋研究と呼ばれることもあるが)たいていの場合、完全に「純粋」というわけではない。それは普通は一般化された(目標)に向けられている。たとえば、ある特定の産業の課題に取り組むのを確約するテクノロジーの、最先端の研究のようなものである。これの例となっているのが、製薬会社の研究室で遺伝子接合やクローニングに関して行われた研究である。

応用研究は特定のニーズに合うように利用することができる地点まで基礎研究の発見を発展させていくが、一方で研究開発の開発段階というのには、新しい製品や製法を生産にまで持っていくのに必要な段階が含まれる。ヨーロッパやアメリカや日本においては、研究と開発の結合した概念は、国によるあるいは民間産業による経済計画の不可欠な部分となっている。

Ⅵ

〔解答〕

問 1. (1) オ (2) イ (3) キ (4) カ (5) エ

問 2. ① missing ② led ③ success
④ produced

問 3. 膀胱がんの患者の尿だとわかったらそのそばに寝そべる。

問 4. ウ→キ→イ→オ→ア→カ→エ

問 5. Dogs can find a patient with bladder cancer by smelling the odors of the chemicals in urine.

［設問の意味］

問 5. 犬がどうやって膀胱がんの患者を発見できるのかを英語で説明しなさい。説明の中で次の単語を使わなければならない。(patient, chemicals, odors)

〔全訳〕

犬は嗅覚で知られている。犬は行方不明の人や爆弾、違法ドラッグのようなものを発見することができる。人間の親友として知られるこの動物は膀胱がんを発見することさえできるのを、今、研究が明らかにしている。

がん細胞は変わったにおいを持つ化学物質を生産すると思われる。研究者は犬が尿中のこのにおいを、ごく少量でもかぎ分ける能力を持っていると考えている。犬の嗅覚は人間より数千倍良い。研究は、たとえばある犬は飼い主の脚の腫瘍に大いに興味を示したというケースの報告を扱っている。この痣は後に皮膚がんだとわかった。キャロリン・ウィリスはイギリスのアマーシャム病院で研究チームを率いた。チームは実験のために異なる種類の犬を訓練した。研究では、膀胱がんの患者から集められた尿、他の病気の患者から集められた尿、健康な人々から集められた尿が使われた。犬 1 匹につき 7 回のテストがあった。1 回のテストで犬がにおいをかぐサンプルは 7 つあった。犬は膀胱がんの患者の尿のときにはそのそばに寝そべって合図することになっていた。2 匹のコッカースパニエルは 56 パーセントの正解だった。だが、研究者のリポートによると、平均の成功率は 41 パーセントであった。グループとして、犬は 44 回のテストのうち 22 個の正しいサンプルを選んだ。これは偶然だけで選ぶ場合に比べてほぼ 3 倍の正解だった。

イギリス医学ジャーナルはこの研究を公表した。全部で 36 人の膀胱がん患者と 108 人のその他の人々が参加した。報告によれば、訓練中すべての犬が、研究の前にテストで健康とされたある人のがんを発見することさえあったという。医師がその人の右の腎臓に腫瘍を発見した。犬は、研究者が膀胱がんによって作られた成分を発見するときの助けとなれるだろうと、キャロリン・ウィリスは言っている。それからその情報は、化学物質を検出する機械を開発するために使われるだろう。今は医師たちはがんを調べるためには膀胱から組織を取らなければならない。研究チームはまた、他の種類のがんの兆候を発見する助けとなるように犬を使うことを計画している。

膀胱がんは世界中で 9 番目に多いがんである。国際がん研究機関はこの病気は毎年 10 万人の人々を死なせていると言っている。医師は喫煙が膀胱がんの主要な原因であると言っている。

Ⅶ

「解答例」

(1) I cannot imagine at all [I have absolutely no idea] what it is like to live in Tokyo.

(2) It is against the law to use a cell phone during driving.

(3) According to the report, the population of Japan will become about 97 million in 2050.

Ⅱ 期

Ⅰ

〔解答〕

(1) ウ

(2) 解答不能(sooth か breath が誤植と思われる)

Ⅱ

〔解答〕

(1) イ　(2) ア　(3) ア

Ⅲ

〔解答〕

(1) ア　(2) ウ　(3) イ　(4) エ　(5) エ

[解法のヒント]

(1) as ～ as「同じくらい～だ」

(2) used to do「～したものだ(過去の習慣)」

(3) hear it said that ～「～と言われるのを聞く」

(4) 前後の文意から unless「～ないならば」が適切

〔全訳〕

(1) この習慣は、他の文化の人々にとってと同じくらい、日本人にとっても大事だ。

(2) 彼は毎週末ジムに通ったものだ。

(3) その国の人々はよく働くと言われるのをよく聞く。

(4) 急がないと遅れますよ。

(5) 伝記とは

　ア　ある人の人生の話を書く人

　イ　動植物の研究

　ウ　彼女の人柄を示す話

　エ　他人によって書かれたある人の人生の話

Ⅳ

〔解答〕

(1) 三番目　オ　　五番目　カ

(2) 三番目　オ　　五番目　カ

(3) 三番目　オ　　五番目　カ

(4) 三番目　イ　　五番目　オ

(5) 三番目　エ　　五番目　ア

[完成した英文とその意味]

(1) The doctor must not allow the patient to be put at risk.
(医師は患者が危険にさらされるのを許してはいけない。)

(2) We are looking for people who have experience rather than paper qualifications.
(私たちは紙の上の資格よりも経験を持つ人たちを探しています。)

(3) Perhaps the most important lesson to be learned is that you simply cannot please everyone.
(おそらく学ぶべきもっとも大事な教訓は、単にすべての人を喜ばせることはできないということだ。)

(4) Sightseeing is best done either by tour bus or by bicycle.
(観光はツアーバスか自転車で行くのがいいでしょう。)

(5) Early identification of a disease can prevent death and illness.
(早期に病気を特定することで、死や病気が避けられる。)

Ⅴ

〔解答〕

問 1.「この科学上の革命は、人類が生きている思想と物質の状況を劇的に変え、その効果はいまなお衰えてはいない。」

問 2. cosmos

[解答のヒント]

〔全訳〕

1543 年、死の床にあるときにコペルニクスは彼の偉大な著作の校正刷りを読み終えた。それが出版されるのと同時に彼は死んだ。彼の「天球の回転(revolution)に関する 6 冊の本」は、もたらされた結果が人類史上他のどんな学問的事件よりも大きな革命(revolution)の幕開けだった。この科学上の革命は、人類が生きている思想と物質の状況を劇的に変え、その効果はいまなお衰えてはいない。

このすべては、宇宙の中心に地球ではなく太陽を置くというコペルニクスの勇気によってもたらされた。実はコペルニクスはこの考えを正当化するのにヘルメス・トリスメギスを引き合いに出し、彼の使った言葉は完全にプラトン哲学的であった。だが、彼は自分の研究を哲学ではなく天文学の真面目な研究だと考えたので、観測に基づき数学を使ってこれを実証し始めた。結果はすばらしかった。一撃でコペルニクスは、ほとんど混沌と言えるくらいの複雑怪奇さを、エレガントな単純明快さにした。惑星の見たところ前後運動に見える動きは、天動説の中に押し込めるにはとてつもない工夫が必要とされたのだが、惑星間の動きを足したり引いたりして得られた地球自身の軌道運動とするだけで説明することができた。惑星の明るさの違いも、この動きの組み合わせによって説明された。水星と金星は空にあるとき太陽の反対側に見えることは決してないという事実を、コペルニクスはこれらの惑星の軌道を地球の軌道よりも太陽近くに置くことによって説明した。それどころか、コペルニクスは速さを考慮することによって惑星を太陽からの距離の順に並べ、こうして(宇宙)の体系を構築することができたのだ。これは天動説がつかめなかったものであった。この体系は単純明快さと一貫性と美的な魅力を持ち、そのため、神は崇高な芸術家だと思う人々にとって抗いがたいものだった。彼のは厳密な論証ではなかったけれども、科学の歴史において審美的観点から考えてみることを無視してはならない。

Ⅵ

〔解答〕

問 1. (1) ウ　(2) イ　(3) エ

問 2. show that something is of good quality

問 3. ② national　③ failure

問 4. B

問 5. (1) その商品が人や環境や健康にとって良いものであることを示したいとき。

(2) 売れなかったので数か月後市場から引き揚げられた。

(3) 適切な色のパッケージで商品の売り上げは伸びるが、間違った色では売り上げが落ちるかもしれない。

［解答のヒント］

問 4.（「カカオを含むチョコレートなどの食品は茶色のパーケージを使う。」という意味なので、色と味の関係を言っている第 3 段落の最後の B が適切。）

問 5. 質問の意味は

(1) 店で緑色が使われるのはどんな場合か。

(2) クリスタルペプシは 1992 年に売り出された後、どうなったか。

(3) 商品のパッケージに適切な色を選ぶことはなぜ重要なのか。

〔全訳〕

スーパーマーケットの通路を歩くと、いろいろな種類のパッケージに入ったいろいろな色の(1)商品を見ることができる。しかし、商品メーカーはなぜ、他の色ではなくその色を使うのだろう。

色がある感情と結びついていることはだれもが知っている。たとえば、部屋の色を黄色に塗る人もいればピンクに塗る人もいるのはどうしてか。同じことが店にも言える。製造者は私たちが商品を見るときに何かを感じてほしいと思っている。たとえば緑は、私たちにとってあるいは環境にとってどれだけ良いものかというその商品の性質を見せようとする。また、緑は商品が健康的であること、つまり脂肪が少なく、よってカロリーも少ないだろうということを表わす。一方、赤は、食品を包むのにしばしば使われる刺激的な色である。赤は私たちにお腹が空いてのどが渇いてほしいと望む。紫はきわめて稀な色である。それは何か特別なものであることを表わす。製造者は①あるものが高品質であることを示すために紫を使う。青は、青い色の食品があまり多くないので、食べ物のパッケージにはそれほど見受けられない。

色はしばしばにおいと結びついている。オレンジ味の商品はオレンジ色のパッケージを使う。他の色では不自然だろう。

(2)色はまた、異なる文化や国では異なる意味合いを持つことがある。たとえば緑はエジプトではあまり広く使われていない。理由はおそらく、エジプトの②国家の色が緑だからだろう。

消費者はある食品あるいは飲料の色はこれこれでなければならないと気づいている。ペプシが 1992 年にクリスタルのように澄んだコーラを売り出したとき、澄んだ色は純粋で健康を意味するので消費者は買うだろうと考えた。数か月後、ペプシはコーラは暗い色でなければならないと悟った。クリスタルペプシは失敗し、会社はそれを市場から引き揚げた。

広告の(3)専門家は色を選ぶとき、消費者の目を通して商品を見ることが必要である。適切なパッケージカラーは商品の売り上げを本当に伸ばすことができるが、間違った色の選択をすると③失敗に終わるかもしれない。

Ⅶ

［解答例］

It is true that Japan has a unique culture, but we must not judge other cultures only by our standard. Every culture should be treated equally.

数 学

解答

27年度

I 期

1

〔解答〕

(1)(ア) $\sqrt{21}$　(イ) $-\dfrac{\sqrt{7}}{2}$

(2)(ウ) $\dfrac{1}{5}\pi<\theta<\dfrac{4}{5}\pi$　(エ) 4　(オ) $\dfrac{47}{30}\pi$

(3)(カ) $2\left(\dfrac{4}{5}\right)^{n-1}-\dfrac{1}{8}$

(キ) $10-\dfrac{1}{8}n-10\left(\dfrac{4}{5}\right)^{n}$　(ク) 13

(4)(ケ) 24　(コ) 16

〔出題者が求めたポイント〕

(1) $a+b$, $a-b$, ab の値を求め，各式を変形してこれらの値を使えるようにし代入する。

(2) $\cos\left(\dfrac{\pi}{2}-\theta\right)=\sin\theta$, $\sin(\pi-\theta)=\sin\theta$

θの範囲を $0\sim\dfrac{\pi}{2}\sim\pi\sim\dfrac{3}{2}\pi\sim2\pi$と区切って4つの場合で考える。

(3) $a_{n+1}=ra_n+q$ は，$\alpha=r\alpha+q$ となる α を求めると，$a_{n+1}-\alpha=r(a_n-\alpha)$となるので，
$a_n-\alpha=(a_1-\alpha)r^{n-1}$

$\displaystyle\sum_{k=1}^{n}ar^{k-1}=a\frac{1-r^n}{1-r}$

S_n が最大となるのは，$a_n>0$ となる n の最大値のときである。

(4) 鈍角三角形は正八角形と2辺を共有するか，1辺を共有して，他の点が共有する辺の両端の点から1つおいた点となるとき。ここで，1辺を共有して，他の点から辺の両端の2点以外の点をとると，1辺を共有する三角形となる。

〔解答のプロセス〕

(1) $a+b=2\sqrt{3}$, $a-b=2\sqrt{7}$, $ab=-4$

$$\frac{b}{a}-\frac{a}{b}=\frac{b^2-a^2}{ab}=\frac{(b-a)(b+a)}{ab}$$
$$=\frac{-2\sqrt{7}\cdot2\sqrt{3}}{-4}=\sqrt{21}$$

$$\frac{a^3-a^2b+ab^2-b^3}{a^3b+ab^3}=\frac{(a-b)(a^2+b^2)}{ab(a^2+b^2)}$$
$$=\frac{a-b}{ab}=\frac{2\sqrt{7}}{-4}=-\frac{\sqrt{7}}{2}$$

(2) $\cos\dfrac{3}{10}\pi=\cos\left(\dfrac{1}{2}\pi-\dfrac{1}{5}\pi\right)=\sin\dfrac{1}{5}\pi$

よって，$\sin\theta>\sin\dfrac{1}{5}\pi$

$\pi-\dfrac{1}{5}\pi=\dfrac{4}{5}\pi$　より　$\dfrac{1}{5}\pi<\theta<\dfrac{4}{5}\pi$

ここで，$\alpha=\theta+\dfrac{3}{10}\pi$　とする。

① $0\leqq\theta\leqq\dfrac{\pi}{2}$のとき，$0\leqq2\theta\leqq\pi$

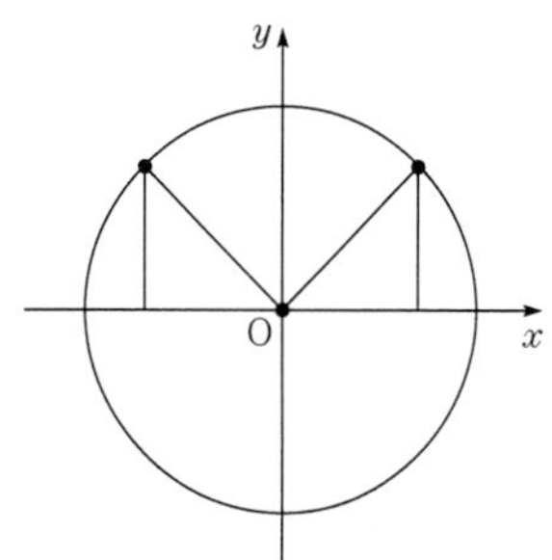

(a) $2\theta=\alpha$のとき，

$2\theta=\theta+\dfrac{3}{10}\pi$

$\therefore\ \theta=\dfrac{3}{10}\pi$

(b) $\pi-2\theta=\alpha$のとき，

$\pi-2\theta=\theta+\dfrac{3}{10}\pi$

$3\theta=\dfrac{7}{10}\pi$

$\therefore\ \theta=\dfrac{7}{30}\pi$

② $\dfrac{\pi}{2}<\theta\leqq\pi$のとき，$\pi<2\theta\leqq2\pi$

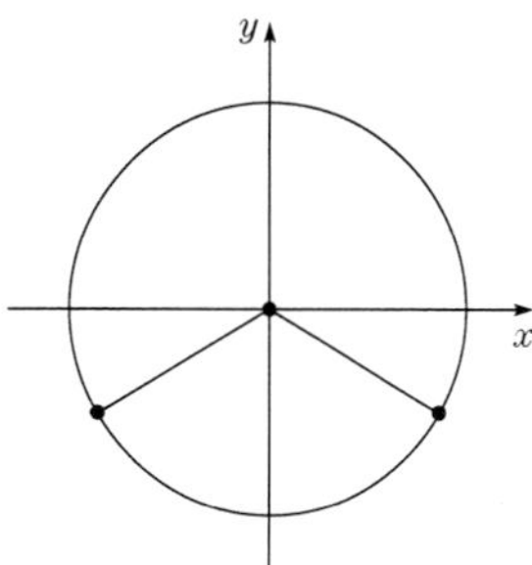

$2\pi-2\theta=\theta+\dfrac{3}{10}\pi-\pi$

$3\theta=\dfrac{27}{10}\pi$

$\therefore\ \theta=\dfrac{9}{10}\pi$

③ $\pi<\theta\leqq\dfrac{3}{2}\pi$のとき，

$\sin\alpha<0$, $\sin2\theta\geqq0$　となるのでない。

④ $\dfrac{3}{2}\pi<\theta<2\pi$のとき，$3\pi<2\theta<4\pi$

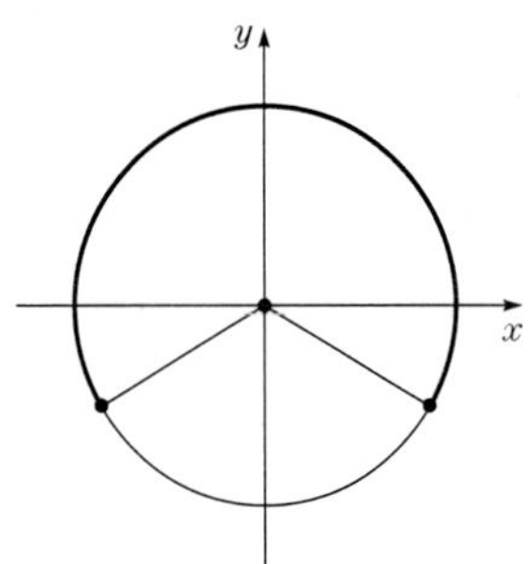

$$2\theta-3\pi=2\pi-\theta-\frac{3}{10}\pi$$

$$3\theta=\frac{47}{10}\pi \qquad \therefore\ \theta=\frac{47}{30}\pi$$

従って，θは全部で 4 個。

最大の θ は，$\theta=\dfrac{47}{30}\pi$

(3) $a_{n+1}=\dfrac{4}{5}a_n-\dfrac{1}{40}$，$\alpha=\dfrac{4}{5}\alpha-\dfrac{1}{40}$とすると，

$\dfrac{1}{5}\alpha=-\dfrac{1}{40}$ より $\alpha=-\dfrac{1}{8}$

$a_{n+1}+\dfrac{1}{8}=\dfrac{4}{5}\left(a_n+\dfrac{1}{8}\right)$，$a_1+\dfrac{1}{8}=2$

$a_n+\dfrac{1}{8}=2\left(\dfrac{4}{5}\right)^{n-1} \qquad \therefore\ a_n=2\left(\dfrac{4}{5}\right)^{n-1}-\dfrac{1}{8}$

$$S_n=2\frac{1-\left(\frac{4}{5}\right)^n}{1-\frac{4}{5}}-\frac{1}{8}n=10-\frac{1}{8}n-10\left(\frac{4}{5}\right)^n$$

$2\left(\dfrac{4}{5}\right)^{n-1}-\dfrac{1}{8}>0$ より $\left(\dfrac{8}{10}\right)^{n-1}>\dfrac{1}{16}$

両辺常用対数にとる。

$(n-1)(3\log_{10}2-1)>-4\log_{10}2$

$n(3\log_{10}2-1)>-\log_{10}2-1$

$-0.097n>-1.301 \qquad \therefore\ n<13.41\cdots$

従って，n の最大値は，$n=13$

(4) 正八角形 ABCDEFGH とする。

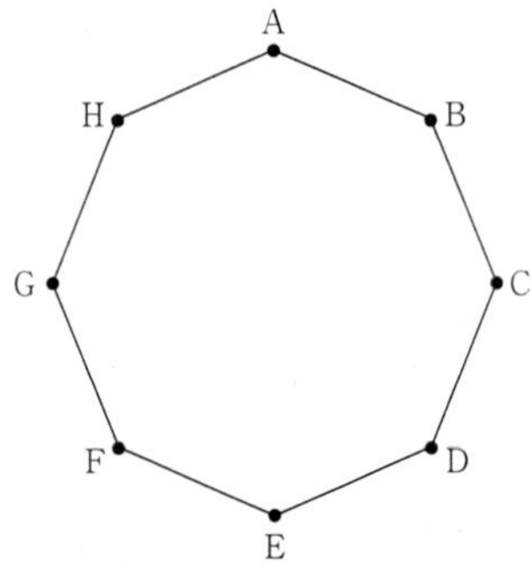

二辺を正八角形と共有する三角形は，3 点の真中の点が A ～ H の 8 通り。

一辺を正八角形と共有する三角形は，例えば，辺 AB のとき，もう 1 つの点を D，G にとると鈍角三角形である。一つの辺に対して 2 点であるので，

$2\times8=16$ 通り

従って，$8+16=24$ 個

一辺を正八角形と共有する三角形は 1 つの辺ともう一点は $8-4=4$ 通り

よって，$4\times8=32$ 通り

よって，正八角形と辺を共有する三角形は，

$8+32=40$ 個

従って，${}_8C_3-40=56-40=16$

2

〔解答〕

(1) $AB=3$，$\overrightarrow{OA}\cdot\overrightarrow{OB}=2$

(2) $\overrightarrow{OC}=\dfrac{7}{9}\overrightarrow{OA}+\dfrac{2}{9}\overrightarrow{OB}$，$\overrightarrow{OD}=\overrightarrow{OA}-\dfrac{2}{9}\overrightarrow{OB}$

(3) $\dfrac{64}{81}\sqrt{2}$

〔出題者が求めたポイント〕

(1) 鋭角三角形なので，$\angle AOB<90°$

$\triangle OAB$ の面積は，$\dfrac{1}{2}OA\cdot OB\sin\angle AOB$

$AB^2=OA^2+OB^2-2OA\cdot OB\cos\angle AOB$

$\overrightarrow{OA}\cdot\overrightarrow{OB}=|\overrightarrow{OA}||\overrightarrow{OB}|\cos\angle AOB$

(2) $\overrightarrow{OC}=\overrightarrow{OA}+t\overrightarrow{AB}$ として，$\overrightarrow{OC}\cdot\overrightarrow{AB}=0$ より $\overrightarrow{OC}$ を求める。$\overrightarrow{OD}=m\overrightarrow{OA}+n\overrightarrow{OB}$ として，

$\overrightarrow{CD}\cdot\overrightarrow{OA}=0$，$\dfrac{\overrightarrow{OC}+\overrightarrow{OD}}{2}=k\overrightarrow{OA}$ より，m，n を求める。

(3) $OD=OE=OC$，$\angle DOE=2\angle AOB$

〔解答のプロセス〕

(1) $\angle AOB=\theta$とする。($\theta<90°$)

$\dfrac{1}{2}\cdot2\cdot3\sin\theta=2\sqrt{2}$ より $\sin\theta=\dfrac{2\sqrt{2}}{3}$

$\cos\theta=\sqrt{1-\dfrac{8}{9}}=\dfrac{1}{3}$

$AB^2=4+9-2\cdot2\cdot3\cdot\dfrac{1}{3}=9 \qquad \therefore\ AB=3$

$\overrightarrow{OA}\cdot\overrightarrow{OB}=2\cdot3\cdot\dfrac{1}{3}=2$

(2) $\overrightarrow{OC}=\overrightarrow{OA}+t\overrightarrow{AB}=(1-t)\overrightarrow{OA}+t\overrightarrow{OB}$ とする。

$\overrightarrow{OC}\perp\overrightarrow{AB}$ より $\overrightarrow{OC}\cdot\overrightarrow{AB}=0$

$\{(1-t)\overrightarrow{OA}+t\overrightarrow{OB}\}\cdot(\overrightarrow{OB}-\overrightarrow{OA})=0$

$-(1-t)|\overrightarrow{OA}|^2+(1-2t)\overrightarrow{OA}\cdot\overrightarrow{OB}+t|\overrightarrow{OB}|^2=0$

$-4+4t+2-4t+9t=0$ より $9t=2$

よって，$t=\dfrac{2}{9}$ 　従って，$\overrightarrow{OC}=\dfrac{7}{9}\overrightarrow{OA}+\dfrac{2}{9}\overrightarrow{OB}$

$\overrightarrow{OD}=m\overrightarrow{OA}+n\overrightarrow{OB}$ とする。

$\dfrac{\overrightarrow{OC}+\overrightarrow{OD}}{2}=k\overrightarrow{OA}$ より

$\dfrac{1}{2}\left(\dfrac{7}{9}+m\right)\overrightarrow{OA}+\dfrac{1}{2}\left(\dfrac{2}{9}+n\right)\overrightarrow{OB}=k\overrightarrow{OA}$

$\frac{1}{2}\left(\frac{7}{9}+m\right)=k,\ \frac{2}{9}+n=0 \qquad \therefore\ n=-\frac{2}{9}$

$\overrightarrow{CD}=\left(m-\frac{7}{9}\right)\overrightarrow{OA}-\frac{4}{9}\overrightarrow{OB}$

$\overrightarrow{CD}\perp\overrightarrow{OA}$ より $\overrightarrow{CD}\cdot\overrightarrow{OA}=0$

$\left(m-\frac{7}{9}\right)|\overrightarrow{OA}|^2-\frac{4}{9}\overrightarrow{OA}\cdot\overrightarrow{OB}=0$

$4m-\frac{28}{9}-\frac{8}{9}=0$ より $m=1$

従って，$\overrightarrow{OD}=\overrightarrow{OA}-\frac{2}{9}\overrightarrow{OB}$

(3) $|\overrightarrow{OD}|^2=|\overrightarrow{OA}|^2-\frac{4}{9}\overrightarrow{OA}\cdot\overrightarrow{OB}+\frac{4}{81}|\overrightarrow{OB}|^2$

$=4-\frac{8}{9}+\frac{4}{9}=\frac{32}{9}$

$\mathrm{OD}=\frac{4\sqrt{2}}{3}$，$\mathrm{OD}=\mathrm{OC}=\mathrm{OE}$

$\angle\mathrm{DOE}=2\angle\mathrm{AOB}=2\theta$

$\sin2\theta=2\sin\theta\cos\theta=2\cdot\frac{2\sqrt{2}}{3}\cdot\frac{1}{3}=\frac{4\sqrt{2}}{9}$

従って，△ODE の面積は，

$\frac{1}{2}\left(\frac{4\sqrt{2}}{3}\right)\left(\frac{4\sqrt{2}}{3}\right)\left(\frac{4\sqrt{2}}{9}\right)=\frac{64}{81}\sqrt{2}$

3

〔解答〕

(1) $\frac{8}{3}$ (2) $\mathrm{B}\left(-\frac{1}{a},\ \frac{1}{a^2}\right)$，$\mathrm{D}\left(\frac{a}{2}-\frac{1}{2a},\ -1\right)$

(3) $\frac{3\pm\sqrt{5}}{2}$

〔出題者が求めたポイント〕

(1) $y=f(x)$の上の$x=t$における接線の方程式は，
$y=f'(t)(x-t)+f(t)$
定積分で面積を求める。

(2) $\mathrm{B}(b,\ b^2)$として，l_2を求める。
l_1とl_2を連立方程式でx，yを求め，$y=-1$よりbをaで表し，xもaで表す。

(3) l_1の傾き$\tan\alpha$，l_2の傾き$\tan\beta$

$\tan\theta=\tan(\beta-\alpha)=\frac{\tan\beta-\tan\alpha}{1+\tan\beta\tan\alpha}$

〔解答のプロセス〕

(1) $y'=2x$，$x=a$のとき，$y'=2a$

$l_1: y=2a(x-a)+a^2=2ax-a^2$

$\int_a^{a+2}(x^2-2ax+a^2)dx=\left[\frac{1}{3}x^3-ax^2+a^2x\right]_a^{a+2}$

$=\frac{1}{3}a^3+2a^2+4a+\frac{8}{3}-a^3-4a^2-4a+a^3+2a^2$

$\quad-\frac{1}{3}a^3+a^3-a^3$

$=\frac{8}{3}$

(2) $\mathrm{B}(b,\ b^2)$とすると，$l_2: y=2bx-b^2$

$2ax-a^2=2bx-b^2$

$2(a-b)x=a^2-b^2$

$x=\frac{(a-b)(a+b)}{2(a-b)}=\frac{a+b}{2}$

$y=2a\frac{a+b}{2}-a^2=ab$

$ab=-1$ より $b=-\frac{1}{a}$，$b^2=\frac{1}{a^2}$

$x=\frac{a+b}{2}=\frac{a}{2}-\frac{1}{2a}$

$\mathrm{B}\left(-\frac{1}{a},\ \frac{1}{a^2}\right)$，$\mathrm{D}\left(\frac{a}{2}-\frac{1}{2a},\ -1\right)$

(3) l_1の傾き，$\tan\alpha=2a$

l_2の傾き，$\tan\beta=2b=-\frac{2}{a}$

$\tan\theta=\tan(\beta-\alpha)=\frac{-\frac{2}{a}-2a}{1+\left(-\frac{2}{a}\right)\cdot2a}$

$=\frac{-2-2a^2}{-3a}=\frac{2+2a^2}{3a}$

よって，$\frac{2+2a^2}{3a}=2$ より $a^2-3a+1=0$

従って，$a=\frac{3\pm\sqrt{5}}{2}$

Ⅱ 期

1

〔解答〕

(1)(ア) $6+10\sqrt{2}$ (イ) $4\sqrt{2}$

(2)(ウ) 9 (エ) (15, 1)

(3)(オ) $4\sqrt{2}$ (カ) $\left(\dfrac{3}{4},\ \dfrac{3}{2}\right)$

(4)(キ) 6 (ク) $\dfrac{9}{4}$

(5)(ケ) $b>0$ (コ) $b>\dfrac{9}{4}$

〔出題者が求めたポイント〕

(1) $x^2+\dfrac{1}{x^2}=\left(x+\dfrac{1}{x}\right)^2-2$

$x^3+\dfrac{1}{x^3}=\left(x+\dfrac{1}{x}\right)\left(x^2-1+\dfrac{1}{x^2}\right)$

$\left(x-\dfrac{1}{x}\right)^2=\left(x+\dfrac{1}{x}\right)^2-4$

(2) $D=k^2$(k は自然数)となる m, n を考えていく。

(3) $a>0$, $b>0$ のとき, $a+b \geqq 2\sqrt{ab}$

等号が成り立つのは, $a=b$

(4) A, B, C が一直線上, $\overrightarrow{BC}=t\overrightarrow{BA}$

∠B が直角, $\overrightarrow{BA}\perp\overrightarrow{BC} \Longleftrightarrow \overrightarrow{BA}\cdot\overrightarrow{BC}=0$

(5) 極値をもつ。$f'(x)=0$ となる解が 2 つある。

$f'(x)=0$ の解をα, βとすると,

3 つの実数解をもつ。$f(\alpha)f(\beta)<0$

〔解答のプロセス〕

(1) $x^2+2+\dfrac{1}{x^2}=8$ より $x^2+\dfrac{1}{x^2}=6$

$x^3+\dfrac{1}{x^3}=\left(x+\dfrac{1}{x}\right)\left(x^2-1+\dfrac{1}{x^2}\right)=10\sqrt{2}$

$x^3+x^2+\dfrac{1}{x^2}+\dfrac{1}{x^3}=6+10\sqrt{2}$

$\left(x-\dfrac{1}{x}\right)^2=\left(x+\dfrac{1}{x}\right)^2-4=4$ ∴ $x-\dfrac{1}{x}=2$

$x^2-\dfrac{1}{x^2}=\left(x-\dfrac{1}{x}\right)\left(x+\dfrac{1}{x}\right)=4\sqrt{2}$

(2) $mx^2-8x+n=0$ より $D'=16-mn$

有理数になるのは, D' が 3^2, 2^2, 1^2, 0 のとき

従って, $mn=7$, 12, 15, 16 $(m \geqq n)$

mn	m	n
7	7	1
15	15	1
15	5	3

mn	m	n
12	12	1
12	6	2
12	4	3

mn	m	n
16	16	1
16	8	2
16	4	4

全部で, 9 個

$\dfrac{1}{25}m-\dfrac{8}{5}+n=0$ より $m=5(8-5n)$

m は 5 の倍数で, $8-5n>0$ より $1.6>n$

従って, $(m,\ n)=(15,\ 1)$

(3) $y=-2x+3$

$4^x+2^{-2x+3}=4^x+2^3\cdot\dfrac{1}{4^x}=4^x+\dfrac{8}{4^x}$

$4^x>0$ より

$4^x+\dfrac{8}{4^x} \geqq 2\sqrt{4^x\cdot\dfrac{8}{4^x}}=4\sqrt{2}$

$4^x=\dfrac{8}{4^x}$ より $4^{2x}=8$ よって, $2^{4x}=2^3$

$4x=3$ より $x=\dfrac{3}{4}$

$y=-2\cdot\dfrac{3}{4}+3=\dfrac{3}{2}$ $(x,\ y)=\left(\dfrac{3}{4},\ \dfrac{3}{2}\right)$

(4) $\overrightarrow{BA}=(2,\ x-2)$, $\overrightarrow{BC}=(x-3,\ 6)$

$\overrightarrow{BC}=t\overrightarrow{BA}$ となるとき, A, B, C が一直線上。

$(x-3,\ 6)=t(2,\ x-2)$

$x-3=2t$, $6=t(x-2)$

$t=\dfrac{x-3}{2}$ より $\dfrac{(x-3)}{2}(x-2)=6$

$x^2-5x+6=12$ より $x^2-5x-6=0$

$(x+1)(x-6)=0$, $x>0$ なので, $x=6$

$\overrightarrow{BA}\perp\overrightarrow{BC}$ より $\overrightarrow{BA}\cdot\overrightarrow{BC}=0$

$2(x-3)+6(x-2)=0$

$8x-18=0$ より $x=\dfrac{18}{8}=\dfrac{9}{4}$

(5) $f'(x)=9x^2-b$

$f'(x)=0$ の解が 2 つあるためには, $b>0$

$9x^2-b=0$ の解は, $x=\pm\dfrac{\sqrt{b}}{3}$

$f\left(-\dfrac{\sqrt{b}}{3}\right)=-\dfrac{b\sqrt{b}}{9}+\dfrac{b\sqrt{b}}{3}+\dfrac{3}{4}=\dfrac{2}{9}b\sqrt{b}+\dfrac{3}{4}$

$f\left(\dfrac{\sqrt{b}}{3}\right)=\dfrac{b\sqrt{b}}{9}-\dfrac{b\sqrt{b}}{3}+\dfrac{3}{4}=-\dfrac{2}{9}b\sqrt{b}+\dfrac{3}{4}$

$\left(f\left(-\dfrac{\sqrt{b}}{3}\right)\cdot f\left(\dfrac{\sqrt{b}}{3}\right)=\right)-\dfrac{4}{81}b^3+\dfrac{9}{16}<0$

$\dfrac{4}{81}b^3>\dfrac{9}{16}$ より $b^3>\dfrac{9}{4^2}\cdot\dfrac{9^2}{4}\left(=\dfrac{9^3}{4^3}\right)$

従って, $b>\dfrac{9}{4}$

2

〔解答〕

(1) 解答のプロセスを参照する。

(2) $y=2x-6$ (3) 27

〔出題者が求めたポイント〕

(1) $x \geqq 0$ と $x<0$ に分けて, 絶対値をはずし, 平方完成させて, グラフを描く。

(2) $y=f(x)$ の上の $x=t$ における接線の方程式は,

$y=f'(t)(x-t)+f(t)$

(3) 交点を求めて, 定積分で面積を求める。

〔解答のプロセス〕

(1) $x \geqq 0$ のとき, $y=(x-1)(x-3)=x^2-4x+3$

よって, $y=(x-2)^2-1$

$x<0$ のとき, $y=(-x-1)(x-3)$

$=-(x+1)(x-3)$

よって, $y=-x^2+2x+3=-(x-1)^2+4$

$x=0$ のとき，$y=3$

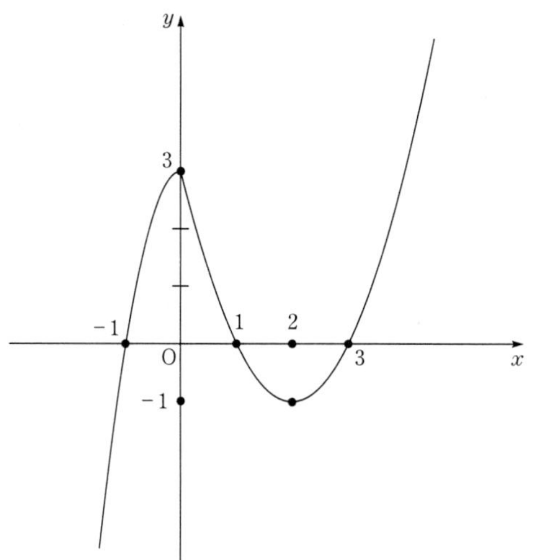

(2)　点$(1,\ -4)$を通る接線なので，接点は $x\geqq 0$

$y=x^2-4x+3$　より　$y'=2x-4$

接点の x 座標を $x=t$ とすると，

$l:y=(2t-4)(x-t)+t^2-4t+3$

$y=(2t-4)x-t^2+3$

$(1,\ -4)$を通るので，$-4=2t-4-t^2+3$

$t^2-2t-3=0$　より　$(t-3)(t+1)=0$

$t\geqq 0$　より　$t=3$

$l:y=2x-6$

(3)　$-x^2+2x+3=2x-6$　より　$x^2-9=0$

$(x+3)(x-3)=0$　で，$x<0$ より　$x=-3$

$x<0$ のとき，$-x^2+2x+3-2x+6=-x^2+9$

$x\geqq 0$ のとき，$x^2-4x+3-2x+6$

$=x^2-6x+9$

$$\int_{-3}^{0}(-x^2+9)dx+\int_{0}^{3}(x^2-6x+9)dx$$

$$=\left[-\frac{1}{3}x^3+9x\right]_{-3}^{0}+\left[\frac{1}{3}x^3-3x^2+9x\right]_{0}^{3}$$

$$=0-(9-27)+(9-27+27)-0=27$$

3

〔解答〕

(1)　$b_1=\dfrac{1}{3}$，$b_2=\dfrac{2}{9}$

(2)　$a_n=-\dfrac{1}{3}a_{n-1}+\dfrac{1}{3}$，$b_n=-\dfrac{1}{3}b_{n-1}+\dfrac{1}{3}$

(3)　$a_n=\dfrac{1}{4}-\dfrac{1}{4}\left(-\dfrac{1}{3}\right)^{n-1}$，$b_n=\dfrac{1}{4}-\dfrac{1}{4}\left(-\dfrac{1}{3}\right)^{n}$

〔出題者が求めたポイント〕

(1)　1回目，2回目の位置をすべて書き出してみる。

(2)　n 回目 A の確率は，$n-1$ 回目，B，C，D の確率の$\dfrac{1}{3}$の和である。B も同様に考える。

(3)　$a_n=ra_{n-1}+q$ のとき，$\alpha=r\alpha+q$ になる α を求めると，$a_n-\alpha=r(a_{n-1}-\alpha)$になるので，

$a_n-\alpha=(a_1-\alpha)r^{n-1}$

〔解答のプロセス〕

(1)　A→B→A，A→C→A，A→D→A

A→B→C，A→C→B，A→D→C

A→B→D，A→C→D，A→D→B

$b_1=\dfrac{1}{3}$，$b_2=\dfrac{2}{9}$

(2)　$n-1$ 回目 C 又は D にある確率は，

$1-a_{n-1}-b_{n-1}$

n 回目に A であるのは，$n-1$ 回目は B，C，D にあったので，

$$a_n=\frac{1}{3}b_{n-1}+\frac{1}{3}(1-a_{n-1}-b_{n-1})$$

$$=-\frac{1}{3}a_{n-1}+\frac{1}{3}$$

n 回目に B であるのは，$n-1$ 回目は A，C，D にあったので，

$$b_n=\frac{1}{3}a_{n-1}+\frac{1}{3}(1-a_{n-1}+b_{n-1})$$

$$=-\frac{1}{3}b_{n-1}+\frac{1}{3}$$

従って，$a_n=-\dfrac{1}{3}a_{n-1}+\dfrac{1}{3}$，$b_n=-\dfrac{1}{3}b_{n-1}+\dfrac{1}{3}$

(3)　$\alpha=-\dfrac{1}{3}\alpha+\dfrac{1}{3}$　より　$\alpha=\dfrac{1}{4}$

$a_1=0$　より　$a_1-\dfrac{1}{4}=-\dfrac{1}{4}$

$a_n-\dfrac{1}{4}=-\dfrac{1}{3}\left(a_{n-1}-\dfrac{1}{4}\right)$　より

$a_n-\dfrac{1}{4}=-\dfrac{1}{4}\left(-\dfrac{1}{3}\right)^{n-1}$

従って，$a_n=\dfrac{1}{4}-\dfrac{1}{4}\left(-\dfrac{1}{3}\right)^{n-1}$

$b_1=\dfrac{1}{3}$　より　$b_1-\dfrac{1}{4}=\dfrac{1}{12}$

$b_n-\dfrac{1}{4}=-\dfrac{1}{3}\left(b_{n-1}-\dfrac{1}{4}\right)$　より

$b_n-\dfrac{1}{4}=\dfrac{1}{12}\left(-\dfrac{1}{3}\right)^{n-1}=-\dfrac{1}{4}\left(-\dfrac{1}{3}\right)^{n}$

従って，$b_n=\dfrac{1}{4}-\dfrac{1}{4}\left(-\dfrac{1}{3}\right)^{n}$

物 理

解答

27年度

1 期

1

〔解答〕

問 1 (i) $kg \cdot m^2 \cdot s^{-3}$ (ii) $kg \cdot m \cdot s^{-2}$ (iii) S

問 2 $a = \dfrac{F}{m}$ より一定の力を加えて，加速度の大きさを測る。

問 3 (i) 1.20×10^{24} (ii) $4.99 \times 10^{-2}\ m^3$
(iii) $7.48 \times 10^3\ J$ (iv) 327℃ (v) $4.99 \times 10^3\ m^3$
(vi) 分子の運動エネルギーの総和

〔出題者が求めたポイント〕

単位の次元，気体の性質

〔解答のプロセス〕

問 3 (ii) $PV = nRT$ を用いる。

(iii) $U = \dfrac{3}{2}nRT$

(iv) $\dfrac{V}{T} =$ 一定

(v) $W = P\Delta V$

2

〔解答〕

問 1 $M_B g$ 問 2 $(M_A + M_B)g$ 問 3 $\mu M_A g$

問 4 $\dfrac{\mu M_A}{M_B}g$ 問 5 $\dfrac{M_A v}{M_A + M_B}$

問 6 $\dfrac{M_B v}{(M_A + M_B)\mu g}$ 問 7 $\dfrac{M_A \cdot M_B v^2}{2(M_A + M_B)}$

〔出題者が求めたポイント〕

AB 間での作用・反作用として摩さつ力が働く。

〔解答のプロセス〕

問 5 $M_A v = (M_A + M_B)V$ 運動量保存則

問 6 A の運動量の変化 = A が受けた力積 の関係を用いる。

$$M_A(V - v) = -\mu M_A g \cdot \Delta t$$

これを Δt について解く。

問 7 $\dfrac{1}{2}M_A v^2 - \dfrac{1}{2}(M_A + M_B)V^2$ の計算

3

〔解答〕

問 1 CE 問 2 $\dfrac{1}{2}CE^2$ 問 3 qE

問 4 $\dfrac{qE}{d_1}$ 問 5 $\dfrac{E}{d_1}$ 問 6 $\dfrac{qE}{d_2}$ 問 7 $\dfrac{E}{d_2}$

問 8 $\dfrac{d_1}{S_1 d_2}CE$ 問 9 $\dfrac{S_2 \cdot d_1}{S_1 \cdot d_2}CE$ 問 10 $\dfrac{S_2 \cdot d_1}{S_1 \cdot d_2}C$

〔出題者が求めたポイント〕

コンデンサーの基本的性質

〔解答のプロセス〕

問 3 $qV = qE$

問 4 $qE = F \cdot d_1$

問 8 P_2 の容量を C_2 とする。$\varepsilon_0 = \dfrac{d}{S_1}C$ だから

$$C_2 = \varepsilon_0 \frac{S_2}{d_2} = \frac{d_1}{S_1} \cdot \frac{S_2}{d_2} C$$

$$\therefore\ Q_2 = C_2 E = \frac{S_2 \cdot d_1}{S_1 \cdot d_2} CE$$

$$\therefore\ \frac{Q_2}{S_2} = \frac{d_1}{S_1 \cdot d_2} CE$$

4

〔解答〕

問 1 $\dfrac{V}{f}$ 問 2 $\sqrt{2(h-L)g}$

問 3 $\dfrac{Vf}{V + \sqrt{u^2 + \dfrac{mg^2}{k}}}$ 問 4 $\dfrac{u}{g} + t_2 + \dfrac{h - L + \dfrac{mg}{k}}{V}$

問 5 $\dfrac{Vf}{V - \sqrt{u^2 + \dfrac{mg^2}{k}}}$

問 6 $\dfrac{u}{g} + t_2 + \pi\sqrt{\dfrac{m}{k}} + \dfrac{h - L + \dfrac{mg}{k}}{V}$

〔出題者が求めたポイント〕

ドップラー効果，自由落下，単振動の問題

〔解答のプロセス〕

問 3 振動数が最小になるのは，ばねに衝突する直前。

問 5 振動数が最大になるのは，ばねが自然長に戻り，ブザーの上向きの速さが最大になったとき。

問 6 衝突してから自然長に戻るまでの時間は単振動の $\dfrac{1}{2}$ 周期。

2 期

1

〔解答〕

問1 (i) $A \cdot S$ (ii) m (iii) s^{-1}

問2 (i) $\dfrac{3M}{4\pi R^3}$ (ii) $\dfrac{mR^2}{Mr^2}g$

(iii) 物体が重力だけを受けて落下するときの加速度

問3 (i) $\dfrac{N}{A}$ (ii) $\dfrac{knT}{V}$ (iii) $\dfrac{3}{2}NkT$ (iv) ①

〔出題者が求めたポイント〕

次元解析，万有引力，気体の性質

〔解答のプロセス〕

問1 (i) $Q = I \cdot t$ (iii) $f = \dfrac{1}{T}$

問2 (i) $\rho = \dfrac{M}{\dfrac{4}{3}\pi R^3}$

(ii) 地上と質量 m' の物体間の万有引力は

$$F = G\frac{Mm'}{R^2} = m''g$$

$$\therefore \quad g = \frac{GM}{R^2}$$

同様に考えると月面での重力加速度 $g_M = \dfrac{Gm}{r^2}$

両式から G を消去して $g_M = \dfrac{mR^2}{Mr^2}g$

問3 (ii) 気体の状態方程式は，$R = kA$ だから

$$PV = \frac{N}{A} \times kAT = kNT$$

(iii) $V = \dfrac{3}{2}nRT = \dfrac{3}{2}kNT$

(iv) 断熱膨張では温度が下がる。

2

〔解答〕

問1 mg 問2 $\sqrt{2(1-\cos\theta_C)mg}$

問3 $2(1-\cos\theta_C)mg$ 問4 $\sqrt{5}g\sin\theta_C$

問5 $(3\cos\theta_C - 2)mg$ 問6 $\dfrac{2}{3}$ 問7 $\sqrt{\dfrac{2}{3}}mg$

問8 $\sqrt{2gR}$

〔出題者が求めたポイント〕

円筒面上をすべる物体の運動

〔解答のプロセス〕

問2 $Rmg(1-\cos\theta_C) = \dfrac{1}{2}mv^2$ から v を求める。

問3 $\dfrac{mv^2}{R}$ に v を代入する。

問4 向心加速度 $2(1-\cos\theta_C)g$ と接線方向の加速度 $g\sin\theta_C$ を合成する。

問5 半径方向の力のつりあい

$$N + 2(1-\cos\theta_C)mg = mg\cos\theta_C$$

問6 問5で $N=0$ とする。

問7 問2の式で $\cos\theta_C = \dfrac{2}{3}$ とする。

問8 力学的エネルギー保存則より

$$mgR = \frac{1}{2}mV^2 \qquad V = \sqrt{2gR}$$

3

〔解答〕

問1 (i) E (ii) $\dfrac{E}{R}$

問2 (i) $L\dfrac{\Delta I}{\Delta t}$ (ii) $\dfrac{1}{r}\left(E - L\dfrac{\Delta I}{\Delta t}\right)$

問3 (i) $\dfrac{E}{r}$ (ii) $\dfrac{E^2}{R}$

問4 (i) $\dfrac{E}{r}$ (ii) $-\left(1+\dfrac{R}{r}\right)E$

問5 0

〔出題者が求めたポイント〕

直流回路におけるコイルの働き

〔解答のプロセス〕

問1 (i) コイルの自己誘導により電流は流れない。

(ii) R に電圧 E がかかる。

問2 (i) コイルの誘導起電力

(ii) キルヒホッフの法則より $E - rI - L\dfrac{\Delta I}{\Delta t} = 0$

問3 (i) コイルの抵抗は0とする。

問4 (i) 抵抗 r を流れている電流が R に流れる。

問5 充分時間がたった後はジュール熱に変わり電流は流れない。

4

〔解答〕

問1 $\dfrac{c}{\lambda}$ 問2 $\dfrac{c}{\lambda}$ 問3 $\dfrac{\lambda}{n}$ 問4 $\dfrac{c}{n}$ 問5 $\dfrac{D}{L}x$

問6 $\dfrac{D}{L}x = \left(m+\dfrac{1}{2}\right)\lambda$ 問7 $\dfrac{L\lambda}{D}$ 問8 $\dfrac{L\lambda}{nD}$

〔出題者が求めたポイント〕

くさび型空気層の干渉問題

〔解答のプロセス〕

問2 媒質が変わっても振動数は変わらない。

問5 PQ間の距離を d とすれば $\dfrac{D}{L} = \dfrac{d}{x}$ が成り立つ。

問7 $x = \dfrac{\left(m+\dfrac{1}{2}\right)L\lambda}{D}$ m と $m+1$ で x の差を考える。

問8 λ は $\dfrac{\lambda}{n}$ になる。

化 学

解答

27年度

I 期試験

1

〔解答〕

問 1. $NaCl + H_2SO_4 \longrightarrow NaHSO_4 + HCl$

問 2. 下方置換

問 3. pH = 2.0 より $[H^+] = 1.0 \times 10^{-2.0}$ mol/L

塩酸も $1.0 \times 10^{-2.0}$ mol/L なので

HCl は $1.0 \times 10^{-2.0}$ mol/L × 1 L = $1.0 \times 10^{-2.0}$ mol

NaCl も $1.0 \times 10^{-2.0}$ mol なので

58.5 g/mol × $1.0 \times 10^{-2.0}$ mol = 0.585 ≒ 0.59 g

答 0.59 g

問 4. (c) 白色，AgCl (d) 黒色，CuS

問 5. AgCl は $\dfrac{4.25\ \text{g}}{143.5\ \text{g/mol}} = 0.0296$ mol

HCl も 0.0296 mol なので

22.4 L/mol × 0.0296 mol ≒ 0.66 L 答 0.66 L

問 6. 操作：希硝酸を加えて熱したのちアンモニア水を十分に加える。

沈殿：$Fe(OH)_3$

〔出題者が求めたポイント〕

塩化水素の発生と金属イオンの分離

〔解答のプロセス〕

問 1. 塩化水素は気体であるので，塩化物を硫酸(不揮発性酸)と熱する塩化水素が発生する。

問 2. 塩化水素は空気より重く，水によく溶ける。

問 3. HCl は 1 価の強酸であるから，H^+ のモル濃度は塩酸のモル濃度と等しい。

問 4. 与えられた金属イオンのうち塩化物が沈殿するのは Ag^+。AgCl を沪過した沪液は酸性であるので，硫化水素を通じると CuS は沈殿するが FeS は沈殿しない。

問 5. $Ag^+ + Cl^- \longrightarrow AgCl$ HCl 1 mol から AgCl 1 mol が沈殿する。

問 6. Fe^{3+} は硫化水素により還元されて Fe^{2+} になっているので，硝酸により酸化して Fe^{3+} に戻す。これは $Fe(OH)_2$ より $Fe(OH)_3$ の方が溶解度が小さいからである。

$2\,Fe^{3+} + H_2S \longrightarrow 2\,Fe^{2+} + S + 2\,H^+$

$3\,Fe^{2+} + HNO_3 + 3\,H^+ \longrightarrow 3\,Fe^{3+} + 2\,H_2O + NO$

2

〔解答〕

問 1. 32 問 2. ① A ② B ③ A

問 3. ②, $2\,H_2S + SO_2 \longrightarrow 2\,H_2O + 3\,S$

④, $2\,KI + H_2O_2 \longrightarrow I_2 + 2\,KOH$

問 4. ① $2\,F_2 + 2\,H_2O \longrightarrow 4\,HF + O_2$

② $I_2 + KI \longrightarrow KI_3$

③ $AgCl + 2\,NH_3 \longrightarrow [Ag(NH_3)_2]Cl$

問 5. 質量パーセント濃度：17.0 %

モル濃度：1.94 mol/L

問 6. ① Pt ② V_2O_5 ③ ZnO

〔出題者が求めたポイント〕

元素と単体の判別，無機反応についての小問集

〔解答のプロセス〕

問 1. 1 (H) + 6 (C) + 8 (O) × 3 + 1 (−1 価) = 32

問 2. ① 金属のカルシウムではなくカルシウムの化合物である。

② 窒素だけでできている気体を示している。

③ 酸素の気体ではなく酸素の化合物である。

問 3. ① $AgNO_3$ も沈殿の Ag_2O も酸化数 +1 の Ag^+ の化合物である。

$NH_3 + H_2O \longrightarrow NH_4^+ + OH^-$ ……(ⅰ)

$2\,Ag^+ + 2\,OH^- \longrightarrow Ag_2O + H_2O$ ……(ⅱ)

(ⅰ)×2 +(ⅱ) に $2\,NO_3^-$ を加えて整理する。

$2\,AgNO_3 + 2\,NH_3 + H_2O \longrightarrow Ag_2O + 2\,NH_4NO_3$

② SO_2 は強い還元剤には酸化剤として働く。

$SO_2 + 4\,H^+ + 4\,e^- \longrightarrow S + 2\,H_2O$ ……(ⅰ)

$H_2S \longrightarrow S + 2\,H^+ + 2\,e^-$ ……(ⅱ)

(ⅰ)+(ⅱ)×2 より化学反応式が得られる。

SO_2 の S の酸化数：+4 ⟶ 0

H_2S の S の酸化数：−2 ⟶ 0

③ 塩基と酸性酸化物の中和反応で，Ca の酸化数 +2，C の酸化数 +4 は変化しない。

$Ca(OH)_2 + CO_2 \longrightarrow CaCO_3 + H_2O$

④ H_2O_2 が I^- を酸化して I_2 にしている。

$H_2O_2 + 2\,e^- \longrightarrow 2\,OH^-$ ……(ⅰ)

$2\,I^- \longrightarrow I_2 + 2\,e^-$ ……(ⅱ)

(ⅰ)+(ⅱ) に $2\,k^+$ を加えて整理する。

問 4. ① 水と激しく反応するハロゲンは F_2 で，O_2 が発生する。

② I_2 は水に溶けないが，KI 水溶液には I_3^-(三ヨウ化物イオン)を生じて溶ける。

③ Ag^+ が NH_3 と結合して錯イオンの $[Ag(NH_3)_2]^+$(ジアンミン銀(Ⅰ)イオン)を生じて溶ける。

問 5 (ⅰ) 生じた硫酸は

$1.12\ \text{g/cm}^3 \times 500\ \text{mL} = 560\ \text{g}$

$$\text{質量パーセント濃度} = \frac{\text{溶質の質量}}{\text{溶液の質量}} \times 100 = \frac{95.2\ \text{g}}{560\ \text{g}} \times 100 = 17.0\ \%$$

(ⅱ) H_2SO_4 は $\dfrac{95.2\ \text{g}}{98.0\ \text{g/mol}} = 0.9714$ mol

$$\text{モル濃度} = \text{溶液 1 L 中の溶質の物質量で表す濃度} = \frac{0.9714\ \text{mol}}{500 \times 10^{-3}\ \text{L}} \fallingdotseq 1.94\ \text{mol/L}$$

問 6. 反応は

① $4NH_3 + 5O_2 \longrightarrow 4NO + 6H_2O$
② $2SO_2 + O_2 \longrightarrow 3SO_3$
③ $CO + 2H_2 \longrightarrow CH_3OH$

3

〔解答〕

問 1. 分液漏斗

問 2. アニリン：さらし粉　フェノール：塩化鉄(Ⅲ)

問 3. (a) $C_6H_5\text{-}NH_3Cl + NaOH \longrightarrow C_6H_5\text{-}NH_2 + NaCl + H_2O$

(c) $C_6H_4(OH)COONa + HCl \longrightarrow C_6H_4(OH)COOH + NaCl$

問 4. $C_6H_4(OH)COOH + (CH_3CO)_2O \longrightarrow C_6H_4(OCOCH_3)COOH + CH_3COOH$

問 5 A. $C_6H_5\text{-}N{<}^{H}_{H}$　B. $C_6H_5\text{-}CH_3$（H–C–H）　C. $C_6H_5\text{-}O\text{-}H$　D. $C_6H_4(O\text{-}H)\text{-}C(=O)\text{-}O\text{-}H$

問 6. フェノールは炭酸より弱いので二酸化炭素により遊離してエーテル層に移るが，サリチル酸は炭酸より強いので二酸化炭素と反応せず塩として水層に残る。

〔出題者が求めたポイント〕

有機物の分離

〔解答のプロセス〕

問 1.　2液の分離に用いる器具は分液漏斗である。

問 2.　アニリンはさらし粉水溶液により赤紫色を呈する。フェノールは塩化鉄(Ⅲ)水溶液により(青)紫色を呈する。

問 3.　実験 1：塩酸により塩基のアニリンは塩酸塩となり水層に移る。アニリンは弱塩基なので，強塩基の水酸化ナトリウムにより遊離する。

$C_6H_5\text{-}NH_2 + HCl \longrightarrow C_6H_5\text{-}NH_3Cl$

$C_6H_5\text{-}NH_3Cl + NaOH \longrightarrow C_6H_5\text{-}NH_2\ (A) + NaCl + H_2O$

実験 2：水酸化ナトリウムにより酸のサリチル酸とフェノールは塩になって水層に移るが，中性のトルエンは反応せず，エーテル層に残る……B

$C_6H_5\text{-}OH + NaOH \longrightarrow C_6H_5\text{-}ONa + H_2O$

$C_6H_4(OH)COOH + 2NaOH \longrightarrow C_6H_4(ONa)COONa + 2H_2O$

実験 3：酸の強さはカルボン酸＞炭酸＞フェノールなので，二酸化炭素を通じると-ONa は-OH となるが-COONa は変化しない。よってフェノールが遊離しエーテル層に移るが，サリチル酸は塩として水層に残る。

$C_6H_5\text{-}ONa + CO_2 + H_2O \longrightarrow C_6H_5\text{-}OH\ (C) + NaHCO_3$

$C_6H_4(ONa)COONa + CO_2 + H_2O \longrightarrow C_6H_4(OH)COONa + NaHCO_3$

実験 4：塩酸は強酸なので弱酸のサリチル酸(D)が遊離する。

$C_6H_4(OH)COONa + HCl \longrightarrow C_6H_4(OH)COOH + NaCl$

問 4.　サリチル酸の-OH がアセチル化されて $-OCOCH_3$ になる。

4(選択問題)

〔解答〕

問 1. (ア) タンパク質　(イ) DNA　(ウ) カルボキシ　(エ) アミノ　(オ) 双性　(カ) 等電点　(キ) リン酸

問 2. α- アミノ酸　　問 3. 陽イオン

問 4. ① カルボキシ基がエステル化され酸としての性質を失う。
② アミノ基がアセチル化され塩基としての性質を失う。

問 5. アデニンとチミンは2本の，グアニンとシトシンは3本の，それぞれ水素結合で塩基対をつくる。

〔出題者が求めたポイント〕

タンパク質，アミノ酸，DNA

〔解答のプロセス〕

問1～問3.　アミノ酸の縮合重合体で酵素もある(ア)はタンパク質，遺伝子の本体である(イ)は DNA である。タンパク質を構成するアミノ酸は，酸性のカルボキシ基と塩基性のアミノ基が同じ炭素原子に結合している α -アミノ酸である。アミノ酸は，中性では-COOH の H が $-NH_2$ に移り $-COO^-$ と $-NH_3^+$ になった双性イオンであるが，酸性では H^+ が多いので-COOH と $-NH_3^+$ になった陽イオンに，塩基性では H^+ が失われて $-COO^-$ と $-NH_2$ となった陰イオンになる。また途中の $-COO^-$ と $-NH_3^+$ が同数になるときの pH を等電点という。

有機塩基と糖のデオキシリボースとリン酸が結合しているヌクレオチドが，糖とリン酸部分で縮合重合したのが DNA で，4種類の塩基の配列が遺伝情報を表している。

問 4.　アミノ酸の-COOH はアルコールとエステルをつくり，$-NH_2$ は無水酢酸とアセチル化物をつくる。

$H_2N\text{-}CHR\text{-}COOH + R'\text{-}OH \longrightarrow$

$H_2N\text{-}CHR\text{-}CO\text{-}O\text{-}R' + H_2O$

$H_2N\text{-}CHR\text{-}COOH + (CH_3\text{-}CO)_2O \longrightarrow$
$H_3C\text{-}CO\text{-}NH\text{-}CHR\text{-}COOH + CH_3\text{-}COOH$

問 5. DNA では，2 本のポリヌクレオチド鎖の塩基部分で，アデニンとチミンの組合わせで 2 本の水素結合，グアニンとシトシンの組合わせで 3 本の水素結合で結合して二重らせん構造をつくっている。

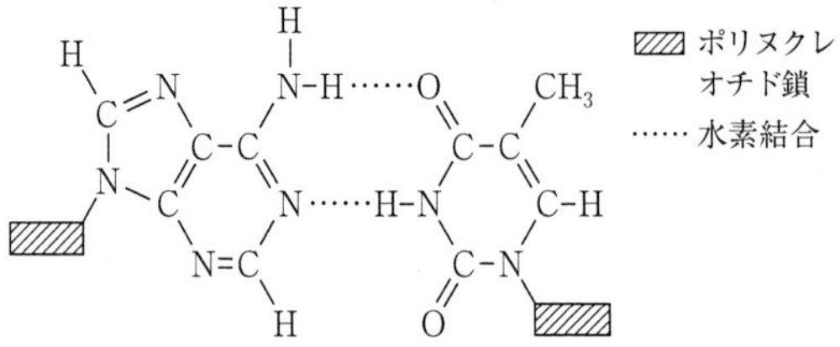

（図：アデニン―チミン，グアニン―シトシンの水素結合）

▨ ポリヌクレオチド鎖
…… 水素結合

アデニン　チミン

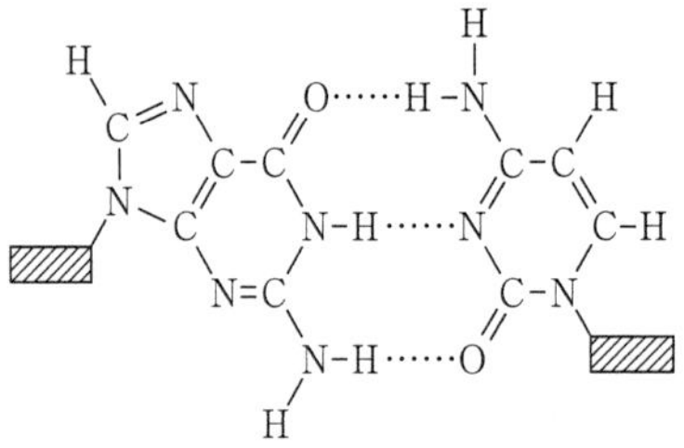

グアニン　シトシン

5 (選択問題)

〔解答〕

問 1. (ア) ヒドロキシ　(イ) 吸湿性

問 2. 処理：アセタール化　水溶液：ホルマリン

問 3. ヒドロキシ基を残すことにより，分子間に水素結合をつくり繊維を強くして耐摩耗性を大きくすることと繊維に吸湿性を与えるため。

問 4. (A) $H\text{-}CH_2\text{-}CHO$（構造式）　(B) $H\text{-}CH_2\text{-}C(=O)\text{-}O\text{-}H$（構造式）

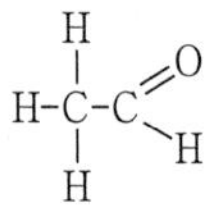

(C) $H_2C{=}CH\text{-}O\text{-}C(=O)\text{-}CH_3$（構造式）

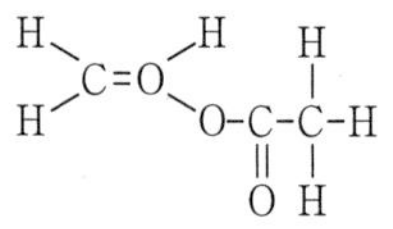

(D) $\left[\text{-}CH_2\text{-}CH(O\text{-}CO\text{-}CH_3)\text{-}\right]_n$（構造式）　(E) $\left[\text{-}CH_2\text{-}CH(OH)\text{-}\right]_n$（構造式）

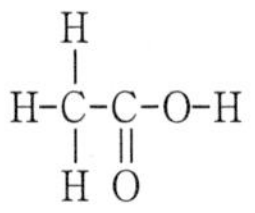

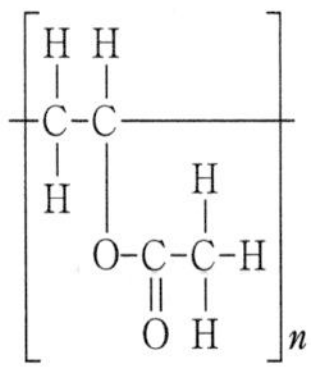

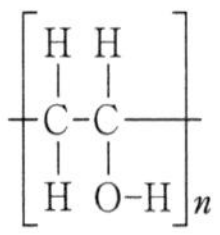

(F) $H_2C{=}O$

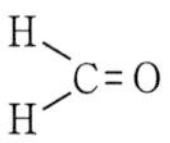

問 5. $-CH_2\text{-}CH\text{-}O\text{-}CO\text{-}CH_3 = 86.0$ であるから，ポリ酢酸ビニル 1 kg 中の単位構造は $\dfrac{1000}{86.0}$ mol。よって生じるポリビニルアルコール中の単位構造 $-CH_2\text{-}CH(OH)\text{-}$ も $\dfrac{1000}{86.0}$ mol。-OH 2 個と H-CHO1 分子と反応するから，必要な H-CHO(分子量 30.0)は

$$\frac{1000}{86.0} \times \frac{30}{100} \times \frac{1}{2} \text{ mol で}$$

$$30.0\ \text{g/mol} \times \frac{1000}{86.0} \times \frac{30}{100} \times \frac{1}{2}\ \text{mol} = 52.33\ \text{g}$$

必要な 40%ホルマリンを x〔g〕とすると

$$x\,〔\text{g}〕 \times \frac{40}{100} = 52.33\ \text{g} \qquad x \fallingdotseq 131\,〔\text{g}〕$$

答　131 g

〔出題者が求めたポイント〕

ビニロンの合成とホルマリン必要量

〔解答のプロセス〕

問 1. ビニロンは，合成繊維のうちヒドロキシ基による吸湿性をもつことが特徴である，

問 2. 2 個の-OH 基とアルデヒドから-O-R-O-結合をつくる反応をアセタール化という。

問 3. -OH があると分子間に水素結合が生じ，繊維が強くなる。また-OH は親水性で，繊維が吸湿性をもつ。

問 4. $CH{\equiv}CH + H_2O \longrightarrow CH_3\text{-}CHO$ (A) アセトアルデヒド

$CH{\equiv}CH$ に H_2O が付加して生じる $CH_2{=}CH\text{-}OH$ ビニルアルコールは不安定で直ちに $CH_3\text{-}CHO$ は変わるので，ポリビニルアルコール(E)をビニルアルコールからつくることは出来ない。

$$2\,CH_3\text{-}CHO + O_2 \longrightarrow 2\,CH_3\text{-}COOH \text{ (B)}$$
酢酸

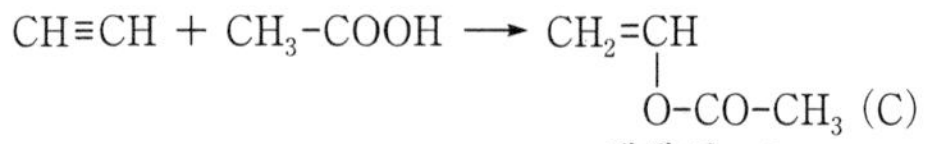

$$CH{\equiv}CH + CH_3\text{-}COOH \longrightarrow CH_2{=}CH\text{-}O\text{-}CO\text{-}CH_3 \text{ (C)}$$
酢酸ビニル

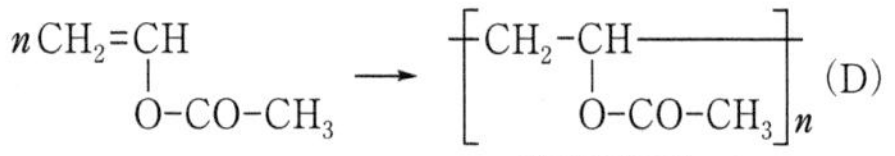

$$n\,CH_2{=}CH(O\text{-}CO\text{-}CH_3) \longrightarrow \left[CH_2\text{-}CH(O\text{-}CO\text{-}CH_3)\right]_n \text{ (D)}$$
ポリ酢酸ビニル

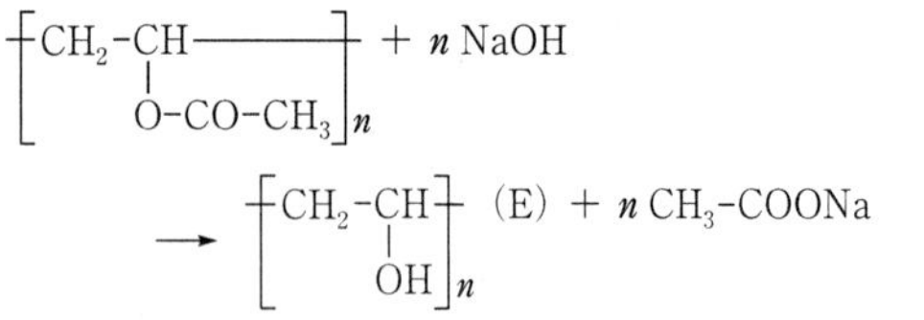

$$\left[CH_2\text{-}CH(O\text{-}CO\text{-}CH_3)\right]_n + n\,NaOH \longrightarrow \left[CH_2\text{-}CH(OH)\right]_n \text{ (E)} + n\,CH_3\text{-}COONa$$
ポリビニルアルコール

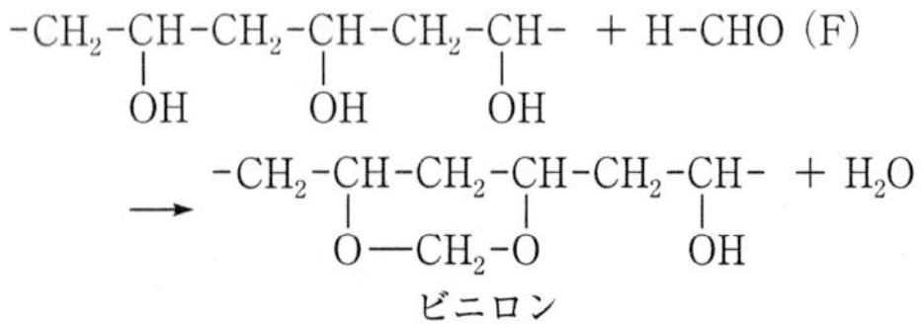

$$-CH_2\text{-}CH(OH)\text{-}CH_2\text{-}CH(OH)\text{-}CH_2\text{-}CH(OH)\text{-} + H\text{-}CHO \text{ (F)}$$
$$\longrightarrow -CH_2\text{-}CH\text{-}CH_2\text{-}CH\text{-}CH_2\text{-}CH(OH)\text{-} \text{（2つのCHが }O\text{—}CH_2\text{—}O\text{ で結合）} + H_2O$$
ビニロン

Ⅱ期試験

1

〔解答〕

問1. ① $Cu + H_2O_2 + H_2SO_4 \longrightarrow CuSO_4 + 2\,H_2O$

② $CuSO_4 + 2\,NaOH \longrightarrow Cu(OH)_2 + Na_2SO_4$

③ $Cu(OH)_2 \longrightarrow CuO + H_2O$

④ $CuO + H_2SO_4 \longrightarrow CuSO_4 + H_2O$

問2. 溶液A：青色　沈殿B：青白色

沈殿C：黒色　溶液D：青色

問3. 白色から暗赤色に変化

問4. $Zn + CuSO_4 \longrightarrow ZnSO_4 + Cu$

問5 $2\,H^+ + 2^{e-} \longrightarrow H_2$

〔出題者が求めたポイント〕

銅とその化合物の反応

〔解答のプロセス〕

問1. ① 銅は水素よりイオン化傾向が小さいので希硫酸に溶けないが，酸化剤が共存するときは希硫酸に溶ける。

$H_2O_2 + 2\,H^+ + 2\,e^- \longrightarrow 2\,H_2O$ ……(ⅰ)

$Cu \longrightarrow Cu^{2+} + 2\,e^-$ ……(ⅱ)

(ⅰ)+(ⅱ) より e^-を消去し，反応しなかった $SO_4{}^{2-}$を両辺に加えて整理すると化学反応式が得られる。

② イオン反応式では　$Cu^{2+} + 2\,OH^- \longrightarrow Cu(OH)_2$

③ イオン化傾向の特に大きい金属以外の金属水酸化物は熱すると分解して酸化物と水になる。

④ CuOは塩基性酸化物で，酸と反応して塩と水になる。

問3～5. (a) イオン化傾向の大きいZnがイオン化傾向の小さいCuのイオンと反応してCuが析出する。このCuは微粒子なので黒味がかっている。

$Zn + Cu^{2+} \longrightarrow Zn^{2+} + Cu$

(b) イオン化傾向の大きいZnとH^+の反応でH_2が発生する。

$Zn \longrightarrow Zn^{2+} + 2^{e-}$

$2\,H^+ + 2^{e-} \longrightarrow H_2$

2

〔解答〕

問1. 陽極：$4\,OH^- \longrightarrow 2\,H_2O + O_2 + 4\,e^-$

陰極：$2\,H_2O + 2\,e^- \longrightarrow H_2 + 2\,OH^-$

問2. 面心立方格子

問3. 左右対称の直線形分子であるため，2つのC−O結合の極性が打消されるため。

問4. $SiO_2 + Na_2CO_3 \longrightarrow Na_2SiO_3 + CO_2$

問5. $\dfrac{x\,〔g〕}{106.0\ g/mol} = \dfrac{100\ g}{122.0\ g/mol}$

$x = 86.88 \fallingdotseq 86.9〔g〕$　　答　86.9 g

問6. 酸化物12 g中の酸素は　$12\ g - 7.2\ g = 4.8\ g$

$\dfrac{7.2\ g}{A\,〔g/mol〕} = \dfrac{4.8\ g}{16.0\ g/mol}$　　$A \fallingdotseq 24\,〔g/mol〕$

原子量は24　　答　24

問7. 80℃の飽和水溶液100 g中の$CuSO_4$は

$100\ g \times \dfrac{56.0\ g}{100\ g + 56.0\ g} = 35.90\ g$

$CuSO_4 \cdot 5H_2O$ x〔g〕中の$CuSO_4$は

$\dfrac{159.5}{249.5}x\,〔g〕 = 0.6393x\,〔g〕$

結晶析出後の溶液について

$\dfrac{35.90\ g - 0.6393x\,〔g〕}{100\ g - x\,〔g〕} = \dfrac{17.0\ g}{117.0\ g} = 0.1453$

$x \fallingdotseq 43.3\,〔g〕$　　答　43.3 g

〔出題者が求めたポイント〕

理論一般小問題集

〔解答のプロセス〕

問1. 陽極ではOH^-，陰極ではNa^+ではなくH_2Oが反応する。陽極の式＋陰極の式×2　でe^-を消去すると　$2\,H_2O \longrightarrow 2\,H_2 + O_2$ となり，水の電気分解となる。

問2. 最密充塡構造の1つで，Ag，Cu，Alなどが該当する。

問3. O=C=Oは直線形で無極性分子，H−O−Hは折れ線形で極性分子である。

問4. SiO_2は化学的に安定であるが，HF水溶液を加えたり，NaOHやNa_2CO_3と熱するときは反応する。

問5. Na_2CO_3 1 molからNa_2SiO_3 1 molが生じる。

問6. 金属原子と酸素原子は同数である。

問7. 結晶析出後の10℃の飽和水溶液について

$\dfrac{溶質の質量}{溶液の質量} = \dfrac{17.0\ g}{100\ g + 17.0\ g}$　が成り立つ。答は計算の手順によっては43.2 gともなる。

3

〔解答〕

問1. 炭素：$13.93\ mg \times \dfrac{12.0}{44.0} = 3.80\ mg$

水素：$2.87\ mg \times \dfrac{2.00}{18.0} = 0.319\ mg$

酸素：$4.76\ mg - (3.80\ mg + 0.319\ mg) = 0.641\ mg$

$\dfrac{3.80}{12.0} : \dfrac{0.319}{1.00} : \dfrac{0.641}{16.0} \fallingdotseq 8 : 8 : 1$

組成式C_8H_8O（式量120.0）　分子量約120より分子式は組成式と同じである。

答　C_8H_8O

問2. 深青色　　問3. ヨードホルム

問4. (A) $C_6H_5{-}C({=}O){-}CH_3$（C₆H₅−CO−CH₃：ベンゼン環−C(=O)−C(H)(H)−H）

(C) $C_6H_5{-}C({=}O){-}O{-}H$

(D) $C_6H_5{-}CH(OH){-}CH_3$（ベンゼン環−C(H)(O−H)−C(H)(H)−H）

(E) $C_6H_5{-}C(H){=}CH_2$

問 5.

$$2\,C_6H_5\text{-}COONa + H_2SO_4 \longrightarrow 2\,C_6H_5\text{-}COOH + Na_2SO_4$$

〔出題者が求めたポイント〕

有機物の分子式の算出と構造の推定

〔解答のプロセス〕

問 1. 分子式算出の定法に従えばよい。

問 2. フェーリング液は，硫酸銅(Ⅱ)水溶液であるA液と，水酸化ナトリウムと酒石酸ナトリウムカリウムの混合液であるB液を同量使用直前に混合して使用する。A液は青色，B液は無色，A液とB液の混合液は銅(Ⅱ)の錯イオンのための深青色である。

問 3. 実験3の水酸化ナトリウムとヨウ素を作用させる反応はヨードホルム反応で，生じた黄色沈殿Bはヨードホルム CHI_3 である。

問 4. ヨードホルム反応陽性のAは

(ⅰ) $CH_3\text{-}CH(OH)\text{-}$構造または(ⅱ) $CH_3\text{-}CO\text{-}$構造をもつので，分子式より (ⅰ)ならば $CH_3\text{-}CH(OH)\text{-}C_6H_3$ (ⅱ)ならば $CH_3\text{-}CO\text{-}C_6H_5$ となる。(ⅰ)の $C_6H_3\text{-}$はH原子が少なく不適，(ⅱ)ならば $C_6H_5\text{-}$はフェニル基 $C_6H_5\text{-}$ と考えられ妥当である。よってAは $C_6H_5\text{-}CO\text{-}CH_3$ アセトフェノンである。

ヨードホルム反応では $CH_3\text{-}$部分が CHI_3 になり残りの部分がカルボン酸のナトリウム塩になる。

$$C_6H_5\text{-}CO\text{-}CH_3 + 3I_2 + 4NaOH \longrightarrow CHI_3 + C_6H_5\text{-}COONa + 3NaI + 3H_2O$$

この溶液を酸性にすると，弱酸の $C_6H_5\text{-}COOH$ 安息香酸(C)が遊離する。

ケトン(A)を還元すると第二級アルコール(D)が生じる。

$$C_6H_5\text{-}CO\text{-}CH_3\ (A) + 2H \longrightarrow C_6H_5\text{-}CH(OH)\text{-}CH_3\ (D)$$

1-フェニルエタノール

アルコールを脱水すると C=C が生じる。

$$C_6H_5\text{-}CH(OH)\text{-}CH_3 \longrightarrow C_6H_5\text{-}CH{=}CH_2\ (E)$$

スチレン

スチレンの付加重合により合成樹脂のポリスチレンが生じる。

$$n\,C_6H_5\text{-}CH{=}CH_2 \longrightarrow \left[\text{-}CH(C_6H_5)\text{-}CH_2\text{-}\right]_n$$

4 (選択問題)

〔解答〕

問 1. (ア)スクロース (イ) マルトース
(ウ) ラクトース (エ) グルコース
(オ) フルクトース (カ) 転化糖
(キ) ガラクトース

問 2. マルターゼ 問 3. インベルターゼ

問 4. スクロース

問 5. グルコースが開環したとき-CHOになる部分と，フルクトースが開環したとき $\text{-}CO\text{-}CH_2OH$ になる部分がグリコシド結合生成のため失われているため。

問 6. $\dfrac{x\text{〔g〕}}{342\ \text{g/mol}} \times 2 \times 2 = \dfrac{33.6\text{L}}{22.4\text{L/mol}}$

$x \fallingdotseq 128$〔g〕 答 128 g

〔出題者が求めたポイント〕

糖の所在，アルコール発酵

〔解答のプロセス〕

問 1～3. 主な二糖類であるスクロースはサトウキビに，マルトースは水飴に，ラクトースは乳汁に含まれていて，それぞれインベルターゼ，マルターゼ，ラクターゼにより加水分解されてグルコースとフルクトース，グルコース2分子，グルコースとガラクトースになる。

問 4, 5. マルトース，ラクトース，セロビオースでは開環すると還元性を示す基になる構造が残っているが，スクロースでは開環すると還元性を示す基になる構造部がグリコシド結合のため失われているので還元性を示さない。

グルコース

(点線)の部分が -CHO になり 還元性を示す。

フルクトース

(点線)の部分が $\text{-}CO\text{-}CH_2OH$ になり 還元を示す。

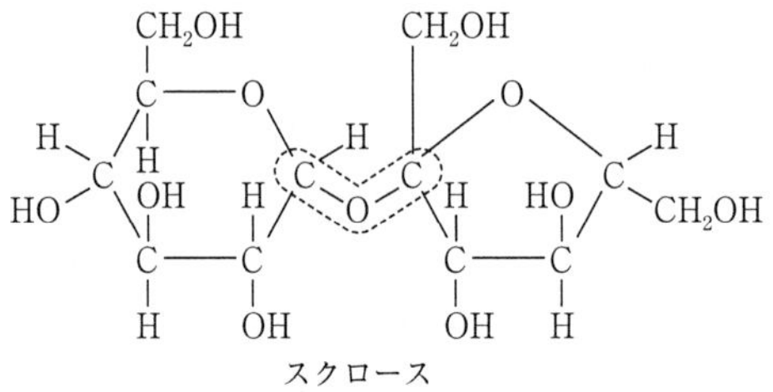

スクロース

(点線)部がグリコシド結合

問 6. 反応は $\underset{\text{マルトース}}{C_{12}H_{22}O_{11}} + H_2O \longrightarrow 2\,\underset{\text{グルコース}}{C_6H_{12}O_6}$

$$C_6H_{12}O_6 \longrightarrow 2\,C_2H_5\text{-}OH + 2\,CO_2$$

マルトース 1 mol から CO_2 4 mol が生じる。

5 選択問題

〔解答〕

問 1. (1) 油と水酸化ナトリウム水溶液を混ざり易くするため。

(2) 親水コロイドであるセッケンを塩析するため。

問 2. (ア) 高級脂肪酸 (イ) ナトリウム

問 3. $(R\text{-}COO)_3C_3H_5 + 3\,NaOH$

$\longrightarrow 3\,R\text{-}COONa + C_3H_5(OH)_3$

問 4. 海水や硬水には Ca^{2+} や Mg^{2+} が多く含まれ，セッケンと反応して水に不溶の $(R\text{-}COO)_2Ca$ や $(R\text{-}COO)_2Mg$ をつくるため。

問 5. 疎水性の炭化水素基が油滴を取り囲み，微粒子にして水中に分散させるため。

問 6. $22.4\ \text{L/mol} \times \left(\dfrac{75\ \text{g}}{282\ \text{g/mol}} + \dfrac{10\ \text{g}}{280\ \text{g/mol}} \times 2 \right)$

$= 22.4\ \text{L/mol} \times 0.337\ \text{mol} = 7.54 \fallingdotseq 7.5\ \text{g}$

答　7.5 g

〔出題者が求めたポイント〕

セッケンの製法，性質，水素付加量

〔解答のプロセス〕

問 1. (1)油脂は水酸化ナトリウム水溶液と混ざり難いのでアルコールを加える。反応が進みセッケンが生じると混ざるので，アルコールが揮発しても構わない。

(2)セッケンは会合コロイドで親水コロイドであるから，多量の電解質を加えて沈殿(塩析)させ，溶液から分離する。

問 2, 3.　高級脂肪酸のグリセリンエステルを水酸化ナトリウムでけん化し，高級脂肪酸のナトリウム塩(セッケン)とグリセリンをつくる。

問 4.　高級脂肪酸の Na 塩や K 塩は水に溶けるが，Ca 塩や Mg 塩は水に溶けないので，海水や硬水(Ca^{2+} や Mg^{2+} を多く含む)ではセッケンが沈殿してしまう。

$Ca^{2+} + 2\,R\text{-}COO^- \longrightarrow (R\text{-}COO)_2Ca$

$Mg^{2+} + 2\,R\text{-}COO^- \longrightarrow (R\text{-}COO)_2Mg$

問 5.　セッケン水の表面張力は水より小さいので，容易に繊維の隙間に入り汚れをはがす。また長い炭化水素基で油を取り囲み，$-COO^-$ の部分で水に混ざり，油を水中に分散する。

問 6.　パルミチン酸とステアリン酸は飽和脂肪酸なので水素を付加しない。オレイン酸 1 分子は C=C を 1 個もつので，1 mol のオレイン酸は H_2 1 mol を付加する。またリノール酸 1 分子は C=C を 2 個もつので，1 mol のリノール酸は H_2 2 mol を付加する。

計算の手順によっては答は 7.6 L となる。

なお問題文中植物油 100 g から次のカルボン酸が得られたとあり，示されたカルボン酸は合計 100 g となっているが，油とカルボン酸が同質量ということはない。解答は，カルボン酸の質量をもとに計算してある。

生 物

解答

27年度

1

〔解答〕

【A】

問 1. ① 介在ニューロン ② 樹状突起
③ シナプス

問 2. ア

問 3. アセチルコリン

【B】

問 4. 2.5cm/ms

問 5. 2ms

問 6. 6.6ms

〔出題者が求めたポイント〕・・・ニューロンの構造と働きに関する基本的な知識の確認、および伝導速度と伝達速度に関する計算力を要求している。

【A】刺激に反応して体が動く場合は、基本的に下記の順で興奮が伝わる。

受容器 → 感覚ニューロン → 介在ニューロン → 運動ニューロン → 筋肉

興奮が 1 本の神経を移動する場合を興奮の伝導といい、興奮が他の細胞へ伝えられる場合を興奮の伝達という。興奮の伝達にはシナプスと呼ばれる構造が必要である。細胞はナトリウムポンプにより、ナトリウムイオンを細胞外に排出しているために、細胞内が細胞外に対して − 60 〜 − 70mV 程度でありこれを静止電位という。神経細胞の興奮部位ではナトリウムイオンが流入して、一気に 100mV 程上昇して、瞬間的に細胞外に対して細胞内が + 40mV に達するが、すみやかに静止電位が回復する。この興奮部位が移動することを興奮の伝導という。興奮が神経末端に達すると、シナプスから神経伝達物質を分泌し、シナプスで隣接する細胞の受容体が神経伝達物質を受容することで伝達を受けた細胞の興奮が始まり、この興奮が先程の方法で細胞内を伝導する。神経伝達物質にはアセチルコリンがよく知られる。アセチルコリンは副交感神経や運動神経から分泌される神経伝達物質である。

【B】文中に神経に刺激を与えてから興奮を生じるまでの時間は 0ms とあるので、運動神経を刺激してから筋肉が収縮するまでに要する時間は、運動神経の刺激部位で発生した興奮が運動神経を「①伝導するのに要する時間」と運動神経と筋肉の接合部であるシナプスにおいて興奮が「②伝達するのに要する時間」、興奮を受容した筋肉の細胞が「③収縮を開始するまでの時間」からなる。設問より③は 3.0ms である。

問 4. 刺激部位が 5.0cm と 3.0cm のときの筋肉が収縮を開始するまでの時間差は、伝導距離の差である。この 2 点間の距離と伝導に要する時間を求めれば伝導速度が得られる。
(5.0 − 3.0)cm/(7.0 − 6.2)ms = 2.5ms

問 5.
②= 刺激を与えてから筋肉が収縮するまでの時間 −(① + ③)
すなわち、5cm の位置を刺激した場合は、
②= 7.0ms −(5.0cm/2.5cm/ms + 3.0ms)= 2.0ms

問 6. 4cm 間を伝導するのに要する時間は、
4cm/2.5cm/ms = 1.6ms である。
これに、シナプスでの伝達時間(② = 2.0ms)、刺激を与えてから筋肉が収縮するまでの時間(③ = 3.0ms)を加えると、
1.6 + 2.0 + 3.0 = 6.6ms となる。

2

〔解答〕

問 1. 活性化

問 2. 活性部位

問 3. 競争阻害(競合阻害・拮抗阻害)

問 4. 右図

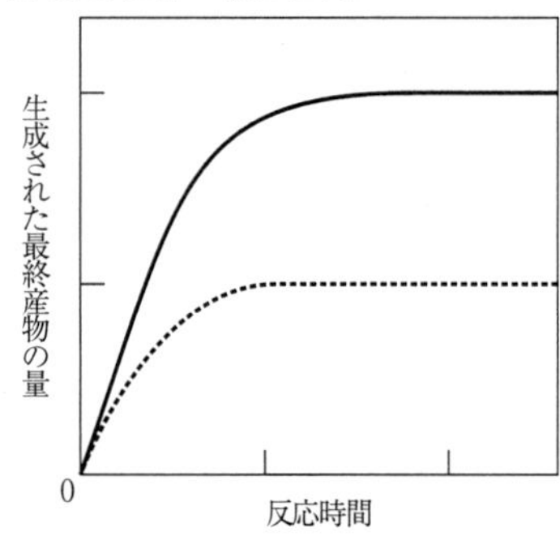

問 5. c

問 6. フィードバック調節(フィードバック阻害)

問 7. トレオニンデアミナーゼのアロステリック部位にイソロイシンが結合すると、活性中心が変形して基質のトレオニンと結合できなくなり、反応速度が低下する。(72 字)

〔出題者が求めたポイント〕・・・酵素反応の性質に関する設問である。

問 3. 酵素の活性部位への阻害剤の結合が、活性部位への基質の結合を妨げる場合を競争阻害(競合阻害、拮抗阻害)という。阻害剤が酵素の活性部位以外の部位に結合し、酵素に基質が結合しているかいないかにかかわらず酵素活性を低下させる場合を、非競争阻害(非競合阻害、非拮抗阻害)という。

問 4. 基質濃度が高くなった場合、反応速度はある程度高まる。どの程度高まるかはミカエリス・メンテンの式とミカエリス定数で決められるが、高校では学習しない。簡単に言えば基質濃度が低い場合は基質濃度の増加は反応速度に大きく反映するが、基質濃度が高まるにつれて、反応速度増加量は小さくなる。基質濃度を 2 倍にした場合、最終産物は 2 倍になる。

グラフを描く際は、反応初期の反応生成物の量の増加は破線のグラフより傾きが大きくなるように。生成された最終産物の量が破線のグラフの最大値に達した位置からは最終産物の量が2倍になる位置を目指しつつ、破線のグラフと同じ曲線を描く。当然グラフが水平になるまでの反応時間は、破線より遅れるが、2倍を超えてはいけない。

問5. 阻害剤が混入すると反応速度が低下する。競争阻害剤の場合は基質濃度を高めたときの最大反応速度は、最終的に阻害剤のない場合と同じ値になるので、グラフの c を選ぶ。非競争阻害の場合は、阻害剤と結合した酵素は失活した状態にあるので、酵素が減少したのと同様の結果になるので d のグラフになる。

3

〔解答〕

① イ　② エ　③ ア　④ ウ
⑤ ウ　⑥ イ　⑦ エ　⑧ ウ
⑨ イ　⑩ ウ　⑪ イ　⑫ ウ
⑬ オ　⑭ ウ　⑮ イ

〔出題者が求めたポイント〕

⑤多くの動物では出生時に卵巣内の雌性配偶子は減数分裂第一分裂まで進行し、一次卵母細胞として卵子が必要とされる時期(ヒトでは思春期)まで保存される。両生類、硬骨魚類、多くの哺乳類では第二減数分裂中期で再び停止し、受精によって初めて第二極体が放出される。

⑥減数分裂第一分裂で染色体数が半減するので、二次精母細胞や二次卵母細胞の染色体数は、体細胞や一次卵母細胞(46本)の半数(23本)になる。

⑦だ腺染色体には次のような特徴多ある「(1)分裂しない核にも常に染色体が現れている。」「(2)非常に大きく、普通の染色体の100～150倍ある。」「(3)相同染色体が対合しており、体細胞で見られる染色体の半数である。」「(4)染色すると多数の横しまがみられるが、この横しまの位置が遺伝子の位置と一致していると考えられる。」「(5)しま模様の分かりにくくなっている部分はパフと呼ばれ、転写がさかんに行われている。」

⑧ x を組み換えを起こさなかった配偶子の割合、y を組み換えを起こした配偶子の割合とする。連鎖している配偶子の分離比が、$(AB):(Ab):(aB):(ab)=x:y:y:x$　次世代の表現型の分離比は、$[AB]:[Ab]:[aB]:[ab]=281:19:19:81$　である。

	xAB	yAb	yaB	xab
xAB	$x^2[AB]$	$xy[AB]$	$xy[AB]$	$x^2\,[AB]$
yAb	$xy[AB]$	$y^2[Ab]$	$y^2\,[AB]$	$xy\,[Ab]$
yaB	$xy[AB]$	$y^2[AB]$	$y^2\,[aB]$	$xy[aB]$
xab	$x^2\,[AB]$	$xy\,[Ab]$	$xy[aB]$	$x^2\,[ab]$

これを碁盤法で表すと右表のようになる。

$x^2\,[ab]$ が81であることから、$x=9$

総数が　$281+19+19+81=400$　なので、次式が成り立つ。

$\{2(x+y)\}^2=400$

上式に　$x=9$　を代入すると、

$\{2(9+y)\}^2=400$　すなわち　$y=1$

組み換え価＝組み換えを起こした配偶子の割合／全配偶子の割合×100%　に入れると、

$(1+1)/(9+1+1+9)\times 100\%=10\%$

⑨硫黄(S)を含むアミノ酸はシステインであり、S-S結合にはシステインが必要である。

⑪ヒトの胚が子宮内膜に着床するのは7～8日である。

⑫プリズム幼生期で原腸が外胚葉に達し、プルテウス幼生期で食道、胃、腸、肛門などと共に口が分化する。

4

〔解答〕

問1. 1
問2. 2･4
問3. 3･4
問4. 2A＋XXY
問5. 伴性遺伝

〔出題者が求めたポイント〕

問2. クロマチンは染色体の本体である。染色体はDNAとヒストンというタンパク質からなる。

問3. X染色体上の遺伝子が(Oo)であるときに、どちらか一方が不活化された皮膚の部位がモザイク状に生じる。遺伝子oを持つX染色体が不活化された部位は遺伝子Oによってオレンジに、遺伝子Oを持つX染色体が不活化された部位は、遺伝子aを抑制しないので遺伝子aaが発現して黒を発現する。さらに遺伝子Sがあると白斑模様が入り三毛となる。そこで、遺伝子Sがあり、遺伝子Oとoのヘテロのものを。

問4. 遺伝子Oをヘテロに持つ雄を考える。遺伝子OはX染色体上にあるのだから、X染色体を2本持つ雄である。すなわち、性染色体はXXYとなる。

問5. 伴性遺伝は、X染色体・Y染色体・Z染色体・W染色体に遺伝子座をもつ遺伝子に支配される。基本的には雌雄で性染色体の数が異なるために生じる現象である。伴性遺伝の中で、特に片側の性のみに遺伝する場合、例えばY染色体・W染色体特有の遺伝子による遺伝などを、特に限性遺伝と呼ぶ。

5

〔解答〕

問1. 2･4･5
問2. ア 5'　イ 1'　ウ 3'
問3. 36%
問4. 半保存的複製
問5. 30万個

〔出題者が求めたポイント〕

問2. DNAのヌクレオチド(右図)参照

Ⓟ-O-H_2C5′ … (構造式: O, 塩基, C1′, H, C 4′, H, 3′C—C2′, OH, H)

問 3. A = T、G = C、A + T + G + C = 100 より
A + C = 50%
A=14% を代入すると 14 + C = 50%
C = 36%

問 5. 102 μ m = 102000nm である。
10 塩基の長さが 3.4nm なので、102μm(102000nm)の中にある塩基対の数は、次式で求められる。
102000nm ／ 3.4nm × 10 個 = 300,000

2 期

1

〔解答〕

【A】

問1. 有角：無角＝1：1

問2. (雄) 有角：無角＝3：1
　　 (雌) 有角：無角＝1：3

問3. (雄) 49% 　(雌) 91%

問4. ①⑤

【B】

問5. 1／9

問6. 1／3

問7. 160,000人に1人

〔出題者が求めたポイント〕

おもに遺伝に関する計算力を要求し，ホルモンと遺伝子発現にも触れている。

【A】問題文より遺伝子型と表現型の関係をまとめると次のようになる。

♂ HH(有角) Hh(有角) hh(無角)
♀ HH(有角) Hh(無角) hh(無角)

問1. F_1の遺伝子型はHhとなるから，♂(有角)，♀(無角)である。雌雄は同数生まれるとあるので，有角：無角＝1：1

問2. F_2の遺伝子型の分離比は雌雄ともに，HH：Hh：hh＝1：2：1である。
したがって，雌雄別の分離比は次のようになる。
♂ HH(有角)：Hh(有角)：hh(無角)＝1：2：1
→ 有角：無角＝3：1
♀ HH(有角)：Hh(無角)：hh(無角)＝1：2：1
→ 有角：無角＝1：3

問3. 遺伝子Hの頻度が30%なので，遺伝子hの頻度は70%である。したがって，各遺伝子型の頻度は次のようになる。HH(9%) Hh(42%) hh(49%)
雌雄別に表現型の分離比にすると次のようになる。
♂ 有角(51%) 無角(49%)
♀ 有角(9%) 無角(91%)

問4. 文中の「生殖腺ホルモンと同じようなしくみで遺伝子発現の調節」の解釈が重要である。生殖腺ホルモンはその成分からステロイド系ホルモン呼ばれ，脂溶性である。脂溶性ホルモンは細胞膜を通り抜けて，標的遺伝子の転写を制御する核の受容体(糖質コルチコイドに限っては細胞質受容体)に結合することで，特定の遺伝子の転写を促進する。そこで，「生殖腺ホルモンと同じようなしくみで遺伝子発現の調節」を次の①～③のように解釈する。①ホルモンが細胞膜を通り抜ける。②核の受容体に結合する。③特定の遺伝子の転写を調節する。

脂溶性ホルモンには，各種ステロイド系ホルモン，甲状腺ホルモン，プロラクチンがあり，いずれも細胞膜を通り抜ける。このうち受容体が核外にあるものは，糖質コルチコイドとプロラクチンである。選択肢で該当するのは，ステロイド系ホルモンの①鉱質コルチコイド，⑤エクジソンである。なお，②③④⑥のホルモンは水溶性で，受容体は細胞膜表面にある。⑤のエクジソンはエクジステロイドとも呼ばれ昆虫のホルモンとして知られる。ショウジョウバエではエクジソンによってだ腺染色体のパフの位置(転写の位置)が変化することが知られている。

【B】

問5. T雄とD子に「常染色体劣性遺伝病の兄弟がいる」こと，「両親は発症していない」ことから，優性遺伝子をA，劣性遺伝病の遺伝子をaとしたとき，それぞれの両親の遺伝子型は(Aa)であることがわかる。「T雄もD子も遺伝病aを発症していない」とあるので，T雄とD子の遺伝子型は(AA)または(Aa)である。T雄やD子が(Aa)である確率は，2／3になるから，T雄とD子が共に(Aa)である確率は，$(2／3)^2$ ＝ 4／9となる。一方この両親から生まれた子が(aa)である確率は，1／4である。したがって，T雄とD子が結婚して子供ができたとき，その子供が遺伝病aを発症する確率は，4／9 × 1／4 ＝ 1／9となる。

問6. 子供を3人もうけると，遺伝病aを発症する確率は3倍に増加するので，次式のように求められる。
1／9 × 3 ＝ 1／3

問7. 遺伝病aの発症者{遺伝子型(aa)}には子ができないとあるので，単純である。200人に1人いる保因者(Aa)が夫婦になる確率に，(Aa)の夫婦から遺伝病aを発症する確率(1／4)をかければ良い。
$(1／200)^2$ × 1／4 ＝ 1／160,000

2

〔解答〕

問1. イ

問2. A・C

問3. 原形質復帰

問4. アクアポリン(水チャネル)

問5. 7.0(気圧)

〔出題者が求めたポイント〕

問1. 日陰で水はけの良い石垣などに生育するユキノシタでは，葉の裏側が赤いことが多い。葉の裏の表皮を観察すると，赤い細胞とあまり色のない細胞が混在している。原形質分離は赤い細胞でわかりやすい。なお，細胞のほとんどが液胞である。

問2. 水は浸透圧の高い方へ移動する。溶質が同じスクロースならば，水は濃い方へ移動する。標準液のS液は等張とあるので，限界原形質分離を起こす濃度である。S液より浸透圧の高い液(濃度の高い液)では原形質分離を起こす。図でS液の水が他の液に移動するもの，すなわちS液より浸透圧の高い液は，A液とC液である。

問4. 水の多くは水チャネルとも呼ばれるアクアポリンを通って細胞膜を透過する。生体膜を構成する脂質二重層を単純拡散する水もあるが，水チャネルではその数十倍の水透過性がある。

問5. 溶質の出入りがない場合，浸透圧は体積に反比例する。限界原形質分離時の体積は1，浸透圧をχ(気圧)，体積が1.4のとき浸透圧は5.0(気圧)とすると，次式が成り立つ。

$1 \times \chi = 1.4 \times 5.0$

$\chi = 7.0$(気圧)

3

〔解答〕

問1.(ア) ①　(イ) ②　(ウ) ①　(エ) ①
(オ) ②　(カ) ②　(キ) ①　(ク) ⑤
(ケ) ⑤

問2. ②　日和見感染症

問3. アポトーシス

問4. 胸腺

問5.(あ) B型　(い) AB型　(う) O型
(え) A型

問6. アレルゲン

〔出題者が求めたポイント〕

問1～4. 免疫に関する基本的な知識を確認する設問。

問5. 血液型と各血液型に含まれる凝集原(抗原)・凝集素(抗体)を示す。

	凝集原	凝集素
A型	[A]	(B)
B型	[B]	(A)
AB型	[A][B]	なし
O型	なし	(A)(B)

凝集原[A]と凝集素(A)，凝集原[B]と凝集素(B)が出会うと抗原抗体反応により，血液の凝集が起こる。抗A血清(B型標準血清)には凝集素(A)が含まれる。凝集の起こらなかった(あ)と(う)には，凝集原[A]が含まれないことになる。つまり，B型かO型である。凝集した(い)と(え)には凝集原[A]が含まれており，A型かAB型である。問題にある表を見ると，(う)の血球と凝集反応を示す血清がないことから，(う)は凝集原を持たないO型である。また，(い)の血清と反応する血球がないことから，(い)は凝集素を持たないAB型である。残った(あ)をB型，(え)をA型として表に入れてみると，つじつまが合う。

4

〔解答〕

(1) c･e　(2) a･c　(3) b･c　(4) a･c
(5) a･e　(6) b･c　(7) a･d
(8) b･c　(9) a･b　(10) b･c

〔出題者が求めたポイント〕

広範囲内容に及ぶ基本的な知識を確認する設問。

(1) テロメアは真核生物の染色体末端にある構造。

(2) 酵母は真核生物なので，核膜やゴルジ体を持つ。

(3) 電子伝達系でATPが合成されるのは，ミトコンドリアと葉緑体で共通している。

(4) どちらも副腎から分泌されるホルモンで，糖質コルチコイドはステロイドホルモンであり脂溶性である。血糖量増加と寒冷時に分泌される点で共通。寒冷時にはアドレナリン，糖質コルチコイド，チロキシンが分泌される。

(6) ステロイドホルモンであり性ホルモンである。男性ホルモンと呼ばれるのはテストステロンである。ステロイドホルモンは脂溶性である。

(8) どちらも真体腔を持ち，トロコフォア幼生を生じる。環形動物や軟体動物の発生において，原腸胚期に続いてトロコフォア幼生になる。ベリジャー幼生は軟体動物に見られるが，トロコフォア幼生の次の段階にあるとされる。

(10) 眼窩上隆起は現生人類(ホモ・サピエンス)には無いことになっている。平爪と犬歯が共通。おとがいとS字に湾曲した脊柱はヒトの特徴。

5

〔解答〕

①	ウ	二価染色体	→	相同染色体
②	イ	4個	→	1個
③	ウ	植物極	→	灰色三日月
④	ウ	プリズム胚	→	尾芽胚
⑤	イ	卵黄栓	→	原口背唇部
⑥	イ	不完全連鎖	→	不完全優性
⑦	ウ	O型	→	A型
⑧	ウ	網膜	→	角膜
⑨	ア	毛様体	→	虹彩
⑩	ア	内耳	→	中耳

〔出題者が求めたポイント〕

広範囲の基本的な知識の確認。難しいものはない。

平成26年度

問　題　と　解　答

英 語

問題

26年度

第Ⅰ期

〔Ⅰ〕 次の(1)と(2)の語の中で、下線部の発音が他の語と異なるものを１つ選び、記号で答えなさい。

(1) ア head　イ real　ウ friend　エ penalty

(2) ア search　イ church　ウ children　エ architect

〔Ⅱ〕 次の(1)〜(3)の語で、第一アクセント（最も強く発音するところ）の部分を選び、記号で答えなさい。

(1) im-mi-grant (ア イ ウ)　(2) ac-quaint-ance (ア イ ウ)　(3) ex-po-sure (ア イ ウ)

〔Ⅲ〕 次の(1)〜(5)の各文の(　　　)内に入る最も適当な語句を、それぞれア〜エから選び、記号で答えなさい。

(1) He was taken to the hospital to (　　　) for cancer.

ア treat　イ be treated　ウ heal　エ be healed

(2) I am not sleepy (　　　) all.

ア at　イ quite　ウ in　エ but

(3) (　　　) a certain extent, I agree with him.

ア At　イ In　ウ Until　エ To

(4) He is not (　　　) of solving the present issue.

ア possible　イ able　ウ ready　エ capable

(5) It won't be (　　　) before we can start.

ア remote　イ distant　ウ long　エ short

〔IV〕 (　　) 内の単語を並べかえてそれぞれ意味の通る文を作りなさい。答えは、(　　)内の三番目と五番目にくる単語の記号を記入しなさい。

(1) Is it true that cats are (アdogs　イin　ウmany　エinferior　オto) respects?

(2) The survey's findings are (アconcern　イof　ウgreat　エa　オmatter).

(3) There are certain ethical (アprinciples　イto　ウthat　エbasic　オare) all the great religions.

(4) You should have (アreading　イlanguage　ウwith　エno　オthis　カproblem).

(5) Now, I hadn't told him these details, so he (アdone　イmust　ウresearch　エhave　オsome) on his own.

〔V〕 次の英文を読み、各問いに答えなさい。

On the simplest level, science is knowledge of the world of nature. There are many regularities in nature that mankind has had to recognize for survival since the emergence of *Homo sapiens* as a species. The Sun and the Moon periodically repeat their movements. Some motions, like the daily "motion" of the Sun, are simple to observe; others, like the annual "motion" of the Sun, are far more difficult. Both motions correlate with important terrestrial events. Day and night provide the basic rhythm of human existence; the seasons determine the migration of animals upon which humans depended for millennia for survival. <u>With the invention of agriculture, the seasons became even more crucial, for failure to recognize the proper time for planting could lead to starvation.</u> Science defined simply as knowledge of natural processes is universal among mankind, and it has existed since the dawn of human existence.

The mere recognition of regularities does not exhaust the full meaning of science, however. In the first place, regularities may be simply constructs of the human mind. Humans leap to conclusions; the mind cannot tolerate chaos, so it constructs regularities even when none objectively exists. Thus, for example, one of the astronomical "laws" of the Middle Ages was that the appearance of comets presaged a great upheaval, as the Norman Conquest of Britain followed the comet of 1066. True regularities must be established by detached examination of data. Science, therefore, must employ a certain degree of skepticism to prevent premature generalization.

(　　　), even when expressed mathematically as laws of nature, are not fully satisfactory to everyone. Some insist that genuine understanding demands explanations of the causes of the laws, but it is in the realm of causation that there is the greatest disagreement. Modern quantum mechanics, for example, has given up the quest for causation and today rests only on mathematical description. Modern biology, on the other hand, thrives on causal chains that permit the understanding of physiological and evolutionary processes in terms of the physical activities of entities such as molecules, cells, and organisms. But even if causation and explanation are admitted as necessary, there is little agreement on the kinds of causes that are permissible, or possible, in science.

（注） correlate: to have a mutual relationship or connection
terrestrial: of the planet Earth
starvation: suffering or death caused by lack of food
presage: to be a sign that something will happen
skepticism: great doubt about whether something is true
causation: the causing or producing of an effect

問１　下線部を和訳しなさい。

問２　文中の（　　）内に入る最も適切な英語一語を書きなさい。ただし、この一語は本文中に存在する。（この一語は、本文中では小文字で始まっている）

〔VI〕 次の英文を読み、各問いに答えなさい。

People often ask which is the most difficult language to learn, and it is not easy to answer because there are many factors to take into consideration. Firstly, in a first language the differences are unimportant as people learn their mother tongue naturally, (1) the question of how hard a language is to learn is only relevant when learning a second language.

A native speaker of Spanish, for example, will find Portuguese much easier to learn than a native speaker of Chinese, for example, because Portuguese is very similar to Spanish, while Chinese is very different, so ①first language can affect learning a second language. The greater the differences between the second language and our first, ②the harder (ア most イ be ウ people エ to オ will カ learn キ it ク for). Many people answer that Chinese is the hardest language to learn, (2) influenced by the thought of learning the Chinese writing system, and the pronunciation of Chinese does appear to be very difficult for many foreign learners. However, for Japanese speakers, who already use Chinese characters in their own language, learning writing will be less difficult than for speakers of languages [A] use the Roman alphabet.

Some people seem to learn languages readily, while others find it very difficult. Teachers and the circumstances in which the language is learned also play an important role, as well as each learner's motivation for learning. If people learn a language because they need to use it professionally, they often learn it faster than people studying a language that has no direct use in their day to day life.

Apparently, British diplomats and other embassy staff have found that the second hardest language is Japanese, which will probably come as no surprise to many, but the language that they have found to be the most problematic is Hungarian, which has 35 cases (forms of a nouns according to whether it is subject, object, genitive, etc). This does not mean that Hungarian is the hardest language to learn for everyone, but it causes British diplomatic personnel, who are generally used to [B] learn languages, the most difficulty. (3), Tabassaran, a Caucasian language has 48 cases, so it might cause more difficulty if British diplomats had to learn it.

Different cultures and individuals from those cultures will find different languages more difficult. In the case of Hungarian for British learners, it is not a question of the writing system, which [C] use a similar alphabet, but the grammatical complexity, though native speakers of related languages may find it easier, while struggling with languages that the British find relatively easy.

No language is easy to learn well, though languages which are related to our first language are easier. Learning a completely different writing system is a huge challenge, but that does not necessarily make a language more difficult than another. In the end, it is impossible to say that there is one language that is the most difficult language in the world.

問1 (1) ～ (3) に入る適語を下の語群から選び、記号で答えなさい。ただし、文頭に来る語も小文字になっている。

ア possibly　イ however　ウ so　エ basically

問2 下線部［A］～［C］の動詞を適切な形にしなさい。ただし、変える必要がなければ×を書くこと。

問3 本文中の下線部①first language とほぼ同じ意味を表す**二語**を、本文中より探して書きなさい。

問4 本文中の下線部②の（　）内の語句を並べ替えて、意味の通る文を作りなさい。その際、**三番目**と**五番目**に来る語の記号を書くこと。

問5 本文の内容を踏まえて、次の質問に**日本語で**答えなさい。

You can't say there is one language that is the most difficult language in the world.　Why?

問6 次の質問に対するあなたの考えを、本文を参考にして理由も含めて**英語で**書きなさい。

「日本人にとって、中国語とハンガリー語のどちらが難しいですか。」

〔VII〕 次の日本文を英訳しなさい。

私の祖母は来月で 90 歳になります。祖母は毎朝 6 時に起きて、30 分くらい散歩をします。私はそれがいつも元気でいる秘訣だと思います。

数　学

問題

26年度

第 I 期

1 次の [　　] に適する数または式を求めよ.

(1) x の整式 $P(x)$, $Q(x)$ を x^2+x で割った余りはそれぞれ $x+2$, $3x-1$ である. このとき, $P(x)+2Q(x)$ を $x+1$ で割った余りは [(ア)] であり, $P(x)Q(x)$ を x^2+x で割った余りは [(イ)] である.

(2) $0° \leqq \theta < 90°$ とする. $\tan\theta = 3$ であるとき, $\cos 2\theta =$ [(ウ)] である. また, $\tan\dfrac{\theta}{2} =$ [(エ)] である.

(3) 18^{35} の最高位の数字は [(オ)] であり, 一の位の数字は [(カ)] である. ただし, $\log_{10} 2 = 0.3010$, $\log_{10} 3 = 0.4771$ とする.

(4) 数列 $\{a_n\}$ の初項から第 n 項までの和 S_n は $S_n = 3a_n - n$ である．このとき，a_n を a_{n-1} を用いて表すと $a_n =$ （キ） である．したがって，一般項 a_n は $a_n =$ （ク） である．

(5) 1 の数字が書かれたカードが 1 枚，2 の数字が書かれたカードが 2 枚，3 の数字が書かれたカードが 3 枚，4 の数字が書かれたカードが 4 枚，計 10 枚のカードが入った箱がある．この箱の中から，カードを 1 枚無作為に引き，カードに書かれた数を記録した後，カードを箱の中に戻すという操作を 3 回行う．このとき，記録された 3 つの数がすべて異なる確率は （ケ） である．また，記録された 3 つの数の和が 3 の倍数になる確率は （コ） である．

2 1 辺の長さが 2 の正四面体 ABCD において，辺 AC の中点を M，辺 BD を $t:1-t$ に内分する点を N とする．ただし，$0<t<1$ とする．

(1) 内積 $\overrightarrow{AB}\cdot\overrightarrow{AC}$, $\overrightarrow{AC}\cdot\overrightarrow{BD}$ を求めよ．

(2) ベクトル $\overrightarrow{MN}$ をベクトル $\overrightarrow{AB}$, $\overrightarrow{AC}$, $\overrightarrow{AD}$ を用いて表せ．

(3) 線分 MN の長さを t を用いて表せ．また，線分 MN の長さを最小とする t の値 t_0 を求めよ．

(4) t は (3) で求めた値 t_0 とする．線分 MN の中点を E とするとき，$\cos\angle\mathrm{AEC}$ を求めよ．

3 $0 < a < 2$, $b > 0$ とする．直線 $\ell : y = ax$ は放物線 $C : y = x^2 - bx + 3$ 上の点 A で接する．

(1) b の値と点 A の座標を a を用いて表せ．

(2) 放物線 C と直線 ℓ および 直線 $x = -1$ で囲まれる図形の面積を求めよ．

(3) 点 O を原点とし，点 A における法線と y 軸の交点を B とする．このとき，三角形 OAB の面積 S を a を用いて表せ．また，面積 S の最小値を求めよ．ただし，点 A における法線とは，曲線 $y = f(x)$ 上の点 A における接線と点 A で垂直に交わる直線のことである．

物 理

問題

26年度

第Ⅰ期

(1) 以下の設問に答えよ。

問1 次の量のＳＩにおける単位をm (メートル), kg (キログラム), s (秒), A (アンペア) を用いて例のように表せ。単位がつかない場合は「なし」と書くこと。

例: 速さ 答 $m \cdot s^{-1}$

（i）重力

（ii）運動量

（iii）電力

問2 振動数fの音を出す音源をひもの先端につなぎ, 半径R, 周期Tの等速円運動をさせた。少し離れた場所で, 音源が回転する面と同じ平面内にマイクを設置し, 音を記録した。音の速さをVとし, 音源の大きさは無視できるものとする。

（i）音源の速さを求めよ。

（ii）音源の加速度の大きさを求めよ。

（iii）記録された音が最も低くなった時の, 音の波長を求めよ。

（iv）音が最も低くなってから時間Tの間に, 記録された音の振動数がfと同じになる瞬間の回数を求めよ。

問3　単原子分子理想気体 n [mol] を容積の変えられるシリンダー内に封入した。初め，気体の体積は V [m^3]，圧力は p [Pa]であった。次に，シリンダー内と外部との熱のやり取りがないようにして，この気体を圧縮した。アボガドロ数を N_A，気体定数を R [J/(mol・K)]とする。

(i) 分子数を求めよ。

(ii) 圧縮前の理想気体の絶対温度を求めよ。

(iii) 圧縮前の理想気体の内部エネルギーを求めよ。

(iv) 圧縮前の気体分子1個あたりの運動エネルギーの平均値を求めよ。

(v) この圧縮で，気体分子1個あたりの運動エネルギーの平均値はどう変化するか。(a. 大きくなる　b. 変わらない　c. 小さくなる) から選び，記号で答えよ。

(2) 図のように，水平な床の上に傾きの角 θ の斜面をもつ台（質量M）がある。斜面上に物体（質量m）を置き，水平方向に一定の大きさFの力で押したところ，物体は斜面に対して静止したまま，台は床に沿って動き出した。物体には斜面から，斜面に沿って下向きの摩擦力が働いたが，台と床の間の摩擦は無視できる。重力加速度の大きさを g として，以下の設問に答えよ。

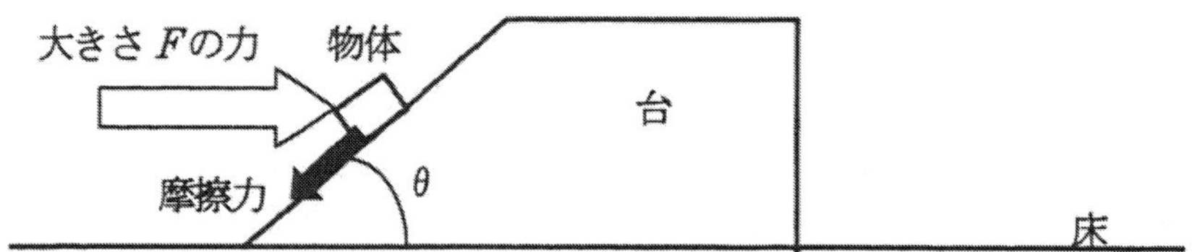

問1　床に対する台の加速度の大きさを求めよ。

問2　台と共に動く観測者から見るとき，物体に働く慣性力の大きさを求めよ。

問3　斜面から物体に働いている垂直抗力の大きさを求めよ。

問4　床から台に働いている垂直抗力の大きさを求めよ。

問5　物体と斜面の間の静止摩擦係数を μ として，μ の最小値を求めよ。

問6　台が動き始めてから，速さが V になるまでに，物体が台にした仕事を求めよ。

問7　台が動き始めてから，速さが V になるまでに，台が床に対して動く距離を求めよ。

問8　台が動き始めてから，速さが V になるまでの時間を求めよ。

(3) 断面積 $S[\mathrm{m^2}]$，長さ $L[\mathrm{m}]$ の銅線を直流電源に接続し，銅線内には強さ $E[\mathrm{N/C}]$ の電場がある。銅線内には電気量 $-e[\mathrm{C}]$ の自由電子が $1\,\mathrm{m^3}$ あたり n 個あり，どれも速さ $v[\mathrm{m/s}]$ で動いているものとする。電源の内部抵抗は無視して，以下の設問に答えよ。

問１　電源の起電力を求めよ。

問２　自由電子１個が銅線内の電場から受ける力の大きさを求めよ。

問３　自由電子１個が電源の負極から正極に移動する間に，銅線中の電場がこの自由電子１個にする仕事を求めよ。

問４　t 秒間に，銅線の断面を通過する自由電子の数を求めよ。

問５　銅線を流れている電流の強さを求めよ。

問６　銅線の電気抵抗を求めよ。

問７　銅の抵抗率を求めよ。

問８　t 秒間に，銅線から発生するジュール熱を求めよ。

問９　自由電子は電場から静電気力を受けているにもかかわらず，この問題では自由電子の速さを一定として計算している。このように考えてもよい理由を，「ジュール熱」という言葉を使って説明せよ。

(4) x 軸の負の方向に無限遠まで続いている正弦波 S_1 が x 軸正の向きに進んでおり，x 軸の正の方向に無限遠まで続いている正弦波 S_2 が x 軸負の向きに進んでいる。媒質の変位の方向を y 軸とする。S_1，S_2 ともに速さは同じで一定であり，下図は時刻 0[s] での媒質の変位を表している。

下図の状態の後，S_1，S_2 の先端は時刻 2[s]に原点 O にて接触し，その後重なりあった。以下の設問に答えよ。

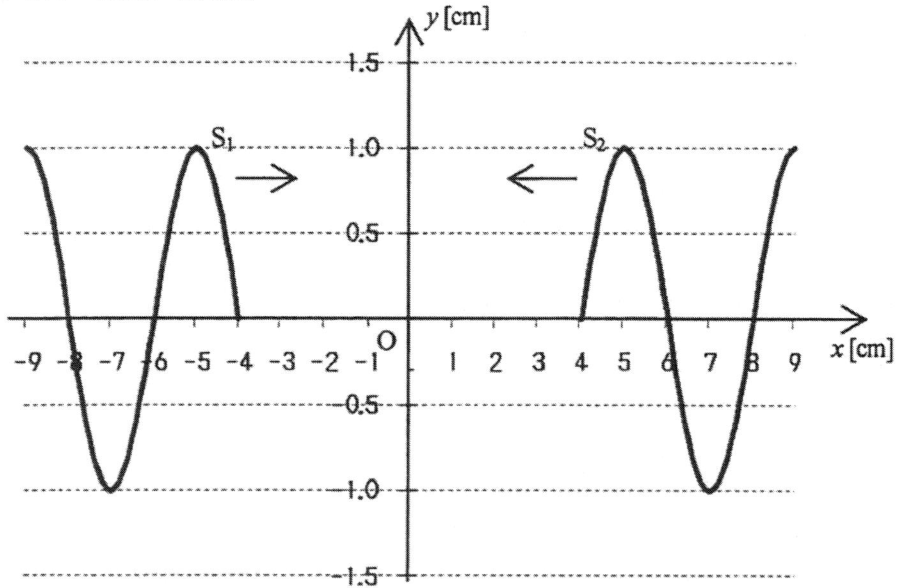

問１　S_1 の振幅を求めよ。

問２　S_1 の波長を求めよ。

問３　S_1 の速さを求めよ。

問４　S_1 の周期を求めよ。

問５　時刻 2.5[s]での媒質の変位を解答用紙に図示せよ。

問６　$x=2$ の点での媒質の変位 y [cm]を時刻 t [s]の関数として表したグラフを，解答用紙に図示せよ。

問７　充分時間がたつと，S_1 と S_2 の合成波は上図の範囲では定常波になる。この時の $x=3$ の点は節か腹かを答えよ。またどうしてそのように判断できるかの理由を書け。

化 学

問題

26年度

第Ⅰ期

必要があれば次の原子量を用いよ。			H = 1.00	C = 12.0	N = 14.0
O = 16.0	Al = 27.0	S = 32.0	Cl = 35.5	Co = 59.0	Ag = 108

＊(1)～(3)は全員が，(4)(5)はいずれかを選択し解答用紙に○印を付け，解答せよ。

(1) 次の<実験>について，問１～問６に答えよ。

<実験>①ビーカーに濃度が不明の過酸化水素水 10 mL を取り，そこに少量の希硫酸を加えた。

②その溶液に，0.20 mol/L ヨウ化カリウム水溶液 15 mL を加えると，溶液の色が褐色になった。

③褐色になった溶液に，指示薬としてデンプン水溶液を加えた。

④その溶液に 0.15 mol/L チオ硫酸ナトリウム水溶液を滴下していくと，合計 10 mL 滴下したところで溶液の色が変化した。なおチオ硫酸ナトリウムは還元剤としてはたらく（$2S_2O_3{}^{2-} \rightarrow S_4O_6{}^{2-} + 2e^-$）。

問１　②の反応で，酸化剤および還元剤としてはたらいているのは何か，それぞれ化学式で記せ。またそれぞれのイオン反応式を記せ。

問２　②の酸化還元反応を化学反応式で記せ。

問３　③で，褐色になった溶液中に存在する，デンプン水溶液と反応する物質は何か，化学式で記せ。

問４　④の下線部で，溶液の色は何色から何色に変化したのか記せ。

問５　②で生じて④でチオ硫酸ナトリウム水溶液と反応した「デンプンと反応する物質」の物質量を有効数字２桁で記せ。計算も残すこと。

問６　この実験で用いた過酸化水素水のモル濃度を有効数字２桁で記せ。計算も残すこと。

(2) 次の問1～問7に答えよ。

問1　次の①～③について（　　　）の中で正しい方を選び，記号を記せ。

① 気体は圧力が（a. 低く, b. 高く），温度が（a. 低く, b. 高く）なるほど理想気体に近づく。

② 気体の温度が上昇すると液体表面から飛び出す分子数が（a. 減少, b. 増加）し，蒸気圧が（a. 小さく, b. 大きく）なる。

③ 二酸化炭素の結晶は，（a. イオン, b. 分子）結晶であり，（a. 電気伝導性, b. 昇華性）がある。

問2　純水の凝固点は0℃であるが，海水の凝固点に近い温度はどれか。下の（ア）～（オ）から選び，記号で記せ。またこの現象を何というか記せ。

（ア）−20℃　　（イ）−2℃　　（ウ）0℃　　（エ）2℃　　（オ）20℃

問3　1013hPa 下での純水の沸点は100℃であるが，富士山の頂上では沸点はどうなるか，理由とともに記せ。

問4　ペットボトルに入っている炭酸飲料水は，栓をあける前は泡が出ていないが，栓をあけると，さかんに泡が発生するようになる。その理由を簡単に記せ。

問5　コバルト原子1個に対しアンモニア分子5個，塩化物イオン3個を含む錯塩がある。この錯塩の錯イオンの形を下の（ア）～（エ）から選び，記号で記せ。またこの錯イオンの価数を記せ。

（ア）直線形　　（イ）正方形　　（ウ）正四面体　　（エ）正八面体

問6　問5の錯塩を化学式で記せ。

問7　問5の錯塩 7.47 g を含む水溶液に十分な量の硝酸銀水溶液を加えると生じる沈殿について，その化合物名と質量を有効数字3桁で記せ。計算も残すこと。

〔3〕 次の（1），（2）の文章を読み，問1～問6に答えよ。

（1） 炭素，水素，酸素からなる有機化合物 0.0020 mol を完全燃焼させたところ，標準状態で 380.8 mL の酸素が消費され，二酸化炭素 616 mg と水 144 mg が得られた。

（2） この有機化合物には，同じ分子式をもつ芳香族化合物A，B，Cがある。それらを区別するために次の実験を行った。

① 金属ナトリウムとの反応で，Aは水素を発生したが，Bは変化しなかった。

② 水酸化ナトリウム水溶液にCはよく溶けたが，A，Bはほとんど溶けなかった。

③ Cは炭酸水素ナトリウム水溶液と反応しなかったが，塩化鉄(Ⅲ)水溶液で呈色した。

④ Aを(a)二クロム酸カリウムの硫酸酸性溶液と反応させると，化合物Dが生じたが，Bは変化しなかった。

⑤ Dは，トルエンを過マンガン酸カリウムの硫酸酸性溶液と反応させて生じるものと同じ化合物だった。

⑥ (b)Dにメタノールと濃硫酸を反応させると芳香をもつ化合物を生じた。

問1 下線部(a)の水溶液は何色か記せ。

問2 （1）の有機化合物 0.0020 mol 中に含まれる酸素は何 mg か記せ。

問3 （1）の有機化合物の分子式を記せ。計算も残すこと。

問4 化合物A，Bの構造式を記せ。

問5 化合物Cの構造式として考えられるものすべてを記せ。

問6 下線部(b)を化学反応式で記せ。

(4) 次の文章を読み，問１～問７に答えよ。

窒素は植物中ではおもに（ ア ）として存在し，その他に，遺伝に関わる（ イ ）や光合成に関わる（ ウ ）などにも含まれている。多くの植物は，(a)空気中に存在する N_2 の形では利用できない。動物や植物が死ぬと有機物は微生物によって分解され，(b)アミノ酸を経て（ エ ）イオンとなる。（ エ ）イオンは，亜硝酸菌により（ オ ）イオンになり，さらに硝酸菌によって（ カ ）イオンに酸化される。植物はこれらのイオンを根から吸収して，生育に必要な有機物を合成する。窒素が欠乏すると（ ウ ）が減少し，葉は黄色くなり小型化する。このようなときに窒素を補うのが窒素肥料である。窒素肥料は，(c)ハーバー・ボッシュ法によって合成された（ キ ）を原料にして製造される。（ キ ）を酸で中和して得られる(d)アンモニウム塩や，(e)（ キ ）を二酸化炭素と高温高圧下で反応させて得られる尿素などが窒素肥料として用いられる。

問１　（ ア ）～（ キ ）に適切な語を記せ。

問２　（ エ ）イオン，（ オ ）イオンおよび（ カ ）イオンを，それぞれイオン式で記せ。

問３　下線部(a)について，空気中の N_2 を還元して，有用な窒素化合物に変化させることを何というか記せ。

問４　下線部(b)について，アミノ酸３分子が縮合して生成したものを何というか記せ。

問５　下線部(c)について，この反応を化学反応式で記せ。また触媒として何が用いられるか記せ。

問６　下線部(d)のうち，現在最も多量に生産されているのは何か。その名称を記せ。

問７　下線部(e)について，この反応を化学反応式で記せ。

(5) 次の文章を読み，問１～問６に答えよ。

天然のケイ素化合物の１つである二酸化ケイ素は，石英や（ ア ），ケイ砂などの主成分であり，（ イ ）の原料などに使われる。（ ア ）は発振器にも使われる。純度の高い二酸化ケイ素を融解後，冷やしてできる（ ウ ）はプリズムや紫外線電球，耐熱ガラスなどに使われる。さらに不純物を減らして透明度を高めた（ ウ ）を２層構造の繊維状にしたものが（ エ ）である。

石英を構成するのは SiO_2 という分子ではなく，(a)Si が酸素に囲まれ立体的に結合した構造をもつ無機高分子化合物である。

ケイ砂を炭酸ナトリウムや水酸化ナトリウムなどの塩基と混合して高温で融解すると(b)メタケイ酸ナトリウムや(c)オルトケイ酸ナトリウムなどさまざまなケイ酸ナトリウムになる。これはガラス状固体で，水を加えて加熱すると，粘性の大きい液状の（ オ ）になる。これに塩酸を加えると，半透明コロイド状のケイ酸が生じる。ケイ酸を熱して脱水すると無定形固体になる。これは（ カ ）であり，
(d)乾燥剤や（ キ ）として使われる。

問１　（ ア ）～（ キ ）に適切な語を記せ。

問２　下線部(a)を簡単に説明せよ。

問３　下線部(b)の生成を化学反応式で記せ。

問４　下線部(c)の化学式を記せ。

問５　（ オ ）の水溶液の液性を記せ。

問６　下線部(d)ではある物質を混入し乾燥剤の状態を分かり易くしている。その物質名と水との関係を簡単に説明せよ。

生 物

問題

26年度

第Ⅰ期

(1) 次の文を読み，問い（問1～6）に答えよ。

ヒトの ABO 式血液型で血液型の違いを決めているのは赤血球表面の糖の違いである。ABO 式血液型の遺伝子は赤血球表面に糖分子を付加する糖転移酵素をコードし，三つの遺伝子（I^A, I^B, i）が存在する。これらの遺伝子の DNA 塩基配列は，1990 年に日本人研究者によって決定された。

I^A, I^B, i それぞれに由来する mRNA の塩基配列の特徴的な部分を以下に示す。塩基の上に示された数字は mRNA の開始コドンの第1番目の塩基から数えたもので，塩基の位置を示す。

```
       297     526     657     703     796         803     930
        ↓       ↓       ↓       ↓       ↓           ↓       ↓
I^A  …ACAUU…UGCGC…CACGU…CCGGC…ACCUGGGGGGGU…CUGCU…
I^B  …ACGUU…UGGGC…CAUGU…CCAGC…ACAUGGGGGCGU…CUACU…

          261
           ↓
I^A  …UGGUGACCCCUU…
i    …UGGU_ACCCCUU…
```

I^A と I^B は 354 個のアミノ酸からなる酵素の遺伝子であり，A 型では I^A のコードする酵素が N-アセチルガラクトサミンを赤血球の基本的な糖の上に付加し，B 型では I^B のコードする酵素がガラクトースを付加し，AB 型では I^A と I^B のコードする 2 つの酵素がそれぞれ N-アセチルガラクトサミンとガラクトースを付加する。一方，i は I^A の 261 番目の G に対応する塩基（上図の下線で示した位置）が存在しないために，O 型（遺伝子型は ii）では不完全で活性のない酵素がつくられ，基本的な糖の上にどちらの糖も付加されない。

問1　遺伝子 I^A, I^B, i は第9染色体の同じ位置に存在している。このようにある形質が染色体の同じ位置に存在する3つ以上の遺伝子によって決定されているとき，この遺伝子を何と呼ぶか。

問2　遺伝子 i は遺伝子 I^A の261番目の塩基がないが，このように突然変異によって塩基を失うことを何と言うか。

問3　細胞における遺伝情報発現は「DNA→RNA→タンパク質」という流れであり，これは生物に共通している。この情報の流れの概念を何と呼ぶか。

問4　遺伝子 I^A と I^B の各 803 番目の塩基が関わって指定するアミノ酸はそれぞれ何か。(表1を参照)

1番目の塩基	2番目の塩基				3番目の塩基
	U	C	A	G	
U	フェニルアラニン	セリン	チロシン	システイン	U
	フェニルアラニン	セリン	チロシン	システイン	C
	ロイシン	セリン	停止	停止	A
	ロイシン	セリン	停止	トリプトファン	G
C	ロイシン	プロリン	ヒスチジン	アルギニン	U
	ロイシン	プロリン	ヒスチジン	アルギニン	C
	ロイシン	プロリン	グルタミン	アルギニン	A
	ロイシン	プロリン	グルタミン	アルギニン	G
A	イソロイシン	トレオニン	アスパラギン	セリン	U
	イソロイシン	トレオニン	アスパラギン	セリン	C
	イソロイシン	トレオニン	リシン	アルギニン	A
	メチオニン(開始)	トレオニン	リシン	アルギニン	G
G	バリン	アラニン	アスパラギン酸	グリシン	U
	バリン	アラニン	アスパラギン酸	グリシン	C
	バリン	アラニン	グルタミン酸	グリシン	A
	バリン	アラニン	グルタミン酸	グリシン	G

表　1

問5　遺伝子 I^A と I^B で7ヵ所の塩基変異があるが，I^A と I^B の遺伝情報によってつくられるそれぞれの酵素を構成するアミノ酸には，何個の違いがあるか。(表1を参照)

問6　ある比較的大きな島の住人において，I^A と I^B の遺伝子頻度がそれぞれ 0.30 と 0.20 であった。この集団ではハーディー・ワインベルグの法則が成り立っているものとする。A型の頻度を求めよ。

(2) 次の文を読み，問い（問１〜８）に答えよ。

脊椎動物の神経系は，中枢神経系と（ア）神経系からなる。中枢神経系は脳と脊髄に分けられ，脳はさらに，（イ），（ウ），（エ），（オ），（カ）に区分される。（ウ）には，内臓のはたらきの調節，体温，摂食などの中枢があり，（エ）には，ひとみの調節，姿勢保持などの中枢があり，（カ）には，呼吸，心臓拍動など生命維持に重要な中枢がある。

$_A$脊髄に出入りする脊髄神経は，$_B$背根または腹根を通り，受容器や効果器と連絡している。脊髄に細胞体がある運動神経は，効果器である筋肉まで直接軸索を伸ばし，そこでシナプスを形成している。軸索末端から放出される$_C$神経伝達物質が筋細胞の受容体に結合すると，筋細胞に興奮が起こり，$_D$イオンが流入し，興奮は筋細胞全体に広がる。

骨格筋細胞内では，（キ）からなる太いフィラメントと（ク）からなる細いフィラメントが規則正しく配列し，筋収縮における$_E$構造上の基本単位がくり返されて横紋を形成している。筋小胞体からの$_F$カルシウムイオンの放出が引き金となって，（キ）と（ク）の滑り込み運動が起こり，筋肉は収縮する。

問１　文中の（ア）〜（ク）に最も適切な語を入れよ。

問２　（ウ）（エ）（カ）を総称して何というか。

問３　ヒトにおいて，下線Ａの脊髄神経は何対あるか。

問４　次の①〜③の神経は，下線Ｂの背根と腹根のどちらを通るか。背根の場合は（背），腹根の場合は（腹），両方の場合は（両）を記入せよ。

① 運動神経　② 感覚神経　③ 自律神経

問５　下線Ｃの神経伝達物質の名称を答えよ。

問６　下線Ｄで流入するイオンは何か。次の①〜⑤から１つ選び，番号で答えよ。

① 水素イオン　② ナトリウムイオン　③ カルシウムイオン

④ マグネシウムイオン　⑤ 塩化物イオン

問７　下線Ｅの構造上の基本単位の名称を答えよ。

問８　下線Ｆの放出されたカルシウムイオンを結合するタンパク質の名称を答えよ。

(3) 次の問い（問1～4）に答えよ。

問1　DNA において，アデニン，チミン，グアニン，シトシンを含むヌクレオチドの分子量をそれぞれ 300，290，310，270 とし，あるバクテリアの 1 ゲノムにはアデニンのヌクレオチドが 30%含まれているとする。そのバクテリアゲノムの塩基対の数を 4×10^6 としたとき，ゲノム DNA の分子量はいくらか。答えは(ア)$\times\ 10^9$ の形で書き，(ア)は小数第2位を四捨五入して第1位まで求めよ。

問2　窒素源として $^{15}NH_4Cl$ だけを含む培地で何世代にもわたって培養した大腸菌の DNA は，窒素として ^{15}N だけを含むようになり，最初は低密度の DNA だけだったものが，すべて高密度の DNA となる。このような大腸菌を窒素源として $^{14}NH_4Cl$ だけを含む培地に移して培養すると，1 回分裂した 1 世代目では低密度と高密度のちょうど中間の密度の DNA のみが検出され，2 世代目では中間の密度と低密度の DNA が 1 : 1 の割合で検出された。さらに $^{14}NH_4Cl$ だけを含む培地での培養を続けると，5 世代目における中間の密度の DNA と低密度の DNA の比率はどうなると予想されるか。

問3　1 分間に尿中に排出されたある物質が，どれだけの量の血しょうに由来するのかを示す値をクリアランスという。ある物質 A の尿中濃度を 21mg/mL，A の血しょう中の濃度を 0.30mg/mL，1 分間に生成される尿量を 1mL/分としたときの A のクリアランスを求めよ。（mL：ミリリットル）

問4　呼吸商は呼吸基質によって異なる。糖と脂肪のモル比が 3 : 1 の混合基質を，ある生物に与えた時の呼吸商を求めよ。ただし，この基質は好気呼吸によって完全に分解されるものとし，分解は下の化学反応式に従うものとする。答えは小数第3位を四捨五入して第2位まで求めよ。

糖　：$C_6H_{12}O_6 + 6H_2O + 6O_2 \rightarrow 6CO_2 + 12H_2O$

脂 肪：$2C_{51}H_{98}O_6 + 145O_2 \rightarrow 102CO_2 + 98H_2O$

(4) 臓器移植に関する次の文を読み，問い（問1～7）に答えよ。

他人の臓器を移植すると，拒絶反応が起こり移植片は排除される。これは移植された細胞表面に存在するA主要組織適合性抗原が個体ごとに異なり，移植片が非自己として認識され，B細胞性免疫により拒絶されたためである。主要組織適合性抗原はヒトでは第6染色体上にある6対の遺伝子によって支配され，この対立遺伝子の数が非常に多く，遺伝子の組み合わせが膨大な数になることから，主要組織適合性抗原の型が他人と一致する確率は非常に低い。この6対の遺伝子間の距離は近く，組換えはほとんど起こらないことから，兄弟間の主要組織適合性抗原の型は，あるC一定の確率で一致する。

二次拒絶反応における移植片は，一次拒絶反応の時よりもはやく拒絶されることから，D免疫記憶が成立していることがわかる。

問1　下線Aの，主要組織適合性抗原はどのような物質か。次の①～⑤より1つ選び，番号で答えよ。

① 糖　② タンパク質　③ 脂質　④ 核酸　⑤ 無機質

問2　下線Bの，細胞性免疫をつかさどるリンパ球が分化・成熟する場所はどれか。次の①～⑤より1つ選び，番号で答えよ。

① 骨髄　② 脾臓　③ 胸腺　④ 甲状腺　⑤ リンパ節

問3　臓器移植以外に，細胞性免疫を引き起こす原因となるのはどれか。次の①～⑤よりすべて選び，番号で答えよ。

① 結核菌　② ジフテリア菌　③ ヘビ毒　④ スギ花粉　⑤ がん細胞

問4　下線Cの，兄弟間の主要組織適合性抗原の型が一致する一定の確率はどれか。①～⑥より1つ選び，番号で答えよ。

①6%　②12%　③12.5%　④25%　⑤36%　⑥50%

問5　後天的にウイルスに感染して免疫不全になる場合がある。このような病気をエイズという。エイズを引き起こすウイルス（HIV）が感染する細胞はどれか。次の①〜⑤より1つ選び，番号で答えよ。

①マクロファージ　②T細胞　③B細胞　④顆粒白血球　⑤赤血球

問6　下線Dの，二次拒絶反応における免疫記憶を担う主たる細胞はどれか。次の①〜⑤より1つ選び，番号で答えよ。

①マクロファージ　②T細胞　③B細胞　④顆粒白血球　⑤単球

問7　純系のマウスにおいて，A系統の個体 A_1 にB系統の皮膚を移植したところ一次拒絶反応が起こり，移植片は排除された。この一次拒絶反応を起こした個体 A_1 を用いて行った実験で，正しいのはどれか。次の①〜⑤よりすべて選び，番号で答えよ。

① A_1 にさらにA系統の皮膚移植を行ったところ，一次拒絶反応を起こした。

② A_1 に再びB系統の皮膚移植を行ったところ，移植片は排除されなかった。

③ A_1 にさらにC系統の皮膚移植を行ったところ，二次拒絶反応を起こした。

④ A_1 から採取した血清を同系統の個体 A_2 に注射し，続いてB系統の皮膚を移植したところ，A_2 は二次拒絶反応を起こした。

⑤ A_1 から採取したリンパ球を同系統の個体 A_3 に注射し，続いてB系統の皮膚を移植したところ，A_3 は二次拒絶反応を起こした。

(5) 次の①～⑩の文中の（　　）内に入る，最も適切なものをそれぞれ下のa～eから1つ選び，記号で答えよ。

①ストロマトライトは，海中の炭酸カルシウムなどが（　　）とともに化石となったものである。

a ラン藻　b ケイ藻　c 嫌気性細菌　d 化学合成細菌　e シダ植物

②原始地球の大気は（　　）が多く，あとは一酸化炭素，水蒸気，窒素などを含む気体であったと考えられている。

a 二酸化炭素　b メタン　c アンモニア　d 水素　e 酸素

③最古とされる生物化石は，オーストラリアの約（　　）年前の地層で見つかった，細菌と思われる化石である。

a 135億　b 35億　c 15億　d 5億　e 5千万

④地球生物の中で，最初に陸上進出したのは（　　）であった。

a 植物　b 魚類　c 両生類　d 爬(は)虫類　e 昆虫

⑤両生類の幼生は窒素排泄物をおもに（　　）として体外に出す。

a 尿素　b 尿酸　c アンモニア　d タンパク質　e 硝酸

⑥バージェス動物群は（　　）の海中に繁栄した。

a 先カンブリア時代　b カンブリア紀　c オルドビス紀　d デボン紀　e シルル紀

⑦（　　）は，毛細血管で動脈と静脈がつながる閉鎖血管系をもつ。

a バッタ　b ミミズ　c エビ　d アサリ　e クモ

⑧古細菌の仲間には，好熱菌や好塩菌のほかに（　　）が知られている。

a 硝化菌　b メタン細菌　c 緑色硫黄細菌　d 細胞性粘菌　e 大腸菌

⑨（　　）は，原口の反対側に新たに口ができるので，新口動物に分類される。

a 節足動物　b 環形動物　c 軟体動物　d 棘(きょく)皮動物　e 輪形動物

⑩ネコ，ライオン，アザラシ，イヌは いずれも食肉（　　）に分類される。

a 綱　b 目　c 科　d 属　e 門

英 語

解答

26年度

I 期 試 験

I [解答]
(1) イ (2) エ

[出題者が求めたポイント]
(1) イのみ [i:]、他は [e]
(2) 順に「サーチ」「チャーチ」「チルドレン」「アーキテクト」

II [解答]
(1) ア (2) イ (3) イ

[出題者が求めたポイント]
いずれも動詞形(immigrate, acquaint, expose)と同じ位置にアクセント。すなわち、-ant, -ance, -ure はアクセントに影響しない語尾(-ity, -ion などはアクセントが直前)。

III [解答]
(1) イ (2) ア (3) エ (4) エ (5) ウ

[出題者が求めたポイント]
(1) to不定詞の主語は、明示されていなければ主節と一致するので、ここではHeと一致。healは勝手に治ること(自然治癒)なので不適。
(2) not ~ at all : まったく~でない(= not ~ in the least)
(3) to a (certain) extent [degree] : ある程度(= somewhat)
(4) be capable of Ving : Vできる(= be able to V)
(5) It won't be long before SV : まもなくSはVする

IV [解答]
〔三番目、五番目の順に〕
(1) アウ (2) イア (3) オエ (4) ウオ (5) アウ

[出題者が求めたポイント]
(1) (Is it true that cats are) inferior to dogs in many (respects ?)
(2) (The survey's findings are) a matter of great concern.
(3) (There are certain ethical) principles that are basic to (all the great religions.)
(4) (You should have) no problem with reading this language.
(5) (…, so he) must have done some research (on his own.)

V [解答]
問1. 全訳下線部参照
問2. Regularities

[出題者が求めたポイント]
問1. evenは比較級の強調。forは接続詞「というのも」。failure to V「Vできないこと」、A lead to B「AはBにつながる、AのせいでBになる」
問2. 前段落のキーワードをこの段落冒頭で提示し、「それはすべての人を満足させるわけではない」と述べることで、新たな話題(因果関係)を導いている。

[全訳]
最も単純なレベルでは、科学とは自然界に関する知識である。自然界には数多くの規則性があり、ホモサピエンスが種として登場して以来、人類はこれらの規則性を生存のために認識してきた。太陽と月は周期的に運動を繰り返している。ある種の動き、たとえば太陽の毎日の「動き」は観察しやすいが、別種の動き、たとえば太陽の年間の「動き」は観察するのがはるかに難しい。この両方の動きが、地球の重要な出来事と相関関係にある。昼と夜は人類が生きていく上で基本的なリズムを与えてくれる。季節によって動物の動きが決まり、人類は数千年の間、その動きに生存をゆだねてきた。農業の発明とともに、季節はもっとより一層重要になった。というのは、作付けの適切な時期が分からないと、飢餓になる可能性があるからだ。自然作用に関する知識として簡単に定義される科学は、人類に普遍的であり、人類の黎明期以後、ずっと存在し続けてきた。

しかし、単に規則性に気づいただけでは、科学の意味を十分に捉えたことにはならない。そもそも規則性とは、人間が頭で作り上げたものにすぎないかもしれないのだ。人間は結論に飛びつく習性がある。頭は混沌に耐えられない。そこで、客観的には何も存在していない時ですら、人間の頭は規則性を作り出すのだ。したがって、たとえば、中世の天文学上の「法則」の1つには、イギリスのノルマン征服が1066年の彗星の後に起こったように、彗星の出現は大変動の前兆となる、というものであった。真の規則性は、客観的なデータ検証によって確立されなくてはならない。したがって、科学は早計な一般化を防ぐために、ある程度の懐疑主義を用いる必要がある。

自然界の法則として数学的に表された時でさえ、規則性はすべての人を満足させるわけではない。中には、本物の理解には因果関係の法則による説明を要すると主張する人もいるが、最も意見が一致しないのが、この因果関係という領域である。たとえば、現代量子力学は因果関係の追及を諦め、今日では数学的記述のみに依拠している。他方で、現代生物学は因果関係のもとに繁栄を遂げており、これによって、分子・細胞・生命体などの実在の物理的活動という観点からの生理学的・進化的過程の理解が可能になっている。しかし、因果関係と説明が必要だと認めたとしても、科学において容認できる、あるいは可能な種類の因果関係に関しては、ほとんど意見が一致していない。

VI [解答]

問1. (1) ウ　(2) ア　(3) イ
問2. [A] using　[B] learning　[C] uses
問3. mother tongue
問4. 〔三番目、五番目の順に〕イア
問5. 書記体系、文法上の複雑さ、母語と対象言語の距離、学習者の意欲などさまざまな問題があるから。
問6. I think that Japanese people will find it easier to learn Chinese than to learn Hungarian. This is because Japanese people already use Chinese characters in our own language.

[出題者が求めたポイント]

問1. (1) 完全文同士をつなぐ箇所なので等位接続詞。
(2) 文法上はア・エともに可能だが、内容上アが妥当。
(3) Hungarian と Tabassaran を対比するので＜逆接＞
問2. [A] 名詞を後置修飾する場合、to V は可能性、Ving は事実を表す。ここでは意味上、後者が妥当。
[B] be used [accustomed] to Ving： Vすることに慣れている
[C] 先行詞は the writing system なので3単現。
問3. 第1段落第2文
問4. (…, the harder) it will be for most people to learn.
問5. 本文全体の要約。
問6. 第2段落最終文を使うのが最も平易。

[全訳]

人々は最も習得するのが難しい言語はどれかと尋ねることが多いが、これに答えるのは容易ではない。なぜならば、考慮に入れるべき要因がたくさんあるからだ。まず、第1言語の場合、さまざまな違いというのは重要ではない。なぜならば、人々は母語は自然に習得するからである。したがって、ある言語を習得するのがどれほど難しいのかという疑問は、第2言語習得の際にのみ重要である。

たとえば、スペイン語の母語話者は、たとえば、中国語の母語話者と比べると、ポルトガル語はかなり習得しやすいと感じるだろう。なぜならば、ポルトガル語はスペイン語に非常に似ているのに対して、中国語はスペイン語とはまったく異なっているので、第1言語が第2言語習得に影響する可能性があるからである。第1言語と第2言語の違いが大きければ大きいほど、大半の人々が第2言語を習得するのはより難しくなる。多くの人々は、中国語が習得するのが最も難しい言語だと答えている。これはひょっとすると、中国語の書記体系の習得を考えて、影響されているせいかもしれない。さらに、中国語の発音も、外国人学習者の多くにとっては確かに非常に難しく見える。しかし、日本語話者は、既に自国の言語で漢字を使っているので、書記体系の習得は、アルファベットを使う言語の話者よりも難しくはないだろう。

言語をすぐに習得しているように見える人もいれば、言語の習得がとても難しいと思う人もいる。教師や言語習得の環境、さらに学習者個人の学習意欲も重要な役割を果たしている。言語を仕事で使う必要があって習得する場合、日常生活で直接使わない言語を学んでいる人と比べると、習得が早いことが多い。

イギリスの大使や大使館職員によれば、2番目に難しい言語は日本語らしい。これはおそらく多くの人にとっては特に驚くことではないだろう。しかし、彼らが最も難しいと思っている言語はハンガリー語なのである。ハンガリー語には35の格変化がある(主格・目的格・所有格などによる名詞の形)。だからといって、ハンガリー語がすべての人にとって習得が最も困難な言語であるということにはならないが、一般的に言って言語の習得には慣れているイギリスの大使館職員には最も難しいということである。しかし、コーカサス地方の言語であるタバサラン語には48の格変化があるので、イギリスの大使たちが習得する必要がある場合には、より一層の難しくなるだろう。

さまざまな文化圏、そして、さまざまな文化圏出身の人々にとっては、さまざまな言語がもっと難しいのであろう。イギリス人学習者にとってのハンガリー語の場合は、似たアルファベットを使っているので書記体系の問題ではなく、文法上の複雑さの問題である。もっとも、近隣言語の母語話者は、ハンガリー語はもっと簡単だと感じる一方で、イギリス人が比較的簡単だと感じる言語には苦戦する可能性があるのだが。

第1言語に近い言語が比較的簡単ではあるが、どの言語も簡単に習得はできない。完全に異なった書記体系の習得は大変な難題であるが、だからといって必ずしも、ある言語が別の言語よりも難しいということにはならない。結局のところ、世界で最も難しい1つの言語が存在していると言うことは不可能なのだ、
※ 第4段落第1文の a nouns は a noun が正しい。

VII [解答例]

My grandmother will become ninety (years old) next month. She gets up at six every morning and takes a walk for about thirty minutes. I think that is the secret for her staying in shape all the time.

[出題者が求めたポイント]

第1文は未来形、第2文は「習慣」なので単純現在形で表す。「30分」は half an hour でも可。最終文は a secret to ～「～の秘訣」の～の部分に＜意味上の主語＋動名詞＞を使ったもの。stay [keep] in shape「元気でいる」

数 学

解答

26年度

Ⅰ期

1 〔解答〕

(ア) -7　(イ) $2x-2$　(ウ) $-\frac{4}{5}$　(エ) $\frac{-1+\sqrt{10}}{3}$

(オ) 8　(カ) 2　(キ) $\frac{3}{2}a_{n-1}+\frac{1}{2}$　(ク) $\left(\frac{3}{2}\right)^n-1$

(ケ) $\frac{3}{10}$　(コ) $\frac{17}{50}$

〔出題者が求めたポイント〕

(1)(数学Ⅱ・乗預の定理)

$P(x)$ を $h(x)$ で割って商が $f(x)$，余りが $R(x)$ のとき，
$P(x)=h(x)f(x)+R(x)$
$P(x)$ を $x-a$ で割った余りは，$P(a)$

(2)(数学Ⅱ・三角関数)

$\frac{1}{\cos^2\theta}=1+\tan^2\theta$，$\cos 2\theta=2\cos^2\theta-1$

$\tan 2\alpha=\frac{2\tan\alpha}{1-\tan^2\alpha}$，$\alpha=\frac{\theta}{2}$ とする。

(3)(数学Ⅱ・対数関数)

n が自然数で，$0<p<1$ のとき，$\log_{10}x=n+p$
となるとすると，m が自然数で，
$\log_{10}m\leqq p\leqq\log_{10}(m+1)$ のとき，x の最高位は m
一の位の数字は，8^2，8^3，8^4，8^5 を計算してみる。

(4)(数学B・数列)

$a_n=S_n-S_{n-1}$
$a_n=pa_{n-1}+q$ のとき，$\alpha=p\alpha+q$ で α を求めると，
$a_n-\alpha=p(a_{n-1}-\alpha)$ となり，$a_n-\alpha=(a_1-\alpha)p^{n-1}$

(5)(数学A・確率)

数字の組み合わせを考えて，それが何通りあるかを計算して加えていく。全体の場合の数で割って確率を求める。

〔解答のプロセス〕

(1) $P(x)=x(x+1)f(x)+x+2$
$Q(x)=x(x+1)q(x)+3x-1$ とする。
$P(x)+2Q(x)=x(x+1)\{f(x)+2q(x)\}+7x$
$\qquad=x(x+1)\{f(x)+2q(x)\}+7(x+1)-7$
従って，余りは，-7
〔別法〕 $P(-1)+2Q(-1)=7(-1)=-7$
$P(x)Q(x)=x(x+1)\{x(x+1)f(x)g(x)+(3x-1)f(x)$
$\qquad+(x+2)g(x)\}+3x^2+5x-2$
$x(x+1)f(x)g(x)+(3x-1)f(x)+(x+2)g(x)=h(x)$
とする
$P(x)Q(x)=x(x+1)h(x)+3x(x+1)+2x-2$
従って，余りは，$2x-2$

(2) $\frac{1}{\cos^2\theta}=1+3^2=10$　よって，$\cos^2\theta=\frac{1}{10}$

$\cos 2\theta=2\cos^2\theta-1=2\cdot\frac{1}{10}-1=-\frac{4}{5}$

$\frac{\theta}{2}=\alpha$ とする。$0°\leqq\alpha<45°$　より　$\tan\alpha\geqq 0$

$\frac{2\tan\alpha}{1-\tan^2\alpha}=3$　より　$2\tan\alpha=3-3\tan^2\alpha$

$3\tan^2\alpha+2\tan\alpha-3=0$

$\tan\frac{\theta}{2}=\tan\alpha=\frac{-1+\sqrt{10}}{3}$

(3) $\log_{10}18^{35}=35(\log_{10}2+2\log_{10}3)=43.932$
$\log_{10}8=3\log_{10}2=0.903$
$\log_{10}9=2\log_{10}3=0.9542$
$\log_{10}8<0.932<\log_{10}9$　より最高位の数字は，8
8^n の一の位の数位を計算していくと，

	8^1	8^2	8^3	8^4	8^5	8^6
一の位の数字	8	4	2	6	8	4

4ずつ循環しているので，$35\div 4=8\cdots\cdots 3$
余り3なので，一の位の数字は，2

(4) $a_n=3a_n-n-3a_{n-1}+n-1$

$2a_n=3a_{n-1}+1$　より　$a_n=\frac{3}{2}a_{n-1}+\frac{1}{2}$

$\alpha=\frac{3}{2}\alpha+\frac{1}{2}$　より　$\alpha=-1$

$n=1$ とすると，$a_1=3a_1-1$

$a_1=\frac{1}{2}$，$a_1+1=\frac{3}{2}$

$a_n+1=\frac{3}{2}(a_{n-1}+1)$　より　$a_n+1=\frac{3}{2}\left(\frac{3}{2}\right)^{n-1}$

従って，$a_n=\left(\frac{3}{2}\right)^n-1$

(5) 1, 2, 3のとき，$3!\times(1\times 2\times 3)=36$
1, 2, 4のとき，$3!\times(1\times 2\times 4)=72$
1, 3, 4のとき，$3!\times(1\times 3\times 4)=72$
2, 3, 4のとき，$3!\times(2\times 3\times 4)=144$

$\frac{36+48+72+144}{10^3}=\frac{300}{1000}=\frac{3}{10}$

1, 1, 1のとき，$1\times(1\times 1\times 1)=1$
1, 1, 4のとき，${}_3C_1\times(1\times 1\times 4)=12$
1, 2, 3のとき，$3!\times(1\times 2\times 3)=36$
2, 2, 2のとき，$1\times(2\times 2\times 2)=8$
1, 4, 4のとき，${}_3C_1\times(1\times 4\times 4)=48$
2, 3, 4のとき，$3!\times(2\times 3\times 4)=144$
3, 3, 3のとき，$1\times(3\times 3\times 3)=27$
4, 4, 4のとき，$1\times(4\times 4\times 4)=64$

$\frac{1+12+36+8+48+144+27+64}{1000}=\frac{17}{50}$

2 〔解答〕

(1) $\overrightarrow{AB}\cdot\overrightarrow{AC}=2$，$\overrightarrow{AC}\cdot\overrightarrow{BD}=0$

(2) $\overrightarrow{MN}=(1-t)\overrightarrow{AB}-\frac{1}{2}\overrightarrow{AC}+t\overrightarrow{AD}$

(3) $|\overrightarrow{MN}|=\sqrt{4t^2-4t+3}$, $t_0=\dfrac{1}{2}$　(4) $-\dfrac{1}{3}$

〔出題者が求めたポイント〕(数学B・空間ベクトル)

(1) $\overrightarrow{AB}\cdot\overrightarrow{AC}=|\overrightarrow{AB}||\overrightarrow{AC}|\cos\angle BAC$

$\overrightarrow{AC}\cdot\overrightarrow{BD}$は, $\overrightarrow{BD}=\overrightarrow{AD}-\overrightarrow{AB}$として展開する。

(2) 辺BCを$m:n$の比に内分する点をPとすると,

$$\overrightarrow{AP}=\frac{n\overrightarrow{AB}+m\overrightarrow{AC}}{m+n}$$

$\overrightarrow{AM}$, $\overrightarrow{AN}$を$\overrightarrow{AB}$, $\overrightarrow{AC}$, $\overrightarrow{AD}$で表わす。

$\overrightarrow{MN}=\overrightarrow{AN}-\overrightarrow{AM}$

(3) $|\overrightarrow{MN}|^2=\overrightarrow{MN}\cdot\overrightarrow{MN}$を展開し, 値を代入していく。

$|\overrightarrow{MN}|^2$のtの2次式をtについて平方完成する。

(4) $\overrightarrow{EC}$, $\overrightarrow{EA}$を$\overrightarrow{AB}$, $\overrightarrow{AC}$, $\overrightarrow{AD}$で表わし,

$|\overrightarrow{EC}|^2$, $|\overrightarrow{EA}|^2$を展開し, 値を代入して求める。

$$\cos\angle AEC=\frac{EA^2+EC^2-AC^2}{2\cdot EA\cdot EC}$$

〔解答のプロセス〕

(1) $\overrightarrow{AB}\cdot\overrightarrow{AC}=2\cdot 2\cos 60°=2$

$\overrightarrow{AC}\cdot\overrightarrow{BD}=\overrightarrow{AC}\cdot(\overrightarrow{AD}-\overrightarrow{AB})=\overrightarrow{AC}\cdot\overrightarrow{AD}-\overrightarrow{AC}\cdot\overrightarrow{AB}$
$=2-2=0$

(2) $\overrightarrow{AM}=\dfrac{1}{2}\overrightarrow{AC}$, $\overrightarrow{AN}=(1-t)\overrightarrow{AB}+t\overrightarrow{AD}$

$\overrightarrow{MN}=(1-t)\overrightarrow{AB}-\dfrac{1}{2}\overrightarrow{AC}+t\overrightarrow{AD}$

(3) $|\overrightarrow{MN}|^2=(1-t)^2|\overrightarrow{AB}|^2+\dfrac{1}{4}|\overrightarrow{AC}|^2+t|\overrightarrow{AD}|^2$

$-(1-t)\overrightarrow{AB}\cdot\overrightarrow{AC}+2t(1-t)\overrightarrow{AB}\cdot\overrightarrow{AD}-t\overrightarrow{AC}\cdot\overrightarrow{AD}$

$=4(1-t)^2+1+4t^2-2(1-t)+4t(1-t)-2t$

$=4t^2-4t+3$

$|\overrightarrow{MN}|=\sqrt{4t^2-4t+3}$

$|\overrightarrow{MN}|^2=4\left(t-\dfrac{1}{2}\right)^2+2$　より　$t_0=\dfrac{1}{2}$

(4) $\overrightarrow{AN}=\dfrac{1}{2}\overrightarrow{AB}+\dfrac{1}{2}\overrightarrow{AD}$

$\overrightarrow{AE}=\dfrac{1}{2}\overrightarrow{AM}+\dfrac{1}{2}\overrightarrow{AN}=\dfrac{1}{4}\overrightarrow{AB}+\dfrac{1}{4}\overrightarrow{AC}+\dfrac{1}{4}\overrightarrow{AD}$

$\overrightarrow{EC}=\overrightarrow{AC}-\overrightarrow{AE}=-\dfrac{1}{4}\overrightarrow{AB}+\dfrac{3}{4}\overrightarrow{AC}-\dfrac{1}{4}\overrightarrow{AD}$

$|\overrightarrow{AE}|^2=\dfrac{1}{16}(|\overrightarrow{AB}|^2+|\overrightarrow{AC}|^2+|\overrightarrow{AD}|^2+2\overrightarrow{AB}\cdot\overrightarrow{AC}$

$+2\overrightarrow{AB}\cdot\overrightarrow{AD}+2\overrightarrow{AC}\cdot\overrightarrow{AD})=\dfrac{24}{16}=\dfrac{3}{2}$

$|\overrightarrow{EC}|^2=\dfrac{1}{16}(|\overrightarrow{AB}|^2+9|\overrightarrow{AC}|^2+|\overrightarrow{AD}|^2-6\overrightarrow{AB}\cdot\overrightarrow{AC}$

$+2\overrightarrow{AB}\cdot\overrightarrow{AD}-6\overrightarrow{AC}\cdot\overrightarrow{AD})=\dfrac{24}{16}=\dfrac{3}{2}$

$$\cos\angle AEC=\frac{\dfrac{3}{2}+\dfrac{3}{2}-2^2}{2\sqrt{\dfrac{3}{2}}\sqrt{\dfrac{3}{2}}}=-\frac{1}{3}$$

3〔解答〕

(1) $b=-a+2\sqrt{3}$, $A(\sqrt{3}, \sqrt{3}a)$

(2) $\dfrac{10}{3}+2\sqrt{3}$　(3) $S=\dfrac{3}{2}\left(a+\dfrac{1}{a}\right)$,　Sの最小値3

〔出題者が求めたポイント〕(数学Ⅱ・微分積分)

(1) 連立方程式からxの2次方程式にして, $D=0$

(2) 定積分で面積を求める。

(3) $A(x_0, y_0)$を通り傾きmの直線の方程式

$y=m(x-x_0)+y_0$

傾き, aとmの直線が直交する。$am=-1$

$p>0$, $q>0$のとき, $p+q\geqq 2\sqrt{pq}$

等号が成り立つときは, $p=q$

〔解答のプロセス〕

(1) $ax=x^2-bx+3$　より　$x^2-(a+b)x+3=0$

$(D=)\ (a+b)^2-12=0$

$a>0$, $b>0$ より $a+b=2\sqrt{3}$

従って, $b=-a+2\sqrt{3}$

$x^2-2\sqrt{3}x+3=0$　より　$(x-\sqrt{3})^2=0$

$x=\sqrt{3}$, $y=\sqrt{3}a$　$A(\sqrt{3}, \sqrt{3}a)$

(2) $x^2-bx+3-ax=x^2-2\sqrt{3}x+3$

$$\int_{-1}^{\sqrt{3}}(x^2-2\sqrt{3}x+3)\,dx=\left[\frac{1}{3}x^3-\sqrt{3}x^2+3x\right]_{-1}^{\sqrt{3}}$$

$$=\left(\frac{3\sqrt{3}}{3}-3\sqrt{3}+3\sqrt{3}\right)-\left(-\frac{1}{3}-\sqrt{3}-3\right)$$

$$=\frac{10}{3}+2\sqrt{3}$$

(3) 法線の傾きをmとすると, $am=-1$

$m=-\dfrac{1}{a}$　より　$y=-\dfrac{1}{a}(x-\sqrt{3})+\sqrt{3}a$

$y=-\dfrac{1}{a}x+\sqrt{3}\left(a+\dfrac{1}{a}\right)$, $B\left(0, \sqrt{3}\left(a+\dfrac{1}{a}\right)\right)$

$S=\dfrac{1}{2}\sqrt{3}\sqrt{3}\left(a+\dfrac{1}{a}\right)=\dfrac{3}{2}\left(a+\dfrac{1}{a}\right)$

$a>0$より

$S=\dfrac{3}{2}\left(a+\dfrac{1}{a}\right)\geqq\dfrac{3}{2}2\sqrt{a\dfrac{1}{a}}=3$

$a=\dfrac{1}{a}$　とすると, $a^2=1$　より　$a=1$

従って, $a=1$のとき, Sは最小値3である。

物 理

解答

26年度

第 I 期

(1)【解答】

(1) 問1 (i) $Kgms^{-2}$ (ii) $Kgms^{-1}$

(iii) $P=\frac{V}{t}$ よりKgm^2s^{-3}

問2 (i) $v=\frac{2\pi R}{T}$

(ii) $\frac{v^2}{R}=\frac{4\pi^2 R}{T^2}$

(iii) $\lambda'=\frac{V+\frac{2\pi R}{T}}{f}$

(iv) 音源のマイク方向の速度成分が0になる瞬間 2回

問3 (i) nN_A

(ii) $T=\frac{PV}{nR}$

(iii) $U=\frac{3PV}{2}$ (iv) $\frac{1}{2}m\bar{v}^2\times nN_A=\frac{3}{2}PV$ より $\frac{3PV}{2nN_A}$

(v) 断熱圧縮だから温度が上がる a

【出題者が求めたポイント】

単位、ドップラー効果 状態方程式 内部エネルギーの小問

(2)【解答】

問1 $F=(M+m)a$ より $a=\frac{F}{M+m}$

問2 $ma=\frac{mF}{M+m}$

問3 台上の観測者から見ると、物体に左方向へ慣性力maが働くので、この力を含めた斜面垂直方向の力のつり合いを作ると

$N+ma\sin\theta=mg\cos\theta+F\sin\theta$

問1のaを代入してNについて解くと

$$N=\frac{MF\sin\theta}{M+m}+mg\cos\theta$$

問4 斜面上の物体の重さと台の重さを考えて $(M+m)g$

問5 慣性力と静止摩擦力を含めた斜面方向のつりあいは

$mg\sin\theta+ma\cos\theta+f=F\cos\theta$

$$\therefore f=\frac{MF\cos\theta}{M+m}-mg\sin\theta$$

$f\leqq\mu N$だから、fと問3のNを代入してμについて解くと

$$\frac{MF-(M+m)mg\tan\theta}{MF\tan\theta+(M+m)mg}\leqq\mu$$

よって $\frac{MF-(M+m)mg\tan\theta}{MF\tan\theta+(M+m)mg}$

問6 $\frac{1}{2}Mv^2$

問7 仕事とエネルギーの関係より

$(f\cos\theta+N\sin\theta)\times\ell=\frac{1}{2}MV^2$

問5のfを代入して、ℓについて解くと

$$\ell=\frac{(M+m)}{2F}V^2$$

問8 $t=\frac{V}{a}=\frac{M+m}{F}V$

【出題者が求めたポイント】

慣性力を含むつりあい等加速度運動

(3)【解答】

問1 $V=EL$

問2 $F=eE$

問3 $W=Fx=eEL$

問4 $nSvt$

問5 $I=\frac{enSvt}{t}=enSv$

問6 $R=\frac{V}{I}=\frac{EL}{enSv}$

問7 $R=\rho\frac{L}{S}$ より $\rho=\frac{RS}{L}=\frac{E}{env}$

問8 $Q=IVt=enSvELt$

問9 電場からされた仕事は、陽イオンと衝突して発生するジュール熱に変わるので、電子は等速で運動する。

【出題者が求めたポイント】

導線内の自由電子の運動

(4)【解答】

問1 1.0(cm) 問2 4(cm) 問3 $v=\frac{4}{2}=2$ (cm/s)

問4 $T=\frac{\lambda}{v}=\frac{4}{2}=2$ (s)

問5 解答用紙が未発表のため省略

問6 解答用紙が未発表のため省略

問7 $x=0$は定常波の腹ができる。定常波の波長は4cmで腹と隣り合う腹の間隔は2cm、腹と節の間隔は1cmだから、$x=3$の点は節になる。

【出題者が求めたポイント】

定常波

化 学

解答

26年度

I 期 試 験

$\boxed{1}$ [解答]

問1. 酸化剤：H_2O_2 $H_2O_2 + 2H^+ + 2e^- \rightarrow 2H_2O$

還元剤：KI $2I^- \rightarrow I_2 + 2e^-$

問2. $H_2O_2 + 2KI + H_2SO_4 \rightarrow K_2SO_4 + I_2 + H_2O$

問3. I_2

問4. 青紫色から無色に変化

問5.〈計算式〉 $0.15 \times \frac{10}{1000} \times \frac{1}{2} = 7.5 \times 10^{-4}$ mol

答 7.5×10^{-4} mol

問6.〈計算式〉

過酸化水素水のモル濃度をx〔mol/L〕とする。

$$x \times \frac{10}{1000} = 7.5 \times 10^{-4},\ x = 7.5 \times 10^{-2}\ \text{〔mol/L〕}$$

答 7.5×10^{-2}〔mol/L〕

[出題者が求めたポイント] 酸化剤と還元剤，化学反応式，酸化還元滴定

[解答のプロセス]

問1. 酸化剤は，相手から電子を奪い，自らは還元される。還元剤は，相手に電子を与え，自らは酸化される。

問2. 問1で示したe^-を含む半反応式からe^-を消去すると，

$$H_2O_2 + 2H^+ + 2I^- \rightarrow 2H_2O + I_2$$

両辺にSO_4^{2-}，$2K^+$を加えて，整理すると，

$$H_2O_2 + H_2SO_4 + 2KI \rightarrow K_2SO_4 + I_2 + 2H_2O$$

問4. 青紫色を濃青色としてもよい。

問5. 2つの半反応式からe^-を消去する。

$$I_2 + 2e^- \rightarrow 2I^-$$

$$2S_2O_3^{2-} \rightarrow S_4O_6^{2-} + 2e^-$$

辺々加えると，

$$I_2 + 2S_2O_3^{2-} \rightarrow 2I^- + S_4O_6^{2-}$$

両辺に，$2Na^+$を加えて整理すると，

$$I_2 + 2Na_2S_2O_3 \rightarrow 2NaI + Na_2S_4O_6$$

したがって，

$$0.15 \times \frac{10}{1000} : x = 2 : 1\ \text{(物質量比)}$$

$$\therefore x = 7.5 \times 10^{-4}\ \text{〔mol〕}$$

問6. 問2の化学反応式から，

H_2O_2 1 molからI_2 1 molが生成することがわかる。

$\boxed{2}$ [解答]

問1.①a, b ②b, b ③b, b

問2. (イ)，凝固点降下

問3. 大気圧が1013 hPaより低くなるため沸点は100℃より低くなる。

問4. 栓をあけるとボトル内の気圧が大気圧まで下がり気体の溶解度が減少する結果，泡が発生する。

問5. 錯イオンの形：(エ)

錯イオンの価数：2＋

問6. $[Co(NH_3)_5Cl]Cl_2$

問7. 化合物名：塩化銀

〈計算式〉 錯塩の式量＝250.5 として，

$7.47/250.5 = 0.02982$ mol

沈殿の質量は，AgCl＝143.5 として，

$0.02982 \times 2 \times 143.5 = 8.558 \fallingdotseq 8.56$ g

答 8.56 g

[出題者が求めたポイント] 小問7題

[解答のプロセス]

問1. ①理想気体は，分子自身の大きさがなく，分子間力が働かない気体である。高温・低圧の気体は理想気体とみなされる。

②温度が上昇すると熱運動が活発になり，蒸発する分子が増加する。

③弱い分子間力で結晶ができているので，昇華しやすい。

問2. 海水を約3%の食塩水とみなして濃度を計算してみる。海水1 kg中に，NaClは，

$$\frac{1000 \times 0.03}{58.5} = 0.51\ \text{mol}$$

含まれている。

したがって，イオンの総モル濃度は，

$0.51 \times 2 = 1.02$ mol/kg

海水の凝固点は，水のモル凝固点を1.86とすると，

$1.86 \times 1.02 \fallingdotseq 1.9$ ほぼ－2℃になる。

問3. 沸騰する温度は，外圧によって変化する。富士山の大気圧は，6.2×10^4 Pa (地上の大気圧を1.0×10^5 Paとする)で，沸点は87℃になる。

問4. ペットボトルの中は圧力が高くなっているため常圧(大気圧と考えてよい)より多くの二酸化炭素が溶けている。

問5～7. この錯塩は，

$$[Co(NH_3)_5Cl]Cl_2 \rightarrow [Co(NH_3)_5Cl]^{2+} + 2Cl^-$$

と電離し，1 molから2 molの塩化物イオンを生じる。

沈殿反応は，

$$Ag^+ + Cl^- \rightarrow AgCl$$

$\boxed{3}$ [解答]

問1. 橙赤色 問2. 32 mg

問3.〈計算式〉有機化合物の分子量をMとすると，

$$0.0020 \times M + \frac{380.8}{22.4 \times 10^3} \times 32 = 0.616 + 0.144$$

$$\therefore M = 108$$

原子数比は，

$$C : H : O = \frac{168}{12} : \frac{16}{1} : \frac{32}{16} = 7 : 8 : 1$$

組成式は，C_7H_8O

$(C_7H_8O) \times n = 108$ $\therefore n = 1$

∴分子式は， C_7H_8O 答 C_7H_8O

問4. A. $C_6H_5-CH_2-OH$　B. $C_6H_5-O-CH_3$

問5. （o-, m-, p-クレゾールの構造式：CH_3 と OH をもつベンゼン環）

問6. $C_6H_5COOH + CH_3OH \rightarrow C_6H_5COOCH_3 + H_2O$

[出題者が求めたポイント]　元素分析，芳香族化合物の推定，化学反応式

[解答のプロセス]

問1.　$K_2Cr_2O_7 \rightarrow 2K^+ + Cr_2O_7^{2-}$

ニクロム酸イオンの色が橙赤色である。

問2.　0.0020 molの有機化合物中の酸素をx〔mg〕とすると，次式が成り立つ。

$$x + \frac{0.3808}{22.4} \times 32 \times 1000 = 616 \times \frac{32}{44} + 144 \times \frac{16}{18}$$

$\therefore x = 32$〔mg〕

問3.　分子量Mの別の求め方：

0.0020 molの質量は，

$$0.616 \times \frac{12}{44} + 0.144 \times \frac{1 \times 2}{18} + 0.032 = 0.216\,\text{g}$$

したがって，1 mol当りの質量は，

$$\frac{0.216}{0.0020} = 108\,\text{g} \qquad \therefore 分子量は\quad 108$$

問4.　A：ベンジルアルコール

B：アニソール(メチルフェニルエーテル)

問5.　クレゾールの異性体(o-，m-，p-)

問6.　エステル化反応

4 [解答]

問1. (ア)タンパク質　(イ)核酸　(ウ)クロロフィル　(エ)アンモニウム　(オ)亜硝酸　(カ)硝酸　(キ)アンモニア

問2.　(エ)NH_4^+　(オ)NO_2^-　(カ)NO_3^-

問3.　窒素固定　　問4. トリペプチド

問5.　$N_2 + 3H_2 \rightarrow 2NH_3$，触媒：鉄

問6.　硫酸アンモニウム(または，硫安)

問7.　$2NH_3 + CO_2 \rightarrow (NH_2)_2CO + H_2O$

[出題者が求めたポイント]　窒素化合物，窒素固定，窒素肥料，ハーバー・ボッシュ法，化学反応式

[解答のプロセス]

問3.　窒素固定は，窒素固定細菌によってなされる。マメ類の植物の根に見られる根粒には根粒菌が存在する。

問4.　アミノ酸2分子が縮合して生成したものがジペプチドである。

問5.　触媒は「四酸化三鉄」と答えてもよいが，厳密には，「$Fe-K_2O-Al_2O_3$」と表現される二重促進鉄である。しかし，高校化学では，「鉄を主成分とした触媒」と表現されているので「鉄」としてよい。

4 [解答]

問1. (ア)水晶　(イ)ガラス　(ウ)石英ガラス　(エ)光ファイバー　(オ)水ガラス　(カ)シリカゲル　(キ)吸着剤

問2.　SiO_4の正四面体構造が三次元的に連なった構造

問3.　$SiO_2 + Na_2CO_3 \rightarrow Na_2SiO_3 + CO_2$

問4.　Na_4SiO_4　　問5.　塩基性

問6.　物質名：塩化コバルト無水物

水との関係：水を吸収すると青色から淡赤色に変化する。

[出題者が求めたポイント]　二酸化ケイ素の用途，二酸化ケイ素の構造，水ガラス，シリカゲル

[解答のプロセス]

問2.　正四面体構造に触れる必要がある。

問3, 4.　教科書ではメタケイ酸ナトリウムをケイ酸ナトリウム(Na_2SiO_3)と表記し，オルトケイ酸ナトリウムは扱われていない。その点(c)の化学式を書くことはむつかしい。しかし，いずれもSiに注目すると，酸化数が＋4である。このことを念頭において化学式を作る必要がある。

問5.　強塩基(NaOH)と弱酸(H_2SiO_3)の中和で生じた塩と考えると，液性は推定できる。

問6.　塩化コバルト無水塩($CoCl_2$)は青色で，水を吸収すると，$[CoCl_2(H_2O)_4]\cdot 2H_2O$の水和物になり淡赤色を呈する。

生 物

解答

26年度

第 I 期 試 験

(1)

[解答]

問1. 複対立遺伝子　　問2. 欠失

問3. セントラルドグマ

問4. I^A：グリシン　　I^B：アラニン

問5. 4個　　問6. 0.39

[出題者が求めたポイント]

問4. まず、I^Aの803番目の塩基がコドンの何番目になるかを求める。「803÷3＝267余り2」なので、803番目はコドンの2番目とわかる。前後の塩基を加えてコドンを完成するとGGGだから、表1よりグリシン。同様にI^BではGCGとなり、アラニン。

問5. 問4と同じ作業を繰り返すことで求められる。

	297	526	657	703	796	803	930
	↓	↓	↓	↓	↓	↓	↓
I^A	ACA	CGC	CAC	GGC	CUG	GGG	CUG
I^B	ACG	GGC	CAU	AGC	AUG	GCG	CUA
I^A	トレオニン	アルギニン	ヒスチジン	グリシン	ロイシン	グリシン	ロイシン
I^B	トレオニン	グリシン	ヒスチジン	セリン	メチオニン	アラニン	ロイシン

アミノ酸が異なるのは4カ所みつかる。コドンの3番目の塩基に置換が生じても、指定するアミノ酸が変わらないケースが多い。

問6. まず遺伝子iの頻度を求める。「遺伝子iの頻度＝$1-(I^A+I^B)=1-(0.3+0.2)=0.5$」で求められる。A型の遺伝子型はAAとAOの2型あるから、次式で求める。「$AA+AO=0.3^2+2\times0.3\times0.5=0.39$」

(2)

[解答]

問1. ア：末梢　　イ：大脳　　ウ：間脳　　エ：中脳　　オ：小脳　　カ：延髄　　キ：ミオシン　　ク：アクチン　　別解(イ：小脳　　オ：大脳)

問2. 脳幹　　問3. 31対

問4. ①(腹)　②(背)　③(腹)

問5. アセチルコリン　　問6. ②

問7. サルコメア　　問8. トロポニン

[出題者が求めたポイント]

問1. 文中「内臓のはたらきの調節、体温、摂食などの中枢」より、(ウ)は間脳。「ひとみの調節、姿勢保持などの中枢」より、(エ)は中脳。「呼吸、心臓は工藤など生命維持に重要な中枢」より、(カ)は延髄。残る(イ)と(オ)が大脳と小脳となる。

問3. 脊髄神経は、頸神経8対、胸神経12対、腰神経5対、仙骨神経5対、尾神経1対の計31対からなる。

問4. 遠心性神経が腹根(前根)、求心性神経は背根(後根)を通る。遠心性神経には運動神経と自律神経が、求心性神経には感覚神経が該当する。

問5. 運動神経と副交感神経の神経伝達物質はアセチルコリン、交感神経の神経伝達物質はノルアドレナリン(一部アセチルコリン)である。

問6. 細胞膜上のナトリウムポンプ(ナトリウムカリウムATPアーゼ)によりナトリウムイオンは細胞外へ、カリウムイオンは細胞内へ運ばれている。この状態で静止電位を生じている。神経の軸索を興奮が伝導する際、興奮している部位では細胞外のナトリウムイオンが細胞内へ流入する。

問8. アクチンフィラメント上のトロポニンにカルシウムイオンが結合することで立体構造が変化してアクチンフィラメントとミオシンの頭部が結合し、筋収縮が起こる。

(3)

[解答]

問1. ア：2.3×10^9

問2. 中間の密度のDNA：低密度のDNA＝1：15

問3. 70mL　　問4. 0.76

[出題者が求めたポイント]

問1. アデニンが30％なので、対応する塩基のチミンも30％になる。塩基対としてアデニンとチミンの結びついたヌクレオチドは塩基対全体の60％(0.6)である。アデニンを含むヌクレオチドが分子量300、チミンを含むヌクレオチドが290とあるので、ヌクレオチドの対として合わせると分子量は590である。同様にグアニンとシトシンについては、20％＋20％＝40％(0.4)であり、分子量がそれぞれ310、270なのでヌクレオチド対の分子量は580。塩基対の数が「4×10^6」なので、次式で求められる。

$$590\times4\times10^6\times0.6+580\times4\times10^6\times0.4$$
$$=1.416\times109+0.928\times10^9=2.344\times10^9$$

最後に小数第2位を四捨五入して解答する。

問2. 世代数をnとしたとき、次式が成り立つ。

中間の密度のDNA：低密度のDNA

$$=1:2^{n-1}-1$$

問3. 1分間に排出される物質Aの尿中の濃度は、血しょうの濃度(0.3mg/mL)の70倍の(21mg/mL)であるから、1分間に生成される尿量が1mLであれば、物質Aのクリアランスは70倍の70mLとなる。

問4. 問題中の化学反応式より、糖1モルで消費されるO_2が6モル、発生するCO_2が6モルである。同様に脂肪2モルでは、O_2が145モル、CO_2が102モルである。糖と脂肪のモル比が3：1の混合基質とすれば、糖6モル、脂肪2モルとして計算すればよい。

糖6モル	O_2	36モル	CO_2	36モル
脂肪2モル	O_2	145モル	CO_2	102モル
混合基質	O_2	181モル	CO_2	138モル

混合基質における呼吸商は、138÷181＝0.762‥‥である。小数第3位を四捨五入して解答する。

(4)

[解答]

問1.② 問2.③ 問3.①⑤ 問4.④

問5.② 問6.② 問7.⑤

[出題者が求めたポイント]

問1. 主要組織適合性抗原の代表はHLA抗原として知られ、タンパク質を構成するアミノ酸の一部に糖が結合した糖タンパクとよばれるタンパク質からなる。

問3. 生体防御においては様々なシステムが協調して機能するので、細胞性免疫だけが引き起こされるという単純なものではないが、出題者の意図はおもに細胞性免疫が機能する抗原となる生物や物質を答えよと解釈できる。BCGは弱めた牛型結核菌を接種して結核菌に対する免疫記憶をつくらせる生ワクチンで、ツベルクリン皮下接種で細胞性免疫の反応を見るものである。がん細胞に対しても細胞性免疫が対応している。体液性免疫で生じる抗体は細胞を攻撃するはたらきは細胞性免疫に劣り、ヘビ毒、ジフテリア毒などには有効である。スギ花粉症の患者はスギ花粉に対するIgE抗体が過剰に作られることが知られる。

問4. 兄弟は共通の父親と母親から遺伝子を1/2ずつもらうので、兄弟間に共通する遺伝子の頻度は「$(1/2)^2 = 0.25$」で求められる。

問6. 免疫記憶はT細胞とB細胞のそれぞれの一部が記憶細胞に変化して維持される。拒絶反応は細胞性免疫であるから、免疫記憶はT細胞による。

問7. 純系のA系統A_1、A_2、A_3は一卵性双生児と同様に考えるとよい。免疫担当細胞は互いに自己と認識する。

① 系統では拒絶反応を起こさない。

② 二次拒絶反応が起こる。

③ この場合は一次拒絶反応である。

④ 血清にはリンパ球は含まれない。免疫記憶細胞(リンパ球の一部)も含まないので、この場合一次拒絶反応である。

⑤ リンパ球に免疫記憶細胞が含まれるので、二次拒絶反応を起こす。(正しい)

(5)

[解答]

①a ②a ③b ④a ⑤c ⑥b

⑦b ⑧b ⑨d ⑩b

[出題者が求めたポイント]

② 原始大気の主成分は二酸化炭素であった。

③ 最古の化石として認められているのは、西オーストラリアのエイペクス・チャート(34億5000万年±5000万年)に含まれる、原核生物の化石とされている。

⑥ バージェス頁岩は、カナダのロッキー山脈中にある約5億5,000万年前(古生代カンブリア紀中期)の岩石である。この中から見つかる海棲動物の化石群をバージェス動物群という。

⑨ 棘皮動物以外はすべて旧口動物(先口動物)である。

⑩ 食肉目をネコ目ともいう。ネコ目はイヌ亜目(アザラシ、イヌ、クマ、イタチなど)とネコ亜目(ネコ、ライオン、マングース、ハイエナなど)に分けられる。

平成25年度

問　題　と　解　答

英 語

問題

25年度

第Ⅰ期

〔Ⅰ〕 次の(1)と(2)の語の中で、下線部の発音が他の語と異なるものを１つ選び、記号で答えなさい。

(1) ア aid　イ laid　ウ paid　エ said

(2) ア both　イ thief　ウ bathe　エ south

〔Ⅱ〕 次の(1)～(3)の語で、第一アクセント（最も強く発音するところ）の部分を選び、記号で答えなさい。

(1) dem-on-strate （ア イ ウ）　(2) fa-tigue （ア イ）　(3) in-fa-mous （ア イ ウ）

〔Ⅲ〕 次の(1)～(5)の各文の(　　)内に入る最も適当な語句を、それぞれア～エから選び、記号で答えなさい。

(1) I asked her (　　) in a red sweater.

ア dressed　イ dress　ウ dressing　エ to dress

(2) (　　) I entered the room, they stopped chatting.

ア The time　イ The moment　ウ The sooner　エ The thing

(3) I love this coffee shop, (　　) my father used to go to when he was a university student.

ア which　イ whose　ウ this　エ where

(4) We have two sons.　One is in Sapporo, and (　　) is in Kobe.

ア he　イ another　ウ other　エ the other

(5) I never go to Asahikawa (　　) the zoo.

ア for visiting　イ without visiting

ウ to visiting　エ until visiting

〔IV〕 (　　) 内の単語を並べかえてそれぞれ意味の通る文を作りなさい。答えは、(　　)内の<u>三番目</u>と<u>五番目</u>にくる単語の<u>記号</u>を記入しなさい。

(1) He said one (ア thing　イ done　ウ has　エ another　オ quite　カ and).

(2) Her children's books are (ア deserve　イ that　ウ be　エ much　オ classics　カ to) better known.

(3) She was (ア without　イ on　ウ foreign　エ holiday　オ her　カ first) her parents.

(4) Instead of going to (ア it　イ will　ウ boring　エ work　オ that　カ be　キ thinking), try to be positive.

(5) We followed (ア steps　イ into　ウ up　エ the　オ a　カ him) large hall.

〔V〕 次の英文を読み、各問いに答えなさい。

Bacteria are so small that their presence was only first recognized in 1677, when the Dutch naturalist Antonievan Leeuwenhoek saw microscopic organisms in a variety of substances with the aid of primitive microscopes (more similar in design to modern magnifying glasses than modern microscopes), some of which were capable of more than 200-fold magnification. Now bacteria are usually examined under light microscopes capable of more than 1,000-fold magnification; however, details of their internal structure can be observed only with the aid of much more powerful transmission electron microscopes. Unless special phase-contrast microscopes are used, bacteria have to be stained with a colored dye so that they will stand out from their background.

One of the most useful staining reactions for bacteria is called the Gram stain, developed in 1884 by the Danish physician Hans Christian Gram. <u>Bacteria in suspension are fixed to a glass slide by brief heating and then exposed to two dyes that combine to form a large blue dye complex within each cell.</u> When the slide is flushed with an alcohol solution, gram-positive bacteria retain the blue color and gram-negative bacteria lose the blue color. The slide is then stained with a weaker pink dye that causes the gram-negative bacteria to become pink, whereas the gram-positive bacteria remain blue. The Gram stain reacts to differences in the structure of the bacterial cell surface, (　　　) that are apparent when the cells are viewed under an electron microscope.

(注) microscopic: too small to be seen without the help of a microscope
to stain: to leave or make colored patches or dirty marks on something
dye: a substance used to change the color of things
solution: a liquid in which something is dissolved

問1　下線部を和訳しなさい。

問2　文中の（　　　）内に入る最も適切な英語一語を書きなさい。ただし、この一語は本文中に存在する。

〔VI〕 次の英文を読み、各問いに答えなさい。

The World Bank, the United Nations and the London School of Hygiene and Tropical Medicine did a study to urge hand washing around the world. They found that one million (1) could be saved each year if people washed their hands with soap often. They said that ①[ア with イ washing ウ soap エ increase オ programs カ hand キ to] could be among the most effective ways to reduce infectious disease.

Doctors say many (2) can be stopped from spreading by hand washing. These include pinworms, influenza, the common cold, hepatitis A, meningitis and infectious diarrhea.

Hand washing destroys germs from other people, animals or objects a person has touched. When people get bacteria on their hands, they can infect themselves by touching their eyes, nose or mouth. Then these people can infect other people. 【 A 】

The experts say the [　　　] way to catch a cold is to touch your nose or eyes after someone nearby has sneezed or coughed. Another way to become sick is to eat food prepared by someone whose hands were not clean. 【 B 】

The experts say that hand washing is especially important before and after preparing food, before eating and after using the toilet. People should wash their hands after handling animals or animal ②waste, and after cleaning a baby. The experts say it is also a good idea to wash your hands after handling money and after sneezing or coughing. And it is important to wash your hands often when someone in your home is sick. 【 C 】

The experts say the most effective way to wash your hands is to rub them together while using soap and warm water. They say you do not have to use special antibacterial soap. Be sure to rub all (3) of the hands for about ten to fifteen seconds. The rubbing action helps remove germs. 【 D 】

Alcohol-based hand sanitizers are rubbed into the hands and do not require soap and water. Experts say these (4) must contain at least sixty percent alcohol to be effective in killing most bacteria and viruses. 【 E 】

Experts also say that people who use public bathrooms and dry their hands with a paper towel should use the towel to turn off the water. Then, before throwing it away, use the same paper to open the bathroom door.

［注］the London School of Hygiene and Tropical Medicine

ロンドン衛生熱帯医学大学院

infectious　感染性の　　pinworm　ギョウチュウ（寄生虫）

hepatitis A　A型肝炎　　meningitis 髄膜炎　　diarrhea 下痢症

germ 細菌　　sanitizer 消毒剤

問１　本文中の（1）～（4）に入る最も適当な語を下から一つずつ選び、記号で答えなさい。ただし、選択肢には不要な語も含まれている。

ア areas　イ carriers　ウ machines　エ products　オ lives

カ diseases

問２　本文中の下線部①の単語を内容的に意味が通るように並べかえた時、三番目と五番目にくる語は何か。その単語の記号を答えなさい。

問３　本文中の［　　　］には、内容から考えてどのような語が入るか。次のア～エから適当なものを選び、記号で答えなさい。

ア longest　イ important　ウ easiest　エ hardest

問４　本文中の下線部②waste の定義として、最も適当なものは次のア～エのうちどれか。記号で答えなさい。

ア a large area of land where there are very few people, plants, or animals

イ any liquid or solid that is expelled from the body after digestion has taken place

ウ to be not worth the time, money etc that you use because there is little or no result

エ when something such as money or skills are not used in a way that is effective or useful

問５　次の英文を本文中に入れるとしたらどこが適当か。【 A 】～【 E 】から一つ選び、記号で答えなさい。

Then rinse the hands with water and dry them.

問６　この英文にタイトルをつけた場合、次の（　　）の中にはどんな語が入るか。p で始まる単語一語で答えなさい。

Hand washing is a powerful way to (p -　　　　) the spread of disease.

問７　本文の内容と合っている英文を、次のア〜カのうちから二つ選びなさい。

ア　Hand washing can reduce infectious disease except hepatitis A.

イ　Touching your eyes or nose can result in infecting yourself.

ウ　You have to wash your hands every time after someone around you has sneezed or coughed.

エ　We had better rub our hands more than fifteen seconds while using soap and warm water.

オ　You should use alcohol-based hand sanitizers after you wash your hands with soap.

カ　Alcohol-based hand sanitizers containing seventy percent alcohol can kill most viruses.

〔VII〕次の日本文を英訳しなさい。その際、与えられた語句を用いること。

写真を送っていただきありがとうございます。その写真を見ると、ロンドンでの楽しかった時を思い出します。私の好きな写真は、歓迎パーティーの時の写真です。またいつかあなたを訪ねて行きたいと願っています。

[使用する語句]　remind　London　the welcome party

数 学

問題

25年度

第 I 期

1 次の □ に適する数または式を求めよ．

(1) $\sqrt{6}$ の小数部分を a とするとき，

$$a - \frac{1}{a} = \boxed{\text{（ア）}}, \quad 2a^3 + 7a^2 - 8a + 5 = \boxed{\text{（イ）}}$$

である．

(2) 3 次方程式 $x^3 + (a-3)x^2 - (3a-2)x + b = 0$ の実数解は $x = 3$ だけである．このとき，$b = \boxed{\text{（ウ）}}$ である．また，a の値の範囲は $\boxed{\text{（エ）}}$ である．

(3) $0 < \alpha < \dfrac{\pi}{2}$，$\dfrac{\pi}{2} < \beta < \pi$ で，$\tan\alpha = 3$，$\tan\beta = -2$ のとき，$\tan(\alpha - \beta) = \boxed{\text{（オ）}}$ であるので，$\alpha - \beta = \boxed{\text{（カ）}}$ である．

(4) 数列 1, 2, 2, 3, 3, 3, 4, 4, 4, 4, …… において，第 250 項は [(キ)] である．また，初項から第 250 項までの和は [(ク)] である．

(5) A，B の 2 人がゲームを行う．白球 3 個と赤球 7 個の計 10 個の球が入っている袋から，まず，A が同時に 3 個の球を取り出し，次に，A が取り出した球を袋に戻さずに，B が同時に 4 個の球を取り出す．A，B それぞれの取り出した球のうち，白球の数が多いほうを勝ちとするが，白球の数が同数であるときには引き分けとする．このとき，A が勝つ確率は [(ケ)] であり，B が勝つ確率は [(コ)] である．ただし，どの球が取り出されるのも同じ程度期待できるものとする．

2 三角形 OAB において，$\angle \mathrm{AOB} = 60°$，$\mathrm{OA} = 4$，$\mathrm{OB} = 5$ である．辺 OA，OB の中点をそれぞれ C, D とし，点 C を通り辺 OA に垂直な直線と点 D を通り辺 OB に垂直な直線の交点を E とする．

(1) 辺 AB の長さを求めよ．

(2) ベクトル $\overrightarrow{\mathrm{BC}}$ と $\overrightarrow{\mathrm{OE}}$ をベクトル $\overrightarrow{\mathrm{OA}}$, $\overrightarrow{\mathrm{OB}}$ を用いて表せ．

(3) 四角形 OCED の面積を求めよ．

3 放物線 $C: y = f(x) = -x^2 + 6x$ 上の動点 P $(t, f(t))$ における接線を ℓ_1 とする．ただし，t は $3 < t < 6$ である．また，原点 $(0, 0)$ と点 P を通る直線を ℓ_2 とする．

(1) 接線 ℓ_1 の式を t を用いて表せ．

(2) 放物線 C と直線 ℓ_2 で囲まれる図形の面積を S_1，放物線 C と接線 ℓ_1 および 直線 $x = 6$ で囲まれる図形の面積を S_2 とする．S_1，S_2 を t を用いて表せ．

(3) (2) の面積 S_1 と S_2 の和 $S_1 + S_2$ が最小となる t の値を求めよ．

物 理

問題

25年度

第Ⅰ期

(1) 以下の設問に答えよ。

問１　次の量のＳＩにおける単位を m（メートル），kg（キログラム），s（秒），A（アンペア）を用いて例のように表せ。単位がつかない場合は「なし」と書くこと。

例：　速さ　[m・s^{-1}]

（i）　電気容量

（ii）　電界（電場）の強さ

（iii）　磁界（磁場）の強さ

問２　単原子分子理想気体がシリンダー内に封入されている。気体の温度は T[K]，圧力は P[Pa]，体積は V [m^3]，物質量は n[mol]であった。アボガドロ定数を A[1/mol]とする。設問中の単位に注意して解答せよ。

（i）　シリンダーの内壁<u>1 [cm^2]</u>にかかる気体からの力の大きさを求めよ。

（ii）　気体<u>8 [cm^3]</u>中の分子数を求めよ。

（iii）　気体定数を求めよ。

（iv）　気体分子１個がもっている運動エネルギーの平均値を求めよ。

問３　地面に対して等速度運動している電車のなかで，ボールを（電車の中の人から見て）自由落下させたところ，ボールは t 秒後に電車の床に衝突した。重力加速度の大きさを g [m/s^2]，地面に対する電車の速さを v[m/s]とする。空気抵抗は無視せよ。

（i）　ボールを離した位置から床までの距離を求めよ。

（ii）　ボールが床に衝突する直前の，地面に対するボールの速さを求めよ。

（iii）　ボールが床に衝突する直前の，地面に対するボールの加速度の大きさを求めよ。

(2) 図1のように，下端に円盤の付いた，長さLの棒を用意した。この棒をばね（ばね定数k，自然長L_0　($L_0 < L$)）と質量mのリングに通し，ばねの上にリングがくるようにした。ばね，棒，円盤の各質量，リングの大きさ，ばねと棒との摩擦，リングと棒との摩擦，空気抵抗は無視できるものとする。重力加速度の大きさをgとする。以下の設問に答えよ。

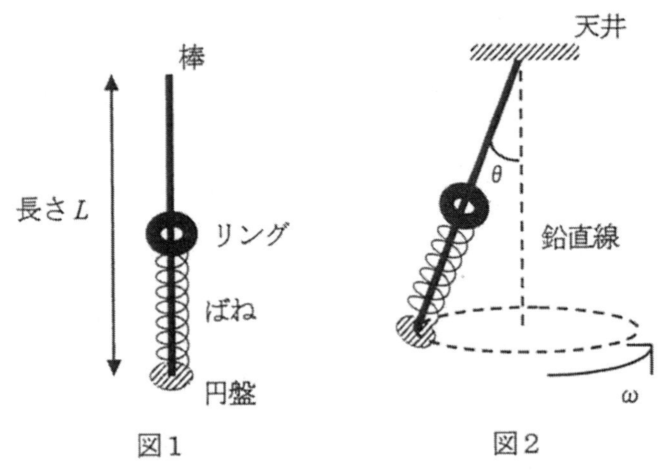

図1のように，棒を鉛直方向に固定し，手でリングを押し，自然長からのばねの縮みがx（$x > mg/k$）となるところで手を離した。

問1　手を離した直後に，ばねがリングに加える力の大きさを求めよ。

問2　手を離した直後の，リングの加速度の大きさを求めよ。

問3　ばねが自然長となった瞬間の，リングの速さを求めよ。

問4　リングが到達する最高点の高さを求めよ。ただし，高さは円盤から測るものとする。

次に，図2のように棒の上端を天井とつなぎ，鉛直線のまわりに回転させたところ，棒は鉛直線とのなす角θを保ったまま角速度ωで回転し続け，リングは棒に対し静止していた。

問5　自然長からのばねの縮みを，θを用いずに表せ。

問6　$\cos\theta$を，他の量を用いて表せ。

(3) 下図のように，真空中に xy 座標軸を設定した。領域Ⅰ($x<0$)と領域Ⅲ($x>d$, d は正)には紙面の表から裏に向かう向きの一様な磁場（磁束密度の強さ B ）が存在し，領域Ⅱ（ $0<x<d$ ）には x 軸方向正の向きの一様な電場（電場の強さ E ）が存在する。他の電場や磁場は存在しない。

点電荷（電気量 q (q は正)，質量 m ）を座標(d, 0)から x 方向正の向きに速さ v_0 で打ち出したところ，図中の点線に沿って移動し，点 P，点 Q，点 R，点 S を通過した。点電荷に働く重力は無視できるものとして，以下の設問に答えよ。

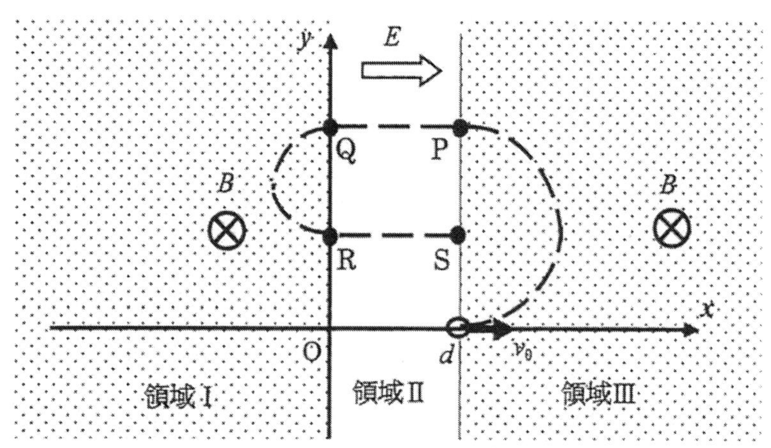

問1　領域Ⅲで点電荷が磁場から受ける力の大きさを求めよ。

問2　点 P を通過時の，点電荷の速さを求めよ。

問3　点 P の y 座標を求めよ。

問4　PQ 間での，点電荷の加速度の大きさを求めよ。

問5　$x=0$ での電位を基準として，$x=d$ での電位を求めよ。

問6　点 Q を通過時の，点電荷の速さを求めよ。

問7　点 R の y 座標を求めよ。

問8　RS 間を通過するのにかかる時間を求めよ。

(4) 図はヤングの実験の概略を示したものである。光源から出た波長 λ の単色光は単スリット S_0 を通り，回折して S_0 から等距離にある２本のスリット S_1，S_2 を通過して，S_1 と S_2 を結ぶ直線と平行に置かれたスクリーンに達して，明暗の縞模様をつくる。S_1，S_2 の間隔を a，S_1 と S_2 を結ぶ線分の中点からスクリーンまでの距離を b とする。また，スクリーンの中央Ｏから S_1 側に距離 L だけ離れたスクリーン上の点をＰとする。以下の設問に答えよ。

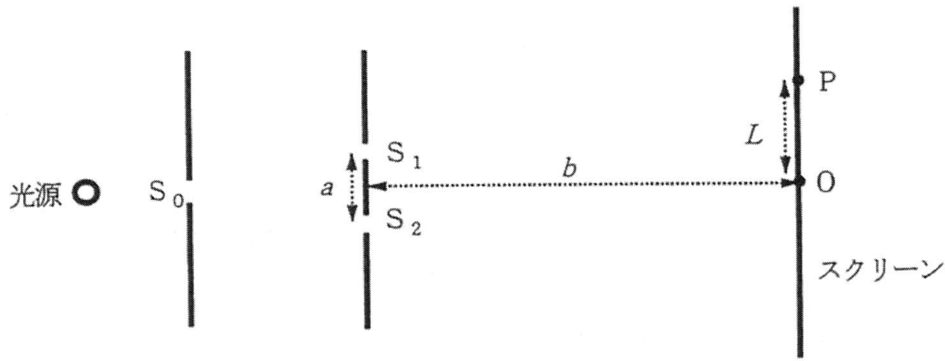

問１　光速を c として光源から出た単色光の振動数を求めよ。

問２　スリット S_1 から点Ｐまでの距離 $|S_1P|$ を求めよ。

問３　スリット S_2 から点Ｐまでの距離を $|S_2P|$ とし，$|S_2P|-|S_1P|$ を求めよ。ただし，a や L は b に比べてとても小さいものとし，α が１に比べてとても小さいときの近似式　$(1+\alpha)^n=1+n\alpha$　を用いて，L の１次式として表せ。

問４　点Ｐの位置に最初の（O 以外の位置でＯに最も近い）明線ができる条件を書け。ただし，問３の答を βL として解答せよ。

問５　２番目の明線と３番目の明線の間の最も暗くなっている線（暗線）の上に点Ｑをとる。スリット S_1，S_2 から点Ｑまでの距離の差 $|S_2Q|-|S_1Q|$ を求めよ。

問６　単色光の光源に代えて白色光の光源を使うとスクリーン上にはどのような模様が現れるか。「赤」「紫」「近く（近い）」「遠く（遠い）」の４つの言葉を用いて説明せよ。

問７　この実験では光の回折が重要な役割を果たしているが，日常生活で光の回折を観測することはほとんど無い。この理由を述べよ。

化 学

問題

25年度

第Ⅰ期

必要があれば次の原子量を用いよ。			H = 1.00	C = 12.0	N = 14.0
O = 16.0	Al = 27.0	S = 32.0	Cl = 35.5	Cu = 64.0	Pb = 207

＊(1)〜(3)は全員が，(4)(5)はいずれかを選択し解答用紙に○印を付け，解答せよ。

(1) 次の<実験１>と<実験２>について，問１〜問６に答えよ。

<実験１>

① 硫酸アンモニウムと水酸化ナトリウムの混合物を試験管に入れて，(a)試験管の口が水平よりやや下向きになるようにしてバーナーの火で混合物がある部分をおだやかに加熱した。

② 生じた気体をフラスコに捕集し，(b)フラスコの口に濃塩酸のついたガラス棒を近づけた。

③ その後，捕集した気体を水に吸収させて，水溶液Ａとした。

<実験２>

④ 硫酸銅(Ⅱ)水溶液に水酸化ナトリウム水溶液を加えた。

⑤ 沈殿が生じた溶液に<実験１>の水溶液Ａを加え，よく振ると沈殿は溶けて深青色の溶液となった。

問１ ①で起きる硫酸アンモニウムと水酸化ナトリウムとの反応を化学反応式で記せ。

問２ ①の反応で硫酸アンモニウム 2.64g を用いすべて反応させた場合，生成する気体は標準状態で何Ｌか記せ。計算過程も記せ。

問３ 下線部(ａ)のようにするのはなぜか。簡単に記せ。

問４　②でフラスコに捕集する前に乾燥剤を用いるとしたら，次のア～エのうちどれが適切か記号で記せ。

ア．塩化カルシウム　イ．ソーダ石灰　ウ．濃硫酸　エ．十酸化四リン

問５　下線部(b)ではどのような反応が見られるか。その反応の様子と化学反応式を記せ。

問６　⑤の深青色の溶液に含まれる錯イオンをイオン式および名称で記せ。またこの錯イオンの形状は，次のア～エのうちどれか記号で記せ。

ア．直線形　イ．正方形　ウ．正四面体形　エ．正八面体形

(2) 次の問１～問７に答えよ。

問１　リンの単体の同素体について，二つの同素体の名称およびそれぞれの性質を簡単に記せ。

問２　リンの単体の同素体の一つは，分子 P_4 からなる。この分子の構造を図示せよ。

問３　①リンを空気中で燃やすと十酸化四リンになる。②十酸化四リンに水を加えて熱するとリン酸になる。

　①②を化学反応式で記せ。

問４　リン酸を水酸化カルシウムで中和するときの化学反応式を記せ。またリン酸 0.150 mol を完全に中和するには，水酸化カルシウムは何 mol 必要か記せ。計算過程も記せ。

問５　炭素の単体の同素体のうち，４番目の同素体として 1991 年に発見されたチューブ状の構造をもつ物質の名称を記せ。

問６　酸素の単体の同素体であるオゾンは，水で湿らせたヨウ化カリウムデンプン紙を青紫色に変える。これは，遊離したヨウ素がデンプンと反応するためである。オゾンをヨウ化カリウム水溶液に通じたときの化学反応式を記せ。

問７　硫黄の単体の同素体のうち，環状分子 S_8 からなるものの名称を二つ記せ。

(3) 次の＜実験１＞と＜実験２＞について，問１～問６に答えよ。

炭化水素Aについて次の実験をした。

＜実験１＞ 炭化水素Aの少量をとり，(a)酸素を通しながら加熱して完全に燃焼させ，発生する気体を(b)塩化カルシウム管とソーダ石灰管に吸収させた。質量の変化を精密に測定したところ前者は 3.60 mg，後者は 8.80 mg の増加分が認められた。

＜実験２＞ 炭化水素Aの 0.192 g を 127℃，1.52×10^3 hPa で完全に気化させたところ，体積は 100 mL であった。

問１ 下線部(a)で用いる酸素はどんな酸素か。簡単に記せ。

問２ 下線部(b)で，燃焼後発生した物質を吸収させるのに，ソーダ石灰管は塩化カルシウム管の前あるいは後のどちらにつないだほうがよいか解答欄の該当する方に〇印を付け，その理由も簡単に記せ。

問３ ＜実験１＞より炭化水素Aの組成式を求めよ。計算過程も記せ。

問４ ＜実験２＞より炭化水素Aの分子量を求めよ。計算過程も記せ。気体定数としては R＝83.1 hPa・L／(mol・K)を用いよ。

問５ 炭化水素Aの異性体の構造式をすべて記せ。

問６ 炭化水素Aに臭素を付加して生成する化合物の名称を記せ。

(4) 次の文章を読み，問１～問７に答えよ。

セルロース$(C_6H_{10}O_5)_n$は植物の（　ア　）の主成分であり，（　イ　）や（　ウ　）などの植物繊維はほぼ純粋なセルロースである。セルロースは，β-（　エ　）が直鎖状に(a)結合した構造をしており，ほぼ平行に並んだ直鎖状分子間には（　オ　）基による水素結合が働き，水に溶けない丈夫な繊維になる。セルロースは(b)ヨウ素デンプン反応も還元性も示さないが，希硫酸を加えて長時間加熱すると二糖類である(c)（　カ　）を経て，還元性を示す（　エ　）に加水分解される。ヒトはセルロースを加水分解する（　キ　）をもたないが，(d)牛や羊などの草食動物はセルロースを食べてエネルギー源にすることができる。木材の約 50%はセルロースだが，他にヘミセルロースやリグニンなどからなる。ヘミセルロースからの(e)キシロースを化学変化させると虫歯になりにくい甘味料ができる。

問１　（　ア　）～（　キ　）に適切な語を記せ。

問２　下線部(ａ)について，セルロースを形成している単糖類どうしの結合を何というか記せ。

問３　下線部(ｂ)の反応で，青～青紫色に変化するのはデンプンのどのような構造が関係しているか記せ。

問４　下線部(ｃ)の二糖類は，還元性を示すか示さないか記せ。

問５　下線部(ｃ)の二糖類について，一つの糖単位をβ-ガラクトース単位で置きかえた二糖類の名称を記せ。

問６　下線部(ｄ)で，牛や羊がセルロースをエネルギー源にできるのはなぜか記せ。

問７　下線部(ｅ)について，この甘味料を何というか記せ。

(5) 次の文章を読み，問１～問６に答えよ。

古代より，動植物に含まれる色素が糸や布の染料として使われてきた。これらの天然染料には，独特の色調があり，その染色法は現在でも工芸染色に使われている。現在では(a)天然染料に代わり，石炭や石油を原料にして合成されたいろいろな色素が使われている。合成染料の代表的なものがアゾ染料であり，もっとも種類が多く，分子中にアゾ基が存在する。(b)ベンゼン環をもったアゾ化合物は一般に黄から赤色で中和の指示薬や顔料など，繊維染料以外にも用いられる。

スダンⅠ(オイルオレンジ)は，アニリン・亜硝酸ナトリウムと 2-ナフトールなどから実験室で簡単に生成されるアゾ染料である。アニリンは水にはわずかしか溶けないが，水中では（ 1 ）性を示し，塩酸と反応して水溶性の（ 2 ）となる。(c)アニリンの希塩酸溶液を 5℃以下に冷やしながら，亜硝酸ナトリウム水溶液を加えると，化合物Aが生成する。化合物Aに 2-ナフトールの水酸化ナトリウム水溶液を加えると赤橙色の(d)スダンⅠが生成する。

問１　下線部(a)で染料として用いられている植物を１種記せ。

問２　下線部(b)で中和の指示薬の名称を記せ。

問３　（ 1 ）に適する語を，（ 2 ）には物質名を記せ。

問４　下線部(c)の反応を化学反応式で記せ。

問５　化合物Aに希硫酸を加え，加熱することにより生成する化合物の構造式を記せ。

問６　下線部(d)の構造式を記せ。

生 物

問題

25年度

第Ⅰ期

(1) 内分泌系に関する次の文を読み，問い（問１～５）に答えよ。

イヌはすい臓を摘出すると重い糖尿病になることが知られていたが，1921 年にカナダの若い研究者２人が，Aすい臓を全摘出したイヌにすい臓から抽出した物質を注射すると血糖値が大きく下がり，糖尿病が改善することを確認した。彼らは，Bトリプシンの活性を抑えながら作業を進めることによって抽出に成功し，その後，この物質はインスリンの名で世界中に広まり，多くの命を救うこととなった。ヒトの糖尿病治療においては，動物から抽出したインスリンを用いると副作用を起こす恐れがあるため，現在ではC大腸菌につくらせたヒトインスリンを用いている。

問１　下線部Aの，すい臓を全摘出したイヌには，どのようなことが起こるか。次の①～④から正しいものを１つ選び，番号で答えよ。

①尿量が減り，水をたくさん欲しがる。　②尿量が減り，水は欲しがらない。

③多尿となり，水をたくさん欲しがる。　④多尿となり，水は欲しがらない。

問２　下線部Bの，インスリンの活性を失わせることなくトリプシンの酵素活性を抑える方法について，10 字以内で記せ。

問３　下線部Cの，ヒトインスリンを大腸菌につくらせる方法で，ヒトインスリンの遺伝子以外に必要なものを①～⑦から３つ選び，番号で答えよ。

①テロメア　②DNA リガーゼ　③制限酵素　④プラスミド

⑤レチノイン酸　⑥ミトコンドリア　⑦ヒストン

問４　ヒトの血糖値上昇に直接関与している主な内分泌腺（組織・細胞）を①～⑩から４つ選び，その番号と，それぞれから分泌されているホルモン名を記せ。

①脳下垂体前葉　②脳下垂体後葉　③甲状腺　④副甲状腺　⑤卵巣

⑥精巣　⑦副腎髄質　⑧副腎皮質　⑨すい臓ランゲルハンス島Ａ（α）細胞

⑩すい臓ランゲルハンス島Ｂ（β）細胞

問5 （ア）ペプチド系（タンパク質系）ホルモンと，（イ）ステロイド系ホルモンは，それぞれどのようなしくみで体内の代謝調節をしているか。下記ａ，ｂの内容で正しい組み合わせを①～④から１つ選び，番号で答えよ。

ａ　細胞内で受容体に結合して，DNAの特定部分を活性化させる。

ｂ　細胞膜表面の受容体に結合して，酵素を活性化させる。

【組み合わせ】

①アーａ，イーａ　②アーａ，イーｂ　③アーｂ，イーａ

④アーｂ，イーｂ

(2) 次の問い（問１～４）に答えよ。

問１　ある1,000人の集団のABO式血液型を調べたところ，凝集素α（抗A血清）で凝集した人が450人，凝集素β（抗B血清）で凝集した人が300人，どちらの凝集素でも凝集しなかった人とどちらの凝集素でも凝集した人の合計が350人であった。この集団における，A型，B型，AB型，O型の人数を求めよ。

問２　ヌクレオチドが17,400個からなるDNA断片を調べたところ，G（グアニン）の数が全体の30％であった。このDNA断片をAATTという塩基配列を認識して切断する制限酵素を用いると，理論上いくつの切断断片が得られるか。

問３　90gのグルコースが好気呼吸によって完全に分解されたとき，二酸化炭素は何g生じるか。原子量C＝12，O＝16，H＝1.0として計算せよ。

問４　大腸菌内のタンパク質の平均分子量を41,300，アミノ酸の平均分子量を118としたとき，タンパク質１分子はおよそ何分子のアミノ酸単位から構成されるか。整数で答えよ。

(3) 次の①～⑩の文中の（　　）内に入る，最も適切なものをそれぞれ下のa～eから1つ選び，記号で答えよ。

①ウニの卵と精子を採取する際，口器を切り取った部分に（　　）溶液を滴下する。

a アドレナリン　　b チロキシン　　c パラトルモン　　d セクレチン

e アセチルコリン

②ウニの正常発生では，16 細胞期の（　　）から骨片をつくる中胚葉が形成される。

a 大割球　　b 中割球　　c 小割球　　d 受精膜　　e 卵膜

③ウニ卵を（　　）欠如人工海水中で発生させると，割球はばらばらになっていく。

a ナトリウム　b マグネシウム　c カルシウム　d カリウム　e リチウム

④ウニの未受精卵を，赤道面で動物半球と植物半球の２つに分割し，それぞれ受精させると動物半球は（　　）となる。

a 正常なプルテウス幼生　　b 不完全なプリズム幼生　　c 永久胞胚

d 不完全な原腸胚　　e 正常なプリズム幼生

⑤カエル胚の中胚葉誘導物質の１つとして（　　）が知られている。

a アクチン　　b ミオシン　　c アクチビン　　d チロキシン　　e セクレチン

⑥カエルの発生において，神経胚の次の段階を（　　）という。

a 桑実胚　　b 胞胚　　c 原腸胚　　d 尾芽胚　　e 幼生

⑦カエルの胃壁の平滑筋は（　　）から発生する。

a 表皮外胚葉　　b 神経外胚葉　　c 内胚葉　　d 腎節　　e 側板

⑧カエルの腹膜は（　　）から発生する。

a 内胚葉　　b 脊索　　c 体節　　d 腎節　　e 側板

⑨昆虫の触角が肢などに変化するといった，体の一部が別の器官に転換する現象を（　　）とよぶ。

a アポトーシス　　b パスツール効果　　c ホメオスタシス　　d ホメオーシス

e フレームシフト

⑩植物細胞を酵素で処理して（　　）を取り除くとプロトプラストができる。

a 葉緑体　　b 液胞　　c 細胞膜　　d 核膜　　e 細胞壁

(4) 次の文を読み，問い（問1～5）に答えよ。

ある種の淡水産巻貝は，天然に存在する大部分は右巻きであるが，左巻きも稀に存在する。この左右の巻き型は，メンデルの法則に従って遺伝する単一の対立遺伝子で決定され，右巻きの遺伝子Dは左巻きの遺伝子dに対して優性である。左右の巻き型の違いは，自身の遺伝子型にかかわらず，卵を形成した親世代の遺伝子型によって決まることがわかっており，遺伝子Dをもった親に由来する子はすべて右巻きとなり，ddの親に由来する子はすべて左巻きとなる。なお，この貝は雌雄同体で，通常は交尾して他個体から得た精子で受精を行うが，時には交尾をせずに自分自身の精子で受精を行うこともある。

問1　右巻きの純系個体DDに左巻きの純系個体ddをかけ合わせたところ，どちらの個体も産卵した。DDとddの産卵数が同じだったとしたとき，この卵から発生するF_1個体における，右巻きと左巻きの分離比を答えよ。

問2　左巻きのF_1個体を自家受精してF_2個体を得た。このF_2個体における，右巻きと左巻きの分離比を答えよ。

問3　問2で得られたF_2個体を自由交配させて多数のF_3個体を得た。このF_3個体における，右巻きと左巻きの分離比を答えよ。その際，自家受精は行わないものとする。

問4　左巻きのF_1個体10匹と左巻きの純系個体dd 20匹を自由交配させたときに得られるF_2個体における，右巻きと左巻きの分離比を答えよ。その際，自家受精は行わないものとする。

問5　次の①～④について，巻貝にあてはまる解答として適切なものを下のa～fからそれぞれ1つずつ選び，記号で答えよ。

①外骨格である貝殻を分泌するのはどれか。

a 消化腺　　b 外とう膜　　c 触角　　d えら　　e 消化管　　f 生殖腺

②発生過程において，どの時期を経て成体となるか。

a ノープリウス幼生　　b プルテウス幼生　　c 子実体

d トロコフォア幼生　　e プリズム幼生　　f 尾芽胚

③生物分類群の，どれに属するか。

a 環形動物門　b 棘皮動物門　c 節足動物門

d 軟体動物門　e 刺胞動物門　f 扁形動物門

④口と肛門のでき方と体腔の型はどれか。

a 旧口動物で原体腔　b 旧口動物で裂体腔　c 旧口動物で腸体腔

d 新口動物で原体腔　e 新口動物で裂体腔　f 新口動物で腸体腔

(5) 血液・免疫に関する次の文を読み，問い（問１～９）に答えよ。

ヒトは体の中に侵入したウイルスや細菌，異種のタンパク質などの異物を速やかに排除する免疫系をもっている。この免疫系の作用を調べるために，同じ種類のウサギ（ウサギＡとウサギＢ）を用いて，次のような実験を行った。

実験１　ウサギＡには，ウサギＡの血液から精製したアルブミンを耳の静脈に少量注射した。ウサギＢには，ニワトリの卵白から精製したアルブミンを耳の静脈に少量注射した。

１週間後，それぞれのウサギの耳から血液を採取して試験管の中に入れてしばらく放置したところ，どちらの試験管でも，血液は中央付近の白い層を挟んで，ア<u>下に沈む赤い層</u>と上澄みの層に分かれた。

実験２　ウサギＡの血液の上澄み（上澄みＡ）とウサギＢの血液の上澄み（上澄みＢ）を一定量それぞれ別の容器に取り，上澄みＡにはウサギＡの血液のアルブミンを加え，上澄みＢにはニワトリの卵白のアルブミンを加え，沈殿形成を観察した。

実験３　実験１と同様に，ウサギＡには自身の血液のアルブミンを，ウサギＢには卵白のアルブミンを週１回，３週にわたって注射し，最後の注射の日から１週間後に実験２と同様な操作を行い，沈殿形成を観察した。

問１　下線アの下に沈む赤い層を構成する，血球以外の繊維状の物質は何か。

問２　実験２の結果，沈殿が生じたのはどれか。次の①〜③から選び，番号で答えよ

①上澄みＡのみ　　②上澄みＢのみ　　③上澄みＡとＢの両方

問３　実験２で生じた沈殿を構成しているのはどれか。次の①〜⑦よりすべて選び，番号で答えよ。

①血液のアルブミン　②卵白のアルブミン　③抗体　④無機塩類

⑤ヘモグロビン　⑥核酸　⑦トロンビン

問４　実験３の沈殿の量は，実験２の場合と比べてどうなるか。次の①〜③より選び，番号で答えよ。

①増加する　②減少する　③変化しない

問５　異物の２回目以降の侵入に速やかに対応するために異物の情報を記憶しているのはどれか。次の①〜⑧よりすべて選び，番号で答えよ。

①赤血球　②マクロファージ　③Ｂ細胞　④ニューロン

⑤Ｔ細胞　⑥血小板　⑦単球　⑧骨髄芽球

問６　免疫反応を利用して，天然痘を初めて予防した医師の名を記せ。

問７　予防接種に用いる死んだ病原体や病原性を弱めたものを何というか。

問８　他の動物につくらせた抗血清を病気の治療に用いる血清療法が有効なのはどれか。次の①〜⑧より３つ選び，番号で答えよ。

①ジフテリア　②結核　③毒ヘビにかまれたとき　④エイズ

⑤インフルエンザ　⑥はしか　⑦牛海綿状脳症（BSE）　⑧破傷風

問９　血清療法の説明として，正しいのはどれか。次の①〜⑥よりすべて選び，番号で答えよ。

①治療効果には即効性がある。

②１回の治療効果は長期間維持される。

③２回目以降の治療では，効果が高まる。

④経口投与による治療が有効である。

⑤発疹などの副作用を起こすことがある。

⑥毒素を生産する細菌に対しては効果が期待できない。

英 語

問題

25年度

第Ⅱ期

〔Ⅰ〕 次の(1)と(2)の語の中で、下線部の発音が他の語と異なるものを１つ選び、記号で答えなさい。

(1) ア tunnel　イ bullet　ウ bush　エ brook

(2) ア digestion　イ question　ウ suggestion　エ education

〔Ⅱ〕 次の(1)～(3)の語で、第一アクセント（最も強く発音するところ）の部分を選び、記号で答えなさい。

(1) e-lab-o-rate　(2) as-pect　(3) re-cent

(1) ア イ ウ エ　(2) ア イ　(3) ア イ

〔Ⅲ〕 次の(1)～(5)の各文の(　　)内に入る最も適当な語句を、それぞれア～エから選び、記号で答えなさい。

(1) No matter how often I called my mother, I couldn't get (　　).

ア up　イ through　ウ into　エ with

(2) Do you mind my (　　) a phone call?

ア make　イ to make　ウ made　エ making

(3)The strong typhoon prevented the plane (　　) off.

ア to take　イ took　ウ from taking　エ before taking

(4)I could not make myself (　　) in the crowd.

ア heard　イ hear　ウ hearing　エ to hear

(5) The post office is (　　) the right next to the book shop

ア in　イ of　ウ on　エ for

〔Ⅳ〕（　　）内の単語を並べかえてそれぞれ意味の通る文を作りなさい。答えは、（　　）内の<u>三番目</u>と<u>五番目</u>にくる単語の<u>記号</u>を記入しなさい。

(1) I like living here and(ア be　イ not　ウ I'm　エ to　オ looking　カ honest) to move.

(2) She (ア any　イ never　ウ interest　エ in　オ had) food at all.

(3) It is, however, not possible to (ア draw　イ two　ウ a　エ distinct　オ between　カ line　キ the) categories.

(4) Full details will be sent to you (ア accepted　イ once　ウ application　エ has　オ your　カ been).

(5) Apartment 46 was a quiet apartment, (ア above　イ it　ウ the　エ unlike　オ one).

〔V〕 次の英文を読み、各問いに答えなさい。

The concept of energy is most useful in the understanding of the physical world, and, at the same time, the general rule or law developed for describing the role of energy is one of the most abstract ideas in the formulation of that understanding.

Energy is usually and most simply defined as the equivalent of or capacity for doing work. The word itself is derived from the Greek *energeia*: *en*, "in"; *ergon*,"work." <u>Energy can either be associated with a material body, as in a coiled spring or a moving object, or it can be independent of matter, as light and other electromagnetic radiation traversing a vacuum.</u> The energy in a system may be only partly available for use. The dimensions of energy are those of work, which, in classical mechanics, is defined formally as the product of mass (m) and the square of the ratio of length (l) to time (t): ml^2/t^2. This means that the greater the mass or the distance through which it is moved or the less the time taken to move the mass, the greater will be the (　　　　) done, or, the greater the energy expended.

(注) derive: to find the source of something
radiation: the sending out of heat, energy, etc. in the form of rays
traverse: to travel or extend across an area
vacuum: a space that is completely empty of all matter or gas
dimension: a measurement such as length, width, or height
mechanics: the science of motion and force

問1　下線部を和訳しなさい。

問2　文中の（　　）内に入る最も適切な英語<u>一語</u>を書きなさい。ただし、この<u>一語</u>は本文中に存在する。

〔VI〕 次の英文を読み、各問いに答えなさい。

People have believed since ancient times that dreams were very important. Psychiatrist Sigmund Freud believed dreams showed a person's true, hidden feelings. He said dreams were the result of sexual and aggressive needs and represented a person's deepest desires.

Many psychiatrists now dispute the (1) of dreams in treating mental illness. But many say that understanding the meaning of dreams can help people solve their emotional problems. Scientists say two-thirds of our dreams are unhappy. A study of ten thousand dreams showed that about ①(ア dreams イ two ウ about エ were オ three カ of キ every) anger, fear or sadness. Only about one in five was happy or exciting. Sometimes people have a nightmare—a dream that causes very strong feelings of fear. Nightmares are rare for most people. But some people have nightmares two or more times a week. These persons often have emotional problems. Usually, they do not trust other people and are not able to have good relationships with others. However, doctors say most of them do not develop serious mental illness.

Children between the ages of three and six often have nightmares. This is normal. But for older children—ten or twelve years old—having many frightening dreams may be a (2) of possible mental illness. Doctors say older children who have many nightmares may have a greater (3) of developing the mental illness called schizophrenia.

Most dreams happen during periods of deep sleep called *rapid eye movement* or REM sleep. During REM sleep, the eyes move quickly behind closed lids, and the brain is very active. People go into REM sleep four or five times a night. People who sleep longer get more REM sleep than [ ] who sleep only a few hours.

Findings dispute Dr. Freud's (4) that dreaming is necessary for a person's mental health. Scientists say people who had no REM sleep for as long as sixteen days showed no signs of serious mental problems. And some scientists say that reducing the (5) of REM sleep can improve some mental conditions. They said drugs that reduce REM sleep have helped people suffering from depression.

［注］psychiatrist 精神科医　　Sigmund Freud シーグムント・フロイト
schizophrenia 統合失調症　　depression うつ病

問１　本文中の（１）～（５）に入る最も適当な語を下から一つずつ選び、記号で答えなさい。ただし、選択肢には不要な語も含まれている。

ア quality　　イ treatment　　ウ chance　　エ amount　　オ importance
カ disease　　キ belief　　ク sign

問２　本文中の下線部①の単語を並べかえて、内容的に意味が通る文を作りなさい。答えは（　　）内の三番目と五番目に来る単語の記号を答えなさい。

問３　本文中の［　　　］に代名詞を入れるとしたら、どのような語が適当か。その語を書きなさい。

問４　次の英文を本文中に入れるとしたら、どこが適当か。入れる箇所の直前の英語一語を書きなさい。

But the muscles of the body, arms and legs do not move.

問５　次の英語の質問に 日本語 で答えなさい。

（１）What is the possibility of someone having a happy or exciting dream if there are ten people here?

（２）In what way can we know that people may have emotional problems through dreams?

〔Ⅶ〕 次の日本文を英訳しなさい。その際、与えられた語を使用すること。

人間は9千年もの間、猫と犬をペットとして飼ってきたと言われています。人々はよく犬と猫を比較します。ある人たちは、犬のほうがより忠実で頭がいいと言い、別の人たちは、猫のほうがきれい好きでおとなしい、と言います。あなたはどちらが好きですか？

［使用する語句］ compare　　faithful

数 学

問題

25年度

第Ⅱ期

1 次の $\boxed{}$ に適する数または式を求めよ．

(1) $-4 \leqq x \leqq -1$ のとき，関数 $y = 2(x^2+4x)^2 + 5(x^2+4x) + 3$ の最大値は $\boxed{\text{(ア)}}$ であり，最小値は $\boxed{\text{(イ)}}$ である．

(2) x, y, z は 0 でない実数で，$\dfrac{y+z}{x} = \dfrac{z+x}{y} = \dfrac{x+y}{z} = m$ とする．m の値は，$x+y+z=0$ のとき $m = \boxed{\text{(ウ)}}$ であり，$x+y+z$ が 0 でないとき $m = \boxed{\text{(エ)}}$ である．

(3) 平面上の 3 点 O(0, 0)，A(2, 4)，B(3, 0) とする．$\angle \mathrm{AOB} = \theta$ とするとき，$\sin\theta = \boxed{\text{(オ)}}$ である．また，k を定数とし，直線 $y = x + k$ が三角形 AOB の面積を 2 等分するとき $k = \boxed{\text{(カ)}}$ である．

(4) 1 から 9 までの数字が書かれたカードが各 1 枚，計 9 枚のカードから同時に 3 枚のカードを取り出し，取り出された 3 枚のカードに書かれている数の積を X とする．このとき，X が偶数である確率は [(キ)] であり，また，X が平方数である確率は [(ク)] である．ただし，平方数とは，ある整数の 2 乗で表される整数のことである．また，どのカードが取り出されるのも同じ程度期待できるものとする．

(5) 直径 12 の球に内接する直円柱のうち，体積が最大となる直円柱の高さは [(ケ)] であり，そのときの直円柱の体積は [(コ)] である．

2 点 $(-1,\ 0)$ を通る傾き m の直線は放物線 $y = x^2$ と相異なる 2 点 $\mathrm{A}\,(\alpha,\ \alpha^2)$, $\mathrm{B}\,(\beta,\ \beta^2)$ で交わる.

(1) 傾き m の範囲を求めよ.

(2) 2 点 A, B の y 座標の和 $\alpha^2 + \beta^2$ を m を用いて表せ.

(3) 2 点 A, B における接線の交点を P とする. 点 P の軌跡を求めよ.

(4) 放物線の頂点を O とする. $\angle \mathrm{AOB} = 135°$ となるときの傾き m の値を求めよ.

3 最初，容器 A には濃度 20 %の食塩水が 100 g，容器 B には真水が 100 g 入っている．容器 A から食塩水 25 g を取り出し，容器 B に入れてよくかき混ぜ，次に，容器 B から食塩水 25 g を取り出し，容器 A に入れてよくかき混ぜる．この一連の操作を n 回行った後，容器 A に入っている食塩水の濃度を a_n %とする．ただし，容器 A，B は十分な容量があるものとし，また，操作の途中で食塩水をこぼさないものとする．

(1) a_1，a_2 を求めよ．

(2) $n \geqq 2$ として，a_n を a_{n-1} を用いて表せ．

(3) a_n を n を用いて表せ．

物 理

問題

25年度

第Ⅱ期

(1) 以下の設問に答えよ。

問１ 次の量のＳＩにおける単位をｍ（メートル），kg（キログラム），ｓ（秒），Ａ（アンペア）を用いて例のように表せ。単位がつかない場合は「なし」と書くこと。

例： 速さ ［$m \cdot s^{-1}$］

（ｉ）仕事

（ⅱ）電気抵抗

（ⅲ）電力

問２ 真空中に屈折率nのガラス板が置かれている。真空から振動数νの光がガラス板に入射角 iで入射した。真空中の光速をcとする。

（ｉ） 屈折角をrとして，i，r，nの関係式を書け。

（ⅱ） この光の真空中での波長を求めよ。

（ⅲ） この光のガラス板中での速さを求めよ。

（ⅳ） この光のガラス板中での振動数を求めよ。

（ｖ） この光がガラス板中から真空に出るときの臨界角をθとして，θとnの関係式を書け。

問３ 質量M, 温度Tの水の中に質量m, 温度 tの金属塊をいれたところ，しばらくして両者の温度は共にθになった。熱の移動は水と金属塊の間でのみ起こったものとする。

（ｉ） 水と金属塊の熱容量をそれぞれA, Bとする。$A:B$ を求めよ。

（ⅱ） 水と金属塊の比熱をそれぞれC, Dとする。$C:D$ を求めよ。

(2) 下図のように，斜面をもつ台が水平面に固定されている。斜面は水平面に比べて角度 θ だけ傾いている。水平面の右方には，ばね（ばね定数 k）が右端を固定された状態で設置してある。斜面上の点 A に質量 m の小物体をしずかに置いたところ，小物体は動きだし，斜面の最下点 B を通り，ばねの左端 C に衝突した。斜面と小物体，水平面と小物体との間の静止摩擦係数はどちらも μ_0，動摩擦係数はどちらも μ とする。ばねと水平面との摩擦，ばねの質量，小物体の大きさは無視できるものとし，重力加速度の大きさを g とする。また，AB 間の距離を x，BC 間の距離を y として，以下の設問に答えよ。

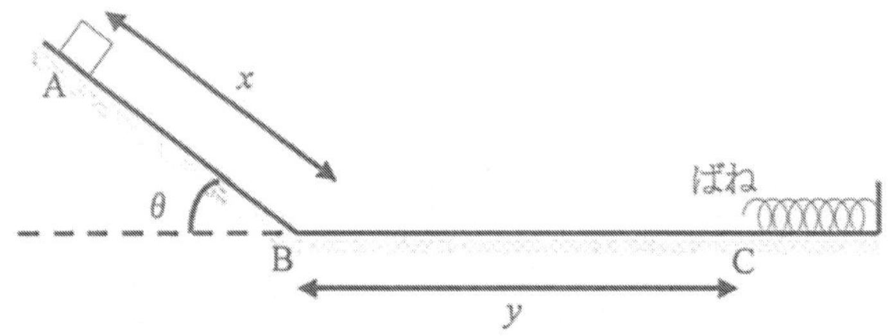

問1　斜面上で，小物体に働く垂直抗力の大きさを求めよ。

問2　小物体がすべり出したことから，μ_0 と θ との関係を不等号を用いて表せ。

問3　斜面上で，小物体に働く動摩擦力の大きさを求めよ。

問4　斜面上での，小物体の加速度の大きさを求めよ。

問5　点 B での，小物体の速さを求めよ。

問6　問5の答を v_B として，点 C での小物体の速さを求めよ。

問7　問6の答を v_C として，ばねの縮みの最大値を求めよ。

(3) 下図のような，電気容量 C_1，C_2 のコンデンサー，抵抗値 R_1，R_2 の抵抗器，起電力 E の電池，スイッチ S からなる電気回路がある。初め，スイッチ S は開いており，コンデンサーはいずれも充電されていなかった。導線の抵抗や電池の内部抵抗は無視できるものとして，以下の設問に答えよ。

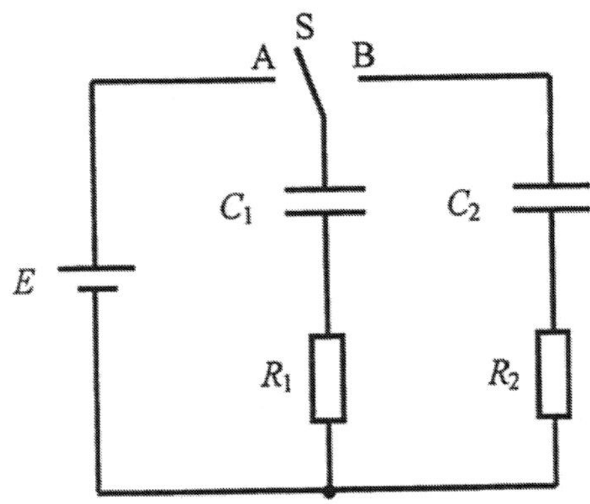

スイッチ S を A 側に閉じた。

問１　スイッチ S を閉じた直後に，抵抗値 R_1 の抵抗器を流れる電流を求めよ。

問２　充分時間が経ったときに，電気容量 C_1 のコンデンサーにたくわえられている電気量を求めよ。

問３　充分時間が経ったときに，電気容量 C_1 のコンデンサーにたくわえられているエネルギーを求めよ。

問４　充分時間が経つまでに，電池がした仕事を求めよ。

問５　充分時間が経つまでに，抵抗値 R_1 の抵抗器から発生したジュール熱を求めよ。

次に，充分時間が経った後，スイッチ S を B 側に閉じた。

問６　スイッチ S を B 側に閉じた直後に，抵抗値 R_2 の抵抗器を流れる電流を求めよ。

問７　スイッチ S を B 側に閉じてから充分時間が経ったときに，電気容量 C_2 のコンデンサーにたくわえられている電気量を求めよ。

問８　スイッチ S を B 側に閉じてから充分時間が経つまでに，抵抗値 R_2 の抵抗器から発生したジュール熱を求めよ。

(4) 下図のように，底面積が S[m^2]の円筒状の容器内に単原子分子理想気体 3 [mol] が封入されている。最初，ピストンは底面から L[m]の位置に固定されていた。分子の熱運動を以下の①～④の仮定の下で考える。以下の設問に答えよ。ただし，アボガドロ定数を A[1/mol]，気体定数を R[J/(mol・K)]，分子 1 個の質量を m[kg]とする。

①分子は容器の壁とだけ衝突する。他の分子との衝突は考えない。

②衝突と衝突の間は等速度運動をする。

③分子はすべて速さ v[m/s]で，1 [mol]は x 方向，2 [mol]は x 方向に直交する平面内でのみ運動している。

④分子と容器の壁との衝突は弾性衝突である。

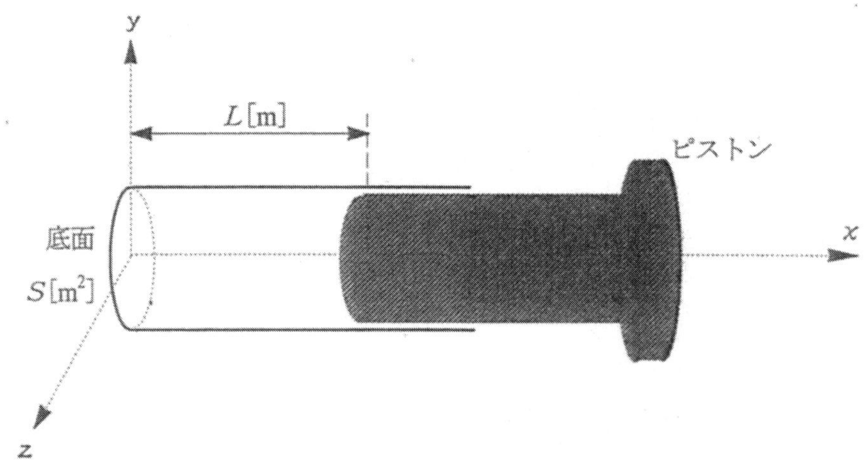

問1　x 方向に運動している 1 個の分子が，1 回ピストンに衝突してから次にピストンに衝突するまでの時間を求めよ。

問2　x 方向に運動している 1 個の分子が，1 回ピストンに衝突したときにピストンから受ける力積の大きさを求めよ。

問3　ピストンが容器内部の気体から受ける力は，ピストンが単位時間に気体分子から受ける力積の和，すなわち一定時間に受ける力積の和を時間で割ったものと考えることができる。ピストンが容器内部の気体から受ける圧力を求めよ。

問4　気体の温度を求めよ。

次に，容器内の温度を一定に保ちながら，ピストンをゆっくりと動かし気体を膨張させた。この間もx方向に直交する平面内で運動している分子の速さはv[m/s]のまま変化しなかったものとする。

問５　膨張後にx方向に運動している分子１個がもっている運動エネルギーは膨張前と比べてどうなったか。「増加する」「変化しない」「減少する」のいずれかで答えよ。

問６　問５の解答のように判断した理由を述べよ。

問７　膨張後にピストンが容器内部の気体から受ける圧力は膨張前と比べてどうなったか。「高くなる」「変化しない」「低くなる」のいずれかで答えよ。

問８　問７の解答のように判断した理由を「分子の速さ」「回数」という言葉を使って分子の熱運動の立場から述べよ。

化 学

問題

25年度

第Ⅱ期

必要があれば次の原子量を用いよ。 H = 1.00 C = 12.0 N = 14.0 O = 16.0
Al = 27.0 S = 32.0 K = 39.0 Fe = 56.0 Zn = 65.0 Br = 80.0 Pb = 207

＊(1)～(3)は全員が，(4)(5)はいずれかを選択し解答用紙に○印を付け，解答せよ。

(1) 食酢中の酸の濃度を水酸化ナトリウム水溶液を使って求めるために，中和滴定の＜実験＞を行った。この＜実験＞について，問１～問６に答えよ。

＜実験＞

① 100mL ビーカーにシュウ酸二水和物$(COOH)_2 \cdot 2H_2O$を電子天秤で 1.31g 正確にはかりとり，純水 30mL を加えた。その水溶液を 100mL の（ ア ）に移し，ビーカーの洗液も（ ア ）に移した後，（ ア ）の標線まで純水を加えた。この水溶液を水溶液Ａとし，標準溶液とした。

② 水酸化ナトリウム NaOH 1.0g を 100mL ビーカーにはかりとり，純水 100mL を加えて溶かした。この水溶液を水溶液Ｂとした。

③ コニカルビーカーにホールピペットで一方の水溶液を 10mL とり，指示薬を２滴加えた。

④ ビュレットに他方の水溶液を入れ，③のコニカルビーカーに滴下した。

⑤ 溶液の色がコニカルビーカーを振っても消えなくなったときの滴下量を３回測定すると，それぞれ 9.05 mL，8.95 mL，9.00 mL だった。

⑥ 標定された水酸化ナトリウム水溶液を用いて，中和滴定によって食酢中の酸（含まれている酸がすべて一価の酸として）のモル濃度を求めた。

問１　(　ア　) に，該当するガラス器具名を記せ。

問２　中和滴定で，シュウ酸二水和物を溶かした水溶液が，標準溶液として用いられるのはなぜか。その理由を簡単に記せ。

問３　水溶液Ａ（シュウ酸水溶液）のモル濃度を有効数字３桁で記せ。計算過程も記せ。

問４　③では，水溶液Ａと水溶液Ｂのどちらの水溶液をホールピペットでとるべきか，該当する方を〇で囲め。またその理由を簡単に記せ。

問５　③の指示薬として何を用いたらよいか記せ。またその指示薬を使ったとき，⑤の溶液の色を記せ。

問６　水溶液Ｂ（水酸化ナトリウム水溶液）のモル濃度を有効数字３桁で記せ。計算過程も記せ。

(2) 次の問1～問7に答えよ。

問1　水酸化アルミニウムが，酸としてはたらくときの価数および塩基としてはたらくときの価数をそれぞれ記せ。

問2　硝酸カリウムの水への溶解度は，50℃で85，20℃で30である。50℃の硝酸カリウム飽和水溶液100gを20℃に冷却すると，何gの結晶が析出するか記せ。計算過程も記せ。

問3　マグネシウムが空気中で燃焼する反応の化学反応式を記せ。また，還元される物質は何か記せ。

問4　銅板と亜鉛板を希硫酸に浸して，電球を中間に入れた導線でつなぐと電球が点灯した。銅板と亜鉛板で起きた反応をそれぞれ e^- を含む反応式で記せ。またこのとき，亜鉛板上で起きる反応は，酸化反応か還元反応か記せ。

問5　27℃，2.0×10^4Pa で5Lの窒素と0.8gのメタンを，それぞれ容積の等しい容器に入れ，同じ温度にして一定に保った。容器内の圧力が高いのはどちらか。気体定数 $R=8.3\times10^3$Pa・L/(mol・K) とし，計算過程も記せ。

問6　アニリンとトルエンを見分けるには，次の(a)～(e)のどの試薬を用いればよいか。該当するものの記号を一つ記せ。

(a) 臭素水　(b) 塩酸　(c) 金属ナトリウム　(d) フェーリング液

(e) ヨウ素ヨウ化カリウム溶液

問7　分子式 $C_5H_{10}O$ で表され，カルボニル基をもつ化合物で，銀鏡反応を示す化合物はいくつあるか記せ。

(3) 次の文章を読み，問1～問4に答えよ。

下記(化合物群)の有機化合物を含むジエチルエーテル溶液に，薄い水酸化ナトリウムの水溶液を加えてよく振り混ぜた。この操作で，水層に移る化合物は(1)である。

(a) (1)のうちの一つとメタノールを硫酸の触媒で加熱し，反応生成物Aを得た。反応生成物Aの 20.4 mg を完全に燃焼させたところ二酸化炭素 52.8 mg と水 10.8 mg が生成した。

(化合物群)

クロロベンゼン	フェノール	ニトロベンゼン
サリチル酸	サリチル酸メチル	アセチルサリチル酸
安息香酸	アニリン	

問1 (1)に当てはまる化合物をすべて化合物群から選び，構造式で記せ。

問2 反応生成物Aの組成式を記せ。計算過程も記せ。

問3 下線部(a)を化学反応式で記せ。

問4 反応生成物Aの異性体には，塩化鉄(Ⅲ)で発色し，銀鏡反応も示すが臭素水により臭素が付加しない化合物がある。それを構造式で一つ記せ。

(4) 次の文章を読み，問１～問６に答えよ。

多数のアミノ酸が縮合すると（　ア　）という高分子化合物ができ，一般に分子量数千以上で何らかの機能をもつ場合，これをタンパク質という。タンパク質は動植物の細胞の主成分で，生体の構成成分やエネルギー源としてばかりでなく，生体触媒である酵素や，免疫物質である（　イ　），あるいはホルモンなどとしてはたらいている。タンパク質に酸を加え加水分解したときに，アミノ酸だけが得られるものを（　ウ　）タンパク質，(a)アミノ酸以外にその他の有機化合物や無機化合物を生じるものを（　エ　）タンパク質という。タンパク質のアミノ酸配列は，タンパク質の（　オ　）構造という。タンパク質の構造は，(b)硫黄を含むアミノ酸どうしが結合すると安定化する。

タンパク質の定性分析に用いられる（　カ　）反応は，(c)タンパク質に存在するベンゼン環がニトロ化されることによる反応である。また(d)タンパク質水溶液に硫酸アンモニウムを多量に加えると，(e)タンパク質が沈殿する（　キ　）という現象がみられる。

問１　（　ア　）～（　キ　）に適する語を記せ。

問２　下線部(ａ)について，アミノ酸以外にリンを含むタンパク質で牛乳に含まれているものは何か記せ。

問３　下線部(ｂ)について，硫黄原子どうしからできる共有結合の名称を記せ。またこの結合をつくるのに必要なアミノ酸の名称を記せ。

問４　下線部(ｃ)について，ベンゼン環をもっているアミノ酸の名称を一つ記せ。

問５　下線部(ｄ)について，タンパク質はどのような状態で溶液になっているか記せ。

問６　下線部(ｅ)について，どうして沈殿が生じるのか簡単に記せ。

(5) 次の文章を読み，問１～問５に答えよ。

空気中に露出した金属は，(a)<u>一部の金属</u>を除き，空気中の酸素と反応し酸化物などを生じて腐食する。特に湿度が(　ア　)い空気中では，酸化物や水酸化物を生じてさびとなる。

鉄は(　イ　)が比較的大きく，大気中の酸素と反応してさびやすい。鉄より(　イ　)の大きいアルミニウムや(　ウ　)などがさびにくいのは，これらの金属表面に緻密な酸化被膜が生じ内部を保護するためである。このような状態を(　エ　)という。

めっきは表面を空気から遮断するだけでなく，(　イ　)の差を利用して特定の金属の腐食を遅らせ，金属製品の耐久性を高めている。例えば(　オ　)は鋼板にスズをめっきしたものであり缶詰の缶などに用いられ，(　カ　)は(b)<u>鋼板に亜鉛をめっきしたもの</u>であり建材などに用いられている。

問１　(　ア　)～(　カ　)に適する語を記せ。

問２　下線部(ａ)の金属を一つ元素記号で記せ。

問３　傷のついた(　カ　)を雨ざらしにしたとき先に溶けだす金属の名称を記せ。

問４　鉄は体心立方格子の結晶構造をもつ。鉄の体心立方格子の一辺の長さを a [cm]，アボガドロ定数を N_A [/mol]として，鉄の密度 d [g/cm^3]を a，N_A を用いて記せ。

問５　下線部(ｂ)で鋼板の表面に亜鉛 6.50 g を電気めっきした。亜鉛は電気めっきの際に陰陽どちらの極に用いるか記せ。また要した電気量を有効数字３桁で記せ。ただし流した電流はすべて電気めっきに使われたものとする。ファラデー定数Ｆは 9.65×10^4 C/mol とし，計算過程も記せ。

生 物

問題

25年度

第Ⅱ期

(1) 血液に関する次の文を読み，問い（問１～７）に答えよ。

ヒトの赤血球は，無核で中央がへこんだ $_{(ア)}$ 円盤状の細胞で，ヘモグロビン（Hb）という鉄を含んだタンパク質を大量に含有している。Hb は酸素（O_2）と結合する性質があるので，体内の組織へ酸素を供給する上で，大切な役割を果たしている。$_{(イ)}$ 1.00g の Hb は 1.34mL（ミリリットル）の酸素と結合することができる。一方，$_{(ウ)}$ 血しょうに溶け込む酸素は，血しょう 1mL あたり 0.023mL にすぎない。Hb が酸素を結合するか解離するかは，周囲の酸素分圧によって決まる。肺では酸素分圧が高いため，Hb は多量の酸素と結合するが，末梢の毛細血管領域では，組織で酸素が消費されるため酸素分圧は低下するので，Hb の酸素との結合量は低下する。$_{(エ)}$ 周囲の環境変化が Hb の酸素結合能に影響することもわかっている。

$_{(オ)}$ ある動物種は赤血球をもたず，血しょう中に存在する $_{(カ)}$ ヘモシアニンというタンパク質によって酸素を運んでいる。

問１　下線（ア）の円盤の直径で，最も近いのはどれか。①～⑤の中から選び，番号で答えよ。

① 1μm　② 4μm　③ 7μm　④ 10μm　⑤ 13μm

問２　血液 100mL に含まれる Hb を 15.0g，肺での Hb の酸素飽和度を 97.5%，末梢毛細血管での Hb の酸素飽和度を 75.0%としたとき，Hb が組織に供給する酸素は血液 100mL あたり何 mL になるか。下線（イ）の数値をもとに，小数点以下第２位まで求めよ。

問３　血液のうち細胞成分が占める容積の割合を40%とすると，100mL の血液中の血しょうは，酸素を何 mL 運ぶことができるか。下線（ウ）の数値をもとに，小数点以下第２位まで求めよ。ただし，細胞成分はすべて赤血球と考え，白血球は無視できるものとする。

問４　下線（エ）の環境が下記の（A）（B）のように変化したとき，Hb の酸素結合能はどうなるか。選択肢①～③の中から適切なものを選び，番号で答えよ。

（A）pH が 7.44 から 7.24 に低下したとき

（B）体温が 37℃から 40℃に上昇したとき

【選択肢】

① 低下する　　② 増大する　　③ 変化しない

問５　全血液量を 5L（リットル），血液１mm^3中の赤血球数を 500 万個，赤血球の寿命を 120 日としたとき，赤血球は１日におよそ何個生産されるか。①～⑤の中から最も近いものを１つ選び，番号で答えよ。

① 2 億個　② 20 億個　③ 200 億個　④ 2000 億個　⑤ 2 兆個

問６　下線（オ）に関して，ヘモシアニンをもつ動物を①～⑤の中からすべて選び，番号で答えよ。

① イカ　② カブトガニ　③ メダカ　④ ウサギ　⑤ イルカ

問７　下線（カ）の，ヘモシアニンに含まれる金属元素を①～⑥の中から１つ選び，番号で答えよ。

① 金　② 銀　③ 銅　④ マグネシウム　⑤ 亜鉛　⑥ ニッケル

(2) 次の①～⑩の各文中の下線部ア～ウの１つに誤りがある。その記号と正しい語を記せ。

①植物細胞には動物細胞に無い構造として$_{ア}$細胞膜，$_{イ}$葉緑体および$_{ウ}$大きな液胞がある。

②消化管壁を構成する筋は，$_{ア}$単核の細胞からなる$_{イ}$横紋筋で，$_{ウ}$不随意筋である。

③神経細胞は$_{ア}$ネフロンともよばれ，細胞体とそれから枝状にのびる$_{イ}$樹状突起と$_{ウ}$軸索 からなる。

④脊椎動物の$_{ア}$中枢神経系は，$_{イ}$体性神経系と$_{ウ}$自律神経系とがある。

⑤$_{ア}$B 細胞などの$_{イ}$リンパ球が直接抗原を排除する免疫を$_{ウ}$細胞性免疫という。

⑥$_{ア}$副甲状腺から分泌される$_{イ}$パラトルモンは，血液中の$_{ウ}$カリウムの濃度を上げる。

⑦ホルモンなどの細胞の外に分泌される$_{ア}$タンパク質は，$_{イ}$ゴルジ体の膜に付着した$_{ウ}$リボソームで合成される。

⑧DNA から$_{ア}$RNA が$_{イ}$翻訳され，さらに$_{ウ}$タンパク質が合成されるまでの過程をセントラルドグマという。

⑨ゾウリムシは$_{ア}$原生生物であり，細胞内の$_{イ}$浸透圧を保つしくみとして$_{ウ}$食胞をもつ。

⑩ウーズらはリボソーム RNA の遺伝子の塩基配列にもとづいた解析から，地球生物は$_{ア}$真正細菌，$_{イ}$ラン藻 および$_{ウ}$真核生物の３つのドメインに分類されるとする説を提唱した。

(3) 次の①〜⑩の人名に当てはまる業績を下の（ア）〜（ソ）から１つずつ選び，記号で答えよ。

【人名】

①フック　②モーガン　③高峰譲吉　④シュペーマン
⑤黒沢英一　⑥ローレンツ　⑦コーンバーグ　⑧シュライデン
⑨サットン　⑩フォークト

【業績】

（ア）イネの馬鹿苗病菌からジベレリンを発見
（イ）イモリ胚の移植実験で，形成体による誘導現象を発見
（ウ）アドレナリンの抽出に成功
（エ）キイロショウジョウバエの染色体地図を作成
（オ）コルク片を顕微鏡で観察し，細胞を発見
（カ）動物の行動における刷り込み理論を提唱
（キ）白血球の食作用を発見
（ク）DNA の人工合成に成功
（ケ）電子顕微鏡を作製
（コ）局所生体染色法により，原基分布図を作成
（サ）染色体を発見
（シ）ホメオスタシスの考え方を提案
（ス）植物の細胞説を提唱
（セ）動物の細胞説を提唱
（ソ）遺伝の染色体説を提唱

(4) アベナ（マカラスムギ）の幼葉鞘（ようようしょう）を用いた，植物の屈性に関する実験および植物ホルモンに関する問い（問１～６）に答えよ。

〔ダーウィン父子の実験〕

実験ａ　幼葉鞘の先端を水平に切り取り，側方から光をあてたが屈曲しなかった。

実験ｂ　幼葉鞘の先端に遮光（しゃこう）性のキャップをつけ，側方から光をあてたが屈曲しなかった。

〔ボイセン＝イェンセンの実験〕

実験ｃ　雲母片を光の当たらない側だけ水平に半分だけ差し込むと，屈曲しなかった。

実験ｄ　雲母片を光の照射側だけ水平に半分だけ差し込むと，光の方向に屈曲した。

実験ｅ　先端部を切り，ゼラチンを先端部と伸張領域の間に挟み，一方から光を当てると，光の方向に屈曲した

〔ウェントの実験〕

実験ｆ　アベナの幼葉鞘の先端を切り取り，暗所で寒天片にのせ，一定時間後にその寒天を先端部を除去した幼葉鞘の片側にのせると，のせた反対側に屈曲した。

実験ｇ　アベナの幼葉鞘の先端を切り取り，暗所で寒天片にのせ，一定時間後にその寒天を先端部を除去した幼葉鞘にずらさずにのせると，屈曲せずに伸張した。

実験ｈ　アベナの幼葉鞘の先端を切り取り，２つの寒天片にのせ，一方から光を当て，一定時間後にその寒天を暗所で先端部を除去した幼葉鞘にのせると，光と反対側の寒天をのせたほうが，光を当てた寒天をのせた側より成長が大きかった。

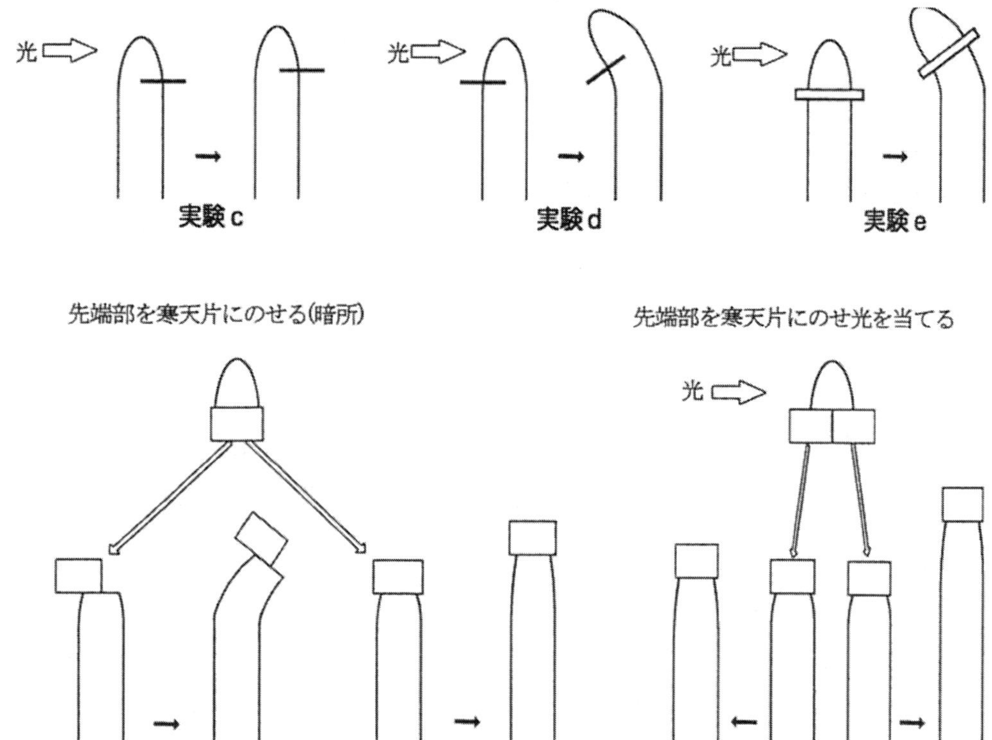

問1　これらの実験で明らかになった植物の成長に関する物質はオーキシンと名付けられたが，自然界で植物がつくりだすオーキシンの化学物質名を答えよ。

問2　屈曲反応に関して，光を感じる箇所が幼葉鞘の先端部だけに存在するということを証明するためには，実験 a と b だけでは不十分である。もう一つどのような実験をすればよいか。30 字以内で記せ。

問3　実験 c，d，e からオーキシンの**生成部位**と**移動**についてどのようなことがいえるか。40 字以内で記せ。

問4　実験f，g，hから，オーキシンについてどのようなことが言えるか。
ア～オから正しいものをすべて選び，記号で答えよ。

ア．水溶性で寒天にしみこむ性質がある。

イ．濃度が高すぎると成長を抑制する。

ウ．暗所でも移動は妨げられない。

エ．明所よりも暗所でよく合成される。

オ．光のあたる側で量が増える。

問5　オーキシンは植物の器官によって感受性が異なることが知られている。感受性の高→低の順に並んでいるのはどれか。ア～オから正しいものを１つ選び，記号で答えよ。

ア．茎 ＞ 根 ＞ 芽

イ．茎 ＞ 芽 ＞ 根

ウ．芽 ＞ 茎 ＞ 根

エ．根 ＞ 芽 ＞ 茎

オ．根 ＞ 茎 ＞ 芽

問6　次の（1）～（5）の植物ホルモンについて，ア～キのはたらきから適切なものを１つずつ選び，記号で答えよ。同じ記号を複数回選ばぬこと。複数のはたらきが該当する場合は，どれか１つを選べばよい。

【植物ホルモン】

（1）オーキシン　（2）ジベレリン　（3）サイトカイニン

（4）エチレン　（5）アブシシン酸

【はたらき】

ア．気孔の開口　イ．気孔の閉鎖

ウ．果実の成熟促進　エ．種子・球根・頂芽の発育抑制

オ．落葉の抑制　カ．単為結実を誘導（種なしブドウ）

キ．頂芽優勢現象

(5) 次の①～⑩について，下のa～eから正しいものをそれぞれ２つ選び，記号で答えよ。

①アミノ酸を構成するのはどれか。

a リン　b カリウム　c 酸素　d 窒素　e ナトリウム

②リボソームを構成するのはどれか。

a タンパク質　b 脂質　c DNA　d RNA　e 無機質

③染色体を構成するのはどれか。

a タンパク質　b 脂質　c 核酸　d 水　e 無機質

④DNAを構成するのはどれか。

a リン　b カルシウム　c 鉄　d マグネシウム　e 窒素

⑤DNAに存在し，RNAに存在しないのはどれか。

a リボース　b グルコース　c デオキシリボース　d ウラシル　e チミン

⑥細胞骨格を構成するのはどれか。

a コラーゲン　b アクチン　c ヒストン　d チューブリン　e カルシウム

⑦体細胞の染色体数を2n（複相）としたとき，n（単相）の細胞はどれか。

a 始原生殖細胞　b 未受精卵　c 卵原細胞　d 第一極体

e 一次卵母細胞

⑧細胞膜を構成するのはどれか。

a タンパク質　b 脂質　c DNA　d RNA　e 無機質

⑨原核細胞と真核細胞の両方に存在するのはどれか。

a 細胞膜　b ゴルジ体　c リソソーム　d リボソーム　e 核膜

⑩DNAが存在するのはどれか。

a 粗面小胞体　b ゴルジ体　c ミトコンドリア　d リボソーム　e 葉緑体

英 語

解答

25年度

第 I 期 試 験

I 出題者が求めたポイント

(1) sayが二重母音[ei]、says, saidが短母音[e]は頻出。
(2) bath — bathe, breath — breatheなどでは、名詞が清音(濁らない)、動詞が濁音(濁る)という知識も頻出。

[解答]
(1) エ (2) ウ

II 出題者が求めたポイント

(1) -ateで終わる3音節以上の単語は2つ前にアクセント。
(2) 2音節語で第2音節にアクセントが来るものは頻出。
(3) 否定の接頭辞にアクセントが来る珍しい例外。

[解答]
(1) ア (2) イ (3) ア

III 出題者が求めたポイント

(1) ask 人 to V：人 にVするように頼む
(2) The moment SV： SがVするとすぐに(= As soon as SV)
(3) go toの目的語がないので関係詞目的格
(4) 2つあって、1つがoneなら、もう1つはthe other
(5) never V1 without V2ing： V2せずにV1することはない＝V1すると必ずV2する(二重否定は強い肯定)

[解答]
(1) エ (2) イ (3) ア (4) エ (5) イ

IV 出題者が求めたポイント

(1) (He said one) thing and has done quite another.
(2) (Her children's books are) classics that deserve to be much (better known.)
(3) (She was) on her first foreign holiday without (her parents.)
(4) (Instead of going to) work thinking that it will be boring(, try to be positive.)
(5) (We followed) him up the steps into a (large hall.)

[解答]
〔三番目、五番目の順に〕
(1) ウオ (2) アウ (3) カエ (4) オイ (5) エイ

V 出題者が求めたポイント

[全訳]
細菌は非常に小さく、その存在が最初に確認されたのは1677年になってからのことだった。同年、オランダの博物学者アントニ・ファン・レーウェンフックが微生物がさまざまな物質でできているのを、原始的な顕微鏡を使って観察した。(その顕微鏡はデザイン上は現代の顕微鏡よりも現代の拡大鏡に似ていた)原始的な顕微鏡の中には、200倍に拡大できるものもあった。現在、細菌は普通、1000倍以上に拡大可能な光学顕微鏡で観察されている。しかし、詳細な内部構造を観察するためには、さらに強力な透過型電子顕微鏡を使うしかない。特別な位相差顕微鏡を使うのでなければ、細菌は有色色素を使って染色し、背景よりも目立たせる必要がある。

細菌に対する最も有用な染色反応の1つはグラム染色と呼ばれている。この手法は1884年にデンマークの医師ハンス・クリスチャン・グラムによって開発された。<u>浮遊状態の細菌を短時間熱することによってスライドガラスに固定し、それから、2種類の染色液にさらす。この2種類の染色液が混じり合って、それぞれの細胞内部に大きな青色色素のかたまりを作る。</u>スライドガラスをアルコール溶液で洗浄すると、グラム陽性菌は青色のままだが、グラム陰性菌は青色がなくなる。そして、スライドガラスを薄いピンク色の染色液で染めると、グラム陰性菌はピンク色になるが、グラム陽性菌は青色のままである。グラム染色液は、細菌の細胞表面の構造の違い、すなわち、細胞を電子顕微鏡で見た時に明らかになる違いに反応するのだ。

[解答]
問1. 全訳下線部参照
問2. differences

VI 出題者が求めたポイント

[全訳]
世界銀行、国際連合、ロンドン衛生熱帯医学大学院は、世界中で手洗いを奨励する研究を行った。分かっているのは、もし人々が石鹸を使って頻繁に手洗いをしていたら、毎年100万人の生命が救われていただろうということである。彼らによれば、石鹸を使った手洗いを増やすプログラムは、感染病を減らす最も効果的な方法の1つになりうる。

医師たちによれば、病気の多くは手洗いによって拡大を防ぐことができる。こういった病気の中には、ギョウチュウ、インフルエンザ、風邪、A型肝炎、髄膜炎、感染性の下痢などがある。

手洗いをすると、他の人や動物、あるいは人が触ったものから来る細菌を撃退できる。人の手に細菌がつくと、手で目や鼻、口を触ることによって、自己感染してしまう場合があるのだ。そして、そういった人々は他の人にも感染させる場合がある。

専門家たちによれば、風邪を引く最も簡単な方法は、近くにいる人がくしゃみやせきをした後で、自分の鼻や目を触ることである。病気になるもう1つの方法は、手が清潔でない人が作った料理を食べることである。

専門家たちによれば、料理の前後、食事の前、トイレを使った後の手洗いは非常に重要である。動物や動物の排泄物を触った後、赤ちゃんを洗った後も、手洗いをすべきである。専門家たちによれば、お金を触った後や、くしゃみやせきをした後にも手洗いをするのはよい考えである。さらに、家にいる誰かが風邪をひいた時も、手洗いを頻繁にすることは重要である。

専門家たちによれば、手洗いの最も効果的な方法は、石鹸とぬるま湯を使って両手をこすり合わせることである。彼らによれば、特別な抗菌石鹸を使う必要はない。手のすべての部分をおよそ10～15秒もみ洗いするようにしよう。摩擦作用が細菌の除去に役立つ。そして、両手を水で洗い流し、乾かそう。

アルコールを使った手の消毒剤は両手にもみこむことができて、石鹸や水を必要としない。専門家たちによれば、こういった製品が大半の細菌やウイルスを死滅させるためには、少なくとも60％のアルコールを含んでいる必要がある。

さらに専門家たちによれば、公衆トイレを使って、手をペーパータオルで乾かした人は、そのタオルを使って蛇口を閉め、それから、そのタオルを捨てる前に、同じタオルを使ってトイレのドアを開けるべきなのである。

[解答]

問1. (1) オ　(2) カ　(3) ア　(4) エ

問2.〔三番目、五番目の順に〕エ・イ

(参考： programs to <u>increase</u> hand <u>washing</u> with soap)

問3. ウ

問4. イ

問5. D

問6. prevent

問7. イ・カ

Ⅶ 出題者が求めたポイント

[解答例]

Thank you for sending me pictures. They remind me of the happy time I spent in London. My favorite one is the one taken at the welcome party. I hope I will be able to go and visit you some day.

第Ⅱ期試験

Ⅰ 出題者が求めたポイント

[解答]

(1) ア　(2) エ

Ⅱ 出題者が求めたポイント

(1) -ateで終わる3音節以上の単語は2つ前にアクセント。

[解答]

(1) イ　(2) ア　(3) イ

Ⅲ 出題者が求めたポイント

(1) get through (to 人)：(人 に)電話がつながる

(2) mind Ving： Vすることを嫌がる。myはVingの意味上の主語。

(3) prevent A from Ving： AがVするのを妨げる、AにVさせない(= keep [stop] A from Ving)

(4) make oneself heard： 自分の声を聞こえさせる

(5) on the right： 右側に(⇔ on the left： 左側に)

[解答]

(1) イ　(2) エ　(3) ウ　(4) ア　(5) ウ

Ⅳ 出題者が求めたポイント

(1) (I like living here and) to be <u>honest</u> I'm <u>not</u> looking (to move.)

(2) (She) never had <u>any</u> interest <u>in</u> (food at all.)

(3) (It is, however, not possible to) draw a <u>distinct</u> line <u>between</u> the two (categories.)

(4) (Full details will be sent to you) once your <u>application</u> has <u>been</u> accepted.

(5) (Apartment 46 was a quiet apartment,) unlike the <u>one</u> above <u>it</u>.

[解答]

〔三番目、五番目の順に〕

(1) カイ　(2) アエ　(3) エオ　(4) ウカ　(5) オイ

Ⅴ 出題者が求めたポイント

[全訳]

エネルギーという概念は物理的世界を理解する上で最も有益であり、同時に、エネルギーの役割を記述するために開発された一般的規則・法則は、その理解を形成する上で最も抽象的な概念の1つである。

エネルギーを普通に最も単純に定義すると、仕事をする量または能力となる。エネルギーという単語自体は、ギリシャ語のenergeiaに由来しており、enは「中」、ergonは「仕事」を表す。<u>エネルギーは、コイルばねや動いているものに見られるように、物体と関連している場合もあれば、真空を移動する光やその他の電磁波放射のように、物体から独立している場合もある</u>。ある系の中のエネルギーは、一部しか利用できない場合もある。エネルギーの大きさとは仕事の大きさであり、古典力学においては、その公式の定義は、質量(m)に、長さ(l)と時間(t)の比の2乗を掛け合わせたもの(ml^2/t^2)[I. K.1]である。すなわち、動いている時の質量や距離が大きければ大きいほど、あるいは、質量を動かすのにかかる時間が短ければ短いほど、なされる仕事量は大きくなり、また、費やされるエネルギーも大きくなるのである。

[解答]

問1. 全訳下線部参照

問2. work

Ⅵ 出題者が求めたポイント

[全訳]

人々は古代から夢は非常に重要だと考えてきた。精神科医シーグムント・フロイトの考えでは、夢は個人の本当の隠された感情を示している。彼によれば、夢は性的欲求や攻撃欲求の結果であり、個人の深層の欲求を表している。

現在、精神科医の多くは、精神病を治療する際の夢の重要性に異議を唱えている。しかし、夢の意味を理解することは、人々が自分の持つ情緒的問題を解決するのに役立つ、と言う人も多い。科学者たちによれば、我々の夢の3分の2は楽しくないものである。10,000件の夢を調査して明らかになったのは、夢のおよそ3分の2は怒りや恐怖、悲しみに関係しているということだった。楽しかったりワクワクしたりする夢はおよそ5分の1にすぎなかった。時として、人は悪夢を見る。非常に強い恐怖感を引き起こす夢のことである。悪夢はほとんどの人にとっては稀であるが、中には1週間に2回以上悪夢を見る人もいる。こういった人々は情緒的問題を抱えていることが多い。彼らは普通、他者を信頼しておらず、他者と良好な関係を持つことができない。しかし、医師たちによれば、彼らの大半は深刻な精神病を発症することはない。

3～6歳の子供は悪夢を見ることが多い。これは正常なことである。しかし、もっと年長の子供(10～12歳)にとっては、恐ろしい夢をたくさん見るということは、潜在的な精神病の兆候の可能性がある。医師たちによれば、悪夢をたくさん見る年長の子供は、統合失調症と呼ばれる精神病を発症する可能性が高い場合がある。

夢の大半は、高速眼球運動睡眠ないしはレム睡眠と呼ばれる熟睡期間中に起こる。レム睡眠の間、眼球は閉じたまぶたの後ろで静かに動いており、脳は非常に活発である。しかし、身体や腕、脚の筋肉は動いていない。人は一晩あたり4～5回のレム睡眠に入る。睡眠時間の長い人は、数時間しか眠らない人よりも多くのレム睡眠をとっている。

夢は個人の精神衛生にとって必要だとフロイト博士は考えていたが、研究知見はこれに異議を唱えている。科学者たちによれば、16日間もレム睡眠をまったくとらなかった人でも、深刻な精神病の兆候をまったく示さなかった。さらに、彼らによれば、レム睡眠の量を減らすと、ある種の精神状態を改善させる可能性がある。彼らによれば、レム睡眠を減らす薬のおかげで、うつ病を患っている人が改善しているのだ。

[解答]

問1. (1) オ (2) ク (3) ウ (4) キ (5) エ

問2. 〔三番目、五番目の順に〕キ・ア

(参考： two of every three dreams were about)

問3. those

問4. active

問5. (1) 10人のうちおよそ2人

(2) 1週間に2回以上悪夢を見る場合。

Ⅶ 出題者が求めたポイント

[解答例]

People say that human beings have kept cats and dogs as their pets for as many as nine thousand years. People often compare dogs and cats. Some say that dogs are more faithful and intelligent, while others say that cats are clean and obedient. Which do you like better ?

数学

解答

25年度

第1期

1 出題者が求めたポイント

(1) (数学Ⅰ・実数)

平方根の計算。$a^2-b^2=(a+b)(a-b)$を利用して分母を有理化する。

(2) (数学Ⅱ・方程式)

$x=3$を左辺に代入し，等式が成り立つようにしてbを求め，左辺を因数分解する。

左辺の2次式$=0$が実数解をもたないので，$D<0$

(3) (数学Ⅱ・三角関数)

$$\tan(\alpha-\beta)=\frac{\tan\alpha-\tan\beta}{1+\tan\alpha\tan\beta}$$

$\alpha-\beta$の範囲を考えて，$\alpha-\beta$を求める。

(4) (数学B・数列)

nまでの項の数が250より少ないときのnの最大ともとめ，$n+1$が250項の値。1^2からn^2の和と$n+1$となる項の和とを加える。

$$\sum_{k=1}^{n}k=\frac{1}{2}n(n+1),\ \sum_{k=1}^{n}k^2=\frac{1}{6}n(n+1)(2n+1)$$

(5) (数学A・確率)

A, Bが勝つ場合のA, Bの白玉の数をあげて，その場合の確率を求める。

〔解答〕

(1) $2^2<6<3^2$ より $a=\sqrt{6}-2$

$$\frac{1}{a}=\frac{1}{(\sqrt{6}-2)}\frac{(\sqrt{6}+2)}{(\sqrt{6}+2)}=\frac{\sqrt{6}}{2}+1$$

$$a-\frac{1}{a}=\sqrt{6}-2-\frac{\sqrt{6}}{2}-1=\frac{\sqrt{6}}{2}-3$$

$2a^3+7a^2-8a+5$

$=2(18\sqrt{6}-44)+7(10-4\sqrt{6})-8(\sqrt{6}-2)+5=3$

(2) $f(x)=x^3+(a-3)x^2-(3a-2)x+b$とする。

$f(3)=27+9(a-3)-3(3a-2)+b=6+b$

$6+b=0$ より $b=-6$

$x^3+(a-3)x^2-(3a-2)x-6$

$=(x-3)(x^2+ax+2)$

よって，$x^2+ax+2=0$の実数解がない。

$(D=)a^2-8<0$ より $(a+2\sqrt{2})(x-2\sqrt{2})<0$

従って，$-2\sqrt{2}<a<2\sqrt{2}$

(3) $$\tan(\alpha-\beta)=\frac{3-(-2)}{1+3\cdot(-2)}=-1$$

$0-\pi<\alpha-\beta<\frac{\pi}{2}-\frac{\pi}{2}$ より$-\pi<\alpha-\beta<0$

従って，$\alpha-\beta=-\frac{\pi}{4}$

(4) 項の値がnまでの項の数は，$\sum_{k=1}^{n}k=\frac{n(n+1)}{2}$

$\frac{n(n+1)}{2}<250$ より $n(n+1)<500$

$21\times22=462,\ 22\times23=506$ より $n<22$

従って，21までは231項，250項の値は22

22となる項の数は，$250-231=19$

$$\sum_{k=1}^{21}k^2+(22\times19)=\frac{1}{6}21(21+1)(42+1)+418$$

$=3311+418=3729$

(5) Aが勝つ場合は，

Aが白玉3個，$\frac{{}_3C_3}{{}_{10}C_3}=\frac{1}{120}$

Aが白玉2個，$\frac{{}_3C_2\cdot{}_7C_1}{{}_{10}C_3}=\frac{21}{120}$

A白1でBが白0，$\frac{{}_3C_1\cdot{}_7C_2}{{}_{10}C_3}\cdot\frac{{}_5C_4}{{}_7C_4}=\frac{9}{120}$

$$\frac{1}{120}+\frac{21}{120}+\frac{9}{120}=\frac{31}{120}$$

Bが勝つ場合は，

A白1でBが白2，$\frac{63}{120}\cdot\frac{{}_2C_2\cdot{}_5C_2}{{}_7C_4}=\frac{18}{120}$

Aが白玉0でBが白玉が0でない。

$$\frac{{}_7C_3}{{}_{10}C_3}\left(1-\frac{{}_4C_4}{{}_7C_4}\right)=\frac{35}{120}\left(1-\frac{1}{35}\right)=\frac{34}{120}$$

$$\frac{18}{120}+\frac{34}{120}=\frac{52}{120}=\frac{13}{30}$$

(答)

(ア)$\frac{\sqrt{6}}{2}-3$ (イ)3 (ウ)-6 (エ)$-2\sqrt{2}<a<2\sqrt{2}$

(オ)-1 (カ)$-\frac{\pi}{4}$ (キ)22 (ク)3729

(ケ)$\frac{31}{120}$ (コ)$\frac{13}{30}$

2 出題者が求めたポイント(数学B・ベクトル)

(1) $AB^2=OA^2+OB^2-2OA\cdot OB\cos\angle AOB$

(2) $\overrightarrow{OC}$, $\overrightarrow{OD}$を$\overrightarrow{OA}$, $\overrightarrow{OB}$で表わす。

$\overrightarrow{BC}=\overrightarrow{OC}-\overrightarrow{OB}$

$\overrightarrow{OA}\cdot\overrightarrow{OB}=OA\cdot OB\cos\angle AOB$

$\overrightarrow{OE}=k\overrightarrow{AB}+\ell\overrightarrow{OB}$ とおいて，$\overrightarrow{CE}\perp\overrightarrow{OA}$, $\overrightarrow{DE}\perp\overrightarrow{OB}$ よりk, ℓを求める。

$\overrightarrow{CE}\perp\overrightarrow{OA} \Leftrightarrow \overrightarrow{CE}\cdot\overrightarrow{OA}=0$

(3) $|\overrightarrow{OE}|$を求めて，EC, EDの長さを求める。

四角形OCEDの面積

$=\triangle$OCEの面積$+\triangle$ODEの面積

〔解答〕

(1) $AB^2=16+25-2\cdot4\cdot5\cos60° =21$

従って，$AB=\sqrt{21}$

(2) $\overrightarrow{OC}=\frac{1}{2}\overrightarrow{OA}$ 従って，$\overrightarrow{BC}=\frac{1}{2}\overrightarrow{OA}-\overrightarrow{OB}$

$\overrightarrow{OD}=\frac{1}{2}\overrightarrow{OB}$，$\overrightarrow{OE}=k\overrightarrow{OA}+\ell\overrightarrow{OB}$とおく。

$$\overrightarrow{CE}=\left(k-\frac{1}{2}\right)\overrightarrow{OA}+\ell\overrightarrow{OB}$$

$\overrightarrow{DE}=k\overrightarrow{OA}+\left(\ell-\frac{1}{2}\right)\overrightarrow{OB}$

$\overrightarrow{OA}\cdot\overrightarrow{OB}=4\cdot5\cos60°\ =10$

$\overrightarrow{CE}\perp\overrightarrow{OA}$ より $\left(k-\frac{1}{2}\right)|\overrightarrow{OA}|^2+\ell\,\overrightarrow{OA}\cdot\overrightarrow{OB}=0$

$16k-8+10\ell=0$

$\overrightarrow{DE}\perp\overrightarrow{OB}$ より $k\overrightarrow{OA}\cdot\overrightarrow{OB}+\left(\ell-\frac{1}{2}\right)|\overrightarrow{OB}|^2=0$

$10k+25\ell-\frac{25}{2}=0$

よって，$k=\frac{1}{4}$，$\ell=\frac{2}{5}$　$\therefore\overrightarrow{OE}=\frac{1}{4}\overrightarrow{OA}+\frac{2}{5}\overrightarrow{OB}$

(3) $|\overrightarrow{OE}|^2=\frac{1}{16}|\overrightarrow{OA}|^2+\frac{4}{20}\overrightarrow{OA}\cdot\overrightarrow{OB}+\frac{4}{25}|\overrightarrow{OB}|^2=7$

$OE=\sqrt{7}$，$EC=\sqrt{7-2^2}=\sqrt{3}$

$ED=\sqrt{7-\left(\frac{5}{2}\right)^2}=\frac{\sqrt{3}}{2}$

四角形OCEDの面積は，

$\frac{1}{2}2\sqrt{3}+\frac{1}{2}\frac{5}{2}\frac{\sqrt{3}}{2}=\frac{8\sqrt{3}+5\sqrt{3}}{8}=\frac{13}{8}\sqrt{3}$

3 出題者が求めたポイント（数学Ⅱ・微分積分）

(1) $y=f(t)$の上の$(t, f(t))$における接線の方程式は，
$y=f'(t)\ (x-t)+f(t)$

(2) (x_1, y_1) (x_2, y_2)を通る直線の方程式は，

$y=\frac{y_2-y_1}{x_2-x_1}(x-x_1)+y_1$

定積分で面積を求める。

(3) $S=S_1+S_2$として，S'を求め増減表をつくる。

〔解答〕

(1) $y'=-2x+6$

$y=(-2t+6)(x-t)-t^2+6t$

$y=(-2t+6)x+t^2$

(2) $P(t,\ -t^2+6t)$

$y=\frac{-t^2+6t-0}{t\quad -0}(x-0)+0=(-t+6)x$

$-x^2+6x-(-t+6)x=-x^2+tx$

$S_1=\int_0^t(-x^2+tx)\,dx=\left[-\frac{1}{3}x^3+\frac{1}{2}tx^2\right]_0^t$

$=-\frac{1}{3}t^3+\frac{1}{2}t^3=\frac{1}{6}t^3$

$(-2t+6)x+t^2-(-x^2+6x)=x^2-2tx+t^2$

$S_2=\int_t^6(x^2-2tx+t^2)\,dt$

$=\left[\frac{1}{3}x^3-tx^2+t^2x\right]_t^6$

$=-\frac{1}{3}t^3+6t^2-36t+72$

(3) $S=S_1+S_2$とする。

$S=-\frac{1}{6}t^3+6t^2-36t+72$

$S'=-\frac{1}{2}t^2+12t-36=-\frac{1}{2}(t^2-24t+72)$

$S'=0$のとき，$t=12\pm6\sqrt{2}$

t	3		$12-6\sqrt{2}$		6
S'		−	0	＋	
S		↘		↗	

従って，$t=12-6\sqrt{2}$のとき最小となる。

第2期

1 出題者が求めたポイント

(1)(数学Ⅰ・2次関数)

$t=x^2+4x$をxについて平方完成して，tの値の範囲を求める。そのtの範囲で，yをtについて平方完成して，最大値，最小値を求める。

(2)(数学Ⅰ・式の計算)

分母を払って，方程式を3つつくる。

AB＝0の形に変形し，A＝0，B＝0からmを求める。

$x+y+z=0$のとき，$x+y=-z$

(3)(数学Ⅱ・図形と方程式)

$\sin\theta=\dfrac{\text{Aの}y\text{座標}}{\text{OA}}$

△AOBの面積は，$\dfrac{1}{2}$OB(Aのy座標)

2点(x_1, y_1)，(x_2, y_2)を通る直線の方程式は，

$y=\dfrac{y_2-y_1}{x_2-x_1}(x-x_1)+y_1$

$y=x+k$ と x軸との交点P$(p, 0)$を求める。

$y=x+k$ と直線ABとの交点Q(a, b)を求める。

△PQBの面積$=\dfrac{1}{2}(3-p)b$

(4)(数学A・確率)

積が奇数となるのは，3つの数すべてが奇数のときだから，奇数の確率を求めて1から引く。

平方数になる組をあげて数える。

(5)(数学Ⅱ・微分積分)

直円柱の高さを$2h$，底面の円の半径を r として，r を h で表わす。

直円柱の体積をVとしてhの式で表わす。

Vをhで微分して，増減表をつくる。

〔解答〕

(1) $t=x^2+4x$とすると，$t=(x+2)^2-4$

$x=-4$のとき$t=0$，$x=-1$のとき-3

よって，$-4\leqq t\leqq 0$

$y=2t^2+5t+3=2\left(t+\dfrac{5}{4}\right)^2-\dfrac{1}{8}$

$t=0$のとき $y=3$，$t=-4$ のとき $y=15$

最大値は15，最小値は$-\dfrac{1}{8}$

(2) $y+z=mx$，$z+x=my$，$x+y=mz$ より

$2(x+y+z)=m(x+y+z)$

$(m-2)(x+y+z)=0$

$x+y+z=0$ のとき $x+y=-z$

$y+z=-x$，$z+x=-y$，従って，$m=-1$

$x+y+z\neq 0$のとき，$m=2$

(3) $\text{OA}=\sqrt{2^2+4^2}=\sqrt{20}=2\sqrt{5}$

$\sin\theta=\dfrac{4}{2\sqrt{5}}=\dfrac{2\sqrt{5}}{5}$

△AOBの面積は，$\dfrac{1}{2}3\cdot 4=6$

直線AB：$y=\dfrac{4-0}{2-3}(x-3)+0=-4x+12$

$y=x+k$と直線ABとの交点をQとする。

$x+k=-4x+12$ より $5x=12-k$

$x=\dfrac{12-k}{5}$，$y=\dfrac{12+4k}{5}$

$y=x+k$とx軸との交点をPとする。

$x+k=0$ より $x=-k$，$y=0$

△PQBの面積は，$\dfrac{1}{2}\{3-(-k)\}\dfrac{12+4k}{5}=3$

$2k^2+12k+3=0$

よって，$k=\dfrac{-6\pm\sqrt{30}}{2}$

QがABの間なので，

$2\leqq\dfrac{12-k}{5}\leqq 3$ より $-3\leqq k\leqq 2$

従って，$k=\dfrac{-6+\sqrt{30}}{2}$

(4) 3枚とも奇数の確率は，$\dfrac{{}_5C_3}{{}_9C_3}=\dfrac{10}{84}=\dfrac{5}{42}$

従って，$1-\dfrac{5}{42}=\dfrac{37}{42}$

平方数になるのは，$1\times2\times8$，$1\times4\times9$

$2\times3\times6$，$2\times4\times8$，$2\times8\times9$，$3\times6\times8$，6通り

確率は，$\dfrac{6}{84}=\dfrac{1}{14}$

(5) 高さを$2h$，底面の半径をrとする。

球の半径が6より $h^2+r^2=6^2$

$r^2=36-h^2$

直円柱の体積をVとすると，$V=\pi(36-h^2)(2h)$

$V=-2\pi h^3+72\pi h$,

$\dfrac{dV}{dh}=-6\pi(h+2\sqrt{3})(h-2\sqrt{3})$

h	0		$2\sqrt{3}$		12
V′		＋	0	−	
V		↗		↘	

$h=2\sqrt{3}$のとき最大で，$(2h=4\sqrt{3})$で，最大値は，$96\sqrt{3}\pi$

(答)

(ア) 15　(イ) $-\dfrac{1}{8}$　(ウ) -1　(エ) 2　(オ) $\dfrac{2\sqrt{5}}{5}$

(カ) $\dfrac{-6+\sqrt{30}}{2}$　(キ) $\dfrac{37}{42}$　(ク) $\dfrac{1}{14}$　(ケ) $4\sqrt{3}$

(コ) $96\sqrt{3}\pi$

2 出題者が求めたポイント

(数学Ⅱ・方程式，微分法，三角関数)

(1) 直線と放物線を連立方程式から2次方程式にして，D＞0

(2) $x^2+px+q=0$の解をα，βとすると，

$\alpha+\beta=-p$，$\alpha\beta=q$

$\alpha^2+\beta^2=(\alpha+\beta)^2-2\alpha\beta$

(3) $y=f(x)$の上の$(t, f(t))$における接線の方程式は，

$y=f'(t)(x-t)+f(t)$

交点(x, y)をmで表わし，mを消去する。

(4) $\tan(\alpha-\beta)=\dfrac{\tan\alpha-\tan\beta}{1+\tan\alpha\tan\beta}$

$(\alpha-\beta)^2=(\alpha+\beta)^2-4\alpha\beta$

〔解答〕

(1) $y=m(x+1)=mx+m$

$x^2=mx+m$ より $x^2-mx-m=0$

$(D=)\ m^2+4m>0$ より $m(m+4)>0$

従って, $m<-4,\ 0<m$

(2) $\alpha+\beta=m,\ \alpha\beta=-m$

$\alpha^2+\beta^2=m^2-2(-m)=m^2+2m$

(3) $y'=2x$ より

$y=2\alpha(x-\alpha)+\alpha^2=2\alpha x-\alpha^2$

$y=2\beta(x-\beta)+\beta^2=2\beta x-\beta^2$

$2(\alpha-\beta)x=\alpha^2-\beta^2$ より $x=\dfrac{\alpha+\beta}{2}=\dfrac{m}{2}$

よって, $m=2x$

$y=2\alpha\dfrac{\alpha+\beta}{2}-\alpha^2=\alpha\beta=-m$

従って, $y=-2x$

(4) 直線OAの傾き$\dfrac{\alpha^2}{\alpha}=\alpha$, 直線OBの傾き$\dfrac{\beta^2}{\beta}=\beta$

$\dfrac{\alpha-\beta}{1+\alpha\beta}=-1\ (=\tan 135^\circ)$

$\alpha-\beta=-1-\alpha\beta$ より $(\alpha-\beta)^2=(-1-\alpha\beta)^2$

$(\alpha+\beta)^2-4\alpha\beta=(-1-\alpha\beta)^2$ にmを代入する。

$m^2+4m=(-1+m)^2$ より $6m=1$

従って, $m=\dfrac{1}{6}$

3 出題者が求めたポイント (数学B・数列)

(1) 食塩の量に注目して, BからAへ, AからBへ移される量を計算していく。

(2) Aがa_{n-1}%, Bが$20-a_{n-1}$%として, この操作を行った結果を計算し, Aがa_n% となることより立式する。

(3) $a_n=pa_{n-1}+q$は, $\alpha=p\alpha+q$となるαを求めると,

$a_n-\alpha=p(a_{n-1}-\alpha)$となるので,

$a_n=\alpha+(a_1-\alpha)p^{n-1}$と表わせる。

〔解答〕

(1) 全体の食塩の量は, $\dfrac{20}{100}\times100=20\,(g)$

AからBへの食塩の量は, $\dfrac{25}{100}20=5$

BからAへの食塩の量は, $\dfrac{25}{125}5=1$

Aの食塩の量は$\dfrac{75}{100}20+1=16$ $\quad\therefore a_1=16$

AからBへの食塩の量は, $\dfrac{25}{100}16=4$

Bの食塩の量は$\dfrac{100}{125}5+4=8$

BからAへの食塩の量は, $\dfrac{25}{125}\cdot8=\dfrac{8}{5}$

Aの食塩の量は$\dfrac{75}{100}16+\dfrac{8}{5}=\dfrac{68}{5}$ $\quad\therefore a_2=\dfrac{68}{5}$

(2) Aがa_{n-1}%, Bが$20-a_{n-1}$%だったとする。

AからBへの食塩の量は, $\dfrac{25}{100}a_{n-1}=\dfrac{1}{4}a_{n-1}$

Bの食塩の量は, $20-a_{n-1}+\dfrac{1}{4}a_{n-1}=20-\dfrac{3}{4}a_{n-1}$

BからAへの食塩の量は, $\dfrac{25}{125}\left(20-\dfrac{3}{4}a_{n-1}\right)$

Aの食塩の量は $\dfrac{75}{100}a_{n-1}+\dfrac{1}{5}\left(20-\dfrac{3}{4}a_{n-1}\right)$

$a_n=\dfrac{3}{4}a_{n-1}+4-\dfrac{3}{20}a_{n-1}=\dfrac{3}{5}a_{n-1}+4$

(3) $\alpha=\dfrac{3}{5}\alpha+4$ とすると, $\alpha=10$

$a_1-10=6$

$a_n-10=\dfrac{3}{5}(a_{n-1}-10)$ と表わせるので,

$a_n=10+6\left(\dfrac{3}{5}\right)^{n-1}=10\left\{1+\left(\dfrac{3}{5}\right)^n\right\}$

物 理

解答

25年度

第Ⅰ期

1 出題者が求めたポイント…単位・気体の法則・等加速度運動

問1. (i)$[m^{-2}\cdot kg^{-1}\cdot s^{4}\cdot \mathrm{A}^{2}]$ (ii)$[m\cdot kg\cdot s^{-3}\cdot \mathrm{A}^{-1}]$
(iii) $[\mathrm{A}\cdot m^{-1}]$ …(答)

問2.(i) 圧力$\mathrm{P}[N/m^{2}]=\mathrm{P}\times 10^{-4}[N/cm^{2}]$より、気体からの力は$\mathrm{P}\times 10^{-4}[N]$ …(答)

(ii) $\dfrac{8\times 10^{-6}\cdot n\mathrm{A}}{V}$ 個 …(答)

(iii) 気体定数 $\mathrm{R}=\dfrac{PV}{nT}$ $[J/(mol\cdot K)]$ …(答)

(iv)$\left(\dfrac{1}{2}mv^{2}\right)=\dfrac{3}{2}RT\times\dfrac{1}{A}[J]$ …(答)

問3. (i) 車内の人から見ると自由落下であるから

$\dfrac{1}{2}gt^{2}[m]$ …(答)

(ii) $\sqrt{(gt)^{2}+(v)^{2}}$ $[m/s]$ …(答)

(iii) 外力は重力のみであるから $g[m/s^{2}]$ …(答)

2 出題者が求めたポイント…ばねと円運動

問1. ばねの弾性力は鉛直上向きに kx …(答)

問2. 加速度の大きさをaとすると、リングの運動方程式

$ma=kx-mg$ より $a=\dfrac{k}{m}x-g$ …(答)

問3. リングの速さvは力学的エネルギー保存則から

$\dfrac{1}{2}mv^{2}=\dfrac{1}{2}kx^{2}-mgx$ $\therefore v=\sqrt{\dfrac{kx^{2}}{m}-2gx}$ …(答)

問4. ばねが自然長の位置で、リングはばねから離れて上昇する。求める高さとhとして、力学的エネルギー保存則から

$$\frac{1}{2}m0^{2}+mg(L_{0}-x)+\frac{1}{2}kx^{2}=\frac{1}{2}m0^{2}+mgh+\frac{1}{2}k0^{2}$$

$\therefore h=L_{0}-x+\dfrac{kx^{2}}{2mg}$ …(答)

問5. ばねの縮みをx'、円運動の半径をRとすると、リングが受ける力の水平成分のつり合いから

$kx'\sin\theta=mR\omega^{2}$

ここで$R=(L-L_{0}+x')\sin\theta$ より

$x'=\dfrac{m\omega^{2}}{k}(L-L_{0}+x')$

$\therefore x'=\dfrac{m\omega^{2}}{k-m\omega^{2}}(L-L_{0})$ …(答)

問6. 鉛直成分のつり合いから

$kx'\cos\theta=mg$

$\therefore\cos\theta=\dfrac{mg}{kx'}=\dfrac{g(k-m\omega^{2})}{k\omega^{2}(L-L_{0})}$ …(答)

3 出題者が求めたポイント…電場、磁場中の荷電粒子の運動

問1. ローレンツ力は$qv_{0}B$ …(答)

問2. 等速円運動のためv_{0} …(答)

問3. $PS=r$とすると、点電荷はローレンツ力を向心力として円運動するので

$m\dfrac{v_{0}^{2}}{r}=qv_{0}B$ $\therefore r=\dfrac{mv_{0}}{qB}$

点Pのy座標は$2r=\dfrac{2mv_{0}}{qB}$ …(答)

問4. 電界から右向きに力qEを受けるので、加速度の大きさ

aは $a=\dfrac{qE}{m}$ …(答)

問5. 点Pは点Qより電位が低いので$-$Ed …(答)

問6. 点Qでの速さをv_{Q}とすると、エネルギー保存則より

$\dfrac{1}{2}mv_{Q}^{2}=-qEd+\dfrac{1}{2}mv_{0}^{2}$

$\therefore v_{Q}=\sqrt{v_{0}^{2}-\dfrac{2qEd}{m}}$ …(答)

問7. 領域Ⅰでの円運動の半径をr'とすると

$r'=\dfrac{mv_{Q}}{qB}=\dfrac{m}{qB}\sqrt{v_{0}^{2}-\dfrac{2qEd}{m}}$

Rのy座標は$2r-2r'=\dfrac{2m}{qB}\left(v_{0}-\sqrt{v_{0}^{2}-\dfrac{2qEd}{m}}\right)$

…(答)

問8. 運動の対称性から点Sでの速さはv_{0}になるので、要する時間をtとすると

$v_{0}=v_{Q}+\dfrac{qE}{m}t\ \therefore t=\dfrac{m}{qE}\left(v_{0}-\sqrt{v_{0}^{2}-\dfrac{2qEd}{m}}\right)$ …(答)

4 出題者が求めたポイント…光の干渉

問1. 振動数:$f=\dfrac{c}{\lambda}$ …(答)

問2. $S_{1}P=\sqrt{b^{2}+\left(L-\dfrac{1}{2}a\right)^{2}}$ …(答)

問3. 与えられた近似を用いると

$$S_{1}P=b\left\{1+\frac{1}{b^{2}}\left(L-\frac{1}{2}a\right)^{2}\right\}^{1/2}$$

$$\fallingdotseq b\left\{1+\frac{1}{2b^{2}}\left(L-\frac{1}{2}a\right)^{2}\right\}$$

$$S_{2}P=\sqrt{b^{2}+\left(L+\frac{1}{2}a\right)^{2}}\fallingdotseq b\left\{1+\frac{1}{2b^{2}}\left(L+\frac{1}{2}a\right)^{2}\right\}$$

となるので $|S_2P|-|S_1P|=\dfrac{aL}{b}(=\beta L)$ …(答)

問4. $\beta L=\lambda$ …(答)

問5. 3番目の暗線になるから

$\beta L-\dfrac{5}{2}\lambda$ …(答)

問6. 点Oから明線(暗線)までの距離はλに比例するので、点Oに近い方に紫(短波長)、遠い方に赤(長波長)のスペクトルとなる。 …(答)

問7. 明線(暗線)の間隔は$\dfrac{b\lambda}{a}$である。可視光の波長λのオーダーは$10^{-7}[m]$、日常でのbのオーダーは$10^{0}[m]$、aのオーダーは $10^{-3}[m]$ であるので、明線間隔のオーダーは$10^{-4}[m]\approx 0.1[mm]$となり光の干渉を観測することはほとんどない。 …(答)

第Ⅱ期

1 出題者が求めたポイント…単位・波動・比熱

問1. (i) $[m^2\cdot kg\cdot s^{-2}]$ (ii) $[m^2\cdot kg\cdot s^{-3}\cdot A^{-2}]$

(iii) $[m^2\cdot kg\cdot s^{-3}]$ …(答)

問2. (i) $n=\dfrac{\sin i}{\sin r}$ …(答)

(ii) $\dfrac{c}{\nu}$ …(答)

(iii) $\dfrac{c}{n}$ …(答)

(iv) ν …(答)

(v) $\sin\theta=\dfrac{1}{n}$ …(答)

問3. (i) $\mathrm{A}(\theta-T)=\mathrm{B}(t-\theta)$より

$\mathrm{A}:\mathrm{B}=(t-\theta):(\theta-T)$ …(答)

(ii) $MC(\theta-T)=mD(t-\theta)$ より

$C:D=m(t-\theta):M(\theta-T)$ …(答)

2 出題者が求めたポイント…ばねと等加速度運動

問1. $mg\cos\theta$ …(答)

問2. $mg\sin\theta>\mu_0 mg\cos\theta$より$\mu_0<\tan\theta$ …(答)

問3. $\mu mg\cos\theta$ …(答)

問4. 加速度の大きさをaとすると

$a=g\sin\theta-\mu g\cos\theta$ …(答)

問5. 点Bでの速さをv_Bとすると、等加速度運動の式より

$v_B{}^2-0^2=2ax$

$\therefore v_B=\sqrt{2gx(\sin\theta-\mu\cos\theta)}$ …(答)

問6. 点C での速さを v_Cとすると、BC 間では動摩擦力(大きさμmg)が働くので、力学的エネルギー保存則より

$\dfrac{1}{2}mv_C^2-\dfrac{1}{2}mv_B{}^2=-\mu mg\times y$

$\therefore v_C=\sqrt{v_B{}^2-2\mu gy}$ …(答)

問7. ばねの縮みの最大値をAとすると、力学的エネルギー保存則より

$\dfrac{1}{2}mv_C^2=\dfrac{1}{2}kA^2 \qquad \therefore A=\sqrt{\dfrac{m}{k}}v_C$ …(答)

3 出題者が求めたポイント…コンデンサー

問1. $\dfrac{E}{R_1}$ …(答)

問2. C_1の電気量をQ_1とすると $Q_1=C_1E$ …(答)

問3. 静電エネルギーをU_1とすると

$U_1=\dfrac{1}{2}C_1E^2$ …(答)

問4. [電池の仕事]$=EQ_1=C_1E^2$ …(答)

問5. [電池の仕事]$=U_1+$[ジュール熱]より

[ジュール熱] $=\frac{1}{2}C_1E^2$ …(答)

問6. $\frac{E}{R_1+R_2}$ …(答)

問7. C_1, C_2に蓄えられている電気量をそれぞれQ'_1,Q_2とすると、電荷保存と電位の関係から

$$Q_1=Q_1'+Q_2,\ \frac{Q_1'}{C_1}=\frac{Q_2}{C_2}$$

$$\therefore Q_2=\frac{C_1C_2}{C_1+C_2}E$$ …(答)

問8. 問7より

$$Q_1'=\frac{C_1^2}{C_1+C_2}E$$

静電エネルギーをU_2とすると

$$U_2=\frac{1}{2}\left(\frac{Q_1'^2}{C_1}+\frac{Q_2^2}{C_2}\right)=\frac{C_1^2E^2}{2(C_1+C_2)}$$

回路のエネルギー収支より

[ジュール熱] $=U_1-U_2=\frac{C_1C_2}{2(C_1+C_2)}E^2$ …(答)

4 出題者が求めたポイント…気体の分子運動

問1. $\frac{2L}{v}$[s] …(答)

問2. $2mv$[$N\cdot s$] …(答)

問3. [圧力P] $=\frac{1}{S}\times 2mv\times A\times\frac{v}{2L}$

$=\frac{Amv^2}{LS}$[N/m^2] …(答)

問4. 状態方程式$PLS=3RT$より

[温度T] $=\frac{PLS}{3R}=\frac{Amv^2}{3R}$[$K$] …(答)

問5. 「減少する」 …(答)

問6. ピストンの速度をV、分子の速度がvからv'に変化したとすると

$$\frac{V-v'}{V-v}=-1$$

$$\therefore v'=-(v-2V)$$

運動エネルギーは

$$\frac{1}{2}mv'^2=\frac{1}{2}m(v-2V)^2<\frac{1}{2}mv^2$$

よって減少する …(答)

問7. 「低くなる」 …(答)

問8. 問3からわかるように、圧力は分子の速さと衝突回数に比例する。速度がvからv'に変化すると、速さと衝突回数はともに減少するので、圧力は低くなる …(答)

化 学

解答

25年度

第1期試験

1 出題者が求めたポイント……アンモニアの発生と性質、銅(II)イオンの反応、化学反応の量的関係

〈実験1〉

①アンモニウム塩に強塩基を反応させると弱塩基のアンモニアが遊離する。

$(NH_4)_2SO_4$, NH_4Clなどのアンモニウム塩と$NaOH$, $Ca(OH)_2$などとの反応である。

$NH_4^+ + OH^- \rightarrow NH_3 + H_2O$

②濃塩酸を近づけて，NH_3を検出する反応である。

空気中でNH_4Clを生じ，これらが微粒子になっているため白煙になる。気体ではなく固体である。

アンモニアの気体の乾燥は，ソーダ石灰(CaOと$NaOH$の混合物)を用いる。$CaCl_2$は付加化合物を形成するため用いることはできない。

〈実験2〉

④$Cu^{2+} + 2OH^- \rightarrow Cu(OH)_2$　青白色沈殿

⑤$Cu(OH)_2 + 4NH_3 \rightarrow [Cu(NH_3)_4]^{2+} + 2OH^-$

[解答]

問1.$(NH_4)_2SO_4 + 2NaOH \rightarrow Na_2SO_4 + 2NH_3 + 2H_2O$

問2. $\dfrac{2.64}{132} \times 2 \times 22.4 = 0.896$ [L]

問3.水滴により試験管が破損するのを防ぐため。

問4.イ

問5.反応の様子；白煙を生じる。

化学反応式；$HCl + NH_3 \rightarrow NH_4Cl$

問6.錯イオン；$[Cu(NH_3)_4]^{2+}$

名称；テトラアンミン銅(II)イオン

形状；イ

2 出題者が求めたポイント……リンの単体と化合物，化学反応式，C・O・Sの同素体

問1. 黄リンは白リンとも言う。

問2. 正四面体構造をしている。リンの電子式は，右図のように示され，不対電子が3つあるので，1つのPから3本の価標を出し合い，分子が形成されることが推定できる。

問3. リンを燃焼すると白色の固体を生じる。リンを赤リンとしたときは，

$4P + 5O_2 \rightarrow P_4O_{10}$

リンを黄リンとしたときは

$P_4 + 5O_2 \rightarrow P_4O_{10}$

どちらで示してもよい。

問5. 炭素の同素体は，

黒鉛(グラファイト)，ダイヤモンド，フラーレン(C_{60}など)及びカーボンナノチューブである。

問6. この酸化還元反応は，

$2I^- \rightarrow I_2 + 2e^-$

$O_3 + H_2O + 2e^- \rightarrow O_2 + 2OH^-$

$2e^-$を消去すると，

$O_3 + H_2O + 2I^- \rightarrow O_2 + I_2 + 2OH^-$

両辺に$2K^+$を加えて，

$O_3 + H_2O + 2KI \rightarrow O_2 + 2KOH + I_2$

問7. 硫黄の同素体は，単斜硫黄，斜方硫黄，ゴム状硫黄である。前2つは，結晶の形が異なる。

[解答]

問1.赤リン；空気中で安定に存在する。

黄リン；反応性に富み，空気中で自然発火する。このため水中に保存する。

問2. (P原子4つからなる正四面体構造の図)

問3.①$4P + 5O_2 \rightarrow P_4O_{10}$

②$P_4O_{10} + 6H_2O \rightarrow 4H_3PO_4$

問4. $3Ca(OH)_2 + 2H_3PO_4 \rightarrow Ca_3(PO_4)_2 + 6H_2O$

計算過程；必要な水酸化カルシウムをx(mol)とする。

$0.150 : x = 2 : 3$, $x = 0.225$ (mol)

答. 0.225 mol

問5. カーボンナノチューブ

問6. $2KI + O_3 + H_2O \rightarrow 2KOH + I_2 + O_2$

問7. 単斜硫黄，斜方硫黄

3 出題者が求めたポイント……元素分析，炭化水素の推定，気体の状態方程式，異性体

問1. 乾燥した酸素でないと正しい測定値が得られない。その結果，組成式を推定できなくなる。

問2. 塩化カルシウムは水分のみを吸収するが，ソーダ石灰は，水分と二酸化炭素の両方を吸収できる。

問3. 解答欄参照

問4. 気体の圧力がhPa単位で示されているので，Rも83.1 hPa・L/(mol・K)を用いる必要がある。

$$1.52 \times 10^3 \times 0.100 = \frac{0.192}{M} \times 83.1 \times (273 + 127)$$

$\therefore M = 41.98 \fallingdotseq 42$

組成式は，問3の結果からCH_2

$(CH_2) \times n = 42$, $n = 3$

したがって，分子式は，C_3H_6

問5.

$CH_3-CH=CH_2$ (プロピレン)　と　CH_2を頂点としCH_2-CH_2と結んだ環 (シクロプロパン)

問6. $CH_3-CH=CH_2 + Br_2 \rightarrow CH_3-CHBr-CH_2Br$

[解答]

問1.乾燥した酸素

問2.塩化カルシウム管の後につなぐ。

〈理由〉前につなぐと水と二酸化炭素の両方を吸収してしまうため各成分を定量できなくなるため。

問3.原子数比は，

$$C : H = \frac{8.80 \times \frac{12}{44}}{12} : \frac{3.60 \times \frac{1.0 \times 2}{18}}{1.0}$$

$= 0.2 : 0.4 = 1 : 2$

∴組成式は，CH_2　　　　組成式　CH_2

問4.　気体の状態方程式に与えられた数値を代入する。分子量をMとすると，

$$1.52 \times 10^3 \times 0.100 = \frac{0.192}{M} \times 83.1 \times (273 + 127)$$

$\therefore M = 41.98 \fallingdotseq 42.0$

分子量　42.0

問5.

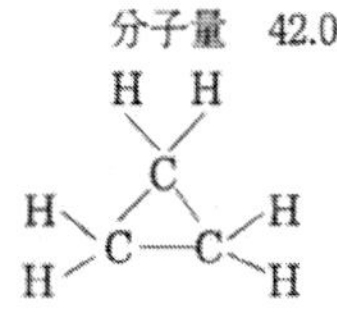

問6. 1, 2−ジブロモプロパン

4　出題者が求めたポイント……糖

問1.　(ア)細胞壁は，全透性で細胞内部を保護したり，形を保つ働きをしている。(キ)酵素は具体的にセルラーゼとしてもよい。

問2.　β-グルコースが縮合重合して高分子化合物になった構造をしている。そのためこの結合をβ—グリコシド結合という。単に，グリコシド結合でもよい。

問3.　螺旋(らせん)構造をしている。この中にI_2分子(厳密には，I_3^-やI_5^-イオン)が入り長く並んで存在することにより呈色する。

問4.　この二糖類は，β-1，4-グリコシド結合でできているので，開環してアルデヒド構造をとることができる。したがって還元性がある。

問5.　グルコースとガラクトースから成る二糖類はラクトース(乳糖)である。

問6.　草食動物の胃に寄生する微生物がセルラーゼを分泌するためセルロースを消化でき，エネルギー源にできる。

問7.　キシリトールはキシロース($C_5H_{10}O_5$)から合成される糖アルコールで，甘味料になる。スクロースと同程度の甘味をもち，カロリーは4割低い。

[解答]

問1. ア. 細胞壁　イ. 綿　ウ. 麻　エ. グルコース　オ. ヒドロキシ　カ. セロビオース　キ. 酵素

問2. グリコシド結合

問3. らせん構造　　問4. 還元性を示す。

問5. ラクトース

問6. セルロースを加水分解できるセルラーゼという酵素をもっているため。

問7. キシリトール

5　出題者が求めたポイント……染料，アゾ染料の合成，化学反応式，指示薬

問1.　藍(あい)，紅花，茜，クチナシなど

問2.　メチルオレンジ，メチルレッドなど

メチルオレンジの構造式は次の通りである。

$(CH_3)_2N-C_6H_4-N=N-C_6H_4-SO_3Na$

問3.　アニリンは弱い塩基性を示す。

$C_6H_5NH_2 + HCl \rightarrow C_6H_5NH_3^+ + Cl^-$ (水によく溶ける)

$C_6H_5NH_2 \cdot HCl$ または $C_6H_5NH_3Cl$ を塩酸アニリンという

問4.　ジアゾ化という。

問5.　$C_6H_5N_2Cl + H_2O \rightarrow C_6H_5OH + N_2 + HCl$

加水分解によりフェノールを生じる。

問6.　この物質名は，1−フェニルアゾ−2−ナフトール(オイルオレンジ)ともいう。

[解答]

問1. 藍　問2. メチルオレンジ

問3. (1)塩基　(2)塩酸アニリン

問4. $C_6H_5NH_2 + NaNO_2 + 2HCl \rightarrow C_6H_5N_2Cl + NaCl + 2H_2O$

問5. C_6H_5OH　　問6. $C_6H_5-N=N-C_{10}H_6OH$ (HO は2位)

第2期試験

1 出題者が求めたポイント……中和滴定，実験器具名，指示薬

問1. メスフラスコは純水で洗ったらぬれたまま使用できる。この器具は一定濃度の溶液を作るときに用いる。

問2. シュウ酸二水和物の結晶は安定な物質で潮解性や風解性がない。また再結晶も容易で純粋な結晶を作りやすい。このため一定量の固体を正確に秤ることができる。

問3. 解答欄参照

問4. コニカルビーカーに入れるのはシュウ酸標準液(水溶液A)である。水溶液Bは強いアルカリ性溶液で，これをコニカルビーカーにとると，滴定中，絶えず空気中のCO_2が吸収され，正確なデータを得にくくなる。ホールピペットに一定量とるとき安全ピペッターを用いれば問題ないが，絶対に口で吸うことはできない。水溶液Aは口で吸うことが可能である。勿論，原則としては安全ピペッターを使用すべきである。水酸化ナトリウム水溶液をビュレットに入れると，空気中のCO_2が溶け込む可能性は少なくなるという理由もある。

問5. フェノールフタレインの変色域は，pH8.0 ~ 9.8で，中和点の液性と一致する。酸性色は無色で，変色域で薄い赤(赤紫)色，塩基性色は赤である。

問6. 解答欄参照

[解答]

問1. メスフラスコ

問2. 安定な物質で質量を正確に測ることができるため。

問3. $(COOH)_2 \cdot 2H_2O = 126$として

$$\frac{1.31}{126} = 0.01039 \fallingdotseq 0.0104\,(\mathrm{mol})$$

$$\frac{0.0104}{0.100} = 0.104\,(\mathrm{mol/L})$$

答. 0.104 [mol/L]

問4. 水溶液A

〈理由〉シュウ酸水溶液をコニカルビーカーに一定量とるため。

問5. フェノールフタレイン

溶液の色；薄い赤紫色(または赤色)

問6. 滴下量の平均値は，

$$\frac{9.05 + 8.95 + 9.00}{3} = 9.00\,(\mathrm{mL})$$

水酸化ナトリウム水溶液の濃度をx(mol/L)とする。

中和の公式より，

$$2 \times 0.104 \times 10 = 1 \times x \times 9.00,\ x = 0.2311 \fallingdotseq 0.231\,(\mathrm{mol/L})$$

答. 0.231 [mol/L]

2 出題者が求めたポイント……小問7題

問1. 両性水酸化物

酸として働くとき；

$Al(OH)_3 + OH^- \rightarrow [Al(OH)_4]^-$ 1価

塩基として働くとき；

$Al(OH)_3 + 3H^+ \rightarrow Al^{3+} + 3H_2O$ 3価

問2. 解き方は2つある。

①50℃の飽和水溶液100 g中に，

KNO_3； $100 \times \dfrac{85}{100 + 85} = 45.9\,(\mathrm{g})$

H_2O； $100 - 45.9 = 54.1\,(\mathrm{g})$

20℃で水54.1 (g)に何g溶けるかを求めると，

$100 : 30 = 54.1 : x,\ x = 16.2\,(\mathrm{g})$

したがって，

$45.9 - 16.2 = 29.7\,(\mathrm{g})$析出する。

②50℃の飽和水溶液 $100 + 85 = 185\,(\mathrm{g})$ を20℃に冷却すると，$85 - 30 = 55\,(\mathrm{g})$析出する。

したがって，次式が成り立つ。

$185 : 100 = 55 : x,\ x = 29.7\,(\mathrm{g})$

問3. $2Mg + O_2 \rightarrow 2MgO$

$Mg \rightarrow Mg^{2+} + 2e^-$

$O_2 + 4e^- \rightarrow 2O^{2-}$

この2式からe^-を消去すると，

$2Mg + O_2 \rightarrow 2Mg^{2+} + 2O_2^-$

右辺は，2MgO と表される。

O_2がMgによって還元されている。

問4. ボルタの電池で，その電池式は，

$(-)Zn \mid H_2SO_4aq \mid Cu(+)$

亜鉛板は，

$Zn \rightarrow Zn^{2+} + 2e^-$ と変化する。

電子を失う反応であるから酸化反応である。

問5. 窒素の物質量は，

$2.0 \times 10^4 \times 5 = n \times 8.3 \times 10^3 \times (273 + 27)$

$\therefore n = 4.0 \times 10^{-2}\,(\mathrm{mol})$

メタンの物質量は，

$\dfrac{0.8}{16} = 0.050 = 5.0 \times 10^{-2}\,(\mathrm{mol})$

同温・同体積の条件で圧力を測ると，物質量が大きい方が高くなる。したがって，メタンの方が高い。

問6. (b)塩酸 を用いる。

アニリンは塩酸に溶けるが，トルエンは溶けない。

(a)臭素水はどちらにも反応する。

問7. 銀鏡反応を示すので，-CHO (アルデヒド)基をもつ。

$CH_3-CH_2-CH_2-CH_2-CHO$，$CH_3-CH(CH_3)-CH_2-CHO$

$CH_3-CH_2-CH(CH_3)-CHO$，$(CH_3)_3C-CHO$

以上4種類

なお，アルデヒド基は，$-C(=O)-H$と表わされるのでカルボニル基 $>C=O$ をもっている。

[解答]

問1. 酸として…1価，塩基として…3価

問2. 析出量をx(g)とする。

$(100 + 85) : (85 - 30) = 100 : x,\ x = 29.7 \fallingdotseq 30\,(\mathrm{g})$

答. 30 [g]

問 3. $2Mg + O_2 \rightarrow 2MgO$

　還元される物質；酸素

問 4.

銅板；$2H^+ + 2e^- \rightarrow H_2$

亜鉛板；$Zn \rightarrow Zn^{2+} + 2e^-$

亜鉛板上で起きる反応；酸化反応

問 5.

窒素の物質量；

$$2.0 \times 10^4 \times 5 = n \times 8.3 \times 10^3 \times (273 + 27)$$

$$n = 4.0 \times 10^{-2}\,(\text{mol})$$

メタンの物質量；　$m = \dfrac{0.8}{16} = 5.0 \times 10^{-2}\,(\text{mol})$

同温・同体積下で圧力を比較しているので，物質量の大きい気体の方が圧力は高い。　　答．メタン

問 6.(b)　　問 7. 4つ

3 出題者が求めたポイント……芳香族化合物，元素分析，化学反応式

問 1.　水酸化ナトリウム水溶液と反応し，水層に移る物質は，

フェノール，サリチル酸，サリチル酸メチル，

アセチルサリチル酸，安息香酸

　フェノール性ヒドロキシ基またはカルボキシ基をもっている。

問 2.　試料中の成分元素の質量は，

$C ; 52.8 \times \dfrac{12}{44} = 14.4\text{ mg}$　$H ; 10.8 \times \dfrac{1.0 \times 2}{18} = 1.2\text{ mg}$

$O ; 20.4 - (14.4 + 1.2) = 4.8\text{ mg}$

原子数比は，

$$C : H : O = \frac{14.4}{12} : \frac{1.2}{1.0} : \frac{4.8}{16} = 1.2 : 1.2 : 0.3$$

$$= 4 : 4 : 1$$

∴組成式は，C_4H_4O

問 3.　メタノールと反応する物質は，$-COOH$ をもっているので，考えられる物質は，

　サリチル酸，アセチルサリチル酸，安息香酸

のいずれかである。

　これらの炭素数は，それぞれ 7，9，7 であるから，メチルエステルである A の炭素数は，10 以下である。したがって A の分子式は，$C_8H_8O_2$　と確定できる。

したがって，この化学反応式は，

$$C_6H_5COOH + CH_3OH \rightarrow C_6H_5COOCH_3 + H_2O$$

問 4.　塩化鉄(III)で発色するので，フェノール性ヒドロキシ基がある。また銀鏡反応も示すので，アルデヒド基をもっている。さらに臭素が付加しないので $>C=C<$ をもっていない。

[解答]

問 1. C_6H_5OH，$C_6H_4(OH)COOH$，$C_6H_4(OCOCH_3)COOH$，

C_6H_5COOH，$C_6H_4(OH)COOCH_3$

問 2. 原子数比は，

C：H：O

$$= \frac{52.8 \times \frac{12}{44}}{12} : \frac{10.8 \times \frac{1 \times 2}{18}}{1.0} : \frac{20.4 - (14.4 + 1.2)}{16}$$

$= 1.2 : 1.2 : 0.3$

$= 4 : 4 : 1$

組成式　C_4H_4O

問 3. $C_6H_5COOH + CH_3OH \rightarrow C_6H_5COOCH_3 + H_2O$

問 4. $C_6H_4(OH)-CH_2-C(=O)-H$

4 出題者が求めたポイント……アミノ酸，タンパク質

問 1.　(イ)は，抗体あるいは免疫グロブリンでよい。タンパク質は単純タンパク質と複合タンパク質に分類される。　(カ)は，キサントプロテイン反応で，"キサント"は黄色の意味である。

問 2.　カゼインでリン酸がエステル結合したものである。

問 3.　システインの側鎖は，$-CH_2SH$ で，別のシステインと $-S-S-$ 結合で結びつく。

問 4.　フェニルアラニン，チロシン，トリプトファンの一つを示す。

問 5.　球状タンパク質と繊維状タンパク質に分類される。球状タンパク質は親水基を外側に向けた構造をしているので水に溶けやすい。

問 6.　球状タンパク質は親水コロイドで，多量の水が水和している。この水和水を奪うのが多量の電解質である。

[解答]

問 1.(ア)ポリペプチド　(イ)抗体　(ウ)単純　(エ)複合

　(オ)一次　(カ)キサントプロテイン　(キ)塩析

問 2. カゼイン

問 3. ジスルフィド結合，システイン

問 4. チロシン　　問 5. 球状

問 6. タンパク質に水和している水が電解質に奪われたため。

5 出題者が求めたポイント……金属の性質，単位格子，めっき

問 1.　(ア)湿度つまり空気中の水蒸気の量は金属の腐食と大きく関わる。乾燥地域ではさびにくい。

　(エ)不動態を形成する金属は，Al，Fe，Co，Ni，Cr で，Fe よりイオン化傾向の大きい金属は，Al と Cr である。教科書のイオン化列に Cr は入っていない。(ウ)には，Ni や Co を入れてもよいと思われる。

問 2. Ag，Pt，Au のいずれか。

問 3. 傷ついた姿を右図に示す。イオン化傾向は，Zn > Fe　であるから，Zn が先に溶け出す。このため鋼板が守られる。

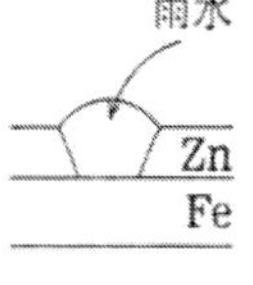

問4. 単位格子中には，

$1+\frac{1}{8}\times 8=2$ つまり，2個の原子が含まれている。

したがって，

$$d=\frac{\frac{56.0}{N_A}\times 2}{a^3}=\frac{112}{a^3N_A}\ (g/cm^3)$$ 答 $\frac{112}{a^3\cdot N_A}$

問5. 亜鉛を陽極，鋼板を陰極にして電気分解する。

陰極で，$Zn^{2+}+2e^-\rightarrow Zn$ この亜鉛がメッキされる。

[解答]

問1. (ア)高 (イ)イオン化傾向 (ウ)クロム (エ)不動態

(オ)ブリキ (カ)トタン

問2. Au (または Pt，Ag)

問3. 亜鉛 問4. $\frac{112}{a^3\cdot N_A}$

問5. $Zn^{2+}+2e^-\rightarrow Zn$ と反応する。

要した電気量は，

$$\frac{6.50}{65.0}\times 2\times 9.65\times 10^4=1.93\times 10^4\ [C]$$

電気量 1.93×10^4 [C]

生 物

解答

25年度

第Ⅰ期試験

1 出題者が求めたポイント(Ⅰホルモン)

インスリンの発見を題材にしたいかにも医療系らしい設問である。

問1. 1889年オスカー・ミンコフスキーとフォン・メリングがすい臓を切除されたイヌが、重症の糖尿病になることを発見した。すい臓を摘出されたイヌは、多尿となり、水を欲しがる。1921年カナダのフレデリック・バンティングとチャールズ・ベストは抗糖尿病物質の抽出に成功した。

問2. バンティングはイヌのすい管を結束し、すい臓で消化液を作る能力を低下させて抗糖尿病物質を取り出した。

問3. ヒトのDNAからインスリンをコードする遺伝子を制限酵素で切断する。同じ制限酵素で切断したプラスミドとインスリン遺伝子を混合し、DNAリガーゼでプラスミドにインスリン遺伝子を組み込む。このプラスミドを大腸菌体内に入れると大腸菌がインスリンを合成する。

問4. 肝臓のグリコーゲンを糖化するホルモンを示すと、成長ホルモン(①脳下垂体前葉)、チロキシン(③甲状腺)、アドレナリン(⑦副腎髄質)、グルカゴン(⑨すい臓ランゲルハンス島α細胞)がある。また、筋肉のタンパク質を糖化するホルモンには、糖質コルチコイド(⑧副腎皮質)が上げられる。この中から4つ選ぶとすれば、成長ホルモンを除く4つがふさわしい。

〔解答〕

問1. ③

問2. すい管を糸で結ぶ（8字）

問3. ②③④

問4. ①成長ホルモン　③チロキシン　⑦アドレナリン
　⑧糖質コルチコイド　⑨グルカゴン　より4つ

問5. ③

2 出題者が求めたポイント(Ⅰ・Ⅱ計算小問集)

計算問題小問集。遺伝、DNAの構造、好気呼吸、タンパク質に関する計算問題集である。各分野の基本的な知識があれば計算できる。

問1. A＋B＋AB＋O＝1000
　A＋AB＝450
　B＋AB＝300
　O＋AB＝350
　以上の連立方程式を解く。

問2. 塩基の割合は「G＝30％」より、「A＝T＝20％＝1/5」である。
　AATTとなる確率は、「$(1/5)^4 = 1/625$」
　二本鎖DNAの塩基対は「17400/2＝8700」なので、断片の数は、8700/625＋1＝13.92＋1
　答えは小数点以下切り捨てで求め、15個とする。

問3. 好気呼吸では、グルコース1 mol(180g)から二酸化炭素6 mol(6×44g)を生じるので、グルコース90gからは二酸化炭素3 mol(3×44＝132 g)を生じる。

問4. タンパク質の質量をアミノ酸の平均質量で割る「41300/118＝350」。別解として、アミノ酸の平均重量をタンパク質の成分となる以前の質量と考えた場合は次のようになる。ペプチド結合は2分子のアミノ酸から水1分子が脱水してできることから、求めるアミノ酸の数をｘとすると、次式が成り立つ。「118ｘ－18（ｘ－1）＝41,300」したがって、「ｘ＝412.8」整数で求めよとあるので、413分子。

〔解答〕

問1. A型：400人　B型：250人
　AB型：50人　O型：300人

問2. 15個　　問3. 132 g　　問4. 350分子（別解413分子）

3 出題者が求めたポイント(Ⅰ発生)

発生を中心とした小問集合問題。生物Ⅱの範囲も一部含まれる。

②小割球は一次間充織となり、一次間充織は骨片などに分化する。

③ウニの割球を分割するには、カルシウム欠如海水をpH8にして撹拌する。

⑨ホメオーシス(homeosis突然変異)の例として、触覚の位置に脚が生えるアンテナペディア、中胸が2つとなり、羽根が2対のバイソラックスなどが知られる。

〔解答〕

①e　②c　③c　④c　⑤c　⑥d　⑦e　⑧e
⑨d　⑩e

4 出題者が求めたポイント(Ⅰ遺伝)

遅滞遺伝を中心とするが、分類や発生を織り交ぜた設問である。遅滞遺伝とは、親の遺伝形質が一世代遅れて出現するという遺伝様式。子の表現型と分離比を知るには、親の遺伝子型と分離比を求めればよい。

問1. 親の遺伝子型が、「DD：dd＝1：1」である。

問2. 親(F_1)の遺伝子型は、すべて「Dd」である。

問3. 親(F_2)の遺伝子型が、「DD：Dd：dd＝1：2：1」である。

問4. 親(F_1)の遺伝子型が「Dd」、もう一方の親の遺伝子型が「dd」である。個体数は「Dd：dd＝1：2」なので、「右：左＝1：2」となる。

問5. ①貝殻は外套膜の分泌物により形成される。
　②多毛類(ゴカイ)と軟体動物の幼生はトロコフォア幼生である。ノープリウス幼生は甲殻類の幼生。プリズム幼生とプルテウス幼生はウニの幼生である。
　③貝類は軟体動物門。
　④軟体動物を含む旧口動物群は裂体腔である。
　真体腔ということもあるが、形成の仕方が異なるので、新口動物群の真体腔は腸体腔、旧口動物群の真体腔は裂体腔と区別している。

〔解答〕

問1.右：左＝1：1　　問2.右：左＝1：0

問3.右：左＝3：1　　問4.右：左＝1：2

問5.①b　②d　③d　④b

5 出題者が求めたポイント(Ⅱ血液・免疫)

血清療法を中心とした血液と体液性免疫に関する設問である。いかにも医療系といった出題である。

実験1で、ウサギAは抗体を作らないが、ウサギBはニワトリ卵白に対する抗体を作る。なお、中央付近の白い層は白血球と血小板の層、上澄みが血清、下に沈む赤い層が血餅である。

実験2では、上澄みBのみ卵白アルブミンと抗体との抗原抗体反応による沈殿が形成される。

実験3では、実験2以上に多くの抗体が作られる。

問1.血餅はフィブリンと血球からなる。

問5.免疫記憶はB細胞の一部が免疫記憶細胞として残ることは教科書で扱われている。実はT細胞もメモリーT細胞として免疫記憶に関わる。

問6.1790年秋月藩(現在の福岡県)の藩医緒方春朔が人痘種痘法により予防を行った。有名なエドワード・ジェンナーが牛痘を接種して天然痘を予防したのは1796年になる。ところが、西アジアや中国では日本より古くから天然痘患者の膿を健康人に接種して軽度の天然痘を起こさせて免疫を得る人痘法が行なわれていたことが知られる。ただし、ジェンナーの方法が普及するまでは安全性は充分でなかった。

問8.血清療法は1890年にエミール・ベーリングと北里柴三郎によって発見された治療法である。エミール・ベーリングはジフテリアの毒素に対す血清を、北里柴三郎は破傷風菌の毒素に対する血清を用いて血清療法を行った。蛇毒に対する血清も作られており、血清療法は有効である。

問9.ウマなどの動物に毒素を注射して血清を作るので、動物に対するアレルギー反応等の副作用が心配される。血清には抗毒血清と抗菌血清とがあり、抗毒血清は毒素に対する抗体が含まれているので、毒素には効果的だが、毒素を生産する細菌には効果がない。しかし、抗菌血清は菌に対して抗体があり、毒素を生産する菌に対する抗菌血清のであれば効果がある。他の動物に作らせた抗体は異物として除去されるので、即効性はあるが、効果は長続きしない。また、抗体タンパク質は簡単に消化されてしまうので、経口投与は効果がない。

〔解答〕

問1.フィブリン　　問2.②　　問3.②③

問4.①

問5.③⑤　　問6.緒方春朔（別解　ジェンナー）

問7.ワクチン　問8.①③⑧　　問9.①⑤

第Ⅱ期試験

1 出題者が求めたポイント(Ⅰ血液)

恒常性、中でも血液に特化した設問。血液に関する基本的な知識に加え、計算力を要求している。

問2. $15 \times 1.34 \times (0.975 - 0.75) = 4.5225$

問4. pHが下がったり、温度が上がると、酸素ヘモグロビンの割合は低下する。

問5. 5 l は $5 \times 10^6\ mm^3$ である。したがって、次式で求める。$5 \times 10^6 \times 5 \times 10^6 / 120 = 2.08 \times 10^{11}$

〔解答〕

問1.③　　問2. 4.52 ml　　問3. 1.38 ml

問4.(A)①　(B)①　　問5.④　　問6.①②　　問7.③

2 出題者が求めたポイント(Ⅰ・Ⅱ小問集合)

生物Ⅰ(細胞、筋肉、神経、ホルモン)と生物Ⅱ(セントラルドグマ、分類)の小問集合問題である。基本的な知識で対応できる。

〔解答〕

①ア：細胞壁　②イ：平滑筋　③ア：ニューロン

④ア：末梢神経　⑤ア：T細胞　⑥ウ：カルシウム

⑦イ：小胞体　⑧イ：転写　⑨ウ：収縮胞

⑩イ：古細菌

3 出題者が求めたポイント(ⅠⅡ科学史)

生物ⅠⅡの範囲からの科学史を抜粋した設問である。

(キ)白血球の食作用を発見した(1882年)のは、ロシア生まれのメチニコフ。

(ケ)世界初(1931年)の電子顕微鏡の作製はベルリン工科大学のマックス・クノールとエルスント・ルスカのよる。

(サ)染色体の発見は1842年、カール・ネーゲリによる。

(シ)ホメオスタシスを提唱したのは、1932年、キャノン・W・Bである。

(セ)動物の細胞説を提唱したのはシュワン(1839年)である。

〔解答〕

①-オ　②-エ　③-ウ　④-イ　⑤-ア　⑥-カ　⑦-ク

⑧-ス　⑨-ソ　⑩-コ

4 出題者が求めたポイント(Ⅰ植物ホルモン)

マカラスムギの幼葉鞘を用いたオーキシンに関する歴史的な実験を中心に、植物ホルモン全般も含めた設問である。実験を読み取り、因果関係を理解する力や簡潔に説明する力を要求している。

問2.光を感じる部分が先端部だけでることを証明する実験を答える必要がある。実験aとbはともに光が先端に当たらない条件を作り屈曲が起こらない結果を得ているので、「先端部にだけ光を当て、屈曲が起こる結果が得られる実験」を組み立てる。別解：幼葉鞘の先端に透明のキャップをつけ、側方から光を当てる。(28字)

問4.実験f～gより、水溶性で寒天に染みこむこと、暗所でも移動することがわかる。実験gと実験hの比較から、暗所より明所の方がよく合成されることがわかる。

問5.(1) オーキシン：細胞の伸長成長の調節、細胞の分裂促進、果実の肥大、落果・落葉の防止、頂芽優勢。

(2) ジベレリン：細胞の伸長促進、休眠打破、受粉無しの果実肥大、開花に対する効果。

(3) サイトカイニン：細胞分裂の促進、気孔の開放、葉の老化抑制。

(4) エチレン：果実の熟成、屈地性の消失、開花の調節、落果・落葉の促進、細胞の伸長抑制。

(5) アブシシン酸：落果・落葉の促進、伸長阻害、発芽抑制、気孔の閉鎖。

〔解答〕

問1. インドール酢酸

問2. 幼葉鞘の先端部以外を遮光し、側方から光を当てる。(24字)

問3. 先端付近で生成され、重力で下降しつつ光と反対側に移動する(28字)

問4. ア、ウ　　問5. エ

問6.(1) キ　(2) カ　(3) ア　(4) ウ　(5) イ

5 出題者が求めたポイント(Ⅰ Ⅱ小問集合)

生物Ⅰ・Ⅱの細胞やDNAを中心とした小問集合問題である。広範囲の知識を要求している。

①アミノ酸はアミノ基(NH_2)とカルボキシル基(COOH)を持つ。

②リボソームはリボソームRNAとリボソームタンパク質からなる。

③染色体はDNAとタンパク質(ヒストン)からなる。

④DNAはHCONPを構成元素とする。

⑤デオキシリボースを持つのがDNA、リボースを持つのがRNA。DNAの塩基はATGC、RNAの塩基はAUGCである。

⑥細胞骨格には、アクチンフィラメント、微小管(チューブリン)、ケラチンなどが知られる。

⑦減数分裂第一分裂以降の細胞が該当する。

⑧細胞膜はリン脂質にタンパク質が含まれる構造である。

⑨細胞膜とリボソームはすべての生物が持つ。

⑩ミトコンドリアと葉緑体の起源は細胞内共生生物と考えられ、その理由の一つが独自のDNAを持つことである。

〔解答〕

①cd　②ad　③ac　④ae　⑤ce　⑥bd

⑦bd　⑧ab　⑨ad　⑩ce

東京歯科大学　歯学部入試問題と解答

平成30年 7 月19日　初　版第1刷発行
平成30年10月 4 日　第二版第1刷発行

編　集　みすず学苑中央教育研究所
発行所　株式会社ミスズ　　定価　本体3,600円＋税
〒167－0053
東京都杉並区西荻南２丁目１７番８号
ミスズビル１階
電　話　０３（５９４１）２９２４(代)
印刷所　タカセ株式会社

●本シリーズ掲載の入試問題について、万一、掲載許可手続きに遺漏や不備があると思われるものがありましたら、当社までお知らせ下さい。

●乱丁・落丁等につきましてはお取り替えいたします。

●内容についてのお問合せは、具体的な質問内容を明記のうえ、ハガキ・封書を当社宛にお送りいただくか、もしくは下記のメールアドレスまでお問合せ願います。

〈 お問合せ用メールアドレス：**info-mgckk@misuzu-gakuen.jp** 〉